Hippolyte Bernheim

Die Suggestion und ihre Heilwirkung

übersetzt von
Sigmund Freud

CIP-Kurztitelaufnahme der Deutschen Bibliothek

Bernheim, Hippolyte:
Die Suggestion und ihre Heilwirkung / von Hippolyte
Bernheim. — Autoris. dt. Ausg. / von Sigmund Freud.
Fotomechan. Nachdr. d. Ausg. Leipzig und Wien 1888. —
  Tübingen: edition diskord, 1985
  (Archiv der edition diskord)
  ISBN 3–88769–505–4
NE: Freud, Sigmund [Bearb.]

Fotomechanischer Nachdruck der Ausgabe
Leipzig und Wien 1888
© 1985 edition diskord
    Schwärzlocher Str. 104, 74 Tübingen
    Alle Rechte vorbehalten für diese Ausgabe
Gesamtherstellung: Eiling & Roth, Oberkaufungen

ISBN 3–88769–505–4

Die

SUGGESTION

und

IHRE HEILWIRKUNG.

Von

DR. H. BERNHEIM

Professor an der Faculté de médecine in Nancy.

Autorisirte deutsche Ausgabe

von

Dr. Sigm. Freud

Docent für Nervenkrankheiten an der Universität in Wien.

Mit Abbildungen im Text.

ARCHIV
DER
EDITION DISKORD

Vorrede des Uebersetzers.

Die Leser dieses bereits von Prof. Forel in Zürich warm empfohlenen Buches werden hoffentlich an ihm alle jene Eigenschaften finden, welche den Uebersetzer veranlasst haben, es in's Deutsche zu übertragen. Sie werden finden, dass das Werk des Herrn Bernheim in Nancy eine vortreffliche Einführung in das Studium des Hypnotismus, welches der Arzt nicht mehr abseits lassen darf, darstellt, dass es in vielen Beziehungen anregend, in manchen geradezu aufklärend wirkt, und dass es wohl geeignet ist, den Glauben zu zerstören, als sei das Problem der Hypnose immer noch, wie Meynert behauptet, von einer „Gloriole der Abgeschmacktheit" umgeben.

Die Leistung Bernheim's (und seiner im gleichen Sinne arbeitenden Nancyer Collegen) besteht gerade darin, die Erscheinungen des Hypnotismus ihrer Seltsamkeit zu entkleiden, indem sie an wohl bekannte Phänomene des normalen psychologischen Lebens und des Schlafes geknüpft werden. In dem Nachweis der Beziehungen, welche die hypnotischen Erscheinungen mit gewöhnlichen Vorgängen des Wachens und des Schlafes verbinden, in der Aufdeckung der für beiderlei Erscheinungsreihen giltigen psychologischen Gesetze scheint mir der Hauptwerth dieses Buches gelegen zu sein. Das Problem der Hypnose wird dabei durchaus auf das Gebiet der Psychologie hinübergespielt, und die „Suggestion" wird als Kernpunkt und Schlüssel des Hypnotismus hingestellt, ihrer Bedeutung in den letzten Capiteln überdies auch auf anderen Gebieten als dem der Hypnose nachgespürt. Der im zweiten Theil dieses Buches enthaltene Nachweis, dass die Anwendung der hypnotischen Suggestion dem Arzt eine mächtige therapeutische Methode schenkt, welche sogar für die Bekämpfung gewisser nervöser Störungen die passendste, dem Mechanismus dieser Störungen adäquateste zu sein scheint, verleiht dem Buche eine ganz ungewöhnliche praktische Bedeutung, und die Betonung des

Umstandes, dass die Hypnose wie die hypnotische Suggestion bei der Mehrzahl der Gesunden, nicht blos bei hysterischen und schweren Neuropathen, zur Anwendung kommen kann, ist geeignet, das Interesse für diese therapeutische Methode über den engen Kreis der Neuropathologen hinaus unter den Aerzten zu verbreiten.

Die Sache des Hypnotismus hat bei den leitenden Männern der deutschen medicinischen Wissenschaft (wenn man von wenigen Namen, wie Krafft-Ebing, Forel u. A. absieht) eine recht ungünstige Aufnahme gefunden. Aber man darf dennoch den Wunsch aussprechen, dass die deutschen Aerzte sich dem Problem und dem therapeutischen Verfahren zuwenden mögen, eingedenk des Satzes, dass in naturwissenschaftlichen Dingen stets nur die Erfahrung und nie die Autorität ohne Erfahrung die endgiltige Entscheidung über Annahme und Verwerfung herbeiführt. Die Einwände, welche wir bisher in Deutschland gegen das Studium und die Verwerthung der Hypnose gehört haben, verdienen in der That nur durch den Namen ihrer Urheber Beachtung, und Prof. Forel hat leichte Mühe gehabt, in einem kleinen Aufsatze eine ganze Schaar derselben zurückzuweisen.

Ein Standpunkt, wie er noch vor etwa zehn Jahren in Deutschland der herrschende war, welcher die Realität der hypnotischen Phänomene bezweifelte und die betreffenden Angaben durch das Zusammenwirken von Leichtgläubigkeit — auf der Seite der Beobachter — und Simulation — von Seiten der Versuchspersonen — erklären wollte, ist heutzutage unmöglich geworden, Dank den Arbeiten von Heidenhain und Charcot, um nur die grössten Namen unter den Männern zu nennen, welche ihre Glaubwürdigkeit für die Realität des Hypnotismus eingesetzt haben. Das merken auch die heftigsten Gegner der Hypnose und darum pflegen sie in ihren Publicationen, welche noch deutlich die Neigung verrathen, die Hypnose zu leugnen, auch Versuche zu deren Erklärung aufzunehmen, durch welche sie ja die Existenz der betreffenden Phänomene anerkennen.

Ein anderer der Hypnose feindlicher Standpunkt verwirft dieselbe als gefährlich für die geistige Gesundheit der Versuchsperson und belegt sie mit dem Namen einer „experimentell erzeugten Psychose". Nun wäre ja mit dem Nachweis, dass die Hypnose in einzelnen Fällen schädliche Wirkungen erzielt, deren Brauchbarkeit im Grossen und Ganzen so wenig erledigt, wie etwa die vereinzelten Todesfälle in der Chloroformnarkose die Anwendung des Chloroforms zur Erzielung der chirurgischen Anästhesie verbieten. Es ist aber ganz bemerkenswerth, dass dieser Vergleich sich nicht weiter führen lässt. Die grösste Anzahl von Unglücksfällen in der Chloroformnarkose erleben jene Chirurgen, welche die grösste Anzahl von Operationen ausführen, während die meisten Berichte über schädliche Wirkungen der Hypnose von solchen Beobachtern ausgehen, welche sehr wenig mit der Hypnose gearbeitet haben, und alle Forscher, die über eine grosse Reihe von hypnotischen Versuchen verfügen, in ihrem Urtheil über die Harmlosigkeit der Procedur einig sind. Es wird sich also wahrscheinlich darum handeln, auf eine schonende Weise, mit genügender Sicherheit und bei richtiger Auswahl der Fälle zu hypnotisiren, wenn man eine schädliche Wirkung der Hypnose vermeiden will. Man muss auch sagen, dass wenig damit gethan ist, wenn man die Suggestionen „Zwangsvorstellungen" und die Hypnose eine „experimentelle Psychose" heisst. Es ist ja wahrscheinlich, dass die Zwangsvorstellungen mehr Licht durch den Vergleich mit den Suggestionen empfangen werden als umgekehrt; und wen der Schimpf „Psychose" scheu macht, der möge sich fragen, ob unser natürlicher Schlaf minderen Anspruch auf diese Bezeichnung hat, falls es überhaupt lohnt, technische Namen ausserhalb ihrer eigentlichen Sphäre zu vergeben. Nein, von dieser Seite droht der Sache des Hypnotismus keine Gefahr, und dass die Hypnose ein ungefährlicher Zustand und ihre Einleitung ein des Arztes „würdiger" Eingriff ist, wird feststehen, sobald eine grössere Reihe von Aerzten Beobachtungen von der Art mittheilen kann, wie sie im zweiten Theil des Bernheim'schen Buches zu finden sind.

In diesem Buche wird noch eine andere Frage erörtert, welche gegenwärtig die Anhänger des Hypnotismus in zwei gegnerische Lager theilt. Die einen, als deren Wortführer hier Herr Bernheim erscheint, behaupten für alle Erscheinungen des Hypnotismus den gleichen Ursprung, nämlich die Herkunft von einer Suggestion, einer bewussten Vorstellung, welche dem Gehirne des Hypnotisirten durch äussere Beeinflussung eingegeben und von ihm wie eine spontan entstandene aufgenommen worden ist. Alle hypnotischen Phänomene wären demnach psychische Erscheinungen, Effecte von Suggestionen. Die anderen dagegen halten daran fest, dass dem Mechanismus wenigstens mancher hypnotischer Erscheinungen physiologische Veränderungen, d. h. Verschiebungen der Erregbarkeit im Nervensystem ohne Betheiligung der mit Bewusstsein arbeitenden Partien, zu Grunde liegen und sprechen daher von den physischen oder physiologischen Phänomenen der Hypnose.

Gegenstand des Streites ist hauptsächlich der „grand hypnotisme," die Erscheinungen, welche Charcot an hypnotisirten Hysterischen beschrieben hat (vgl. S. 81 n. ff.). Abweichend von dem Verhalten normaler Hypnotisirter, sollen hysterische Personen drei Stadien der Hypnose zeigen, von denen jedes durch besondere physische Kennzeichen sehr merkwürdiger Art (wie die kolossale neuro-musculäre Uebererregbar-

keit, die somnambule Contractur etc.) ausgezeichnet ist. Man begreift
leicht, welche Bedeutung die oben angedeutete Verschiedenheit der
Auffassung für dieses Gebiet von Thatsachen hat. Sind die Anhänger
der Suggestionstheorie im Rechte, so werden all diese Beobachtungen
der Salpêtrière werthlos, ja verwandeln sich in Beobachtungsfehler.
Die Hypnose der Hysterischen hat dann keine eigenen Charaktere;
es steht aber jedem Arzt frei, seine Hypnotisirten zu einer ihm beliebigen Symptomatologie zu veranlassen; wir erfahren aus dem Studium des grand hypnotisme nicht, welche Erregbarkeitsveränderungen
im Nervensystem der Hysterischen auf gewisse Eingriffe hin einander
ablösen, sondern nur welche Absichten C h a r c o t seinen Versuchspersonen
in ihm selbst unbewusster Weise suggerirt hat, und das ist für
unser Verständniss der Hypnose wie der Hysterie absolut gleichgiltig.

Es ist leicht einzusehen, wie diese Auffassung weitergreifen
und ein bequemes Verständniss der hysterischen Symptomatologie
überhaupt versprechen kann. Hat die Suggestion des Arztes die
Phänomene der hysterischen Hypnose gefälscht, so ist es auch leicht
möglich, dass sie sich in die Beobachtung der übrigen hysterischen
Symptomatologie eingemengt hat, dass sie für die hysterischen Anfälle, Lähmungen, Contracturen u. s. w. Gesetze aufgestellt hat, welche
nur durch die Suggestion mit der Neurose zusammenhängen und daher
ihre Giltigkeit verlieren, sobald ein anderer Arzt an einem anderen
Orte hysterische Kranke beobachtet. Diese Folgerung ist in aller Strenge
zu ziehen und in der That bereits gezogen worden. H ü c k e l (Die Rolle
der Suggestion bei gewissen Erscheinungen der Hysterie und des Hypnotismus, Jena 1888) spricht die Ueberzeugung aus, dass der erste Transfert
(Uebertragung der Empfindlichkeit auf die entsprechenden Theile der
Gegenseite) einer Hysterischen bei einer historischen Gelegenheit suggerirt worden sei, und dass die Aerzte seither fortfahren, dieses angeblich
physiologische Symptom stets von Neuem durch Suggestion zu erzeugen.

Ich bin überzeugt, dass diese Auffassung der noch heute in Deutschland herrschenden Neigung, die Gesetzmässigkeit der hysterischen
Erscheinungen zu verkennen, sehr willkommen sein wird. Wir hätten
so ein eclatantes Beispiel erlebt, wie die Vernachlässigung des psychischen Momentes der Suggestion einen grossen Beobachter verleitete,
aus der zu allem bildsamen Willkür einer Neurose künstlich und
fälschlich einen Typus geschaffen zu haben.

Indessen fällt es nicht schwer, die Objectivität der hysterischen
Symptomatologie Stück für Stück zu erweisen. Die Kritik Bernheim's
mag gegenüber Untersuchungen wie die von Binet und Féré voll-
berechtigt sein, und sie wird jedenfalls ihre Bedeutung darin äussern,
dass man bei jeder künftigen Untersuchung über Hysterie und Hyp-

notismus die Ausschliessung des suggestiven Elements bewusster in's Auge fasst. Aber die Hauptpunkte der hysterischen Symptomatologie sind vor dem Verdacht, der Suggestion des Arztes zu entstammen, gesichert; Berichte aus vergangenen Zeiten und aus fernen Ländern, die Charcot und seine Schüler gesammelt haben, lassen keinen Zweifel darüber, dass die Eigenthümlichkeiten der hysterischen Anfälle, hysterogenen Zonen, Anästhesien, Lähmungen und Contracturen sich überall und jederzeit so gezeigt haben wie in der Salpêtrière zur Zeit, da Charcot seine unvergänglichen Untersuchungen über die grosse Neurose pflegte. Gerade der Transfert, der sich zum Erweis des suggestiven Ursprungs der hysterischen Symptome besonders zu eignen scheint, ist unzweifelhaft ein genuiner Vorgang. Er kommt an unbeeinflussten Fällen von Hysterie zur Beobachtung, indem man häufig Gelegenheit hat, Kranke zu sehen, deren sonst typische Hemianästhesie um ein Organ oder eine Extremität verkürzt ist, welcher Körpertheil auf der unempfindlichen Seite empfindlich geblieben, dagegen auf der anderen Seite anästhetisch geworden ist. Der Transfert ist auch eine physiologisch verständliche Erscheinung, er ist, wie Untersuchungen in Deutschland und Frankreich gezeigt haben, blos eine Uebertreibung einer normaler Weise vorhandenen Beziehung zwischen symmetrischen Theilen, er lässt sich also in rudimentärer Andeutung an Gesunden hervorrufen. Mannigfache andere hysterische Symptome der Sensibilität haben gleichfalls ihre Wurzel in normalen physiologischen Beziehungen, wie die schönen Untersuchungen von Urbantschitsch ergeben haben. Es ist hier nicht der Ort, die Rechtfertigung der hysterischen Symptomatologie in's Einzelne durchzuführen; man darf aber den Satz annehmen, dass dieselbe im Wesentlichen realer, objectiver Natur und nicht durch die Suggestion der Beobachter gefälscht ist. Dem psychischen Mechanismus der hysterischen Manifestationen ist hiermit nicht widersprochen, nur ist es nicht der Mechanismus der Suggestion von Seiten des Arztes.

Mit dem Nachweis objectiver, physiologischer Phänomene in der Hysterie ist auch die Möglichkeit, dass der hysterische „grosse" Hypnotismus Erscheinungen zeigen mag, welche nicht auf die Suggestion des Untersuchers zurückgehen, gerettet. Ob solche wirklich vorkommen, muss eine von diesem Gesichtspunkt geleitete Nachuntersuchung zeigen. Die Schule der Salpêtrière hat also zu beweisen, dass die drei Stadien der hysterischen Hypnose auch an einer neu eintretenden Versuchsperson bei dem vorsichtigsten Benehmen der Untersucher unverkennbar zu demonstriren sind, und sie wird diesen Beweis wohl nicht lange schuldig bleiben. Denn schon jetzt bietet die Beschreibung des grand hypnotisme Symptome, welche einer Auffassung als psychische entschiedenst widerstreben. Ich meine die neuro-musculäre Erregbarkeitssteigerung des lethargischen Stadiums. Wer gesehen hat, wie in der Lethargie ein sanfter Druck auf einen Muskel, sei es selbst ein Gesichtsmuskel oder einer der drei im Leben niemals contrahirten äusseren Muskel des Ohres, das vom Druck betroffene Muskelbündel in tonische Zusammenziehung versetzt, oder wie ein Druck auf einen oberflächlich liegenden Nerven die Endvertheilung dieses Nerven enthüllt, wird nur annehmen können, dass dieser Erfolg von physiologischen Gründen oder von einer zielbewussten Abrichtung herzuleiten ist, und wir die unabsichtliche Suggestion als Ursache mit Beruhigung ausschliessen. Denn die Suggestion kann nichts Anderes ergeben, als was den Inhalt des Bewusstseins ausmacht oder in dasselbe eingetragen worden ist. Unser Bewusstsein weiss aber nur von dem Enderfolg einer Bewegung, nichts von der Wirkung und Anordnung der einzelnen Muskeln und nichts von der anatomischen Vertheilung der Nerven in denselben. Ich werde in einer demnächst erscheinenden Arbeit ausführen, dass die Charakteristik der hysterischen Lähmungen mit diesem Verhältnisse zusammenhängt, und dass dies der Grund ist, weshalb die Hysterie keine Lähmung einzelner Muskeln, keine peripherische Lähmung und keine Gesichtslähmung centralen Charakters kennt. Herr Bernheim hätte es nicht versäumen sollen, das Phänomen der hyperexcitabilité neuro-musculaire auf dem Wege der Suggestion hervorzurufen, und es ist eine grosse Lücke seines Argumentes gegen die drei Stadien, dass er dies nicht gethan hat.

Es giebt also physiologische Phänomene wenigstens im hysterischen grossen Hypnotismus. Aber im kleinen normalen Hypnotismus, der, wie Bernheim mit Recht hervorhebt, für das Verständniss des Problems die grössere Bedeutung besitzt, sollen alle Erscheinungen auf dem Wege der Suggestion, auf psychischem Wege zu Stande kommen, sogar der hypnotische Schlaf ist selbst ein Erfolg der Suggestion. Der Schlaf tritt vermöge der normalen Suggerirbarkeit der Menschen ein, weil Bernheim die Erwartung des Schlafes erweckt. Aber andere Male scheint der Mechanismus des hypnotischen Schlafes doch ein anderer zu sein. Jedem, der viel hypnotisirt hat, wird es geschehen sein, dass er auf Personen gestossen ist, die auf Einreden nur schwer in Schlaf zu versenken sind, dagegen leicht, wenn man sie einige Zeit fixiren lässt. Ja, wer hat es nicht erlebt, dass ihm Kranke in hypnotischen Schlaf verfallen sind, die er nicht zu hypnotisiren gedachte, und die gewiss keine Vorstellung von der Hypnose mitbrachten. Eine Kranke wird zum Zwecke einer Augen- oder Kehlkopfuntersuchung hingesetzt, die Erwartung des Schlafes besteht weder beim Arzte noch bei der Kranken; aber sowie der Lichtreflex auf ihre Augen fällt, schläft sie ein und ist vielleicht zum ersten Male in ihrem Leben hypnotisirt. Hier war doch jedes bewusste psychische Zwischenglied auszuschliessen. Das gleiche Verhalten zeigt unser natürlicher Schlaf, den Bernheim so glücklich zum Vergleich mit der Hypnose heranzieht. Zumeist erzeugen wir uns den Schlaf durch Suggestion, durch psychische Vorbereitung und Erwartung desselben, aber mitunter überfällt er uns ohne unser Darzuthun in Folge des physiologischen Zustandes der Ermüdung. Auch wenn man Kinder durch Einwiegen, Thiere durch Fesselung hypnotisirt, kann von einer psychischen Verursachung nicht eigentlich die Rede sein. Wir sind also auf dem Standpunkte angelangt, den Preyer und Binswanger in der Eulenburg'schen Realencyklopädie vertreten. Es giebt psychische und physiologische Phänomene im Hypnotismus, die Hypnose kann selbst auf die eine oder auf die andere Art herbeigeführt werden. Ja, in der Beschreibung Bernheim's selbst von seinen Hypnosen ist ein von der Suggestion unabhängiges objectives Moment unverkennbar. Wenn dies nicht der Fall wäre, so müsste, wie Jendrassik[1]) consequenter Weise fordert, die Hypnose für jede Individualität des Experimentators ein anderes Gesicht tragen; es wäre nicht zu verstehen, dass die Steigerung der Suggerirbarkeit eine gesetzmässige Folge erkennen lässt, dass die Musculatur immer nur zur Katalepsie beeinflusst wird, und Aehnliches mehr.

Man muss aber Bernheim Recht geben, dass die Zertheilung der hypnotischen Erscheinungen in physiologische und psychische einen durchaus unbefriedigenden Eindruck macht; es wird ein Bindeglied zwischen beiden Reihen dringend erfordert. Die Hypnose ist, auf die eine wie auf die andere Weise erzeugt, stets die nämliche und zeigt die nämlichen Erscheinungen; die hysterische Symptomatologie[2]) deutet in vielen Stücken auf einen psychischen Mechanismus, welcher aber nicht der der Suggestion sein soll; endlich steht die Sache der Suggestion um so Vieles besser als die der physiologischen Beziehungen, da die Wirkungsweise der ersteren unzweifelhaft und vergleichsweise durchsichtig ist, während sich die gegenseitigen Beeinflussungen der

---

[1] Archives de Neurologie XI, 1886.

[2] Die Beziehungen der Hysterie zum Hypnotismus sind gewiss recht intime, gehen aber nicht so weit, dass man einen gemeinen hysterischen Anfall als einen hypnotischen Zustand von mehreren Stadien vorstellen dürfte, wie Meynert in der k. Gesellschaft der Aerzte Wiens gethan hat. (Referat in Wiener medic. Blätter, Nr. 23, 1888.) In demselben Vortrag scheint überhaupt eine Vermengung unserer Kenntnisse von diesen beiden Zuständen stattzuhaben, denn es ist von vier Stadien der Hypnose nach Charcot die Rede, während Charcot solcher Stadien nur drei kennt, und das vierte Stadium, das sogenannte somniante, sich ausser bei Meynert sonst nirgends erwähnt findet. Dagegen schreibt Charcot allerdings dem hysterischen Anfall vier Stadien zu.

nervösen Eregbarkeit, auf welche die physiologischen Phänomene
zurückgehen müssen, unserer sonstigen Kenntniss entziehen. Die
gesuchte Vermittlung zwischen den psychischen und physiologischen
Phänomenen der Hypnose hoffe ich in den nachfolgenden Bemerkungen
andeuten zu können:

Ich glaube, dass der schwankende und vieldeutige Gebrauch des
Wortes „Suggestion" eine Schärfe der Gegensätze vorspiegelt, welche
in Wirklichkeit nicht besteht. Es lohnt sich der Mühe zu untersuchen,
was man eigentlich eine „Suggestion" nennen darf. Es ist gewiss eine
Art der psychischen Beeinflussung darunter verstanden, und ich möchte
sagen, die Suggestion kennzeichnet sich vor anderen Arten der psychischen Beeinflussung, dem Befehl, der Mittheilung oder Belehrung
und Anderem dadurch, dass bei ihr in einem zweiten Gehirn eine
Vorstellung erweckt wird, welche nicht auf ihre Herkunft geprüft,
sondern so angenommen wird, als ob sie in diesem Gehirne spontan
entstanden wäre. Classische Beispiele von solchen Suggestionen sind
es, wenn der Arzt einen Hypnotisirten sagt: „Ihr Arm muss so bleiben,
wie ich ihn hinstelle", und nun das Phänomen der Katalepsie eintritt,
oder, wenn er den mehrmals herabfallenden Arm jedesmal wieder aufrichtet und den Patienten so errathen lässt, dass er ihn aufgerichtet
wünscht. Aber andere Male spricht man von Suggestionen, wenn der
Mechanismus des Herganges offenbar ein anderer ist. Bei vielen
Hypnotisirten tritt die Katalepsie z. B. ohne jede Einschärfung auf; der
erhobene Arm wird ohneweiters erhoben gehalten, oder der Hypnotisirte bewahrt, wenn kein Eingriff erfolgt, unverändert die Stellung,
in welcher er eingeschlafen ist. Bernheim nennt auch diesen Erfolg
eine Suggestion, die Stellung suggerirt sich selbst ihre Erhaltung;
aber in diesem Falle ist der Antheil der äusseren Anregung offenbar
ein geringerer, der Antheil des physiologischen Zustandes des Hypnotisirten, welcher keine Impulse zur Stellungsveränderung aufkommen
lässt, ein grösserer als in den vorigen Fällen. Der Unterschied zwischen
einer directen psychischen und einer indirecten — physiologischen
— Suggestion zeigt sich vielleicht deutlicher am nachfolgenden Beispiel.
Wenn ich einem Hypnotisirten sage: „Dein rechter Arm ist gelähmt,
Du kannst ihn nicht bewegen", so ist das eine directe psychische Suggestion. Anstatt dessen führt Charcot einen leichten Schlag gegen
den Arm des Hypnotisirten oder sagt ihm: „Sieh da, dieses abscheu-
liche Gesicht, hau' d'rauf los." Er schlägt darauf los und der Arm
sinkt gelähmt herab. [Leçons du Mardi à la Salpêtrière. T. 1, 1887/8.]
In diesen beiden Fällen hat die äussere Anregung zunächst eine
Empfindung von schmerzhafter Erschöpfung im Arm erzeugt, welche
ihrerseits selbstständig und unabhängig von der Einmengung des

Arztes die Lähmung suggerirt, falls dieser Ausdruck hier noch Anwendung finden soll. Mit anderen Worten, es handelt sich hier nicht so sehr um Suggestionen, als um Anregung zu Autosuggestionen, welche, wie Jedermann einsieht, ein objectives, vom Willen des Arztes unabhängiges Moment enthalten, und eine Beziehung zwischen verschiedenen Innervations- oder Erregungszuständen des Nervensystems enthüllen. Durch solche Autosuggestionen entstehen die spontanen hysterischen Lähmungen, und die Neigung zu solchen Autosuggestionen charakterisirt die Hysterie besser als die Suggerirbarkeit für den Arzt, mit welcher erstere überhaupt nicht parallel zu gehen scheint.

Ich brauche nicht hervorzuheben, dass auch Bernheim auf das Ausgiebigste mit solchen indirecten Suggestionen, d. h. mit Anregungen zur Autosuggestion arbeitet. Sein Verfahren der Einschläferung, wie er es auf den ersten Blättern dieses Buches schildert, ist wesentlich ein gemischtes, d. h. die Suggestion stösst die Thüren ein, welche sich für die Autosuggestion eben langsam von selber öffnen.

Die indirecten Suggestionen, bei welchen sich zwischen der Anregung von aussen und dem Erfolg eine Reihe von Zwischengliedern aus der eigenen Thätigkeit der suggerirten Person einschiebt, sind immer noch psychische Vorgänge, aber sie empfangen nicht mehr das volle Licht des Bewusstseins, welches auf die directen Suggestionen fällt. Wir sind nämlich weit mehr gewohnt, äusseren Wahrnehmungen unsere Aufmerksamkeit zu schenken, als inneren Vorgängen. Die indirecten Suggestionen oder Autosuggestionen sind demnach ebensowohl physiologische wie psychische Phänomene zu heissen, und die Bezeichnung „Suggeriren" wird gleichbedeutend mit der gegenseitigen Erweckung psychischer Zustände nach den Gesetzen der Association. Der Verschluss der Augen führt den Schlaf herbei, weil er als eine der constantesten Begleiterscheinungen mit der Vorstellung des Schlafes verknüpft ist; das eine Stück der Phänomene des Schlafes suggerirt die anderen Phänomene der ganzen Erscheinung. Diese Verknüpfung liegt in der Beschaffenheit des Nervensystems, nicht in der Willkür des Arztes, sie kann nicht bestehen, ohne sich auf Veränderungen in der Erregbarkeit der betreffenden Gehirnpartien, in der Innervation der Gefässcentren u. s. w. zu stützen und bietet ebensowohl eine psychologische, wie eine physiologische Ansicht. Wie jede Verkettung von Zuständen des Nervensystems, lässt auch diese einen Ablauf in verschiedener Richtung zu. Die Vorstellung des Schlafes kann die Ermüdungsgefühle der Augen und der Muskeln und den entsprechenden Zustand der Gefässnervencentren herbeiführen; andere Male kann der Zustand der Musculatur oder eine Einwirkung auf die Gefässnerven für sich den Schlafenden wecken u. s. w. Man kann

nur sagen, es wäre ebenso einseitig, nur die psychologische Seite des
Vorganges ins Auge zu fassen, als wenn man blos die Gefässinnervation für die Phänomene der Hypnose verantworlich machen wollte.

Wie steht nun der Gegensatz zwischen den psychischen und den
physiologischen Phänomenen der Hypnose? Er hatte eine Bedeutung,
so lange man unter der Suggestion die directe psychische Beeinflussung von Seiten des Arztes verstand, welche dem Hypnotisirten
eine ihr beliebige Symptomatologie aufdrängt; er geht dieser Bedeutung verlustig, sobald erkannt ist, dass auch die Suggestion nur
Erscheinungsreihen auslöst, welche in den functionellen Eigenthümlichkeiten des hypnotisirten Nervensystems begründet sind, und dass
in der Hypnose noch andere Eigenschaften des Nervensystems als
die Suggerirbarkeit sich geltend machen. Es könnte sich noch fragen,
ob alle Phänomene der Hypnose irgendwo durch psychisches Gebiet
durchgehen müssen, mit anderen Worten, denn nur dies kann der
Sinn der Frage sein, ob die Erregbarkeitsveränderungen in der Hypnose
jedesmal nur das Grossrindengebiet betreffen. Diese Umänderung der
Fragestellung scheint bereits über die Beantwortung der Frage zu
entscheiden. Es ist unberechtigt, die Grosshirnrinde dem übrigen
Nervensystem, wie es hier geschieht, gegenüberzustellen; es ist un-
wahrscheinlich, dass eine so tiefgreifende functionelle Veränderung
der Grosshirnrinde nicht von bedeutsamen Veränderungen in der
Erregbarkeit der anderen Hirntheile begleitet sein sollte. Wir besitzen
kein Kriterium, welches einen psychischen Vorgang von einem physiologischen, einen Act in der Grosshirnrinde von einem Act in den
subcorticalen Massen exact zu trennen gestattete, denn das „Bewusstsein", was immer es sein mag, kommt nicht jeder Thätigkeit der
Grosshirnrinde, und der einzelnen nicht jedes Mal im gleichen Masse
zu; es ist nichts, was an eine Localität im Nervensystem gebunden
wäre. Ich glaube also, man muss die Frage, ob die Hypnose psychische
oder physiologische Phänomene zeigt, im Grossen und Ganzen ablehnen, und die Entscheidung für jedes einzelne Phänomen von einer
speciellen Untersuchung abhängig machen.

Insoferne halte ich mich für berechtigt zu sagen, dass das Werk
von Bernheim, während es auf der einen Seite über den Bereich
der Hypnose hinausgreift, auf der anderen Seite ein Stück des Gegenstandes unberücksichtigt lässt. Wie lehrreich und bedeutungsvoll aber
die Darstellung des Hypnotismus vom Gesichtspunkte der Suggestion
sich gestaltet, werden hoffentlich auch die deutschen Leser Bernheim's anerkennen.

Wien, im August 1888.   Der Uebersetzer.

Vorrede des Autors zur zweiten Auflage.

Jedes Mal wenn fremde Collegen mir die Ehre schenken, meine Klinik zu besuchen, um sich durch den Augenschein von der Wahrheit der Thatsachen zu überzeugen, von denen dieses Buch berichtet, zeigen sie sich auf's Aeusserste erstaunt über die Leichtigkeit, mit welcher bei uns die weitaus überwiegende Mehrzahl aller Personen ohne Unterschied des Alters, des Geschlechts und des Temperaments der Hypnose unterworfen wird. Sie hatten gemeint, dass die Fähigkeit hypnotisch zu werden das ausschliessliche Vorrecht einiger weniger neuropathisch veranlagter Menschen sei, und nun sehen sie alle oder fast alle Kranken eines Krankenzimmers der Reihe nach der Hypnose verfallen. Wie war es möglich, fragen sie dann, dass man jahrhundertelang an einer Wahrheit vorbeigehen konnte, welche so leicht zu entdecken ist?

Unter den Personen, welche man der Hypnose unterzieht verfallen die Einen in einen tiefen Schlaf ohne Erinnerung beim Erwachen. Wir heissen sie somnambul. Nach Liébault betragen die Somnambulen ein Sechstel bis ein Fünftel aller Hypnotisirten. Auf unserer Klinik, welche natürlich besonders günstige Bedingungen für die Entfaltung der ärztlichen Autorität bietet, und auf welcher der Trieb zur Nachahmung und die Verlockung durch zahlreiche Vorbilder recht eigentlich eine Atmosphäre von Suggerirbarkeit entwickelt haben, stellt sich die Verhältnisszahl der Somnambulen noch höher, und wir bringen es zeitweise dahin, die Hälfte — und darüber — von unseren Kranken in den somnambulen Zustand zu versetzen.

Andere erfahren eine verschieden weit gehende Beeinflussung, wenn sie sich auch nach dem Erwachen an alles erinnern, wenn sie sich auch einbilden mögen, dass sie nicht geschlafen haben. Die suggestive Katalepsie, die erzwungenen Contracturen, die automatischen Bewegungen, die Unterdrückung von Schmerzen und ähnliche Erfolge bekunden diese Beeinflussung in unwidersprechlicher Weise.

Diejenigen, welche in den tiefen Schlaf gerathen sind, ohne
Erinnerung nach dem Erwachen, schlafen ruhig und unbewegt wie
natürliche Schläfer weiter, so lange man sie in Ruhe lässt. Nichts
unterscheidet diesen künstlichen Schlaf von einem natürlichen. Erscheinungen von Seiten der Sensibilität und Motilität, der Denkthätigkeit
und Phantasie, Sinnestäuschungen und Hallucinationen treten bei ihnen
nicht eigenmächtig auf, sondern müssen durch die Suggestion hervorgerufen werden. Dieselben Erscheinungen kann man an diesen Personen
auch erzeugen, wenn man es dahin bringt, mit ihnen während ihres
naturlichen Schlafes in Rapport zu treten. Dieselbe Passivität der
Gliederhaltung, sogenannte Katalepsie, die nämlichen automatischen
Bewegungen, Sinnestäuschungen und Hallucinationen activer oder
passiver Natur entstehen unter dieser Bedingung auch im natürlichen
Schlaf. Die Hallucinationen sind nichts Anderes als suggerirte Träume,
die Träume nichts Anderes als eigenmächtige Hallucinationen. Diese
Hallucinationen, freiwillige wie suggerirte, bleiben zunächst passiv,
d. h. der Träumer verhält sich regungslos wie beim gewöhnlichen
Träumen; sie werden erst dann activ, d. h. sie bestimmen den
Schläfer, sich zu bewegen, zu gehen, eine thätige Rolle in dem
ihm aufgedrängten hallucinatorischen Vorgang zu spielen, wenn man
ihn durch die Suggestion aus seiner Betäubung reisst. In derselben
Art werden bei manchen Personen die Träume des natürlichen Schlafes
activ und geben so die Erscheinung des natürlichen Somnambulismus.
Alle Leistungen, die eine Person in ihrer Hypnose zeigt, können von
ihr in unveränderter Form auch im natürlichen Schlafe erzielt
werden.

Es muss mit aller Entschiedenheit gesagt werden: Der hypnotische
Schlaf ist kein pathologischer Zustand. Der Hypnotismus ist keine
Neurose analog der Hysterie. Man kann freilich bei den Hypnotisirten Aeusserungen von Hysterie erwecken, man kann eine
echte hypnotische Neurose bei ihnen entwickeln, welche sich bei
jedem Versuch, sie in künstlichen Schlaf zu versetzen, wiederholen
wird. Aber diese Erfolge fallen nicht der Hypnose zur Last, sondern
der Suggestion des Arztes oder in einigen Fällen der Autosuggestion
einer besonders erregbaren Person, deren Phantasie, erschüttert durch
die Vorstellung, dass sie magnetisirt worden ist, alle jene functionellen
Störungen schafft, gegen welche eine beruhigende Suggestion alle
Male hilfreich sein wird. Die angeblichen physischen Phänomene der
Hypnose sind nichts Anderes als psychische Phänomene; die Katalepsie,
der Transfert, die Contracturen sind nichts als Wirkungen der
Suggestion. Mit der Feststellung, dass die weit überwiegende Mehrzahl der Menschen suggerirbar ist, ist die Lehre von der neurotischen

Natur der Hypnose aus dem Felde geschlagen. Man müsste denn annehmen wollen, dass die Nervosität etwas ganz Allgemeines ist, und dass das Wort „Hysterie" mit jeder Art von nervöser Erregbarkeit zusammenfällt. Da wir Alle Nerven haben, und da es eine allgemeine Eigenschaft der Nerven ist, erregbar zu sein, wären wir demnach Alle hysterisch.

Der Schlaf ist selbst nur die Wirkung einer Suggestion. Ich habe behauptet: Niemand kann gegen seinen Willen hypnotisirt werden, und Herr Ochorowitz hat diesen Satz lebhaft bekämpft. Er hat mich vielleicht nicht ganz richtig verstanden. Es ist unbestreitbar, dass jede Person, die nicht hypnotisirt werden will, und die weiss, dass sie nur hypnotisirt werden kann, wenn sie will, allen Bemühungen mit Erfolg widerstehen kann. Es ist ebenso richtig, dass manche Personen keinen Widerstand leisten können, weil ihr Wille durch die Vorstellung oder durch die Furcht vor einem stärkeren Willen, der sie auch widerwillig beeinflussen kann, gelähmt wird. Man darf sagen: Niemand kann hypnotisirt werden, der nicht daran glaubt, dass er hypnotisirt werden wird, und in dieser Fassung ist der Satz unangreifbar. Die Vorstellung bedingt die Hypnose, es ist ein psychischer, nicht ein physischer Einfluss oder ein fluidistischer, der diesen Zustand herbeiführt. Seltsam genug, waren es gerade Philosophen, wie Herr Janet und Herr Binet, welche die rein psychische Natur dieser Erscheinungen verkannt haben, während Herr Delboeuf diesen Irrthum vermieden hat.

Man hat sich kürzlich gegen die suggestive Theorie der Hypnose auf Versuche berufen, welche von den Herren Bourru und Burot in Rochefort über die Fernwirkung medicamentöser Substanzen angestellt worden sind. Einige Personen sollten in der Hypnose oder selbst im Wachen die besondere Fähigkeit besitzen, von einer ihnen unbekannten Substanz, die sich in einem geschlossenen Fläschchen in ihrer Nähe befindet, so beeinflusst zu werden, als ob sie diese Substanz in ihren Körper eingeführt hätten.

Ich gestehe, dass mir Versuche dieser Art niemals auch nicht bei meinen besten Somnambulen gelungen sind, und ich will hier offen sagen, welchen Eindruck ich — vielleicht mit Unrecht — von diesem Gegenstand bekommen habe. Ich habe einmal einen Versuch dieser Art mitangesehen und mich überzeugen können, dass bei diesem Versuch wenigstens die Suggestion allein für den Erfolg verantwortlich war. Ich schicke voraus, dass der Hypnotisirte auf allen Stadien der Hypnose und selbst, wenn er ganz theilnahms- und regungslos erscheint, doch alles hört und sich über alles Rechenschaft giebt. Ja einige Personen entfalten in diesem eigenthümlichen

Zustande geistiger Sammlung eine ganz ausserordentliche Schärfe
der Sinne, als ob ihre ganze Nerventhätigkeit sich auf das eine
Organ concentriren würde, dessen Aufmerksamkeit man in Anspruch
nehmen will. Sie glauben sich anstrengen zu müssen, um die Absicht
des Arztes zu verwirklichen, und bringen die ganze Verschärfung
ihrer Sinnesthätigkeit, die ganze Sammlung ihrer Aufmerksamkeit
in Anwendung, um zu errathen, was man von ihnen erwartet. Da sie
wissen, dass sie die Wirkung einer in ein Fläschchen eingeschlossenen
Substanz veranschaulichen sollen, suggeriren sie sich zunächst Allge-
meinerscheinungen, wie Ueblichkeit, Angstgefühl, Unruhe, welche zu den
meisten Giftwirkungen, wie durch Opium, Alkohol, Apomorphin, Vale-
riana und andere, passen. Wenn nun einer von den Anwesenden, der
die betreffende Substanz kennt, von diesen ersten Wirkungen überrascht, seiner Empfindung in Worten Ausdruck giebt, so hört der
Hypnotisirte jedes auch noch so leise gesprochene Wort und folgt jetzt
der Richtung, in welcher die suggestive Wünschelruthe zeigt. Bleiben
die Anwesenden stumm, so sucht er in ihren Mienen und Geberden,
in den leisesten Zeichen von Befriedigung oder Enttäuschung, in
ihren Athemzügen nach einem Anhaltspunkt, der ihn auf den richtigen
Weg leite; er tastet, spielt Gedankenlesen und räth manchmal richtig.
Wenn sich kein Anzeichen kundgiebt, wenn Niemand von den Anwesenden, auch der Experimentator selbst nicht, den Inhalt der Fläschchen kennt, fällt die Person nach einigen undeutlichen Aeusserungen
von Reaction in ihre Theilnahmslosigkeit zurück, — und der Versuch
ist gescheitert.

Ich beeile mich hinzuzusetzen, dass mehrere gute und glaub-
würdige Beobachter noch immer behaupten, sie hätten unter Bedingungen Erfolge erzielt, welche jede Suggestion ausschliessen. Ich
halte also mit meinem Urtheil zurück. Es ist ja möglich, dass Thatsachen, die ich an meinen Versuchspersonen nicht feststellen konnte,
sich an Anderen beobachten lassen, und es wäre ganz unwissenschaft-
lich, ohne weiter gehende Erfahrungen in abweisendem Sinne zu entscheiden.

Man hat sich auch auf die sogenannte Gedankenübertragung
oder Suggestion mentale berufen, und sehr aufgeklärte und achtens-
werthe Männer haben hier Dinge beobachtet, welche von zwingender
Beweiskraft zu sein scheinen.

Dr. Gibert in Havre, Herr Pierre Janet, die Herrn Myers
in London, Dr. Perronnet in Lyon und Herr Ochorowitz haben
eine grosse Zahl von solchen Beobachtungen veröffentlicht. Ich habe
mich an hunderten von Personen vergebens bemüht, Gedankenübertragung zu erzeugen, ich habe nichts Deutliches finden können und

bin auch darüber im Zweifel geblieben. Wenn diese beiden Thatsachen, die medicamentöse Fernwirkung und die Gedankenübertragung, wirklich existiren, so gehören sie in eine andere Erscheinungsreihe, welche noch der Aufklärung bedarf; mit der Suggestion
haben sie nichts zu thun. In diesem Buche beschäftige ich mich blos mit
der Suggestion durch die Rede und mit deren Anwendung auf die Therapie.

Die Suggerirbarkeit besteht auch im Wachen, aber sie ist im
Wachen durch die Vernunft, die Aufmerksamkeit, das Urtheilsvermögen aufgehoben oder in Schranken gehalten. Im natürlichen oder
provocirten Schlaf sind diese Geistesvermögen geschwächt und betäubt,
die Phantasie herrscht ohne Einrede, alle anlangenden Sinneseindrücke
werden ohne Prüfung aufgenommen und vom Gehirn in Handlungen
Empfindungen, Bewegungen und Sinnesbilder umgesetzt. Dieser neue
Bewusstseinszustand, diese Veränderung des psychischen Wesens
macht das Gehirn einerseits gefügiger, bildsamer, suggestionsfähiger,
andererseits steigert es dessen Vermögen, auf dem Wege der Hemmung
und Bahnung die Functionen und Organe des Körpers zu beeinflussen.
Dieses durch die Suggestion gesteigerten Vermögens bedienen wir uns
nun in der ausgiebigsten Weise, um Heilwirkungen zu erzielen.

Dies sind die Hauptgedanken, welche der Leser in diesem Werke
auseinandergesetzt finden wird. Diese Auflage ist kein unveränderter
Abdruck der ersten; sie enthält vielmehr eine neue Classification der
Abstufungen der Hypnose, in welcher, wie mir scheint, ein neuer
Gedanke enthalten ist, und die nach meinem Urtheil fast einem Beweis
für die psychische Natur der betreffenden Phänomene gleichkommt.

Sie enthält ferner eine ausführlichere Erörterung einer Erscheinung von höchster Tragweite für Gesellschaftskunde und Rechtspflege, nämlich der rückwirkenden Hallucinationen, auf welche ich
zuerst aufmerksam gemacht habe, während Herr Liégeois sie gleichzeitig mit mir beobachtet hat. Ferner bringt sie eine grosse Anzahl
von neuen suggestiven Heilwirkungen.

Der Schule von Nancy kommt das Verdienst zu, diese Anwendung des Hypnotismus, seine nutzbringendste und fruchtbarste, geschaffen zu haben, indem sie die Hypnose auf ihre wirkliche Grundlage, auf die Suggestion zurückführte. In dieser Anwendung liegt auch
die Existenzberechtigung meines Buches. Herr Liébault war der
Bahnbrecher auf diesem Wege und hat sich damit ein Verdienst erworben, das ihm Niemand schmälern kann. Ich war unter den Ersten,
die ihm gefolgt sind, und die erste Auflage dieses Buches wirkte —
ich bedenke mich nicht, es auszusprechen — wie eine Offenbarung
auf eine grosse Anzahl von Aerzten, welche seither ihrerseits begonnen haben, in dieser Richtung zu arbeiten.

Die überzeugende Macht der Thatsachen wird schliesslich auch die heftigsten Widersacher zur Anerkennung zwingen, und die suggestive Therapie wird, von Allen angenommen und ausgeübt, die zeitgenössische Medicin als eine ihrer werthvollsten Erwerbungen bereichern.

Im November 1887.   H. Bernheim.

INHALTSVERZEICHNISS.

Erster Theil.

Erstes Capitel.

Neuntes Capitel.

Zweiter Theil.

Die Heilwirkung der Suggestion.

Erstes Capitel.

Beobachtungen.

I. Organische Erkrankungen des Nervensystems.

III. Diverse Neuropathien.

VII. Verschiedenartige Schmerzen.

VIII. Rheumatische Affectionen.

Zweites Capitel.

ERSTER THEIL.

Erstes Capitel.

Wenn ich einen Kranken habe, bei dem ich mir von der Anwendung der Suggestion eine heilsame Wirkung erwarte, gehe ich auf folgende Weise vor, um ihn in Hypnose zu versetzen: Ich sage ihm zunächst, dass er durch die Hypnose der Heilung oder der Besserung entgegengeführt werden kann, dass es sich dabei um keine schädliche oder aussergewöhnliche Beeinflussung handelt, sondern um einen einfachen Schlaf- oder Betäubungszustand, der sich bei Jedermann hervorrufen lässt, dass dieser Zustand einer wohlthätigen Ruhe das Gleichgewicht im Nervensystem wiederherstellt und Aehnliches mehr. Wenn es nothwendig ist, hypnotisire ich vor ihm ein oder zwei Personen, zeige ihm, dass die Hypnose weder Gefahren noch unangenehme Empfindungen mit sich bringt, und es gelingt mir so in der Regel, das Vorurtheil zu brechen, welches sich bei ihm an die Vorstellung des Magnetismus knüpft, und die Furcht zu zerstreuen, die er vor diesem geheimnissvollen Unbekannten empfindet. Hat er überdies Kranke gesehen, welche ich durch dies Verfahren geheilt oder gebessert habe, so gewinnt er Zutrauen und liefert sich mir in die Hände. Ich sage ihm dann: „Schauen Sie mich fest an und denken Sie ausschliesslich an's Einschlafen. Sie werden gleich eine Schwere in den Augenlidern fühlen, dann eine Müdigkeit in den Augen; Ihre Augen blinzeln schon, sie werden feucht; Sie sehen nicht mehr deutlich, jetzt fallen die Augen zu." Bei einigen Personen tritt dies sofort ein, sie schliessen die Augen und versinken in Schlaf. Bei anderen Personen muss ich diese Ver-

1 *

sicherungen wiederholen und mit Nachdruck wiederholen; ich füge noch
eine Manipulation hinzu, die von verschiedener Art sein kann. Ich bringe
z. B. zwei Finger meiner rechten Hand vor die Augen der betreffenden
Person und lasse dieselben fixiren, oder ich streife mit meinen beiden
Händen mehrmals in der Richtung von oben nach unten über ihre Augen,
oder ich fordere sie auf, fest in meine Augen zu schauen, während ich
gleichzeitig alle ihre Gedanken auf die Vorstellung des Einschlafens zu
richten suche. Ich thue dies etwa mit folgenden Worten: „Ihre Lider
schliessen sich, Sie können sie nicht mehr öffnen; Sie verspüren eine
Schwere in den Armen und in den Beinen; Sie hören nichts mehr;
Ihre Hände sind wie gelähmt; Sie können nichts mehr sehen, der Schlaf
kommt über Sie" und dann füge ich mit gebieterischem Tone hinzu:
„Schlafen Sie!" Häufig entscheidet dieser Befehl; der Kranke schliesst
die Augen, schläft oder ist wenigstens beeinflusst.

Ich bediene mich des Wortes „Schlafen", weil mir daran liegt,
eine möglichst tiefgehende suggestive Beeinflussung, wo möglich mit
Schlaf gepaart, herbeizuführen. Es gelingt aber nicht immer, einen
Schlaf im eigentlichen Sinne zu erreichen; wenn die Versuchspersonen
nicht das Gefühl des Schlafens haben und sich darüber äussern, pflege
ich ihnen zu sagen, dass der Schlaf nicht unbedingt nothwendig ist,
dass die heilsame hypnotische Einwirkung auch ohne Schlaf zu Stande
kommt, und dass viele Personen, auch wenn sie nicht in Schlaf versinken, doch der Einwirkung des Magnetismus unterliegen (vgl. weiter
unten).

Wenn die Versuchsperson die Augen nicht schliesst oder nicht
geschlossen hält, pflege ich die Fixation meiner Augen oder meiner
Hände nicht lange fortsetzen zu lassen. Denn es giebt Personen,
welche im Stande sind, die Augen unbestimmte Zeit lang aufgesperrt
zu halten, und die so, anstatt sich der Vorstellung des Einschlafens
hinzugeben, nur den Vorsatz, ausdauernd zu fixiren, in sich nähren.
Ich ziehe es in solchen Fällen vor, ihnen die Augen zu verschliessen.
Nach ein oder zwei Minuten Fixation drücke ich ihnen die Augenlider zu oder ziehe die Lider sanft und langsam über die Augen
herab, so dass ich den allmählichen Lidschluss beim natürlichen Einschlafen nachahme; am Ende halte ich die Lider geschlossen und setze
dabei meine Suggestionen fort: „Ihre Augen sind wie verklebt, Sie
bringen dieselben nicht von einander; Ihre Schläfrigkeit nimmt immer
mehr zu, Sie können ihr nicht mehr widerstehen." Ich senke allmählich
die Stimme, wiederhole den Befehl „Schlafen Sie" und zumeist stellt
sich nach zwei bis drei Minuten der Schlaf oder irgend ein Grad von
hypnotischer Beeinflussung wirklich ein. Ich erzeuge so den Schlaf
selbst durch Suggestion, ich suggerire dem Kranken die
Vorstellung des Einschlafens, führe das Bild des Schlafes
in sein Gehirn ein.

Die Striche mit den Fingern, das Fixiren der Hände oder der
Augen des Hypnotiseurs ist zwar vortheilhaft, um die Aufmerksamkeit in
Anspruch zu nehmen, aber nicht unbedingt zur Hypnose erforderlich.

Kinder sind sehr leicht und schnell zu hypnotisiren, wenn sie
so weit geistig entwickelt sind, dass sie zuhören und verstehen. Es
genügt mir oft, ihnen die Augen zu schliessen, durch einige Momente

geschlossen zu halten, ihnen dann zu sagen, dass sie schlafen sollen, und dann zu behaupten, dass sie schlafen.

Auch Erwachsene lassen sich mitunter auf so einfache Weise, durch das blosse Zudrücken der Augen einschläfern. Bei vielen Personen kann ich so die Hypnose ohne alle Vorbereitungen herbeiführen; ich erspare mir Striche und Fixiren, schliesse die Augenlider, halte sie sanft zugedrückt, fordere die Versuchsperson auf, die Lider geschlossen zu halten und suggerire ihr die Empfindungen des Einschlafens. Viele Personen verfallen dann in der That schnell in einen mehr oder minder tiefen Schlaf.

Bei Anderen stösst man auf grösseren Widerstand. Ich setze dann häufig meine Absicht durch, wenn ich den Patienten die Augen durch längere Zeit geschlossen halte, ihnen Stillschweigen und Unbeweglichkeit auferlege und unausgesetzt dieselben Redensarten vor ihnen wiederhole: „Jetzt verspüren Sie eine Betäubung, ein Gefühl von Schläfrigkeit; Ihre Arme und Beine sind bereits ganz unbeweglich, Ihre Lider werden warm; Ihr Nervensystem beginnt sich zu beruhigen, Sie haben keine Lust mehr, sich zu bewegen, Ihre Augen bleiben geschlossen, jetzt ist der Schlaf da u. s. w." Nachdem ich diese eindringliche Suggestion vom Gehör aus durch einige Zeit fortgesetzt habe, kann ich meine Finger entfernen; die Augen des Patienten bleiben geschlossen; ich erhebe seine Arme, sie bleiben in der Luft stehen: der kataleptische Schlaf ist erreicht.

Andere Personen zeigen sich noch widerspenstiger, sie sind in ihrer Voreingenommenheit unfähig, sich hinzugeben, beobachten und stören sich fortwährend und behaupten, dass sie nicht einschlafen können. Solche nöthige ich zur Ruhe und spreche ihnen immer von Betäubung und Müdigkeit. „Das genügt," pflege ich zu sagen, „um eine wirksame Suggestion zu erzielen. Es bedarf dazu keines eigentlichen Schlafes. Bleiben Sie ruhig und rühren Sie sich nicht." Ich versuche bei solchen Personen nicht, kataleptische Erscheinungen zu erzeugen, denn ich weiss, dass sie blos zur Ruhe gebracht und nicht eingeschläfert sind, und dass sie sich bei jedem Versuche aufraffen und mit Leichtigkeit aus ihrer Unbeweglichkeit herausreissen würden. Ich begnüge mich in solchem Falle oft damit, die Person in einem Zustand von zweifelhafter Einschläferung zu belassen, und fordere sie auf, eine Zeit lang in dieser Ruhe zu beharren ohne zu prüfen, ob eine Beeinflussung wirklich stattgefunden hat. Manche Personen halten sich auch wirklich ziemlich lange regungslos, ohne dass sie sagen könnten, ob sie es freiwillig oder unfreiwillig gethan haben. Gewöhnlich gelingt es durch diese Art von Schulung, in einer zweiten oder dritten Sitzung einen höheren Grad einer nicht mehr zweifelhaften Hypnose, begleitet von suggestiver Katalepsie oder selbst von Somnambulismus, zu erreichen.

Bei verschiedenen Personen führt verschiedenes Vorgehen zum Ziele. Bei den Einen genügt die milde Suggestion, bei Anderen bedarf es einer Art von Ueberwältigung, eines herrischen Gebarens, um die Neigung zum Lachen oder die unwillkürliche Widerstandslust zu unterdrücken, welche bei derartigen hypnotischen Versuchen auftreten.

Viele Personen zeigen sich schon durch die erste Hypnose beeinflusst, bei anderen bedarf es einer zwei- bis dreimaligen Wiederholung. Der hypnotische Einfluss zeigt sich nach mehreren Sitzungen

ungemein gesteigert. Es genügt dann oft, die Betreffenden anzusehen,
ihnen die Finger vorzuhalten und zu rufen: „Schlafen Sie!", auf dass
in wenigen Secunden sich ihre Augen schliessen und der Schlaf mit
allen seinen Begleiterscheinungen sich einstellt. Andere Personen
erlangen die Fähigkeit, rasch einzuschlafen, erst nach einer gewissen,
aber in der Regel nicht grossen Anzahl von Sitzungen.

Es geschieht mir oft, dass ich sieben oder acht Personen nach
einander, jede in einem Moment, hypnotisire. Nach diesen kommen
mehrere andere, welche widerspenstig oder schwer zu beeinflussen
sind. Ich halte mich bei solchen nur wenige Minuten auf; was das
erstemal nicht gelungen ist, gelingt gewöhnlich in einer zweiten oder
dritten Sitzung.

Personen, bei denen die hypnotische Suggerirbarkeit stark entwickelt ist, bedürfen zum Einschläfern keiner so lebhaften Betonung
der Vorstellung des Schlafes. Man kann solche Leute schriftlich hypnotisiren, indem man ihnen mittheilt, dass sie in Hypnose verfallen werden,
sobald sie den betreffenden Brief gelesen haben, man kann sie mit
Hilfe des Telephons hypnotisiren, wie Herr Liégeois gethan hat;
kurz, die Suggestion erreicht jedesmal ihren Zweck, auf welchem
Wege immer sie ihnen zukommt.

Es giebt Personen, welche sich unter dem Einflusse des Chloroforms hypnotisiren, ehe sie chloroformirt sind. Jeder Chirurg wird sich
an Patienten erinnern, welche nach wenigen Athemzügen des Schlaf-
mittels plötzlich und ohne ein Aufregungsstadium eingeschlafen sind,
sicherlich ehe das Chloroform seine Wirkung gethan haben konnte.
Ich habe selbst diese Beobachtung an Clienten gemacht, welche ich
für den Zahnarzt zu chloroformiren hatte, und lasse sie seither niemals
unausgenützt. Jedesmal, wenn ich eine Narkose einleite, suggerire ich
dem Kranken vom ersten Athemzuge an, dass er rasch und sanft einschlafen wird. Mitunter kommt dann wirklich der hypnotische Schlaf
vor dem Chloroformschlaf und kann so tief sein, dass er zur Vornahme
der Operation ausreicht. Ist dies nicht der Fall, so setze ich die Ein-
athmung des Chloroforms bis zur völligen Unempfindlichkeit, welche
durch die Beihilfe der Suggestion früher eintritt, fort und kann sagen,
dass ich durch dieses Verfahren das Stadium der Erregung in der
Chloroformnarkose vermeide.

Man darf nicht glauben, dass blos neuropathische Personen,
Schwachköpfe und Hysterische der Hypnose unterliegen, oder dass
nur Frauen hypnotisirbar sind; die Mehrzahl meiner Beobachtungen
bezieht sich im Gegentheil auf Männer, welche ich mit Absicht ausgesucht habe, um dem obigen Einwurf zu begegnen. Es ist wahr, die
hypnotische Beeinflussbarkeit zeigt grosse Verschiedenheiten, und ich
habe wie Herr Liébault gefunden, dass Leute aus dem Volke, alte
Militärs, Handwerker, kurz Leute mit gefügigen Gehirnen, die an passiven Gehorsam gewöhnt sind, die Suggestion besser aufnehmen als
Köpfe mit selbstständigen und reichen Gedankengängen, welche häufig
selbst unabsichtlich der Hypnose einen gewissen moralischen Widerstand leisten. Geistesgestörte, melancholisch oder hypochondrisch Ver-
stimmte sind oft schwer oder gar nicht zu beeinflussen; es bedarf eben
zur Hypnose der Mitwirkung, der zustimmenden Erwartung der Ver-

suchsperson, es ist nothwendig, dass Letztere sich ohne inneres Widerstreben der Beeinflussung des Hypnotiseurs überlässt, und die Erfahrung
zeigt, dass die grosse Mehrzahl der Menschen dieser Bedingung mit
Leichtigkeit nachkommen kann.

Unter den Personen, die ich hypnotisirt habe, befanden sich viele
von grosser Intelligenz, die den höheren Ständen der Gesellschaft
angehörten und keineswegs nervös waren, wenigstens nicht in dem
gewöhnlichen Sinne des Wortes. Freilich, wenn Jemand eine Ehre
darein setzt, zu beweisen, dass er nicht hypnotisirbar ist, dass
Suggestionen an ihm nicht haften, und dass sein Gehirn in festerem
Gleichgewicht ist als das anderer Leute; bei einem solchen schlägt oft die
Beeinflussung fehl, denn er versteht es nicht, sich in den für die
Annahme der Suggestion erforderlichen Zustand zu versetzen, er
sträubt sich bewusst oder unbewusst gegen dieselbe, er macht sich
so zu sagen eine Gegensuggestion, unter deren Herrschaft er steht.

Der Grad von Beeinflussung, welchen man durch die Hypnose
erzielt, fällt bei verschiedenen Personen verschieden aus. Herr Liébault
hat eine Eintheilung der verschiedenen Grade der Hypnose aufgestellt,
welche ich in Folgendem wiedergebe.

Der erste Grad von Beeinflussung besteht nach Liébault
darin, dass die Betreffenden eine mehr oder minder deutliche Betäubung, Schwere in den Lidern und Schläfrigkeit empfinden; es ist
dies aber das seltenste Verhältniss. Die Schläfrigkeit kann verschwinden, sobald der Arzt mit der Beeinflussung aufhört; sie kann bei
manchen Personen einige Minuten darüber anhalten, bei anderen
noch längere Zeit, so eine halbe Stunde lang, sich fortsetzen. Die
Versuchspersonen verhalten sich dabei häufig regungslos; es giebt aber
auch andere, die, ohne aus ihrer Somnolenz zu erwachen, sich rühren
und ihre Stellung verändern. Dieser Zustand kann bei einer nächsten
Sitzung einem höheren Grade von Hypnose weichen oder sich unverändert erhalten. So kenne ich eine Dame, bei welcher ich mehr
als hundert Male eine Somnolenz von halb- bis einstündiger Dauer
hervorgerufen habe, ohne dass es mir gelungen wäre, darüber hinaus
zu kommen.

Manche Personen gerathen nicht in eine eigentliche Somnolenz,
sondern halten blos die Lider geschlossen und sind unvermögend
sie zu öffnen, dabei sprechen sie, antworten auf Fragen und sagen
aus, dass sie nicht schlafen. Ihre Augenlider sind aber wie kataleptisch; wenn ich ihnen sage: „Sie können die Augen nicht öffnen,"
strengen sie sich vergebens an, die Augen bleiben geschlossen. Ich habe
den Eindruck bekommen — ich bin aber nicht sicher darin — dass
diese Form der Hypnose bei Frauen häufiger beobachtet wird als bei
Männern. Eine der Frauen machte in diesem Zustande die unerhörtesten
Anstrengungen, die Lider von einander zu bringen, dabei lachte sie
und redete ganz geläufig. Ich sagte ihr wiederholt: „Versuchen Sie
doch die Augen aufzumachen"; sie brachte es nicht zu Stande, obwohl
sie all ihre Willenskraft zusammennahm, bis ich den Zauber durch
die Versicherung hob: „Sie können jetzt die Augen öffnen."

Ich betrachte diesen Zustand als eine Unterart des ersten Grades.

Im zweiten Grad der Hypnose halten die Versuchspersonen gleichfalls die Lider geschlossen, ihre Glieder sind ganz schlaff, sie hören alles, was man ihnen sagt, und was in ihrer Nähe gesprochen wird, sie sind aber ·dem Willen des Hypnotiseurs unterworfen, ihr Gehirn befindet sich in dem Zustande, den die Magnetiseure Hypotaxie oder „Berückung" heissen.

Für diesen zweiten Grad charakteristisch ist die suggestive Katalepsie, worunter ich folgende Erscheinung verstehe: die Person sei mit erschlafften Gliedern eingeschlaffen; ich hebe nun einen Arm auf, er bleibt stehen; ich hebe ein Bein auf, es bleibt gleichfalls in der Luft, kurz, die Glieder behalten jetzt die Stellung bei, die man ihnen ertheilt. Ich heisse diese Art von Katalepsie „suggestiv", weil sie, wie man sich leicht überzeugen kann, eine rein psychische ist; sie rührt von der Passivität der Person her, welche eine ihr gegebene Stellung automatisch ebenso festhält, wie sie eine ihr eingegebene Vorstellung bewahrt. Man sieht nämlich, dass dieses Phänomen bei einer und derselben oder bei verschiedenen Personen mit der Tiefe der Hypnose und mit der psychischen Empfänglichkeit für die Hypnose in seiner Ausbildung Schritt hält. Dieser kataleptiforme Zustand kann für's erste nur schwach angedeutet sein; das erhobene Glied bleibt dann nur wenige Secunden in der Luft stehen und sinkt mit einer gewissermassen zögernden Bewegung herab. Oder es bleibt nur der Vorderarm stehen; sobald man den Arm als Ganzes, Ober- und Vorderarm erhebt, fällt er herab; oder die einzelnen Finger behalten die ihnen gegebene Stellung nicht bei, während die Hand als Ganzes und der Vorderarm steif bleiben.

Bei einigen Personen kann man folgendes Phänomen beobachten: Wenn man einen Arm rasch in die Höhe hebt und dann auslässt, fällt er zurück. Wenn man ihn aber einige Secunden lang gehoben hält, gleichsam um die Vorstellung von der Lage dieses Armes im Gehirn des Hypnotisirten zu befestigen, so wird er in der That auch weiterhin erhoben gehalten. In anderen Fällen erhält man die Katalepsie nur, wenn man sie ausdrücklich in der Suggestion verlangt. Man muss dem Hypnotisirten sagen: „Jetzt bleiben Ihre Arme oder Beine so stehen, wie ich sie stelle," und nur in dem Falle bleiben sie es wirklich. Es kommt auch vor, dass Personen die ihnen gegebenen Stellungen ruhig beibehalten, so lange man ihnen nichts sagt, dass sie sich aber so zu sagen zusammennehmen, ihren eingeschläferten Willen wecken und das erhobene Glied senken, sobald man sie dazu herausfordert; häufig wachen sie bei dieser Anstrengung auf. Fälle dieser Art nehmen eine Mittelstellung zwischen dem ersten und zweiten Grade der Hypnose ein, sie bilden aber nicht die Mehrzahl; vielmehr ist es Regel, dass die Hypnotisirten mit all ihrer Anstrengung die ihnen verliehene Stellung nicht zu ändern vermögen.

Man kann an dem Verhalten der Katalepsie die allmähliche Ausbildung der Suggestionsfähigkeit verfolgen. Bei einer grossen Reihe von Personen ist die Katalepsie aber schon von Anfang an voll ausgebildet; bei solchen bleiben die Glieder schon bei der ersten Hypnose spontan in der ihnen gegebenen Stellung, ohne dass es erforderlich wäre, die Suggestion besonders darauf einzurichten. und zwar bleiben sie so, entweder so lange als die Hypnose dauert, oder sie sinken langsam und allmählich im Verlaufe von Minuten, von einer Viertelstunde oder eines längeren Zeitraumes herab.

Wenn man nicht über den zweiten Grad der Hypnose hinausgekommen ist, geschieht es oft, dass die aus der Hypnose Erwachten behaupten, sie hätten gar nicht geschlafen, weil sie sich erinnern können, alles gehört zu haben. Sie glauben dann, dass ihr Benehmen ein Ausfluss ihrer freiwilligen Fügsamkeit war. Wiederholt man aber den Versuch, so tritt die suggestive Katalepsie wieder auf und beweist, dass es sich, wenn nicht um einen Schlaf, so doch um einen ganz besonderen psychischen Zustand gehandelt hat, in dem die Widerstandsfähigkeit des Gehirns verringert, und dasselbe für die Suggestion zugänglich geworden ist.

Im dritten Grade der Hypnose ist die Betäubung eine weit tiefere, die tactile Sensibilität kann herabgesetzt oder aufgehoben sein; ausser der suggestiven Katalepsie zeigen sich die automatischen Bewegungen in folgender Art: Ich fasse die beiden Arme des Hypnotisirten und drehe sie um einander, dann sage ich: „Ihre Arme laufen jetzt so fort, Sie können sie nicht aufhalten." Dies geschieht auch durch kürzere oder längere Zeit. Bei einigen Personen bedarf es für diese automatische Drehbewegung nicht einmal der wörtlichen Suggestion; es genügt, dass man den Armen die entsprechende Bewegung verleiht und sie darauf frei lässt. Im dritten Grade der Hypnose kann man auch die suggestive Contractur erzeugen. Der Hypnotisirte hört aber noch alles, was um ihn gesprochen wird.

Der vierte Grad der Hypnose charakterisirt sich ausser durch die vorhin beschriebenen Erscheinungen durch den Verlust der Beziehungen zur Aussenwelt. Der Hypnotisirte hört noch, was der Hypnotiseur zu ihm spricht, aber nicht was andere Personen zu ihm sagen, oder was in seiner Nähe gesprochen wird. Seine Sinne stehen nur mehr in Rapport mit dem Hypnotiseur, können aber in Beziehung zur übrigen Welt gesetzt werden.

Der fünfte und sechste Grad der Hypnose sind nach Liébault charakterisirt durch die Amnesie für alles, was sich während des Schlafes zugetragen hat; sie machen den Somnambulismus aus. Der fünfte Grad ist der leichte Somnambulismus, bei dem noch eine unbestimmte Erinnerung bestehen bleibt, die Hypnotisirten haben wenigstens in gewissen Momenten undeutlich gehört, und einzelne Erinnerungen tauchen von selbst in ihnen auf. Die Aufhebung der Sensibilität, die suggestive Katalepsie, die automatischen Bewegungen, die suggestiven Hallucinationen, kurz alle die Erscheinungen, von denen wir bald ausführlich handeln werden, gelangen auf dieser Stufe der Hypnose zur vollsten Ausbildung.

Im tiefen Somnambulismus (im sechsten Grade der Hypnose) ist die Erinnerung für alles während des Schlafes Vorgefallene vollkommen erloschen und kann auch von selbst nicht wach werden. Wir werden hören, dass man diese Erinnerung jedesmal künstlich hervorrufen kann. Der Hypnotisirte bleibt so lange eingeschläfert, als es dem Hypnotiseur beliebt, und ist ein Automat geworden, der all seinen Befehlen gehorcht.

Die hier vorgebrachte Eintheilung der Hypnose in mehrere Grade hat einen gewissen theoretischen Werth; sie gestattet, den Zustand jeder durch die Hypnose beeinflussten Person mit wenig Worten zu beschreiben und einzuordnen. Es bestehen auch Zwischenstufen zwischen den einzelnen Graden; es kommen eben alle möglichen Uebergänge von der einfachen Betäubung und von der zweifelhaften Einschläferung bis zum tiefsten Somnambulismus zur Beobachtung.

Ich muss hinzufügen, dass die Tiefe des Schlafes nicht jedesmal in directem Verhältnisse steht zur Gefügigkeit gegen die Suggestion und zur Möglichkeit, die vorhin aufgezählten Erscheinungen hervorzurufen. Es giebt Personen, die nicht ordentlich schlafen, auf Fragen Antwort geben, sich nach dem Erwachen auf alles besinnen und doch trifft bei ihnen alles: Contractur, Unempfindlichkeit, automatische Bewegungen auf Befehl oder nach Einleitung, endlich therapeutische Suggestionen in vortrefflicher Weise zu. Dies wird leicht zu begreifen sein, wenn wir die Suggestion im wachen Zustande erwogen haben werden.

Dagegen giebt es Andere, die in einen schweren und tiefen Schlaf verfallen und sich nach dem Erwachen an nichts erinnern. So lange sie schlafen, nützt es nichts, sie mit Fragen zu bestürmen; sie bleiben regungslos. Es ist schwer, die suggestive Katalepsie bei ihnen zu erhalten, ihre Arme bleiben nur kurze Zeit erhoben. Suggestionen, Handlungen, Wahrnehmungen und Befehle, die man ihnen für die Zeit nach dem Erwachen aufträgt, werden nicht angenommen und nicht durchgeführt; man sollte meinen, sie ständen nicht in Rapport mit dem Hypnotiseur. Aber ein solcher Rapport besteht doch, denn es genügt, die Worte „Wachen Sie auf" auszusprechen, um sie zum Erwachen zu veranlassen. Ich habe bei mehreren Personen, deren Schlaf die oben beschriebenen Eigenthümlichkeiten zeigte, also ein todter Schlaf zu sein schien, sofortige therapeutische Wirkungen durch die Suggestion vom Gehör aus erzielt, so: Wiederkehr der Sensibilität, Nachlass von Schmerzen, Steigerung der am Dynamometer gemessenen Muskelkraft, was doch beweist, dass diese Personen trotz der scheinbaren Lethargie während des ganzen Schlafes in Rapport mit mir geblieben waren.

Endlich giebt es Personen, welche bis auf den Verschluss der Augen vollkommen wach scheinen; sie antworten auf alle Fragen, sprechen recht geläufig, sind gar nicht oder nur sehr wenig kataleptisch, lassen weder Hallucinationen noch Illusionen hervorrufen, und — zeigen doch beim Erwachen vollkommene Amnesie.

Jeder Schläfer hat sozusagen seine Eigenart, seine besondere hypnotische Reaction. Vor Allem aber will ich zunächst hervorheben, dass die Tauglichkeit für die Erscheinungen der Suggestion nicht immer der Tiefe des Schlafes parallel läuft.

Die vorstehende Eintheilung der Hypnose in mehrere Grade habe ich in der ersten Auflage dieses Buches wiedergegeben, wie ich sie von meinem Collegen Liébault überkommen habe; ich konnte die Richtigkeit der scharfsinnigen Beobachtungen Liébault's nur vollinhaltlich bestätigen. Ich glaube aber, dass es von Interesse sein wird, diese Thatsachen der Beobachtung von einem weiteren Gesichtspunkte aus zu betrachten, und dem Begriff „Hypnose" eine ausgedehntere Bedeutung zu geben, als die des „künstlichen Schlafes". Die Bemerkungen, die ich hierbei vorzubringen gedenke, werden der

Grundidee Liébault's keineswegs widersprechen; vielmehr werden sie dieselbe bekräftigen, indem sie zeigen, dass die Suggestion der Grundstein aller hypnotischen Erscheinungen ist.

Die Beobachtung lehrt also Folgendes:

Unter den Personen, welche durch die Hypnose beeinflusst werden können, giebt es eine Gruppe, die nach ihrer Wiederkehr zur Norm keinerlei Erinnerung an das Vorgefallene bewahren; für sie ist alles wie ausgelöscht.

Eine zweite Gruppe bewahrt eine theilweise, unsichere oder unvollständige Erinnerung; einige Dinge sind ausgelöscht, andere in der Erinnerung erhalten. Sie haben reden gehört, wissen aber nicht, was gesprochen wurde, oder sie haben behalten, was der Hypnotiseur, und vergessen, was andere Personen gesprochen haben.

In einer dritten Gruppe ist die Erinnerung an alles, was sich während der Hypnose zugetragen hat, erhalten. Von den hierher gehörigen Personen haben die Einen das Bewusstsein, eingeschläfert und betäubt gewesen zu sein, obwohl sie alles gehört haben; sie waren ja nicht im Stande, sich zu rühren und aus ihrer Betäubung aufzuraffen. Andere sind sich keiner Betäubung bewusst, sie machen geltend, dass sie in voller Klarheit über die Situation und wachen Geistes aufgenommen haben, was während der Hypnose gesagt oder gethan wurde, sie stellen den Schlaf in Abrede, und es ist in der That schwer, den eigenthümlichen Zustand, in dem sich solche Personen befunden haben, als Schlaf zu bezeichnen; man kann zum mindesten nicht beweisen, dass es sich um einen wirklichen Schlaf gehandelt hat.

Bei den Personen, die zur ersten Gruppe gehören, die also alle oder fast alle Erinnerung an die Vorgänge während der Hypnose verloren haben, ist auch die Suggestionsfähigkeit am besten ausgebildet. Man kann bei ihnen häufig Katalepsie, automatische Bewegungen, Analgesie, Sinnestäuschungen, Hallucinationen während der Hypnose und mitunter selbst posthypnotische Hallucinationen hervorrufen—häufig, aber doch nicht jedesmal. Ich habe Personen gesehen — ein Beispiel werde ich später anführen — welche in tiefen Schlaf verfielen oder zum mindesten so weit beeinflusst waren, dass ihnen nach dem Erwachen jede Erinnerung fehlte, bei denen doch weder Katalepsie noch Anästhesie, noch Hallucinationen zu erzielen waren. Die Amnesie nach dem Erwachen war in diesen Fällen das einzige Symptom, welches den Schlaf zu bezeugen schien. Diese Amnesie trat sogar bei Personen auf, welche während der Hypnose ohne Schwierigkeit hatten sprechen können.

Ich habe andererseits Personen gefunden, die in der Hypnose Katalepsie, Anästhesie und Hallucinationen erzeugen liessen und nach ihrer Wiederkehr zum normalen Zustande eine lückenlose Erinnerung bewahrt hatten. Doch sind das im Ganzen Ausnahmen. Im Allgemeinen geht die Amnesie nach dem Erwachen mit einem hohen Grade von Suggerirbarkeit einher.

Nicht alle Hypnotisirten schlafen, bei Einigen darunter ist der Schlaf nur partiell, unvollständig oder zweifelhaft. Ich meine daher, es dürfte zur richtigen Auffassung der Erscheinungen beitragen, wenn man die Bezeichnung „hypnotischer Schlaf durch die andere,

„hypnotische Beeinflussung" ersetzen und etwa sagen würde: Der
hypnotische Einfluss äussert sich bei verschiedenen Personen durch
verschiedenartige Symptome, je nach dem Grade und der Art und Weise
ihrer Suggerirbarkeit.

Da sich jede Person so zu sagen als eine besondere suggestive
Individualität zeigt, könnte man eine unbestimmte Anzahl von
Arten oder Abstufungen der Hypnose unterscheiden, welche diesen
verschiedenen hypnotischen Beeinflussungen entsprechen. Weil man
aber auf den Anhaltspunkt nicht verzichten kann, welchen eine, wenn
auch schematische, Anordnung bietet, werde ich die folgende Eintheilung der verschiedenen Abstufungen des hypnotischen Zustandes
annehmen, welche mir der Mehrheit der Thatsachen Rechnung zu
tragen scheint.

Erste Stufe: Die Person zeigt weder Katalepsie noch Anästhesie,
noch die Fähigkeit, sich Hallucinationen zu fügen; auch ist
sie nicht eigentlich in Schlaf versenkt; sie behauptet, dass sie
gar nicht geschlafen, oder dass sie blos einen grösseren oder
geringeren Grad von Betäubung verspürt hat. Wenn man ihr den
Schlaf suggerirt hat, so verbleibt sie ruhig mit geschlossenen Augen;
man darf sie aber nicht herausfordern, sie zu öffnen, denn dann
öffnet sie die Augen wirklich. Die erzielte Beeinflussung kann un-
erheblich oder zweifelhaft erscheinen, aber sie besteht doch; wenn
man auch weder Schlaf noch Katalepsie, noch andere Erscheinungen
hervorrufen kann, so kann sich die Suggerirbarkeit doch durch
andere Thatsachen bezeugen. Man kann z. B. eine Empfindung von
Wärme an einem bestimmten Körpertheile wecken, man kann manche
Schmerzen aufheben und unzweifelhafte therapeutische Wirkungen
erzielen.

Bei manchen Personen, welche sich in der oben geschilderten
Weise scheinbar ablehnend gegen alle classischen Symptome der
Hypnose verhielten, ist es mir gelungen, lang bestehende Muskel-
oder Nervenschmerzen durch Suggestion verschwinden zu machen;
ein schlagender Beweis dafür, dass eine Suggerirbarkeit für manche
physische Phänomene thatsächlich bestand.

Zweite Stufe: Die Person zeigt dasselbe Ansehen wie auf
der vorigen Stufe und dieselben negativen Symptome. Wenn man ihr
suggerirt zu schlafen, so verbleibt sie ruhig mit geschlossenen Augen,
ohne eigentlich eingeschläfert zu sein, oder sie ist blos betäubt. Der
Unterschied dieser Stufe von der vorigen besteht eben darin, dass
die Person nicht mehr aus eigenem Willen die Augen öffnen kann,
wenn man sie dazu herausfordert. Die Beeinflussung ist bereits
unverkennbar.

Dritte Stufe: Die Person, ob sie nun die Augen offen oder
geschlossen hält, eingeschläfert oder wach ist, zeigt suggestive
Katalepsie von verschieden hoher Intensität. Für diese Stufe charakteristisch ist, dass die Person in der ihr gegebenen oder durch die
Rede suggerirten Stellung verbleibt, so lange man sie nicht herausfordert, dieselbe zu verändern. Wenn man sie thut, ist es ihr möglich,
sich aufzuraffen und die suggerirte Stellung durch eine Willensanstrengung zu überwinden. Auch hierbei könnte die Beeinflussung
einem oberflächlichen Beobachter zweifelhaft erscheinen; sie wird aber

sicher gestellt, wenn man den Versuch wiederholt und zeigt, dass die verliehene Stellung jedesmal beharrt, solange man nicht den blos eingeschläferten und noch nicht ohnmächtigen Willen der Person wachruft.

Vierte Stufe: Hier ist die suggestive Katalepsie stärker ausgebildet und trotzt allen Anstrengungen der Person. Die Beeinflussung ist unzweifelhaft und kann der hypnotisirten Person selbst erwiesen werden, indem man sie der Unfähigkeit überführt, die verliehene Stellung zu verändern. Zu dieser suggestiven Katalepsie gesellt sich mitunter die Möglichkeit, besonders an den Armen automatische Drehbewegungen hervorzurufen, welche sich längere Zeit oder unbestimmt lange fortsetzen. Bewegungen dieser Art treten bei den Einen auf, wenn man blos den Anstoss dazu ertheilt. Bei Anderen bedarf es der mündlichen Suggestion, damit die Bewegung anhalte. Wie bei der Katalepsie ist es auch hier den Einen möglich, diese Drehbewegung, wenn sie herausgefordert werden, durch eine Willensanstrengung zu unterdrücken; Andere bringen es trotz all ihrer Bemühungen nicht zu Stande.

Fünfte Stufe: Ausser der Katalepsie mit oder ohne automatische Bewegungen zeigt die Person die Fähigkeit, durch Suggestion in einen höheren oder geringeren Grad von Contractur versetzt zu werden; man darf sie dann herausfordern, den Arm zu beugen, die Hand zu öffnen, den Mund zu öffnen oder zu schliessen, ohne dass sie diese Bewegungen auszuführen vermag.

Sechste Stufe: Die Person zeigt überdies einen höheren oder geringeren Grad von allgemeiner Gefügigkeit, von automatischem Gehorsam. Sie ist unbeweglich, solange man sie sich selbst überlässt; auf Suggestion erhebt sie sich und geht, sie bleibt auf Befehl stehen und steht wie angenagelt fest, wenn man ihr sagt, dass sie keinen Schritt mehr nach vorwärts thun kann etc.

Sinnestäuschungen und Hallucinationen lassen sich auf dieser Stufe der Hypnose ebensowenig hervorrufen, wie auf den früheren. Die Personen, welche in diese verschiedenen Kategorien gehören, haben beim Erwachen die volle Erinnerung, selbst wenn man ihnen suggerirt hat, zu schlafen. Eine Reihe von Personen hat das Bewusstsein, geschlafen zu haben; solche verbleiben auch gänzlich passiv und aller Initiative beraubt, solange man sie nicht aus ihrer Betäubung weckt, oder bis sie durch spontanes Erwachen ihrer geistigen Regsamkeit diesen Zustand selbstständig abschütteln. Andere sind sich nicht klar darüber, ob sie geschlafen haben, und noch Andere behaupten auf's bestimmteste, dass sie nicht geschlafen haben. Den Personen, welche sich auf einer der drei letzten Stufen befunden haben, kann man jedesmal beweisen, dass sie zum mindesten beeinflusst waren, wenn schon nicht eingeschläfert.

Es giebt alle Uebergänge vom Wachen durch Betäubung und Somnolenz bis zum tiefen Schlaf. Bei manchen Personen der verschiedenen Kategorien bleiben Intelligenz und Sinnesthätigkeit während der ganzen Zeit der Beeinflussung unzweifelhaft wach. Bei Anderen zeigen sich überhaupt nur gewisse Symptome des Schlafes, Unbeweglichkeit, Mangel an eigenen Bewegungsantrieben, Gefühle von Betäubung, Verschluss der Augen. Es kommt auch vor, dass die Geistesthätig-

keit der Betreffenden wach bleibt für den Hypnotiseur, dem sie gehorchen und antworten, während sie mit Rücksicht auf andere Personen sich wie Schlafende benehmen, dieselben nicht hören und
ihnen nicht Antwort geben.

Es ist oft sehr schwer, den psychischen Zustand der beeinflussten
Personen zu durchblicken. Beobachtung und Analyse sind hier heikle Aufgaben; manche Fälle bleiben überhaupt zweifelhaft. Simulation ist möglich
und leicht durchzuführen; es ist noch leichter, an Simulation zu glauben,
wo sie nicht besteht. Manche Personen z. B. halten ihre Augen geschlossen, so lange der Hypnotiseur sie beeinflusst, sie öffnen die Augen,
sobald dieser den Blick von ihnen wendet, und schliessen sie manchmal
von Neuem, sobald er sie wieder ansieht. Das macht ganz den Eindruck einer absichtlichen Verstellung. Die Zuschauer glauben den
Betrug entdeckt zu haben, sie bedauern die naive Leichtgläubigkeit
des Hypnotiseurs: die Person betrügt ihn oder benimmt sich ihm zu
Gefallen.

So geht es mir täglich vor meinen Schülern; aber ich zeige
ihnen, dass die Person mich nicht täuscht, und dass ich mich auch
nicht täusche. Denn ich rufe den hypnotischen Zustand von Neuem
hervor und erzeuge jetzt Katalepsie oder Contractur, wobei ich die
Person auffordere, mir keinen Gefallen zu thun, sondern sich, wenn
sie kann, davon frei zu machen.

Dies eigenthümliche Verhalten, welches den Eindruck eines plum-
pen Betruges macht, ich meine nämlich die Neigung, aus der Betäubung
zu erwachen, sobald der Hypnotiseur die Beeinflussung aussetzt oder
unterbricht, findet sich am häufigsten bei Kindern, kommt aber auch
bei manchen Somnambulen zur Beobachtung. Es scheint, dass die
Betreffenden nur auf den Moment lauern, in dem sich der Hypnotiseur
entfernen oder seine Aufmerksamkeit von ihnen abwenden wird, um
die Augen aufzuschlagen; man meint, man könne die Simulation beschwören, und doch fehlt denselben Personen nach ihrem Erwachen
jede Spur von Erinnerung.

Ich muss allerdings sagen, dass die grosse Mehrzahl der beeinflussten Personen eine ziemlich lange Zeit mit geschlossenen
Augen in einem Zustande verbleibt, der die äussere Erscheinung des
Schlafes hat, wenn es kein rechter Schlaf ist; sie öffnen die Augen
erst lange Zeit, nachdem man aufgehört hat, sie zu beeinflussen, oder
erst dann, wenn man ihnen das Erwachen suggerirt.

Angesichts all dieser Thatsachen muss ich von Neuem nachdrücklich hervorheben, dass eine Person in Hypnose sich nicht wie
ein Leichnam, oder wie ein in Lethargie versenktes Wesen verhält.
Sie hört und erfreut sich ihres Bewusstseins, selbst wenn sich nichts an
ihr rührt; aber sie giebt auch häufig Zeichen des Lebens von sich
man kann bemerken, dass sie lacht oder Anstrengungen macht, um
ihr Lachen zu unterdrücken; sie ist im Stande, über ihren eigenen
Zustand Betrachtungen anzustellen, und kommt sich dabei mitunter
selbst vor, als ob sie simuliren oder dem Arzt zu Gefallen handeln
würde. Wenn der Arzt weggegangen ist, prahlt sie häufig im guten
Glauben, dass sie nicht geschlafen, sondern sich blos schlafend gestellt
hat. Sie weiss eben nicht immer, dass sie nicht simuliren kann,
dass ihre Gefälligkeit erzwungen und von der Schwächung

ihres Willens oder ihrer Widerstandskraft abhängig ist. In der Mehrheit der Fälle indess gelangen die Betreffenden dazu, sich über den Zwang, dem sie unterliegen, klar zu werden; sie fühlen, dass sie beeinflusst waren und geschlafen haben, selbst wenn sie nach dem Erwachen die volle Erinnerung bewahren.

Auf den nun zu beschreibenden Stufen der Hypnose wird die Beeinflussung offenkundig, denn es besteht nach dem Erwachen Amnesie, welche bald vollkommen, bald mehr oder weniger unvollkommen sein kann.

Die Person kann eine theilweise Erinnerung bewahrt haben; sie weiss, dass sie sprechen gehört hat, aber nicht, was gesprochen wurde, einige Ereignisse ihres Lebens in der Hypnose sind verlöscht, andere erhalten. Alle die Stufen der hypnotischen Beeinflussung, bei denen nach dem Erwachen die Erinnerung fehlt, nennen wir Somnambulismus. Man darf hierbei offenbar von Schlaf sprechen, wenn man unter Schlaf einen Zustand des Gehirns versteht, während dessen alle vorkommenden Wahrnehmungen ohne Erinnerung verbleiben. Unter diese Kategorie, zum somnambulen Zustande, gehören alle die Personen, die empfindungslos, hallucinationsfähig gemacht werden und zu allen Handlungen suggerirt werden können; die Suggerirbarkeit erreicht hier ihren Höhepunkt. Es giebt aber verschiedene Abstufungen auch von diesem Zustande.

Siebente Stufe. Ich betrachte als hierher gehörig jene Fälle, welche Amnesie beim Erwachen zeigen, aber keiner Hallucinationen fähig sind. Bei fast allen in dieser Weise Somnambulen kann man auch die Erscheinungen, welche den früheren Stufen zukommen, hervorrufen als: Katalepsie, Contracturen, automatische Bewegungen und automatischen Gehorsam. Doch kommt es auch vor, dass das eine oder andere Phänomen aus dieser Reihe ausfällt. Nur sehr selten trifft es sich, dass, wie bereits erwähnt, alle solchen Erscheinungen fehlen, und dass somit die Amnesie als charakteristisches Merkmal des Somnambulismus vereinzelt bleibt. Auf dieser Stufe wie auf den folgenden können die Augen offen oder geschlossen sein.

Achte Stufe. Hier besteht nebst der Mehrzahl der auf den früheren Stufen beobachteten Erscheinungen Amnesie beim Erwachen, und ausserdem lassen sich während des Schlafes Hallucinationen erzeugen. Es ist aber nicht möglich, Hallucinationen für den Zustand nach dem Erwachen zu suggeriren.

Neunte Stufe. Hier tritt die Möglichkeit auf, ausser den Hallucinationen in der Hypnose auch posthypnotische Hallucinationen hervorzurufen. Diese Hallucinationen können mehr oder minder vollkommen, mehr oder minder lebhaft ausfallen; sie können für gewisse Sinne, z. B. für den Geruch oder für's Gehör gelingen, während sie für andere, z. B. für den Gesichtssinn, fehlschlagen. Man findet eine ganze Reihe von Personen, bei denen die reichhaltigsten Hallucinationen mit grosser Vollkommenheit verwirklicht werden. Auch hiefür könnte man eine ganze Reihe von Abstufungen aufstellen, je nach der Art gnd Weise, wie die Phantasie der einzelnen Personen sich der Suggestion bemächtigt und dieselbe mit grösserer oder geringerer Lebhaftigkeit und Treue zur Ausführung bringt.

Auf allen Stufen der Hypnose kann man eine mehr oder weniger ausgebildete suggestive Anästhesie oder Analgesie antreffen; im Allgemeinen ist dieselbe häufiger und hochgradiger bei den Personen, welche den tiefen Somnambulismus zeigen und sich gut für die Hervorrufung von Hallucinationen eignen.

Durch diese Anordnung der Thatsachen glaube ich den wirklichen Verhältnissen am besten Rechnung zu tragen. Die Hypnose giebt sich eben bei verschiedenen Individuen durch mannigfache Arten von Beeinflussungen kund. Die leichteste Beeinflussung zeigt sich darin, dass man eine einfache Betäubung oder verschiedenartige Empfindungen, wie ein Wärmegefühl, Stechen u. s. w. hervorrufen kann. Ist die Suggerirbarkeit besser ausgeprägt, so ergreift sie die Motilität; es kommt zur Katalepsie, zur Bewegungslähmung, zu Contracturen und zu automatischen Bewegungen. Bei noch weiterer Steigerung beeinträchtigt die Suggerirbarkeit das Willensvermögen und erzeugt den automatischen Gehorsam. Dabei können alle diese psychischen Thätigkeiten, Motilität, Wille und selbst die Sensibilität durch die Suggestion beeinflusst werden, ob Schlaf besteht oder nicht, und zwar selbst dann, wenn die Suggestion unwirksam ist, den Schlaf selbst herbeizuführen. Bei noch weiterer Zunahme der Suggerirbarkeit erzeugt die Suggestion den Schlaf oder den Wahn zu schlafen; die Person hat die Ueberzeugung, dass sie eingeschläfert ist, und wird daher nach dem Erwachen keine Erinnerung an das im Schlaf Erlebte bewahrt haben. In diesem Zustande hat sich die Suggerirbarkeit des Vorstellungslebens, des Gedächtnisses und der Phantasie in grossem Umfange bemächtigt; Wahrnehmungen können gefälscht, unterdrückt und neugeschaffen werden, die verschiedenartigsten Erinnerungsbilder lassen sich durch den Eingriff des Hypnotiseurs erwecken.

Ich muss auf ein Verhältniss nochmals zurückkommen: Es ist für die Verwirklichung der Suggestion nicht nothwendig, dass Schlaf besteht; alle oder wenigstens manche Suggestionen können gelingen, ohne dass die Person eingeschläfert ist, und zwar selbst in dem Falle, wenn die Suggestion des Schlafes selbst unwirksam war; denn auch der Schlaf ist nur eine Suggestion. Er ist nicht bei Allen zu erreichen, er ist bei den guten Somnambulen nicht nothwendig, um die verschiedenartigsten Phänomene hervorzurufen; man kann die Letzteren so zu sagen vom Schlafe dissociiren. Katalepsie, Lähmung, Anästhesie, die reichhaltigsten Hallucinationen lassen sich bei vielen Personen verwirklichen, auch wenn man ihnen nicht die Erscheinungsreihe des Schlafes vorausgeschickt hat. Die Suggerirbarkeit ist unabhängig vom Schlaf, sie gilt auch im wachen Zustande.

Wenn man die Hypnose als einen provocirten Schlaf definirt, so engt man die Bedeutung dieses Wortes unnöthiger Weise ein und trägt den zahlreichen, vom Schlaf unabhängigen Phänomenen keine Rechnung, welche die Suggestion erzeugen kann. Ich ziehe es vor, die Hypnose anders zu definiren, nämlich als die Hervorrufung eines besonderen psychischen Zustandes, in dem die Suggerirbarkeit gesteigert ist. Es ist allerdings richtig, dass der erzwungene Schlaf — wenn man ihn nämlich erzwingen kann — die Suggerirbarkeit unterstützt, aber er ist keine unerlässliche Vorbedingung für dieselbe. Der Kernpunkt, die Hauptsache der Hypnose, ist die Suggestion.

Dazu kommt, wie ich später zeigen werde, dass der suggerirte Schlaf sich in Nichts von einem natürlichen Schlafe unterscheidet; man kann dieselben Erscheinungen der Suggerirbarkeit auch im natürlichen Schlafe erzielen, wenn es gelingt, sich mit einem Schlafenden in Rapport zu setzen, ohne ihn aufzuwecken.

Diese neue, von mir vorgeschlagene Auffassung des hypnotischen Einflusses, dieser weitere Sinn, den ich dem Wort Hypnose gebe, gestattet, all die verschiedenen Methoden, welche durch ihre Wirkung auf die Phantasie einen psychischen Zustand von erhöhter Suggerirbarkeit mit oder ohne Schlaf erzeugen, unter denselben Begriff der Hypnose zu bringen.

Dahin gehört z. B. die Fascination durch einen glänzenden Gegenstand oder durch den Blick, welch' letzteres Verfahren zuerst von Donato angewendet und nach ihm von Brémaud beschrieben wurde; auch Hansen hat sich desselben bedient. Donato, der besonders gern mit jungen Leuten Versuche machte, geht auf die folgende Art vor: Er fordert die betreffende Person auf, ihre flache Hand auf seine eigene horizontal ausgestreckte zu legen und sie mit all seinen Kräften gegen seine zu stemmen. Während die ganze Aufmerksamkeit und die ganze physische Kraft der Person auf diese Thätigkeit gewendet sind, und während die Concentrirung seiner Innervation auf diese Muskelleistung ihn so zu sagen an der Zerstreuung seiner Vorstellungen hindert, blickt der Magnetiseur den jungen Mann plötzlich scharf und aus grosser Nähe an und fordert ihn durch eine Geberde — wenn nöthig, auch mit Worten — auf, ihn mit aller Stetigkeit, deren er fähig ist, zu fixiren. Wenn dann der Magnetiseur nach rückwärts schreitet oder sich um seine Versuchsperson dreht, wobei er fortfährt, ihn zu fixiren und mit dem Blick zu beeinflussen, so folgt ihm diese wie angezogen und fascinirt mit weit geöffneten Augen, die er nicht mehr von ihm abzuwenden vermag. Wenn die Versuchsperson erst ein Mal in dieser Weise mitgerissen worden ist, dann reicht für eine Wiederholung die blosse Fixation der Augen aus; es ist nicht mehr nöthig, vorher das Auflegen der Hände vorzunehmen.

Es handelt sich dabei nämlich um eine einfache Suggestion durch die Geberde; die Versuchsperson schliesst aus der Fixation von Seiten des Magnetiseurs, dass ihr Blick auf den Magnetiseur geheftet bleiben und ihm überall hin folgen soll; sie glaubt also von ihm angezogen zu werden; es ist aber eine psychische, suggestive Fascination und keineswegs eine physische. Ich habe denselben Versuch bei den besten Somnambulen misslingen sehen, wenn dieselben die Absicht verkannten, welche durch die Geberde des Magnetiseurs ausgedrückt war. Dagegen gelingt der Versuch viel leichter, wenn er ein erstes Mal vor den Augen der Anwesenden mit Erfolg ausgeführt worden ist. Die Letzteren wissen dann eben, was geschehen soll, und die Suggestion kommt auf dem Wege der Nachahmung zu Stande.

Unter den in solcher Weise fascinirten Personen finden sich, genau so, wie unter den durch andere Methoden Hypnotisirten, einige, welche der Beeinflussung unterliegen, ohne eingeschläfert zu sein.

Diese haben die Suggestion in wachem Zustande angenommen, erinnern sich auch sofort an das, was sie gethan haben, und können sich nicht erklären, warum sie ihren Magnetiseur fixiren und ihm folgen mussten. Andere erinnern sich an nichts; wenn ein Hauch auf ihre Augen oder ein einfaches Wort den Zustand von Fascination aufgehoben hat, wissen sie nicht, was mit ihnen vorgefallen ist; sie sind mit offenen Augen somnambul gewesen. Man kann sie in diesem Zustande der somnambulen Fascination kataleptisch machen, ihnen Hallucinationen eingeben u. s. w. Dieselben Personen werden übrigens häufig kataleptisch oder nehmen Hallucinationen an, ohne vorher fascinirt gewesen zu sein in Folge eines Wortes, einer Geberde oder einer Stellung, die man ihnen ertheilt.

Die Fascination schafft also keineswegs einen besonderen Zustand, sie ist nichts Anderes als Hypnose, d. h. gesteigerte Suggerirbarkeit, erzeugt durch eine Wirkung auf die Phantasie. Ob diese Wirkung durch das Auge, durch die Rede, durch das Getast oder auf eine andere Weise zu Stande kommt, der psychische Zustand, den man erreicht, ist immer derselbe, nämlich eine Steigerung der Suggerirbarkeit, die bei verschiedenen Personen verschieden gross ausfällt, und die Höhe derselben hängt weniger von der angewandten Methode als von der eigenthümlichen Reactionsfähigkeit der Person ab.

Das Erwachen kann ein freiwilliges sein. Personen, welche bei der ersten Sitzung nur leicht schlafen, zeigen häufig eine Neigung, bald zu erwachen; man muss sie unter dem Zauber erhalten, indem man ihnen die Lider geschlossen hält oder ihnen von Zeit zu Zeit wiederholt: „Schlafen Sie!" Aber sehr bald stellt sich die Gewöhnung an den Schlaf ein; der Hypnotisirte erwacht nicht mehr, so lange der Hypnotiseur in seiner Nähe ist. Es giebt Personen, welche wach werden, sobald sie die Nähe des Hypnotiseurs nicht mehr verspüren; die meisten aber schlafen, wenn man sie sich selbst überlässt, durch mehrere Minuten, bis zu einer und mehreren Stunden weiter. Einen meiner Kranken habe ich durch 15 Stunden, einen anderen durch 18 Stunden im Schlafe belassen.

Wenn ich ein rasches Erwachen herbeiführen will, bediene ich mich wie bei der Einschläferung der mündlichen Suggestion. Ich sage: „Jetzt ist's genug, wachen Sie auf!" Diese Worte reichen bei bereits mehrmals hypnotisirten Personen, selbst wenn sie leise gesprochen werden, hin, um ein unmittelbares Erwachen zu veranlassen. Bei anderen Personen wird es nöthig, die Aufforderung zu wiederholen, etwa: „Jetzt gehen Ihre Augen auf, Sie sind wach." Wenn auch dies nicht wirkt, so braucht man nur ein- oder mehrmals auf die Augen zu hauchen, um den Schläfer zu wecken. Ich habe niemals andere Methoden, wie das Bespritzen mit kaltem Wasser, in Anwendung ziehen müssen; das Erwecken aus der Hypnose hat mir nie Schwierigkeiten bereitet.

Das Erwachen aus der Hypnose nimmt sich oft höchst sonderbar aus. Ich habe einen Mann in tiefem Schlaf vor mir, wir wechseln Rede und Antwort; wenn er von Natur gerne spricht, kann es sein, dass er sich in ungehemmtem Redefluss ergeht. Mitten in seiner Rede sage ich plötzlich: „Wachen Sie auf!" Er öffnet die Augen und erinnert sich an nichts, was mit ihm vorgegangen ist; er weiss nicht, dass er mit mir gesprochen hat, während er doch vielleicht ein Zehntel Secunde vor seinem Erwachen im besten Reden war. Wenn ich die Erscheinung noch auffälliger machen will, wecke ich ihn etwa in folgender Weise auf. Ich sage: „Zählen Sie bis zehn, wenn Sie mit lauter Stimme zehn gesagt haben, werden Sie wach sein." In dem Augenblicke, da er zehn ausspricht, öffnen sich seine Augen; er erinnert sich aber nicht, gezählt zu haben. Oder ich sage ihm: „Sie werden bis zehn zählen; wenn Sie bei sechs sind, werden Sie erwachen und dann bis zehn weiter zählen." Bei sechs öffnet er wirklich die Augen und fährt zu zählen fort. Nachdem er aufgehört hat, frage ich ihn: „Warum zählen Sie denn?" Er erinnert sich aber nicht, gezählt zu haben. Es sind das Versuche, die ich an sehr intelligenten Leuten oft und oft wiederholt habe.

Es giebt Hysterische, bei denen man şehr vorsichtig sein und vermeiden muss, die schmerzhaften Punkte zu berühren oder die hysterogenen Zonen zu reizen, denn in diesem Falle kann ein hysterischer Anfall ausbrechen, der hypnotische Schlaf macht dem hysterischen Platz, und der Arzt verliert die Fühlung mit der Versuchsperson. Dann bleibt auch die Suggestion erfolglos.

Manche Personen sind auch nach dem Erwachen wie betäubt; man braucht aber dann nur einige Male mit den wagrecht gehaltenen Händen vor ihren Augen hin und her zu fahren, um diese Schläfrigkeit zu vertreiben. Mitunter beklagen sich die Erwachten über Schwere im. Kopf, dumpfen Kopfschmerz und Schwindel; um diese verschiedenen Empfindungen hintanzuhalten, ist es gut, der Person vor dem Aufwecken zu sagen: „Sie werden jetzt erwachen und sich sehr behaglich fühlen, Sie werden keinen schweren Kopf haben und gar nichts Unangenehmes verspüren." Wenn man dies thut, ist das Erwachen von keinerlei unerwünschten Empfindungen begleitet.

Es giebt Personen, die man durch Suggestion zu einem angesetzten Termin erwecken kann. Man braucht ihnen nur zu sagen: „Sie werden in fünf Minuten erwachen!" Das Erwachen geschieht dann genau zu dem suggerirten Zeitpunkt. Diese Leute haben eben eine richtige Zeitvorstellung. Andere, deren Zeitvorstellung ungenauer ist, wachen vor dem verlangten Moment auf; noch Andere endlich vergessen an's Erwachen, sie bleiben regungslos und scheinen sich nicht selbstständig aus ihrer Betäubung erheben zu können. Man muss ihnen sagen: „Wachen Sie auf!", dann geschieht es.

Nach dem Erwachen reiben sich die Einen die Augen, schauen verwirrt um sich und haben die Empfindung, tief geschlafen zu haben. Andere öffnen die Augen plötzlich ohne Besinnung an das Vorhergegangene und wissen nicht, dass sie eingeschläfert waren. Wie den Epileptikern nach einer Absence entgeht ihnen die Lücke, die in ihren Bewusstseinsvorgängen Platz gegriffen hat. Wenn ich frage: „Haben Sie geschlafen?" so lautet die Antwort: „Ich weiss es nicht; ich muss es wohl glauben, da Sie es mir sagen." Oder aber sie sind überzeugt, dass nichts Ungewöhnliches mit ihnen vorgegangen ist, und stellen jede Beeinflussung in Abrede.

Die folgende Tabelle, die Herr Liébault zusammengestellt und
Herrn Dumont zur Veröffentlichung überlassen hat, giebt eine Vorstellung, in welcher Weise eine relativ erhebliche Anzahl von Personen
jedes Alters, jedes Geschlechts und Temperaments sich auf die verschiedenen Kategorien des hypnotischen Schlafes vertheilt.

1880. Unter 1011 der Hypnose unterzogenen Personen:

Widerspenstige 27
Leichte Betäubung . . . . ˙33
Leichter Schlaf 100
Tiefer Schlaf 460
Sehr tiefer Schlaf 229
Leichter Somnambulismus 31
Tiefer Somnambulismus 131

Man muss allerdings in Rechnung ziehen, dass Liébault vorwiegend mit Leuten aus dem Volke zu thun hat, welche zu ihm
kommen, um sich einschläfern zu lassen, und die bei ihrer Ueberzeugung von seiner magnetischen Macht einen ziemlichen Grad von
Gehirngefügigkeit mitbringen. Vielleicht würde sich die Anzahl der
beeinflussten Personen geringer stellen, wenn diese günstigen Bedingungen wegfielen. Ich habe mich aber durch eigene Untersuchungen
überzeugen können, dass die ganz und gar Widerspenstigen nur eine
geringe Minderheit sind, und es ereignet sich täglich, dass ich gleich
beim ersten Male die Hypnose an Personen erzeuge, die in meine
Ordination kommen, ohne eine Ahnung zu besitzen, was der hypnotische Schlaf ist.

Zufolge dieser Statistik, sowie einer anderen von Herrn Liébault gesammelten und von Herrn Beaunis publicirten, welche gleichfalls den Zeitraum eines Jahres umfasst, darf man annehmen, dass
unter hundert ohne Auswahl hergenommenen Personen 15 bis 18 Somnambule sich finden werden. Als somnambul bezeichne ich alle hypnotisirbaren Personen, welche bei ihrem Erwachen keine Erinnerung
an das während des Schlafes Vorgefallene bewahren. Ich habe den
Eindruck bekommen, dass man die Anzahl der Somnambulen erheblich
steigern kann, wenn man es nicht versäumt, während der Hypnose
zu sagen: „Sie werden sich nach dem Erwachen an Nichts erinnern.“
Man kann so bei einer gewissen Zahl von Personen die Amnesie
durch Suggestion erzielen.

Aus derselben statistischen Uebersicht von Beaunis geht hervor,
dass die Verhältnisszahlen der Hypnotisirbaren für Männer und Frauen
beinahe gleich sind, und dass insbesondere im Gegensatz zur landläufigen Meinung das Verhältniss der Somnambulen für beide Ge-
schlechter fast identisch ist, nämlich 18·8 unter 100 bei den Männern
und 19·4 bei den Frauen.

Was die Abhängigkeit vom Alter betrifft, so ergiebt sich dieselbe
aus der von Beaunis nach derselben Statistik hergestellten Uebersicht, in welcher die Verhältnisszahlen für jedes Alter eingetragen
sind; also unter 100 Kindern von 1 bis 7 Jahren so und so viel Fälle
von Somnambulismus, von tiefem Schlaf u. s. w.

Alter	Somnam-bulismus	Sehr tiefer Schlaf	Tiefer Schlaf	Leichter Schlaf	Schläfrig-keit	Unbeein-flusst
Bis zu 7 Jahren	26·5	4·3	13	52·1	4·3	—
von 7 bis 14 Jahren	55·3	7·6	23	13·8	—	—
„ 14 „ 21 „	25·2	5·7	44·8	5·7	8	10·3
„ 21 „ 28 „	13·2	5·1	36·7	18·3	17·3	9·1
„ 28 „ 35 „	22·6	5·9	34·5	17·8	13	5·9
„ 35 „ 42 „	10·5	11·7	35·2	28·2	5·8	8·2
„ 42 „ 49 „	21·6	4·7	29·2	22·6	9·4	12·2
„ 49 „ 56 „	7·3	14·7	35·2	27·9	10·2	4·4
„ 56 „ 63 „ . . .	7·3	8·6	37·6	18·8	13	14·4
„ 63 „ und älter	11·8	8·4	38 9	20·3	6·7	13·5

Herr Beaunis bemerkt, dass in dieser Tabelle besonders die starke Vertretung des Somnambulismus in der Kindheit und in der Jugend auffällig hervortritt (26·5 auf 100 von 1 bis 7 Jahren, und 55·3 auf 100 von 8 bis 14 Jahren). Es stellt sich auch heraus, dass in diesen beiden Lebensperioden sämmtliche Individuen ohne Ausnahme einem gewissen Grad von Beeinflussung zugänglich sind. Im Gegensatz dazu nimmt im Alter die Anzahl der Somnambulen ab, erhält sich aber immer noch auf einem relativ hohen Stande (7 bis 11 auf 100).

Zweites Capitel.

Die im hypnotischen Schlafe auftretenden Erscheinungen. — Die Sensibilität. — Spontane und suggestive Anästhesie. — Die Hypnose kann das Chloroform nicht ersetzen. — Veränderungen der Motilität. — Suggestive Katalepsie. — Automatische Bewegungen. — Nachahmungsbewegungen. — Suggestive Lähmungen. — Somnambulismus mit Amnesie. — Automatischer Gehorsam. — Suggestionen der Sinnessphäre. — Suggestion von Hallu-cinationen. — Suggestionen von Handlungen, Sinnestäuschungen, von Hallucinationen für die Zeit nach dem Erwachen. — Negative Hallucinationen. — Psychische Blindheit und Taubheit. — Hallucinationen auf lange Sicht.

Wir wollen jetzt in gedrängter Ueberschau die Erscheinungen studiren, welche sich im hypnotischen Zustande einstellen oder in demselben hervorgerufen werden können.—Der Schlaf kommt nicht immer auf dieselbe Weise; entweder schliessen sich die Augen plötzlich ohne Vorbereitung und die Person fällt wie eine schwere Masse hin, oder der Schlaf naht allmählich: die Lider werden schwer, zwinkern, das Sehen trübt sich, die Augen werden feucht, öffnen und schliessen sich abwechselnd und fallen dann endgiltig zu. Bei manchen Personen bleiben die Lider ruhig geschlossen, bei anderen werden sie während der ganzen Dauer der Hypnose von einem feinen Zittern bewegt. Die Augäpfel behalten im leichten Schlaf ihre normale Stellung, im tiefen Schlaf sind sie häufig, aber nicht immer, nach oben verdreht, und die Pupillen unter dem oberen Augenlid versteckt.

Manche nervöse Personen zeigen während des Schlafes Muskelstösse in den Gliedern und fibrilläre Zuckungen im Gesicht; die Mehrzahl verhält sich ruhig oder wird durch Suggestion zur Ruhe gebracht.

Einige Personen führen Reflexbewegungen aus, kratzen sich, fahren
mit den Händen herum, werfen sich aus einer Lage in die andere;
andere wieder verhalten sich regungslos.

Die Sensibilität wird in ihren verschiedenen Arten mehr oder
minder tief beeinflusst. Im leichten Schlaf ist sie erhalten; Kitzeln,
Nadelstiche, Berührungen einer empfindlichen Stelle rufen Reflexe
hervor und befördern das Erwachen. Im tiefen Schlaf ist die Sensibilität abgeschwächt oder gänzlich aufgehoben; nach Liébault beginnt
sie von den Extremitäten her zu verschwinden, so dass die peripher-
sten Körpertheile jedesmal die unempfindlichsten sind. „Wenn man
auch die Sinnesorgane der Prüfung unterzieht, bemerkt man, dass die
beiden verschlossenen Sinne, Gesicht und Geschmack, sich zuerst
abstumpfen, erst später der Geruch, und zu allerletzt schwinden Gehör
und Gefühl. Wenn man sich der Methoden bedient, welche die Hyp-
notiseure anwenden (Fixation eines Gegenstandes, der Finger oder
Augen des Arztes), so verlieren die Augen ihre Leistungsfähigkeit
zuletzt unter den Sinnesorganen, weil sie durch die Aufmerksamkeit,
zu der man sie zwingt, wach erhalten werden."

Wenn die Anästhesie eine vollkommene· ist, kann man die Haut
von Seite zu Seite mit einer Nadel durchstechen, elektrisiren, Fremd-
körper in die Nasenlöcher einführen, Ammoniakdämpfe einziehen lassen,
ohne dass die Personen mit einer Wimper zucken. Eine solche absolute Anästhesie kann bei Manchen durch die blosse Einwirkung der
Hypnose ohne weiteres Hinzuthun entstehen. Bei anderen Personen
entwickelt sie sich nicht von selbst, kann aber in mehr oder minder
hohem Grade durch Suggestion erzeugt werden. Ich habe eine Person
in der Hypnose vor mir; ich steche sie mit einer Nadel, sie zeigt
lebhafte Reaction; ich öffne eine Ammoniakflasche vor ihrer Nase,
sie rümpft die Nase und giebt deutliche Zeichen der verspürten
Empfindung. Jetzt sage ich ihr: „Sie verspüren gar nichts mehr.
Ihr ganzer Körper ist unempfindlich geworden; wenn ich Sie steche,
werden Sie's nicht fühlen; wenn ich Ammoniak vor Ihre Nase
bringe, werden Sie gar nichts empfinden." Bei vielen Personen stellt
sich dann eine Anästhesie in Folge der Suggestion ein. Mitunter
erzielt man nur eine Anästhesie von gewisser Höhe an der Haut,
während die Schleimhäute der Nase und der Augen der Suggestion
widerstreben.

Die hypnotische Unempfindlichkeit kann also bei einer Anzahl
von Personen so nochgradig werden, dass sie die Vornahme der
heikelsten chirurgischen Operationen gestattet. In der Mehrzahl der
Fälle aber kommt es nicht so weit. Die Hypnose kann nicht zum
Range einer allgemein brauchbaren Methode der Anästhesirung für
chirurgische Zwecke erhoben werden, sie kann das Chloroform nicht
ersetzen. Dazu kommt noch, dass die angstvollen Vorstellungen, welche
den Geist der Kranken vor einer Operation erfüllen, häufig die
psychische Sammlung verhindern, welche zur Entwickelung des hypnotischen Zustandes erfordert wird.

Beeinflussungen der Motilität sind leichter und häufiger zu
erzielen als solche der Sensibilität. Zunächst sind alle Hypnotisirten,
mit Ausnahme derer der ersten Stufe, der suggestiven Katalepsie
fähig. Wir haben gehört, dass dieses Phänomen sich in verschiedenen

Abänderungen zeigt, je nach der Art und dem Grade der Suggerirbarkeit bei den einzelnen Individuen. Die einzelnen Gehirne führen diese Suggestion bald mit stärkerer, bald mit schwächerer Muskelanspannung oder Contractur aus. Die Katalepsie ist das eine Mal, wenn ich so sagen darf, eine schlaffe; das in der Luft gehaltene Glied sinkt bei dem geringsten Druck, den man auf dasselbe ausübt, nieder. Andere Male ist die Katalepsie eine festere, ohne noch eine steife zu sein: wächserne Katalepsie; die Glieder gehorchen den ihnen ertheilten Bewegungen, lassen sich beugen und strecken, fügsam wie weiches Wachs (flexibilitas cerea); man kann den einen Finger spreizen, den anderen krümmen, den einen Oberschenkel beugen, den anderen strecken; man kann den Kranken niedersetzen, ihm das Haupt gegen eine Schulter neigen, den verschiedenen Abschnitten des Körpers die seltsamsten Stellungen verleihen; die Personen bleiben wie die Gliederpuppen in allen Stellungen stehen, sie gehorchen den ihnen ertheilten Bewegungen, ohne sie zu überschreiten. Endlich kann die Katalepsie eine starre sein und mit einer echten Contractur einhergehen, die nur durch Suggestion gelöst werden kann. Ich hebe z. B. einen Arm senkrecht in die Höhe, er bleibt in Contractur stehen; wenn man ihn jetzt niederdrücken will, findet man, dass er einen grossen Widerstand leistet; hat man diesen überwunden und lässt den Arm nun aus, so schnellt er wie eine Feder in seine frühere senkrechte Lage zurück. Eine solche starre Katalepsie möchte ich eine tetanische heissen. Wenn ich bei einem solchen Hypnotisirten, ohne etwas zu sagen, Arme und Beine aufhebe, so erstarren sie sofort, wie tetanisirt, in den ihnen gegebenen Stellungen; doch ist die Steifigkeit an den Armen in der Regel viel grösser als an den Beinen. Bei einigen Personen gelingt es, auf diese Weise den ganzen Körper tetanisch und unbeweglich zu machen; man kann dann den Kopf auf den einen, die Füsse auf einen anderen Stuhl legen und den Körper schwer belasten, ohne dadurch die Contractur zu brechen. Nur die Suggestion kann diese tetanische Starre allemal lösen. Wenn ich sage: „Ich kann Ihren Arm jetzt senken und hin und her bewegen, wie ich will", dann verschwindet die Starre, und es bleibt eine schlaffe oder wächserne Katalepsie wie in den anderen Fällen.

Kurz, man beobachtet in der Hypnose alle Formen von Katalepsie, die man aus der Klinik kennt, und wenn man sich die Mühe nimmt, die verschiedenen bisher veröffentlichten Beobachtungen von spontaner Katalepsie nachzulesen, wird man die Ueberzeugung gewinnen, dass eine grosse Zahl derselben sich thatsächlich auf Fälle von Hypnotismus oder von spontanem Somnambulismus bezieht. Lasègue, der bei seinen Hysterischen durch Verschluss der Augen kataleptische Zustände erzeugt hat, welche alle Eigenthümlichkeiten der spontanen Katalepsie zeigten, hat dabei ausser Acht gelassen, dass seine Hysterischen in Wirklichkeit hypnotisirt waren, und dass er eine suggestive Katalepsie hervorgerufen hatte.

Ich wiederhole, dass es bei der Mehrzahl der Hypnotisirten nicht der ausdrücklichen Suggestion durch die Rede bedarf, um die Katalepsie zu erzeugen. Der psychische Zustand ist eben ein solcher, dass jede vom Gehirn aufgenommene Vorstellung sich in demselben festsetzt, dass jede einem Glied ertheilte Stellung sich fixirt. Das

Gehirn des Hypnotisirten nimmt die einem Glied gegebene Stellung als eine Suggestion auf, deren Absicht es erräth; es besitzt nicht genug selbstständige Regsamkeit, um aus eigenem Antrieb den durch fremden Eingriff hergestellten Zustand der Musculatur zu verändern. Es giebt verschiedene andere pathologische Zustände, bei welchen Katalepsie auftritt, dadurch, dass die Gehirnregsamkeit unterdrückt oder ein der künstlichen Hypnose analoger psychischer Zustand hergestellt ist. Ich habe z. B. in mehreren Fällen Katalepsie bei Abdominaltyphus beobachtet; nur will die Erscheinung hier gesucht sein.

Ich will zwei Fälle dieser Art anführen; in dem einen handelte es sich um einen 35jährigen Mann, der von einem leichten Typhus befallen war, zu welchem sich aber zur Zeit, da das Fieber schon im Niedergange war, eine ängstliche Verstimmung von zwanzigtägiger Dauer gesellt hatte; der Kranke lag regungslos da, unbekümmert um alles, was um ihn vorging, gab auf Fragen einsilbige Antworten oder verschanzte sich hinter einem hartnäckigen Stillschweigen. Seine Augen waren geschlossen, seine Pupillen unter dem oberen Lid versteckt, die Reflexe erhalten, die Sensibilität erheblich herabgesetzt. Der Kranke schien Fragen zu verstehen, beantwortete sie aber nicht. Man konnte ihn für einen Augenblick durch wiederholtes, eindringliches Zureden erwecken; er öffnete dann die Augen, verfiel aber sofort wieder in seine frühere Unbeweglichkeit; seine Arme verblieben unbestimmt lange Zeit in der ihnen gegebenen Stellung, wie bei der suggestiven Katalepsie, ohne aber starr zu sein; wenn man ihn aufsetzte, blieb er unbestimmt lange sitzen. Dieser Zustand liess sich durch zehn Tage beobachten, dann machte er einem Aufregungszustande mit Delirien, Steifheit und Zittern der Glieder und Nahrungsverweigerung Platz; man musste ihn mit der Schlundsonde ernähren; er wurde aber später gesund.

Im zweiten Falle handelte es sich um einen adynamischen Typhus bei einem italienischen Maurer von 21 Jahren, der am elften Tage starb. Vom achten Tage an zeigte er grosse Erschöpfung, sprach wenig, beantwortete Fragen in richtiger Weise, aber zögernd; er hatte Harnverhaltung, rührte sich nicht beim Katheterismus, die Sensibilität war aber erhalten. Seine Augen waren offen; er führte alles aus, was man von ihm verlangte, häufig ohne ein einziges Wort dabei zu sprechen; wenn er um seinen Namen gefragt wurde, sagte er ihn manchmal mit schwacher Stimme; wenn man einen Arm des Kranken in die Luft erhob, hielt er ihn in dieser Stellung lange Zeit wie kataleptisch, und dabei zeigten seine Züge jene Maske von Unbewegtheit, die den Hypnotisirten eigen ist. In welche Stellung immer seine Glieder gebracht wurden, der Kranke besass nicht genug selbstständige Gehirnthätigkeit, um dieselben in anderem Sinne zu beeinflussen; sie fielen endlich in Folge der Muskelermüdung nieder. Dieser kataleptiforme Zustand der oberen Extremitäten hielt durch drei Tage an, bis gegen Ende die Erscheinungen der Herzschwäche sich einstellten.

Man bekommt den kataleptischen Zustand niemals, weder im Typhus noch in anderen Krankheiten, zur Beobachtung, ohne dass er von jener eigenthümlichen psychischen Trägheit, von der er abhängt, begleitet wäre. Ich glaube demnach, dass die künstliche ebenso wie die spontane Katalepsie wesentlich als psychische Phänomene aufzufassen sind.

In dieselbe Reihe gehören folgende Erscheinungen: Ich nehme z. B. den einen Daumen des Hypnotisirten und lege ihn auf seine Nase, dann lege ich den Daumen seiner anderen Hand gegen den kleinen Finger der ersten Hand und zwinge ihn so zur bekannten Grimasse „der langen Nase"; der Hypnotisirte verzieht dabei keine Miene. Wenn ich ihm jetzt sage: „Ihr Daumen klebt an der Nase fest, und Ihr kleiner Finger klebt am anderen Daumen. Sie können sie nicht von einander bringen; strengen Sie sich nur an, so viel Sie wollen"; wenn ich dies sage, dann erschöpft er sich in erfolglosen Bemühungen, der Daumen bleibt an die Nase geheftet, welche ihm überall hin folgt und sich nicht von ihm lösen kann. Dieser Versuch gelingt bei den allermeisten Personen, die es bis zur zweiten oder dritten Stufe des Schlafes gebracht haben.

Ich schliesse ihm nun eine Hand und sage: „Sie können die Hand nicht mehr aufmachen." Die Hand geräth nun wirklich in Contractur, und zwar mitunter von solcher Intensität, dass man sie nicht mehr aufbringen kann; je nachdrücklicher und öfter man die Versicherung wiederholt, mit desto grösserer Kraft macht die hypnotisirte Person die Hand in Beugestellung fest, und desto grösseren Widerstand leistet sie allen Versuchen, dieselbe zu öffnen. Wenn ich im Gegentheil die Hand öffne und sie durch einige Momente geöffnet halte, dann kommt es darauf an, ob die hypnotisirte Person versteht, dass diese meine Handlung bedeutet, die Hand solle geöffnet bleiben; wenn ja, stellt sie die Hand in Streckung fest und widersteht allen Versuchen, dieselbe zu schliessen. Man kann ebenso die Kaumuskeln tetanisch machen, Trismus hervorbringen oder die Kiefer geöffnet erhalten, einen Schiefhals, einen Opisthotonus oder einen Tetanus nach der Seite erzeugen; es ist dabei gleichgiltig, ob die Augen offen oder geschlossen sind, ob man oberhalb der Muskeln, die sich contrahiren sollen, streicht oder nicht: die Erscheinung kommt einzig und allein auf dem Wege der Suggestion zu Stande, d. h. in Folge der Bewegungsvorstellung, welche durch ein Wort oder eine richtig verstandene Geberde in das Gehirn der betreffenden Person eingeführt wird.

Es ist mir niemals gelungen, wenn ich die Hypnose auf die beschriebene Art erzielt und vermieden hatte, der Person oder vor der Person etwas von meiner Absicht zu sagen, — es ist mir dann also niemals gelungen, durch Druck auf einen Nerven die Zusammenziehung der von diesem Nerven versorgten Muskeln, etwa eine Ulnarhand, Radialhand, eine Gesichtsverziehung und dergleichen zu erzeugen.

Die Hervorrufung der automatischen Bewegungen scheint eine tiefere Hypnose, als für die Katalepsie nöthig ist, zu erfordern; es gelingt indessen bei vielen Personen, sie bei der ersten oder bei einer der folgenden Sitzungen zu erzeugen. Ich gehe in folgender Art vor: ich hebe die beiden Arme bis zur Wagrechten auf und drehe den einen um den anderen; der Hypnotisirte setzt dann die Drehung entweder spontan oder nach erfolgter Aufforderung fort. Die Einen

drehen langsam, mit einer gewissen Zögerung, welche verräth, dass
sie erfolglose Bemühungen machen, sich aufzuhalten; Andere, die
tiefer schlafen, drehen rasch und regelmässig wie Automaten. Wenn
ich nun sage: „Jetzt strengen Sie sich recht an, um Ihre Arme aufzuhalten," so bringen die Einen keinerlei Hemmung zu Stande; die
Anderen wehren sich vergebens, indem sie die Hände einander nähern
und gegen einander reiben, um jener unwiderstehlichen, fortlaufenden
Bewegung Einhalt zu thun, zu der der Antrieb stärker ist als der
ihnen verbliebene Rest von Willenskraft und Widerstandsfähigkeit.
Wenn ich den einen Arm festhalte, so dreht sich der andere allein
weiter; wenn ich die festgehaltene Hand von Neuem loslasse, so
kann es entweder geschehen, dass sie ruhig bleibt, wenn nämlich der
Hypnotisirte zu merken glaubt, dass sie ruhig bleiben soll, oder sie
schnellt in anderen Fällen zurück, um sich mit der zweiten Hand
an der Drehung zu betheiligen. In gleicher Weise, nur viel seltener,
kann man automatische Bewegungen der Beine hervorrufen.

Bei einigen tiefen Schläfern kommen die automatischen Bewegungen
auf dem Wege der Nachahmung zu Stande. Ich stelle mich vor einen
Hypnotisirten hin und drehe meine Arme um einander; der Hypnotisirte dreht dann wie ich; ich drehe im entgegengesetzten Sinne, er
gleichfalls; ich mache eine lange Nase, er ahmt sie nach; ich schwinge
ein Bein, ich schlage mit dem Fuss auf den Boden, er thut immer
das Gleiche; die Bewegung, die ich mache, suggerirt in seinem Gehirn
die Vorstellung derselben Bewegung.

Die Magnetiseure lieben es, diese Erscheinung für einen Effect
des Mesmerismus auszugeben, d. h. für die Wirkung eines Fluidums,
welches unter dem Einflusse meines Willens aus meinem Körper ausstrahlt und den Magnetisirten direct beeinflusst. Ich habe mich aber
überzeugt, dass nichts Anderes als ein Phänomen der Suggestion
vorliegt. Die Person ahmt meine Bewegungen nur darum nach, weil
sie dieselben durch ihre unvollkommen geschlossenen Lider sieht, oder
weil sie sie hört. Wenn ich ihre Augen hermetisch verschliessen lasse,
so kommen keine Nachahmungsbewegungen mehr zu Stande. Es
geschah mir nun allerdings einmal, dass einer meiner Somnambulen, den
ich in Gegenwart meines Collegen Charpentier hypnotisirt hatte, meine
Bewegungen nachahmen konnte, ohne sie zu sehen, weil ich sie
nämlich hinter seinem Rücken machte. Wenn ich meine Arme um
einander drehte, begann er nach einer gewissen Zeit gleichfalls zu
drehen; wenn ich den Fuss auf eine gewisse Art bewegte, so begann
er nach einiger Zeit dieselbe Bewegung, ohne es aber zu einer grossen
Vollkommenheit der Nachahmung zu bringen. Sollte dabei der Einfluss eines Fluidums in Frage kommen? Wir untersuchten und
gelangten endlich zur Ueberzeugung, dass unser Somnambule die
Bewegung meiner Arme und meiner Füsse höre, und dass die Vorstellung der nachzuahmenden Bewegung sich seinem Gehirne durch
den Gehörssinn mittheile; denn wenn ich die Bewegung geräuschlos
ausführte, alles Reiben der Kleider und dergleichen vermied, blieb
er ruhig und liess mich allein Bewegungen machen.

Dazu kommt, dass der Hypnotisirte diese Bewegungen um so
vollkommener und rascher ausführt, je häufiger dergleichen Versuche
mit ihm angestellt worden sind. Es reicht oft hin, dass ich meine

Arme wagrecht erhebe, damit er die Absicht erräth und die Arme
in Drehung versetzt; es reicht hin, dass ich meine Hand leicht
schliesse, damit er die seinige mit unwiderstehlicher Kraft zur Faust
ballt, und diese Contractur ist eine so übermässige, dass sie sich auf
den gegebenen Befehl nur mit Schwierigkeit löst.

Die Suggestion kann Lähmungen ebenso erzeugen wie Contracturen; ich sage dem Hypnotisirten: „Ihr Arm ist gelähmt" — und
hebe ihn in die Höhe, er fällt dann schwer nieder, während der
andere Arm, den ich nicht gelähmt habe, kataleptisch stehen bleibt.
Diese Suggestion schwindet bei Manchen sehr rasch, sie ist nach
einigen Minuten vergessen; bei Anderen erhält sie sich länger. Ich
hatte einmal bei einem meiner Kranken Lähmung des einen Armes
und Katalepsie des anderen erzeugt und dann die beiden Glieder in
natürlicher Stellung sich selbst überlassen. Ich liess den Kranken
durch vierzig Minuten von Ertheilung der Suggestion an schlafen,
dann näherte ich mich vorsichtig dem Bette und hob rasch die beiden
Arme in die Höhe; der eine Arm blieb in der Luft stehen, der andere
fiel wieder nieder. Die suggerirte Vorstellung hatte so lange gehaftet.
Lähmungen, die solcherart durch Suggestion entstehen — die man
übrigens auch, wie ich später zeigen werde, im Wachen hervorrufen
kann — hat Charcot paralysies psychiques expérimentales genannt und den Einbildungslähmungen (paralysis dependent on idea) von
Russel-Reynolds an die Seite gestellt. Nach P. Richer und Gilles
de la Tourette (Progrès médical 1884) kommen diesen suggerirten
Lähmungen besondere Charaktere zu, welche gestatten, sie von
anderen, organischen, Lähmungen zu unterscheiden. Diese Charaktere
wären: die vollständige Schlaffheit der Muskeln, eine bedeutende
Steigerung der Sehnenreflexe, trépidation spinale, Aufhebung des
Muskelsinnes, Verstärkung und Veränderung der durch den galvani-
schen Strom erzeugten Muskelzuckung und vasomotorische Störungen.
Es ist mir nicht gelungen, das Vorkommen dieser besonderen
Charaktere zu bestätigen; ich habe bei vielen suggerirten Lähmungen
die Steigerung der Sehnenreflexe und die trépidation spinale fehlen und
den Muskelsinn erhalten gesehen; es hat mir vielmehr den sicheren
Eindruck gemacht, dass diese suggerirten psychischen Lähmungen
veränderlich ausfallen, je nach der Art der Suggestion und dem indi-
viduellen Vorstellungsvermögen der hypnotisirten Personen. Ein Jeder
arbeitet die Lähmung aus, wie er sie sich vorstellt, wie er sie sich auslegt.

Alle diese und andere später vorzubringende Thatsachen zeigen,
dass alle Erscheinungen des sogenannten thierischen Magnetismus
nichts weiter sind als Phänomene der Suggestion. Die Hypnose versetzt das Gehirn in einen derartigen Zustand, dass eine diesem Gehirn
suggerirte Vorstellung sich demselben mit grösserer oder geringerer
Gewalt aufdrängt, und die ihr entsprechende Handlung kraft eines
dem Gehirne innewohnenden Mechanismus auslöst. Ich habe bei meinen
Hypnotisirten nicht eine einzige Thatsache beobachtet, welche sich
nicht auf diese Weise auslegen liesse, welche nöthigen würde, die
Zwischenkunft irgend eines Fluidums anzunehmen, welches etwa
analog der magnetischen oder elektrischen Kraft von gewissen Orga-

nismen ausstrahlen würde, um auf andere zu wirken. Die Beobachtung
stellt sich ganz auf Seite der Lehre von Braid, der Suggestionstheorie, und widersetzt sich der Lehre von Mesmer, der Theorie
vom magnetischen Fluidum.

Die Mesmeristen führen z. B. zur Unterstützung der Fluidum-
theorie folgende Thatsachen an: Wenn man über ein Glied, Arm oder
Bein, unter leichter Berührung einen Strich führt, so ziehen sich,
wie sie sagen, die Muskeln zusammen, und das Glied macht eine
Bewegung; das ist ein mesmerisirender Strich. Wenn man dann
einen Strich über das Glied führt, ohne es zu berühren, so dass man
blos die Luft darüber bewegt, so fällt das Glied wieder nieder, das
wäre ein entmesmerisirender Strich. Wenn man mit der Hand
an der einen Seite des Kopfes die Luft bewegt, so folgt der Kopf der
Hand des Magnetiseurs und wendet sich nach dieser Seite. Weht man
nun auf der anderen Seite, so wendet sich der Kopf hinüber; fährt man
mit der Hand rasch über die Hand der Person und zieht sie plötzlich
wieder ab, so kann nach mehrmaliger Wiederholung dieses Manövers
die Hand sich aufstellen und kataleptisch werden; dies gilt den Mesmeristen als ein schlagender Beweis dafür, dass die Hand des Magnetiseurs die des Magnetisirten anzieht, wie der Magnet das Eisen.

Braid hat nachgewiesen, dass es sich hierbei in Wirklichkeit um
einen Erfolg der Suggestion handelt, ohne dass ein Fluidum oder eine
magnetische Kraft in Betracht kommt. „Es zeigte sich ferner, dass
der Erfolg ganz unabhängig von meinem Willen war, indem der
gewöhnliche Erfolg auch dann eintrat, wenn ich wollte, dass der
entgegengesetzte eintreten sollte. Diese entgegengesetzten Erfolge
bei Einwirkung der nämlichen erregenden Ursache verursachten mir
viel Kopfzerbrechen; schliesslich aber gelangte ich zu einer sehr einfachen Lösung des scheinbaren Geheimnisses. Wenn der Patient in
das Stadium des Schlafes eingetreten ist, in welchem diese Erscheinungen beobachtet werden können, so werden Bewusstsein und
Willensvermögen so umdüstert, dass die Bewegungen instinctiv oder
automatisch vor sich gehen. Die dann stattfindenden Eindrücke verursachen nur einen Bewegungsimpuls, während Richtung und Charakter
der Bewegung durch die besonderen Umstände bestimmt werden,
unter welchen die letztere zu Stande kommt, so dass sie das Gepräge
des Natürlichen an sich tragen. Ist ein Muskel gerade erschlafft,
so wird er sich contrahiren, ist er contrahirt, so wird er erschlaffen,
beidemale unter Einwirkung derselben erregenden Ursache. Trifft z. B. die
Hand oder den Arm ein Reiz, wenn letzterer im Schosse ruht, so wird er
gehoben und steif, weil er nicht herabrutschen kann, während er kurz
darauf durch den gleichen Reiz zur Ausführung der unter diesen Verhältnissen natürlichsten Bewegung, zum Herabsinken, veranlasst wird.
Wird seiner Erhebung oder seinem Herabsinken ein Hinderniss ent-
gegengestellt und dann der Reiz wiederholt, so weicht er seitlich aus." [1])

Dazu kommt, dass eine Person, mit der man denselben Versuch
mehrmals angestellt hat, oder die ihn an Anderen angestellt gesehen,
eine Erinnerung daran bewahrt, welche Bewegungen oder Muskelthätig-
keiten jedem einzelnen Eingriff entsprechen; sie ist so zu sagen ab-

---

[1]) Ausgewählte Schriften von Braid, herausgegeben von W. Preyer, 1882, p. 110.

gerichtet und wiederholt nun automatisch durch blos reflectorische Thätigkeit des Nervensystems dieselben Handlungen, die sie in früheren Sitzungen ausgeführt hat oder ausführen sah.

Personen, welche durch die Hypnose tiefer beeinflusst werden, gelangen in den als Somnambulismus bekannten Zustand, in welchem nun neue Erscheinungen auftreten. Hier wird das Automatenthum ein vollkommenes, der menschliche Organismus wird so zu sagen eine Maschine, welche dem Willen des Arztes gehorcht. Ich sage dem Somnambulen: „Stehen Sie auf!" und er steht auf; der Eine thut dies sehr rasch, der Andere gehorcht nur zögernd. Im letteren Falle arbeitet die Maschine träge, die Aufforderung muss mit Nachdruck wiederholt werden. Oder ich sage: „Gehen Sie!", er geht, „Setzen Sie sich!", er setzt sich. Ich sage: „Sie können keinen Schritt nach vorwärts machen, Sie können nur nach rückwärts gehen"; er macht dann vergebliche Anstrengungen, vorzuschreiten und schreitet nach rückwärts. „Sie können weder vorwärts noch zurück", er bleibt wie angenagelt stehen trotz aller Kraftanstrengung, um von der Stelle zu kommen. „Ihre Beine tragen Sie nicht mehr", er fällt wie gelähmt nieder. „Nur das rechte Bein ist gelähmt", er schleppt das rechte Bein nach. Ich berühre ihn mit ausgestreckten Händen und schreite nach rückwärts, während ich eine Geberde mache, als ob ich ihn anziehen wollte; er folgt mir dann passiv überall hin. Ich befehle ihm zu tanzen; er tanzt und bleibt auf mein Gebot wie erstarrt stehen.

Die allgemeine Sensibilität und die einzelnen Sinnesthätigkeiten können nach Willkür beeinflusst, gesteigert, verringert oder gefälscht werden; z. B. ich bringe in den Mund des Somnambulen Salz und gebe es für Zucker aus. Einige Personen nehmen die Suggestion nur unvollkommen auf und verspüren den salzigen Geschmack noch mehr oder minder deutlich; Andere aber, und deren Zahl ist nicht gering, verkosten das Salz mit Wonnegefühl und finden es sehr süss. Ich kann ihnen Wasser oder Essig für Wein zu trinken geben; ich kann sie Ammoniak für Kölnerwasser riechen lassen.

Ich kann ihn taub machen; er erklärt dann, dass er nichts hört, giebt keine Antwort, reagirt nicht auf die betäubendsten Geräusche. Ich kann ihn stumm und zum Stotterer machen. Ich kann ihm die sonderbarsten Sinnestäuschungen suggeriren, ihm einen Bleistift als Cigarre anbieten, deren Aroma er dann mit Entzücken schlürft, von der er imaginäre Rauchwolken in die Luft bläst etc.

Auf den höheren Stufen der Hypnose verwirklichen sich überhaupt alle Sinnestäuschungen, alle Hallucinationen mit einer erstaunlichen Raschheit und Feinheit. Ausserdem werden alle anbefohlenen Handlungen ausgeführt; der Hypnotisirte geht und tanzt auf Befehl, bedroht Personen, die ich ihm anzeige, mit der Faust, durchstöbert mehr oder minder geschickt ihre Taschen, stiehlt, kurz, kommt allen Aufträgen nach, die man ihm ertheilt, und zwar handelt der Eine mit einer gewissen Zögerung, der Andere frisch und unbedenklich.

Die Somnambulen können schreiben, arbeiten, musiciren, sich mit einander unterhalten, und wenn man sie so in Thätigkeit sieht, die Augen geschlossen oder wie im wachen Zustand geöffnet, möchte man schwören, dass sie nicht schlafen. Zumeist passiv und regungslos, wenn

sie sich selbst überlassen sind, werden sie unter dem Einflusse der
Suggestion geschäftig und regsam.

Ich habe z. B. auf meiner Klinik eine 55jährige, durchaus nicht
hysterische Haushälterin, die an rheumatischen Schmerzen leidet. Ich
kann sie leicht somnambul machen, sie regt sich dann nicht, so lange
ich nichts sage, sie schläft ruhig in vollständiger Erschlaffung; ich
kann bei ihr durch meine Behauptungen Anästhesie und Katalepsie,
Contracturen und Hallucinationen erwecken, ich kann sie endlich aus
ihrer passiven Trägheit aufstören, ich brauche ihr nur zu sagen:
„Stehen Sie doch auf, Sie sind ja geheilt, gehen Sie an die Arbeit" —;
dann steht sie auf, kleidet sich an, sucht einen Stuhl, steigt auf das
Fensterbrett, öffnet das Fenster, taucht ihre Hände in ein Gefäss mit
irgend einem Trank gefüllt, den sie für Waschwasser hält, und geht
daran, die Fensterscheibe von aussen und innen sorgfältig zu putzen.
Dann macht sie ihr Bett oder kehrt mit einem Besen, den man ihr bringt,
den Boden des Krankensaales. Wenn sie aufgeweckt wird, erinnert sie
sich, an nichts und glaubt, ruhig auf einem Stuhl geschlafen zu haben.

Das sind aber durchaus keine Ausnahmen; wenn man von
diesem Gesichtspunkte aus die Personen, welche sich in einem
Krankenzimmer bunt zusammengewürfelt finden, untersucht, so darf
man erstaunen, eine wie grosse Anzahl von ihnen sich dazu eignet,
die Erscheinungen des activen Somnambulismus zu geben. Ich habe
manchmal unter den zwanzig Kranken eines Saales drei oder vier,
welche in solcher Art arbeiten; die Eine strickt, die Andere näht, die
Dritte holt mit geschlossenen Augen alte Wäsche und das Bügeleisen,
mit dem sie dieselbe glättet; Einige davon, welche hallucinationsfähig
sind, führen ihre Arbeit mit imaginären Werkzeugen aus; Eine nimmt
z. B. das Betttuch, biegt den Rand um, fädelt eine nicht vorhandene
Nadel ein, setzt einen eingebildeten Fingerhut auf und führt nun
mit grösster Genauigkeit, ohne sich je zu irren, alle Bewegungen
aus, die erforderlich sind, um einen Saum zu machen. Das alles
geschieht bei offenen oder geschlossenen Augen durch Suggestion, und
von alldem ist nach dem Erwachen jede Erinnerung erloschen.

Ich werde späterhin einige Beobachtungen schildern, welche von
dem Benehmen der Somnambulen und den complicirten Leistungen,
deren sie fähig sind, eine bessere Vorstellung geben werden, als jede
Beschreibung, die ich machen könnte.

Vorher will ich aber noch die Aufmerksamkeit auf eine der
interessantesten Erscheinungen des Somnambulismus lenken. Ich
spreche nämlich von der Möglichkeit, bei den Somnambulen Handlungen, Sinnestäuschungen und Hallucinationen zu suggeriren, die
nicht während des Schlafes, sondern nach dem Erwachen verwirklicht
werden sollen. Der Somnambule hat zwar während des Schlafes gehört
was ich ihm gesagt habe, hat aber keine Erinnerung daran bewahrt;
er weiss nicht mehr, dass ich ihm etwas gesagt·habe; die suggerirte
Verstellung findet sich beim Erwachen in seinem Gehirn vor, er hat
aber ihre Herkunft vergessen und hält sie für eine bei ihm selbst
entstandene. Thatsachen dieser Art sind von A. Bertrand, von
General Noiset, Dr. Liébault und Charles Richet beobachtet
worden; ich habe solche Erscheinungen eine grosse Zahl von Malen

bei vielen meiner Schläfer hervorgerufen und konnte mich von deren unbestreitbarer Echtheit überzeugen.

Ich wähle mit Absicht recht merkwürdige Beispiele dieser Art, um die Thatsache auffällig hervortreten zu lassen. Zunächst einige Suggestionen von Handlungen. Einem meiner Kranken, D., suggerirte ich während seines Schlafes, dass er nach seinem Erwachen sich das kranke Bein reiben, dann aus dem Bett steigen, zum Fenster gehen und darauf wieder in's Bett zurückgehen würde. Er that das Alles, ohne zu ahnen, dass ihm der Auftrag dazu während des Schlafes gegeben worden sei.

Einem Anderen, Sch., suggerirte ich eines Tages, dass er sich nach dem Erwachen meinen Hut auf den Kopf setzen, denselben dann in den nächsten Saal bringen und mir aufsetzen würde. Er führte es aus, ohne sich Rechenschaft zu geben, warum.

Ein andermal (als mein College Charpentier dabei war) suggerirte ich ihm gleich zu Beginn seiner Hypnose, dass er sofort nach dem Erwachen den Regenschirm meines Collegen nehmen würde, welcher an das Bett gelehnt war; er sollte dann denselben öffnen, sich auf den Gang begeben, welcher an das Krankenzimmer stiess, und zweimal auf demselben hin und her gehen. Ich erweckte ihn erst lange Zeit darnach, und wir machten uns Beide davon, ehe er die Augen geöffnet hatte, um ihn nicht durch unsere Gegenwart an die Suggestion zu erinnern. Alsbald sahen wir ihn mit dem Regenschirm in der Hand, der aber trotz der Suggestion nicht geöffnet war, ankommen und zweimal die ganze Länge des Ganges durchmessen. Ich fragte ihn: „Was machen Sie da?" Er antwortete: „Nichts, ich schöpfe ein bischen Luft." — „Warum denn? Ist Ihnen heiss?" — „Nein, es ist mir nur so eingefallen; ich gehe manchmal hier auf und ab." — „Aber was wollen Sie denn mit dem Regenschirm? Der gehört ja Herrn Charpentier!" — „So? Ich habe ihn für meinen gehalten, er ist dem meinigen so ähnlich; ich werde ihn zurückbringen, wo ich ihn gefunden habe."

Manchmal wird es klar, dass die Person sich Gründe für die Vorstellungen aufsucht, die sie in ihrem Gehirn vorfindet. Eines Tages hatte ich demselben Kranken suggerirt, dass er gleich nach seinem Erwachen zum Bette eines anderen, in demselben Saale befindlichen Kranken hingehen und ihn um sein Befinden fragen werde. Er that dies auch augenblicklich, nachdem er erwacht war; als ich ihn nun fragte, warum er zu dem Kranken hingegangen sei, ob er sich etwa besonders für ihn interessire, sagte er: „Nein, es war nur so ein Einfall!" Später, nach einer Pause der Ueberlegung, setzte er hinzu: „Er hat uns die letzte Nacht nicht schlafen lassen." Er suchte sich also seinen Einfall zu erklären, indem er sich die Absicht unterschob, zu erfahren, ob der Kranke ihn diese Nacht ruhig schlafen lassen würde.

Ein anderes Mal suggerirte ich ihm, dass er sich sofort nach dem Erwachen beide Daumen in den Mund stecken werde. Er that dies auch und entschuldigte sich damit, dass er seit einem Biss, den er sich Tags vorher in einem epileptiformen Anfall zugefügt, einen Schmerz in der Zunge empfinde.

Dem Kranken Cl. suggerirte ich um elf Uhr Vormittags, dass er um ein Uhr Nachmittags von dem unwiderstehlichen Verlangen ergriffen

sein werde, durch die Stanislausstrasse zweimal nach einander auf
und ab zu gehen. Ich konnte mich dann überzeugen, dass er um ein
Uhr in die Strasse kam, sie von einem Ende zum anderen abschritt
und dann in entgegengesetzter Richtung durchmass, wobei er wie ein
Spaziergänger vor den Auslagen stehen blieb. Er wiederholte diesen
Spaziergang aber kein zweites Mal, sei es, dass er diesen Theil des
Auftrages nicht aufgefasst hatte, sei es, dass er ihm Widerstand
leistete. Ein anderes Mal suggerirte ich ihm, zur nämlichen Stunde
auf einem genau vorgezeichneten Wege auf den Akademieplatz bis
zum Kiosk zu gehen, dort eine Nummer des „Petit Journal" zu kaufen
und auf einem anderen Wege nach Hause zurückzukehren. Zur festgesetzten Stunde begab er sich auf dem angegebenen Wege zum
Kiosk, kaufte sein „Petit Journal" und ging dann nach Hause, aber
auf einem anderen Wege.

Einem armen Jungen, der an Aorten-Insufficienz litt, suggerirte
ich, dass er nach fünf Minuten, von seinem Erwachen an berechnet,
das Buch ergreifen würde, welches auf seinem Kopfkissen lag, um
dort die Seite 100 zu lesen. Eine Viertelstunde nach dieser Suggestion
wecke ich ihn auf und entferne mich. Drei Minuten später — der
Kranke war ungenau in der Schätzung der Zeit — sehe ich von
Weitem, dass er sein Buch nimmt und darin liest. Ich nähere mich
ihm, er hat die Seite 100 aufgeschlagen. „Warum lesen Sie gerade
diese Seite?" frage ich ihn. „Ich weiss nicht," sagt er, „ich lese oft
so auf's Gerathewohl."

Aehnliche Suggestionen habe ich bei einer ganzen Reihe von
Personen wiederholt. Im Folgenden theile ich noch zwei Versuche
dieser Art mit, weil sie mir ein ganz besonderes psychologisches Interesse zu bieten scheinen.

Ich habe auf meiner Klinik einen 55jährigen Mann, der Matrose
und dann Eisenbahnbeamter war und an chronischem Rheumatismus
der Kniegelenke mit Beugecontractur leidet. Er ist ein intelligenter
Mann von klarem Verstand, ziemlich gebildet, durchaus nicht nervös
und gar nicht leichtgläubig. Als ich ihm anbot, ihn zu hypnotisiren,
meinte er, das würde mir nicht gelingen; beim ersten Versuch brachte
ich es bis zum Verschluss der Augen, er behauptete aber nicht
geschlafen zu haben. Bei der zweiten Sitzung erzielte ich suggestive
Katalepsie, er behauptete aber noch immer, dass er nicht geschlafen
und die Arme aus blosser Gefälligkeit erhoben gehalten habe. Ich
musste ihn von Neuem einschläfern und ihm zeigen, dass er nicht
im Stande war, eine ihm gegebene Stellung willkürlich zu verändern,
um ihn zum Geständniss zu zwingen, dass er thatsächlich beeinflusst
worden sei. Einige Tage später treffe ich ihn im natürlichen Schlaf,
ich nähere mich ihm behutsam und sage: „Schlafen Sie weiter,
wachen Sie nicht auf!" Dann lege ich meine Hand auf seine Stirn,
halte sie dort zwei Minuten lang und kann jetzt sehen, dass sein
Arm kataleptisch stehen bleibt, wenn ich ihn erhebe; der natürliche Schlaf war in den hypnotischen Schlaf übergegangen, mit
anderen Worten, ich hatte mich mit ihm während seines Schlafes
durch's Gehör in Rapport setzen können. Nach dem Erwachen
wusste er weder, dass ich mit ihm gesprochen, noch dass ich ihn
berührt hatte.

Seit damals, also seit der fünften oder sechsten Sitzung, gelingt es mir jedesmal, ihn in tiefen Schlaf ohne Erinnerung beim Erwachen zu versenken; ich kann auch bei ihm im wachen Zustande Katalepsie und automatische Bewegungen hervorrufen. Er zeigt sich fähig, complicirte post-hypnotische Hallucinationen anzunehmen und lässt sich während seines Schlafes Handlungen und Gedanken suggeriren, die er nach dem Erwachen ausführt und ausspricht, in gutem Glauben, dass sie seiner eigenen Gehirnthätigkeit entsprungen seien. Ich will nur die folgende, psychologisch höchst merkwürdige Suggestion hier anführen. Ich hatte ihn hypnotisirt, legte ein Handbuch der Chemie auf sein Tischchen und sagte ihm: „Da liegt ein Buch über Chemie; wenn Sie wach sein werden, wird Ihnen die Lust kommen, das Capitel Gold darin zu lesen, Sie werden es im Inhaltsverzeichniss aufsuchen, darin lesen und mir dann sagen: „Ja, Gold, wenn ich etwas davon hätte, würde ich's Ihnen gerne schenken, um Ihnen für Ihre viele Mühe zu danken. Leider habe ich gar nichts; man erwirbt sich nicht viel Gold in der Marine oder im Dienst einer Eisenbahngesellschaft." Dieser Gedanke wird Ihnen während der Lectüre kommen."

Nach einer halben Stunde wecke ich ihn auf, verlasse ihn und behalte ihn aus der Ferne im Auge; ich sehe, wie er sein Etui hervorsucht, seine Brille herauszieht und aufsetzt, nach dem Buche greift, mindestens fünf Minuten lang darin blättert, dann sich benimmt, als ob er etwas gefunden hätte und zu lesen beginnt; ich komme auf ihn zu, er liest den Abschnitt über Gold. „Warum lesen Sie gerade diesen Abschnitt?" frage ich ihn. „Es ist mir so eingefallen," erwidert er und liest weiter. Nach einigen Minuten sieht er mich an und sagt: „Ja, wenn ich Gold besässe, würde ich Sie gewiss reichlich belohnen, aber ich habe ja nichts!" Er vertieft sich wieder in die Lectüre und fügt nach einiger Zeit hinzu: „Man kann wirklich nicht reich werden als Eisenbahnbeamter." Darauf liest er mit der natürlichsten Miene von der Welt weiter. Wie gross wäre sein Erstaunen gewesen, hätte er erfahren, dass der Gedanke, den er ausgesprochen, durch mich in sein Gehirn eingepflanzt worden war.

Aehnliche Versuche machte ich mit dem 47jährigen Buchhalter X., einem intelligenten, durchaus nüchternen Menschen, der von nervösem Temperament und mit Schreibkrampf behaftet war. Ueber die Geschichte seiner Heilung werde ich weiter unten berichten. Beim ersten hypnotischen Versuch, den ich mit ihm anstellte, gelangte er auf die dritte Stufe, zeigte also suggestive Katalepsie und automatische Bewegungen bei erhaltener Erinnerung nach dem Erwachen. Wie Alle, deren Erinnerung an die Hypnose nicht erloschen ist, war er sich über seinen Zustand nicht völlig klar, er wusste nicht, ob er wirklich geschlafen habe und fragte mich, ob er denn die Arme in der Luft halten solle, er glaubte es wirklich aus Gefälligkeit gethan zu haben. Seine Beeinflussung war aber ganz unzweifelhaft, denn bei der nächsten Hypnose verfiel er in tiefen Schlaf mit Amnesie und konnte selbst nicht mehr zweifeln, dass er eingeschläfert worden sei.

Eines Tages suggerirte ich ihm während seines Schlafes folgende Handlung: „Sie werden nach dem Erwachen in mein Schreibzimmer gehen, dort auf ein Blatt Papier niederschreiben: „Ich habe sehr gut geschlafen" — und werden nach Ihrer Unterschrift ein Kreuz hinsetzen."

Eine Viertelstunde später wecke ich ihn auf; er geht zum
Schreibtisch, schreibt den Satz nieder, den ich seinem Gehirn eingeprägt hatte, unterzeichnet und setzt ein Kreuz hinter seinen Namen.
„Was bedeutet dieses Kreuz?" frage ich ihn. „Wirklich, ich weiss es
nicht," ist seine Antwort, „ich habe es so ganz in Gedanken hin-
geschrieben." Am nächsten Tage lasse ich ihn einen anderen Satz
schreiben und zwei Kreuze nach seinem Namen zeichnen; Tags darauf
zwinge ich ihn, einen Stern hinter dem Namen zu machen.   Am folgenden Tag gebe ich ihm im Schlafe ein: „Sie werden nach Ihrem
Erwachen den Satz schreiben: „Ich gehe während Ihrer Abwesenheit
zu Herrn Liebault"; dies unterzeichnen Sie mit Namen, irren sich
aber dabei. Anstatt mit Ihrem eigenen Namen zu unterzeichnen, werden
Sie den meinigen, Bernheim, hinschreiben, dann werden Sie merken,
dass Sie sich geirrt haben, meinen Namen ausstreichen und den
Ihrigen hinsetzen." Nach seinem Erwachen führte er dies alles aus
und schien sehr ärgerlich über seinen Irrthum; er bat mich vielmals
um Entschuldigung und hatte keine Ahnung davon, dass er für diesen
Irrthum nicht verantwortlich war, sondern als mein Werkzeug gehandelt hatte.

Ich hebe nochmals hervor, es handelte sich um einen intelligenten Mann, der gar nicht hysterisch, gar nicht nervenkrank [1]) war,
einen Mann von ruhiger Phantasie, ungestörter Geistesthätigkeit. Ich
betone dies so nachdrücklich, weil viele schlecht unterrichtete Personen noch immer behaupten, dass nur neuropathische Menschen in
den somnambulen Zustand versetzt werden können.

„Die Art und Weise," sagt Herr Beaunis, „wie sich die Suggestionen der betreffenden Person bemächtigen, giebt kostbare Auf-
schlüsse über den Zustand des Willens während des Somnambulismus.
Es giebt kaum etwas Interessanteres für den Psychologen, als das
Studium der Entwickelung und des Durchbruchs einer suggerirten
Vorstellung, wie es sich im Mienenspiel solcher Personen ausprägt.
Dieselbe befindet sich etwa in einem gleichgiltigen Gespräch, welches
ganz ohne Bezug auf die Suggestion ist. Plötzlich bemerkt der Hypnotiseur, welcher die Person, ohne sich's merken zu lassen, belauert,
in einem bestimmten Moment eine Art von Durchkreuzung ihres
Gedankenganges, eine Hemmung, welche sich durch ein kaum wahr-
nehmbares Zeichen, einen Blick, eine Geberde, eine Verziehung des
Gesichts verräth; dann gewinnt das Interesse an der Unterhaltung
wieder die Oberhand, aber die suggerirte Vorstellung erneuert bald
ihren Angriff, zunächst noch schwach und unentschieden. Im Blicke
drückt sich etwas wie Erstaunen aus, man kann merken, dass etwas
Unerwartetes von Zeit zu Zeit wie ein Blitz durch die Gedanken
fährt; jetzt aber beginnt die Vorstellung allmählich zu erstarken, sie
nimmt das Denken immer mehr ein, der Kampf hat begonnen; Blick
und Geberden, alles enthüllt die innere Unentschlossenheit, man kann
gleichsam die Schwankungen der Aufmerksamkeit verfolgen; man
sieht, dass die betreffende Person noch dem Gespräche zuhört, aber
bereits zerstreut, wie mechanisch; sie scheint abwesend, sie fällt ganz

---

[1]) Ich kann dem Autor, der denselben Kranken vorhin „naturellement nerveux"
nennt, den Hinweis auf diesen Widerspruch nicht ersparen.   (Uebers.)

der fixen Idee anheim, die sich immer sicherer ihres Gehirnes be-bemächtigt. Endlich ist der Moment gekommen, die Zögerung hört auf, die Person nimmt einen bemerkenswerthen Ausdruck von Entschlossenheit an, erhebt sich und vollzieht die suggerirte Handlung."

„Dieser innere Kampf dauert mehr oder minder lang, ist mehr oder minder heftig, je nach der Natur der suggerirten Handlung und vor Allem je nach dem Zustande der betreffenden Person. Wenn dieselbe häufig, insbesondere wenn sie mehrmals von demselben Arzt hypnotisirt worden ist, so gewinnt Letzterer eine derartige Macht über sie, dass sie die seltsamsten, bedeutungsvollsten und gefährlichsten Handlungen ohne merklichen Kampf und ohne einen abschätzbaren Grad von Widerstand vollzieht." Soweit die Ausführungen meines Collegen, denen ich nur unbedingt beipflichten kann.

Die Suggestion posthypnotischer Handlungen ist nicht unbedingter Weise von Erfolg begleitet, sie kann bei manchen Personen auf Widerstand stossen. Die Neigung, den Auftrag zu vollziehen, hat eben nur eine gewisse Stärke, welche sich mit der Stärke des Widerstandes misst. In Folgendem bringe ich einige Beispiele von mehr oder minder weitgehendem Widerstande: In dem einen Falle konnte man den Kampf und die Unentschlossenheit der Person so zu sagen mit Händen greifen, bis endlich die Suggestion den Sieg davontrug. Es handelte sich um ein junges hysterisches Mädchen, welches von Herrn Dumont der medicinischen Gesellschaft von Nancy vorgestellt wurde. Man hatte ihr während der Hypnose den Auftrag ertheilt, den Glascylinder abzunehmen, welcher die oberhalb des Tisches befindliche Gasflamme umgab, ihn in die Tasche zu stecken und beim Fortgehen mitzunehmen. Erwacht, ging sie scheu auf den Tisch los, schien verwirrt darüber, dass alle Blicke auf sie gerichtet waren, zögerte eine Weile, stieg aber dann mit den Knien auf den Tisch. Dort blieb sie etwa zwei Minuten, blickte abwechselnd die Personen um sie herum und den Gegenstand an, dessen sie sich bemächtigen sollte, und machte den Eindruck, als ob sie sich ihrer Stellung schämen würde. Sie streckte die Hand vor, zog sie wieder zurück, ergriff dann plötzlich das Glas, steckte es in die Tasche und eilte davon. Erst nachdem sie den Saal verlassen hatte, zeigte sie sich bereit, den entwendeten Gegenstand zurückzugeben.

Dem Kranken D. hatte ich suggerirt, nach dem Erwachen dreimal im Zimmer hin und her zu gehen. Er that es aber nur einmal.

Einem Knaben G. suggerirte ich, nach dem Erwachen auf den Tisch zu steigen. Erwacht, fasste er den Tisch in's Auge, stieg aber nicht hinauf; er hatte ohne Zweifel Lust, es zu thun, aber die Scheu vor den Anwesenden gab ihm die Kraft, diese Neigung zu überwinden.

Einem anderen Kranken, Namens S., gab ich eines Tages die Suggestion ein, er würde nach dem Erwachen einen silbernen Löffel auf einem hinter ihm stehenden Möbel finden und in die Tasche stecken. Nach dem Erwachen wendete er sich nicht um und sah also den Löffel nicht, aber auf dem Tische vor ihm lag eine Uhr; ich hatte ihm ausserdem die negative Hallucination eingegeben, dass er im Saale Niemanden sehen und sich ganz allein darin befinden würde, welche auch eintraf; die für den Löffel suggerirte Vorstellung des Stehlens übertrug sich nun

in seinem Gehirne auf die Uhr; er blickte sie an, griff nach ihr, rief dann
aus: „Nein, das wäre ein Diebstahl!" — und liess sie liegen. Wenn die
Suggestion des Löffelstehlens ihm mit mehr Nachdruck eingeschärft
worden wäre, so hätte er ohne Zweifel die Uhr an sich genommen.
Ich habe seither Gelegenheit gehabt, S. von Neuem zu hypnotisiren und habe ihm dieselbe Suggestion weit eindringlicher ertheilt:
„Sie werden den Löffel in die Tasche stecken, Sie müssen es thun,
Sie können nicht anders!" — Diesmal fand er nach dem Erwachen
den Löffel, besann sich einen Augenblick, rief dann aus: „Nun,
meinetwegen" — und steckte ihn in die Tasche.
     Ich habe auf meiner Abtheilung ein anderes hysterisches Mäd-
chen, welches während der Hypnose empfänglich ist für Suggestionen,
Sinnestäuschungen und Hallucinationen auf die Zeit des Wachens.
Sie führt aber die suggerirten Handlungen nicht immer aus. Ich sage
ihr. z. B.: „Sie werden nach dem Erwachen zweimal im Zimmer hin
und her gehen — oder — in diesem Gebetbuch lesen." Sie wacht dann auf,
gehorcht manchmal, vernachlässigt aber andere Male den ihr gegebenen
Auftrag. Sie hat zwar die Vorstellung, die Suggestion zu vollziehen,
widersteht ihr aber aus Widerspruchsgeist oder aus irgend welchem
Gefühl von falscher Scham. Wenn ich ihr sage: „Ich weiss, an was
Sie denken, Sie haben jetzt Lust zu beten — oder — im Zimmer auf und
ab zu gehen" — ist sie erstaunt darüber, dass ich ihre Gedanken
errathen habe und glaubt, dass ich in ihrem Inneren lesen kann.

     Es ist höchst merkwürdig, dass man nicht nur Handlungen
suggeriren kann, die unmittelbar nach dem Erwachen vollzogen
werden, sondern dass man die Erfüllung der Suggestion einen längeren
oder kürzeren Zeitraum hinauszuschieben im Stande ist. Wenn man
einen Somnambulen versprechen lässt, an einem bestimmten Tag zur
bestimmten Stunde wiederzukommen, so darf man fast sicher erwarten,
dass er Stunde und Tag einhalten wird, wiewohl er nach dem Erwachen sein Versprechen vergessen hat. Ich hatte mir zum Beispiel
von S. versprechen lassen, dass er nach 13 Tagen um 10 Uhr Vormittags wiederkommen werde. Erwacht, wusste er nichts davon, aber
am 13. Tag um 10 Uhr Vormittags war er da, nachdem er von seiner
Wohnung bis zum Spital drei Kilometer zurückgelegt hatte. Er
hatte die ganze Nacht in der Schmiede gearbeitet, sich um 6 Uhr
Morgens zu Bette begeben und war um 9 Uhr mit der Idee erwacht,
dass er mich im Spital aufsuchen müsse. An den Tagen vorher, behauptete er, habe er nicht daran gedacht, er wusste nichts davon,
dass er zu mir kommen solle, erst zur Zeit, da die Ausführung nahe
bevorstand, erwachte der Gedanke daran in seinem Gehirn.
     Eine Suggestion kann also in einem Gehirn, dem sie in der
Hypnose eingepflanzt worden ist, unbewusst schlummern und nicht
eher hervorbrechen, als bis die für ihre Entwickelung im Vorhinein
bestimmte Zeit da ist. Es bedarf weiterer Untersuchungen, um diese
merkwürdige psychologische Thatsache aufzuklären, und um festzustellen, eine wie lange Zeit vor ihrer Ausführung eine hypnotische
Suggestion auf Befehl latent bleiben kann. Ich brauche aber nicht zu
sagen, dass nicht alle Somnambulen für Suggestionen auf so lange
Sicht empfänglich sind.

Ich habe bisher von suggerirten Handlungen gesprochen, ich übergehe jetzt zu den Suggestionen in der Empfindungssphäre. Den meisten Somnambulen kann man Täuschungen der Sinnesthätigkeiten und der allgemeinen Sensibilität suggeriren. Ich brauche nur zu sagen: „Sie werden nach dem Erwachen ein Gefühl von Einschlafen im Fuss, einen Krampf in der Wade, lebhaften Zahnschmerz oder Jucken in der Kopfhaut empfinden" — und diese Empfindungen stellen sich bei der Mehrheit der Schläfer unverbrüchlich ein. Ein an Aorten-insufficienz leidender Kranker, dem ich ein Jucken in den Haaren suggerirt hatte, kratzte sich wie wüthend und konnte nicht begreifen, woher er während des Schlafes zu so viel Ungeziefer gekommen sei. Ein Phthisiker, dem ich dieselbe Empfindung verschafft hatte, ergriff einen Kamm und fuhr sich damit energisch von hinten nach vorne durch die Haare, um seinen Kopf von den vermeintlichen Belästigungen zu befreien.

Die allerverschiedensten Empfindungen können in der packendsten Wahrheit zum Ausdruck gelangen. Durst, mit dem Bedürfniss, drei Gläser Wasser nach einander zu trinken; Hunger, mit der Nöthigung, augenblicklich etwas zu sich zu nehmen, ebenso das Bedürfniss, Urin zu lassen oder sofort den Abort aufzusuchen. Der Eine empfindet, ohne zu wissen woher, einen Kitzel in der Nase und niest fünf- bis sechsmal nach einander; ein Anderer gähnt wiederholt in Folge der hypnotischen Suggestion; ein Dritter sieht durch mehrere Minuten alles grün — kurz, alle Sinnestäuschungen, die man während des Schlafes anbefohlen hat, gelangen bei einer Reihe von tiefen Schläfern zur Verwirklichung, ohne dass die Betreffenden sich ihnen zu entziehen vermöchten.

Der folgende wiederholt von mir angestellte Versuch beweist, dass die Wirkung der Suggestion darin besteht, dass sie die suggerirte Sinnesempfindung hervorruft, und dass nicht das ausgesprochene Wort, sondern die darin enthaltene Vorstellung es ist, die sich im Gehirne festsetzt. Einem sehr intelligenten, durchaus nicht nervösen Manne von hoher socialer Stellung sagte ich, nachdem er eingeschläfert war: „Sie werden nach dem Erwachen einen sehr starken Geruch nach Kölnerwasser verspüren; ich giesse jetzt eine Flasche davon über Ihre Kleider." Nach dem Erwachen schnüffelte er mehrmals und sagte mir dann: „Sie haben einen starken Geruch an sich." „Was für Geruch?" fragte ich ihn, „ich spüre nämlich nichts, ich bin verschnupft." „Es riecht wie Essig, haben Sie vielleicht eine Flasche Essig in's Feuer gegossen?" Ich antworte ihm darauf: „Nein, es riecht hier gar nichts, das ist nur eine Suggestion, die ich Ihnen während des Schlafes eingegeben habe, aber es sollte nicht Essig sein, geben Sie wohl Acht, nach was es riecht!" — „Ich kann es wirklich nicht anders sagen, es riecht nach Essig." — „Es sollte Kölnerwasser sein." — „Ja, es ist etwas der Art, aber ich hätte nicht erkannt, dass es gerade nach Kölnerwasser riecht." Ich frage weiter: „Und jetzt, da Sie wissen, dass es kein wirklicher Geruch, sondern nur eine Suggestion war, riechen Sie es noch?" Er legt die Hand an seine Nase und antwortet: „Es ist sehr merkwürdig, ich rieche es noch sehr gut." Das Wort Kölnerwasser hatte er also nicht behalten und

da die Geruchsvorstellung bei einer Person, die sich dieses Sinnes
nicht besonders zu bedienen pflegte, nicht deutlich genug ausgefallen
war, so war eine analoge Vorstellung, die an den Geruch von Essig
undeutlich erinnerte, wachgerufen worden.

Zur weiteren Ausführung desselben Gedankens will ich das
folgende Beispiel anführen:

Einem meiner Kranken, der herzleidend war, hatte ich in der
Hypnose gesagt: „Wenn Sie erwachen, werden Sie das Buch dort
vom Nachttische nehmen, Seite 56 aufschlagen und auf dieser Seite
Ihr wohlgetroffenes Porträt finden.” Ich sehe dann, wie er nach dem
Erwachen das Buch ergreift und frage ihn: „Was suchen Sie denn?”
„Ich habe da gestern eine Geschichte angefangen und bin, glaube
ich, auf Seite 56 stehen geblieben.” — „Erwarten Sie denn auf dieser
Seite was Besonderes zu finden?” — „Nein, nur die Fortsetzung der
Geschichte.” Er sucht die Seite auf und scheint höchst erstaunt,
nachdem er sie in's Auge gefasst hat. „Ja, was ist denn das hier?
Das ist ja ein Porträt!” Er erkennt sich aber erst, nachdem er eine
Zeit lang hingeblickt hat. „Das ist ja mein Porträt!” Als er die Seite
suchte, wusste er nicht, dass er sein Bild finden werde, und als er
das Bild sah, erkannte er es nicht sofort als das eigene Porträt.

Die durch Suggestion erzeugten Hallucinationen können an
Lebhaftigkeit den wirklichen Sinneswahrnehmungen so sehr nahe-
kommen, dass der Betreffende, selbst wenn er weiss, dass es eine
Hallucination ist, sich derselben nicht entziehen kann. Man hat Gelegenheit, sich davon zu überzeugen, wenn man mit sehr intelligenten
Personen arbeitet. Ich hypnotisirte vor Kurzem eine junge Dame von
hervorragenden Fähigkeiten und nüchternem Verstand, welche durchaus nicht hysterisch ist, und deren Glaubwürdigkeit mir über allen
Zweifel erhaben scheint. Ich hatte dafür gesorgt, sie beim Erwachen
eine imaginäre Rose sehen zu lassen; sie sah die Rose, berührte und
beroch sie und beschrieb sie mir; da sie aber wusste, dass ich ihr
eine Suggestion ertheilt haben könnte, fragte sie mich, ob die Rose
eine wirkliche oder eine eingebildete sei. „Es wäre mir nämlich
absolut unmöglich,” meint sie, „die Entscheidung zu treffen.” Ich
sage ihr, dass sie nur imaginär ist. Sie glaubt es und überzeugt sich
doch, dass sie die Rose nicht durch eine Willensanstrengung zum
Verschwinden bringen kann. „Ich kann sie noch immer sehen und
berühren,” sagt sie, „als ob sie natürlich wäre, und wenn Sie mir
eine wirkliche Rose neben ihr oder an ihrer Stelle zeigen würden,
wüsste ich die beiden nicht zu unterscheiden.” Ich lasse ihr die Rose
noch während zehn Minuten, sie wendet sie in der Hand, bringt sie
von einem Ort an den anderen und dergleichen. Dabei ist sie vollkommen wach und spricht mit mir ruhig über die Erscheinung. Endlich sage ich ihr: „Schauen Sie sie jetzt zum letzten Mal an, sie verschwindet.” Dann sieht sie die Rose verschwommen, wie durch einen
trüben Schleier, bis das Bild allmählich verlischt.

Bei anderen Personen geschieht die Verwirklichung dieser
Sinnesbilder minder gut; sie fallen undeutlicher, farbloser aus, die
Hallucination ist unvollständig und verschwommen, zeichnet sich aber
häufig schärfer bei einer Wiederholung der Hypnose. Endlich giebt

es minder suggestionsfähige Personen, die sich beim Erwachen erinnern, dass sie sehen, hören oder fühlen sollen, was man ihnen suggerirt hat, aber die Hallucination tritt nicht auf, sie kommt nicht zur Wahrnehmung. Ich werde späterhin einige Beispiele dieser Art anführen.

Noch einige Worte über die Suggestion einfacher oder complexer Hallucinationen! Der tiefe Somnambulismus zeichnet sich häufig durch die Möglichkeit aus, Hallucinationen für's Erwachen hervorzurufen, in denen mehrere Sinne zur gleichzeitigen Thätigkeit herangezogen sind. Ich bringe einige Beispiele: Ich suggerire dem Cl. während seiner Hypnose, dass er nach dem Erwachen einen der anwesenden Aerzte, Herrn St., mit halbrasirtem Gesicht und mit einer riesigen silbernen Nase sehen werde. Nachdem er aufgewacht ist, fällt sein Blick zufällig auf unseren Collegen und er bricht in ein unbändiges Gelächter aus. „Sie haben gewiss eine Wette gemacht," sagt er, „dass Sie so halb rasirt herumlaufen, und diese Nase! Kommen Sie denn von den Bocchesen?"

Ein andermal suggerire ich ihm auf einem Krankenzimmer, dass er in jedem Bett an Stelle des Kranken einen grossen Hund sehen werde. Nach dem Erwachen ist er sehr erstaunt, sich in einem Hundespital zu befinden. — Eines Tages hatte er mir erzählt, dass er von der Frau seines Hauswirthes schlecht behandelt worden sei; ich suggerirte ihm dann, nach seinem Erwachen werde der Mann in's Zimmer treten, und er werde ihm Vorwürfe über das Benehmen seiner Frau machen; nachdem er sich fünf Minuten lang in diesen Vorwürfen kräftig Luft gemacht habe, werde er wieder von selbst einschlafen. Nach dem Erwachen sieht er im That seinen Wirth, geht auf ihn zu und ruft aus: „Ah, guten Morgen, Herr H...! Ich freue mich sehr, Sie zu sehen, denn ich muss Ihnen sagen, was ich auf dem Herzen habe. Ihre Frau ist eine schlechte Person, sie hat es gewagt, mich zu schlagen, das wird nicht so gehen, wie Sie glauben, ich werde mich bei der Polizei beklagen" u. s. w. u. s. w. Nachdem er diesen Streit durch einige Minuten lebhaft fortgeführt hat, setzt er sich auf einen Stuhl und schläft ein.

Einem Anderen, Sch., sage ich in Gegenwart des Dr. Christian, Chefarzt der Irrenanstalt von Charenton: „Wenn Sie wach geworden sind, gehen Sie auf Ihr Bett zu; Sie werden dort eine Dame finden, die Ihnen einen Korb Erdbeeren überreicht; Sie danken ihr, geben ihr die Hand und essen dann die Erdbeeren." Eine halbe Stunde später wird er aufgeweckt, geht zu seinem Bett und spricht: „Guten Tag, Madame, meinen besten Dank!" wobei er ihr die Hand reicht. Ich komme auf ihn zu, er zeigt mir das vermeintliche Körbchen mit Erdbeeren. „Wo ist die Dame?" frage ich ihn. Er antwortet: „Sie ist schon fort, da draussen geht sie auf dem Gange" und zeigt sie mir durch das Fenster, welches auf den Gang geht. Dann isst er die Erdbeeren, eine nach der anderen, führt sie vorsichtig zum Mund, saugt eine jede mit dem Ausdruck der höchsten Befriedigung aus, wirft die Stiele weg, wischt sich von Zeit zu Zeit die Hände und dies alles mit einer Lebenswahrheit, die nicht leicht nachzuahmen wäre.

Derselben Person gebe ich aus meinem imaginären Vorrath bald Kirschen, bald Pfirsiche und Trauben zu essen; wenn er verstopft ist, gebe ich ihm eine imaginäre Flasche Bitterwasser zu trinken; er nimmt die vorgespiegelte Flasche, schüttet das Wasser in ein ebensolches Glas, trinkt drei oder vier Gläser nach einander, wobei er alle Schluckbewegungen ausführt, beklagt sich über den bitteren Geschmack und stellt das Glas wieder hin. In Folge dieses imaginären Abführmittels hat er häufig mehrere Stühle im Tag, drei bis vier; doch kommt es vor, dass an manchen Tagen von besonders starker Verstopfung der Effect der Einbildung nicht so erheblich ausfällt.

Bei Frau G., einer intelligenten, erregbaren, aber durchaus nicht hysterischen Dame, deren Krankengeschichte später folgen wird, kann ich's herbeiführen, dass sie nach ihrem Erwachen die reichhaltigsten, alle Sinnesorgane betreffenden, Hallucinationen erlebt. Ich lasse sie eine Militärmusik aus dem Hof des Spitals hören, die Soldaten steigen die Treppe herauf und kommen in den Saal, ein Tambourmajor macht einen Knix vor ihrem Bett, ein Musikant tritt an's Bett heran, spricht mit ihr, er ist aber betrunken, ergeht sich in ungeziemenden Reden und will sie umarmen; sie setzt sich mit einigen Ohrfeigen zur Wehre und ruft nach der Schwester und nach der Wärterin, die Beiden kommen hinzu und bringen den Trunkenbold vor die Thür. Diese ganze, ihr während des Schlafes suggerirte Scene spielt sich vor ihr, die zugleich Heldin und Zuschauerin ist, mit solcher Klarheit ab, als ob es die Wirklichkeit wäre. Es nützt ihr nichts, dass sie schon oft und oft ähnlichen Hallucinationen zum Opfer gefallen ist, sie kann sich der Täuschung doch nicht entziehen; sie sieht nach den anderen Kranken und fragt sie aus, ob sie nichts gesehen und gehört haben, so wenig kann sie Täuschung und Wirklichkeit aus einander halten. Wenn alles vorüber ist und ich ihr sage: „Es war nur eine Vision, die ich Ihnen eingegeben habe" — dann merkt sie wohl, dass es nur eine Vision war, aber sie behauptet, es war mehr als ein Traum, es war ebenso lebhaft wie die Wirklichkeit selbst.

Einem jungen Mädchen pflege ich beim Erwachen einen Ring an den Finger oder ein Armband an den Arm zu zaubern, oder ich schenke ihr einen schönen Fächer, der mit den Bildnissen ihrer Bekannten geschmückt ist. Sie ist jedesmal selig über das Geschenk, dasselbe pflegt aber nach drei bis vier Minuten zu verschwinden, und seitdem ihr die Erfahrung die Flüchtigkeit dieser Geschenke klar gemacht, bittet sie mich jedesmal, sie ihr zu lassen, sie ihr nicht wegzunehmen.

Bei Anderen halten diese Hallucinationen durch längere Zeit an; so liess ich eine Dame, Frau L., beim Erwachen das Bild ihres Mannes sehen, sie sah es sofort nach dem Erwachen und durch weitere 24 Stunden, obwohl sie wusste, dass dieses Bild ein Trug sei. Ein andermal sagte ich ihr: „Wenn Sie wach sind, werden Sie Mme. E. auf diesem Stuhl sitzen sehen." (Auf dem betreffenden Stuhl sass aber eine Frau K.) Erwacht, sieht sie Mme. E. und fängt an, mit ihr zu sprechen; nach zehn Minuten sage ich ihr: „Sie haben sich geirrt, das ist nicht Frau E., die vor uns sitzt, sondern Frau K." Sie glaubt nun gern, dass es Frau K. ist, erkennt sehr wohl die Sinnestäuschung, kann sich ihr aber nicht entziehen. Da sie immer noch in der sitzenden Person die Züge von Frau E. zu erkennen glaubt und ihr diese Täuschung unangenehm ist, schläfere ich sie nach einer halben Stunde auf ihr Verlangen wieder ein und gebe der Frau K. ihr wirkliches Gesicht wieder.

Ich könnte die Beispiele von solchen suggerirten Hallucinationen in's Unendliche häufen; ich will aber nur noch anführen, dass dieselben nicht bei allen Somnambulen gelingen. Z. B. hatte ich dem Einen suggerirt, dass er nach dem Erwachen einen Hund in seinem Bett finden und ihn streicheln würde. Erwacht, suchte er unter seinem Kissen, ohne aber etwas zu finden, und sagte, er glaube geträumt zu haben, dass ein Hund in seinem Bette sei.

Einem Anderen sagte ich: „Sie werden nach dem Erwachen wahrnehmen, dass ich heftig aus der Nase blute." Erwacht, schaut er mich an und sagt: „Sie müssen stark aus der Nase geblutet haben." Er sah also kein Blut, nur der Gedanke an mein Nasenbluten war in seinem Gehirn haften geblieben.

Die Einen unter den Somnambulen gehorchen nur Suggestionen, welche Handlungen zum Inhalte haben, Andere sind gleichzeitig für Täuschungen der Empfindungssphäre in höherem oder geringerem Grade empfänglich; es giebt Leute, denen man nur Verfälschungen der Hautempfindlichkeit, Unbehagen, Schmerz und dergleichen, aber keinerlei Täuschungen in den Sinnesempfindungen suggeriren kann; es gelingt z. B. nicht, einen solchen während seines Schlafes Salz für Zucker verkosten zu lassen, so dass er den süssen Geschmack im Munde behält; nach dem Erwachen schmeckt er salzig und nicht süss; man kann es nicht dahin bringen, dass er die Gegenstände roth oder gelb sieht — kurz, er nimmt Sinnestäuschungen ebensowenig an wie Hallucinationen. Bei Anderen gelingt alles: Suggestion von Handlungen, Fälschungen der allgemeinen und speciellen Empfindlichkeit und Hallucinationen. Es kann übrigens vorkommen, dass dieselbe Person, welche sich bei den ersten Sitzungen gegen Sinnestäuschungen und Hallucinationen ablehnend verhielt, sich durch weitere Gewöhnung an die Hypnose vervollkommnet und nach wiederholten Hypnosen dahin gelangt, alle ihr aufgedrängten hallucinatorischen Vorstellungen zu verwirklichen.

Es giebt auch Personen, denen man während des Schlafes eine negative Hallucination suggeriren kann, aber das gelingt nur bei tief Somnambulen. Als ich eines Tages bei Dr. Liébault zu Besuch war, suggerirte er einer — übrigens nicht hysterischen — Schläferin, dass sie mich nach ihrem Erwachen nicht sehen würde; ich werde mich entfernt und meinen Hut zurückgelassen haben; sie aber werde vor ihrem Abschied meinen Hut nehmen, ihn sich auf den Kopf setzen und ihn so in meine Wohnung bringen.

Nachdem sie erwacht war, setzte ich mich ihr gerade gegenüber. Man fragte sie jetzt: „Wo ist der Doctor Bernheim?" „Er ist fortgegangen" — gab sie zur Antwort, „hier liegt sein Hut." Ich sprach sie nun an: „Nein, Madame, ich bin nicht fortgegangen, ich bin ja hier, Sie kennen mich ja" — erhielt aber keine Antwort. Nach weiteren fünf Minuten, nachdem der erste Eindruck verwischt sein mochte, setzte ich mich neben sie und fragte: „Kommen Sie schon lange zu Herrn Liébault?" Sie antwortete mir nichts, gerade als ob sie mich weder gesehen noch gehört hätte; von einem anderen der Anwesenden

in gleicher Weise befragt, antwortet sie sofort: „Seit vierzehn Tagen."
Nun fragte ich weiter: „Es geht Ihnen doch besser, Madame, seitdem
Sie diese Behandlung begonnen haben?" Dasselbe Stillschweigen;
wiederum Beantwortung der Frage, nachdem sie von anderer Seite
an sie gestellt worden. Ich hielt zwei Minuten lang meine Hände vor
ihre Augen, sie zuckte mit keiner Wimper; ich existirte einfach nicht
für sie. Endlich nahm sie beim Abschied meinen Hut, setzte ihn sich
auf den Kopf und ging weg. Herr Liébault folgte ihr auf die Strasse
nach und forderte ihr den Hut ab, indem er versprach, die Zurück-
stellung selbst zu besorgen.

Ich habe diesen Versuch, eine negative Hallucination zu erzeugen, mit Erfolg bei mehreren meiner Somnambulen wiederholt.
Ich will einige dieser Beobachtungen hier mittheilen: Einer Frau G.
auf meiner Klinik suggerire ich im Beisein zweier Damen aus der
Stadt, die zum Besuche des Spitals gekommen waren, dass sie mich
nach ihrem Erwachen nicht mehr sehen und nicht mehr hören werde,
ich werde nicht mehr da sein. Erwacht, sucht sie nach mir; es nützt
nichts, dass ich mich vor ihre Augen hinstelle, ihr in's Ohr schreie,
dass ich da bin, ihr die Hand kneipe, welche sie hastig zurückzieht;
ohne die Herkunft dieser Empfindung zu entdecken, dass ihr die anwesenden Damen versichern, ich sei da und spreche mit ihr; sie sieht
mich nun einmal nicht und glaubt, dass die beiden Damen sie zum
Besten haben wollen. Diese negative Sinnestäuschung hatte bei
früheren Versuchen nur 5 bis 10 Minuten angehalten; diesmal währte
sie über 20 Minuten, die ganze Zeit hindurch, während welcher ich
in ihrer Nähe blieb.

Die eine der beiden anwesenden Damen war eine Hysterische,
die für hypnotische und posthypnotische Hallucinationen empfänglich
war, und von mir wegen nervöser Aphonie einer hypnotischen Behandlung unterzogen wurde. Am Tage nach jenem Schauspiel, das sie mit
angesehen hatte, machte ich sie somnambul und sagte ihr: „Sie
wissen, dass Sie mich nach Ihrem Erwachen nicht mehr sehen werden."
Als sie darauf zu lächeln begann, fügte ich hinzu: „Ich weiss, Sie
lachen, weil Sie sich an die Frau von gestern erinnern, die mich
nach dem Erwachen nicht mehr gesehen hat; nun merken Sie auf,
mit Ihnen wird es ebenso gehen, nur dass Sie mich nicht sehen werden,
weil ich wirklich abwesend sein werde; im Augenblicke, wo Sie erwachen, gehe ich fort und bleibe zehn Minuten lang aus; durch die
Thüre da vorn komme ich dann zurück." Nachdem ich sie aufgeweckt
hatte, suchte sie mich überall vergebens und schien sehr ärgerlich,
mich nicht zu finden. „Ich bin ja da," sagte ich ihr. „Sie können mich
deutlich sehen, ich rühre Sie an, ich kitzle Sie an der Stirne" — sie
aber rührte sich nicht. „O, Sie verstellen sich" — fügte ich hinzu —
„Sie treiben Scherz mit mir, aber Sie können das Lachen nicht mehr
zurückhalten, Sie werden gleich ein lautes Gelächter aufschlagen."
Auch diese Worte machten nicht den leisesten Eindruck auf sie, und
da sie deutliche Zeichen von Missvergnügen gab, bat ich die Anwesenden, ihr mitzutheilen, dass ich eiligst zu einem Patienten in der
Nähe geholt worden sei, der einen nervösen Anfall bekommen habe.
Die Dame blieb bei übler Laune und schlief von selbst wieder ein.
Nach genau zehn Minuten öffnete sie die Augen, blickte gegen die

Thüre hin, als ob sie mich dort eintreten sähe, begrüsste mich, schien sehr froh über meine Wiederkehr und begründete ihre Verstimmung durch die Angst, sie könnte beim Erwachen in meiner Abwesenheit einen Nervenanfall bekommen. Ich gestand ihr nun, dass ich immer zugegen gewesen wäre, dass sie aber unter dem Einfluss einer negativen Suggestion gestanden sei, ähnlich wie jene, deren Wirkung sie Tags vorher bei einer anderen Person beobachtet hätte. Sie gab mir die Versicherung, mich weder gehört noch gesehen zu haben; die Unterschlagung meiner Person war so gelungen, wie man es nur fordern konnte.

Der Ausdruck „negative Hallucinationen", mit dem wir in Nancy dieses Phänomen zu bezeichnen pflegen, ist von Seiten der Herren Binet und Féré beanständet worden. „Der Name erscheint uns ganz besonders unpassend," sagen diese Autoren, „denn es handelt sich überhaupt nicht um eine Hallucination; die Natur dieser sensiblen Störung lässt sich nur verstehen, wenn man sie mit den Lähmungen der Beweglichkeit vergleicht..... Es handelt sich für das Auge wie für den Arm um ein Phänomen der Hemmung, welches eine Lähmung zur Folge hat." (Revue Philosophique, Januar 1885.)

Ich muss meinen geehrten Herren Kritikern den Vorwurf zurückgeben, den sie mir machen, dass ich Natur und Bedeutung dieser Erscheinung unrichtig aufgefasst hätte.

Wenn ich eine hypnotisirbare Person durch hypnotische Suggestion oder durch Suggestion im wachen Zustand etwas sehen lasse, was nicht vor ihren Augen ist, so habe ich in ihrem Gehirn eine Sinnesvorstellung hervorgerufen, die man als Gesichtshallucination bezeichnen darf.

Wenn ich durch dasselbe Verfahren für die Person etwas unsichtbar mache, was sie vor Augen hat, so habe ich damit keine Lähmung des Auges erzeugt — die Person sieht ja alle Gegenstände mit Ausnahme des einen, welcher ihr als unsichtbar suggerirt wurde — sondern ich habe in ihrem Gehirn ein Sinnesbild ausgelöscht, ich habe die Wahrnehmung dieses Bildes aufgehoben oder negativ gemacht, und ich darf das eine negative Hallucination heissen. In beiden Fällen ist das psychische oder psychisch-sinnliche Phänomen von derselben Ordnung, in beiden Fällen ist die Person zur Hallucinantin geworden.

Uebrigens bestehen die beiden Reihen von Erscheinungen bei allen complicirteren Hallucinationen, die wir künstlich erregen, oder die spontan entstehen, neben einander. Ein Wahnsinniger glaubt sich z. B. im Gefängniss, er sieht seinen Kerker, den Kerkermeister, die Kette, die ihn fesselt; das sind Sinnesvorstellungen, die sein Gehirn erschaffen hat. Dagegen sieht er nicht die wirklichen Objecte, die vor ihm sind, sieht und hört nicht die Personen, die ihn umgeben; das sind Sinneswahrnehmungen aus der Wirklichkeit, die für ihn aufgehoben sind.

Man wird kaum ernsthafter Weise behaupten wollen, dass von diesen beiden Erscheinungsreihen nur die erstere den Charakter der Hallucination besitze, die zweite aber nicht. Die Bezeichnung „negative Hallucination", die allerdings einem Missbrauch des Wortes, aber einem von der Sprachgewohnheit gut geheissenen Missbrauch, ihre Entstehung verdankt (vergleiche: negativer Druck, negative Grösse, negativer Werth), scheint mir vollkommen passend, um den psychischen Mechanismus jener Erscheinung zu betonen, welche das Gegenstück der positiven Hallucination darstellt.

Ich habe an anderer Stelle erwiesen, dass die suggestive Amaurose ebenso wie die hysterische Amaurose durchaus keine Lähmung, sondern ein rein psychisches Phänomen ist, eine Aufhebung der Sinneswahrnehmung durch die Macht der Vorstellung, mit anderen Worten — eine negative Hallucination. Diese Amaurose hat weder eine organische Unterlage, noch eine anatomische Localisation. Die betreffende Person sieht mit ihrer Netzhaut und sieht mit ihrem Gehirn; die erstere empfängt den Sinneseindruck, das letztere nimmt ihn im corticalen Sehcentrum wahr. Aber die wahrgenommene Gesichtsvorstellung wird bei dem Amaurotischen in Folge der Suggestion und beim Hysterischen unbewusster Weise durch die Einbildungskraft neutralisirt. Von beiden gilt der Satz: oculos habent et non vident — sie sehen mit den Augen des Leibes, aber nicht mit den Augen des Geistes, kurz — die Amaurose ist nur eine negative Sinnestäuschung.

Ich habe frühzeitig die Beobachtung gemacht, dass unter den Personen, denen ich in der Hypnose suggerirt hatte, mich nach dem Erwachen nicht zu sehen, die Einen mich wirklich von Anfang an nicht zu sehen schienen, Andere aber mich anschauten und sich zunächst benahmen, als ob ihnen die Suggestion verloren gegangen wäre; erst später kam die Erinnerung an dieselbe plötzlich wieder, ihr Gesichtsausdruck veränderte sich, ihre Blicke gingen gleichgiltig an mir vorbei, und nun sahen sie mich nicht mehr, ich war für sie verschwunden. Nachdem die Wirkung der Suggestion vorüber war, behaupteten dieselben Personen, mich gleich nach dem Erwachen nicht mehr gesehen zu haben und glaubten auch daran.

Mein Assistent, Herr Ganzinotty, wollte experimentell prüfen, ob die einseitige Amaurose, die man durch Suggestion erzielen kann, echt oder geheuchelt ist, und bediente sich das für die Enthüllung der Simulation geeigneten Apparates von Stöber. Er stellte fest, dass die betreffenden Personen an diesem Apparat falsche Angaben machten, und war also versucht, eine Simulation von Seite derselben anzunehmen. Ich erlaubte mir, ihn aufmerksam zu machen, dass eine rein psychische, d. h. eingebildete Amaurose nicht den Gesetzen der Optik zu gehorchen braucht. Ich konnte später für die einseitige Amaurose der Hysterischen, welche sich der durch Suggestion erhaltenen vollkommen ähnlich benimmt, meine Ansicht experimentell erweisen. Ich will im Folgenden über diese Untersuchung berichten, welche ich an einer grossen Anzahl von Hysterischen meiner Klinik durchgeführt habe. Die Kranken waren mit einer vollkommenen Hemianästhesie der Haut und Sinnesorgane einer Körperseite — nehmen wir an, der linken — behaftet, worunter also eine vollkommene Amaurose des linken Auges miteinbegriffen ist.

Man stellt zuerst fest, dass die Kranken nach Verschluss des rechten Auges sich wie vollkommen blind benehmen, und kann nun leicht zeigen, dass diese Blindheit eine rein psychische ist. Ich bediene mich hierzu des Apparates von Dr. Stöber, eine Modification des von Snellen zur Entlarvung simulirter Blindheit angegebenen Instrumentes. Man setzt den Kranken eine Brille auf, deren eines Glas roth, deren anderes grün ist, und giebt ihnen eine Probe zu lesen, die aus sechs Buchstaben auf einem schwarzen Grund besteht, die abwechselnd mit rothen und grünen Gläsern bedeckt sind. Wenn man mit beiden Augen auf die Probe sieht, kann man alle sechs Buchstaben lesen; schliesst man aber ein Auge und liest blos mit dem anderen, so sieht man nur drei Buchstaben, nämlich die, deren Bedeckung gleichfarbig ist mit dem Brillenglas des sehenden Auges; man sieht die rothen Buchstaben, wenn man das Auge benützt, welches das rothe Glas trägt, und die grünen, wenn man mit dem Auge schaut, welches durch die grüne Brille blickt. Dies kommt daher, dass Roth und Grün zusammen Schwarz geben; wenn man etwas Grünes im durchgelassenen Licht mit einem rothen Glas ansieht, erscheint es schwarz.

Wenn unsere Hysterischen aber durch die zweifarbige Brille die sechs Buchstaben ansahen, so lasen sie sie alle, ohne einen Moment zu zögern, sie lasen auch jene Buchstaben, die sie nicht hätten sehen sollen, sie sahen also auch mit dem linken Auge, ohne es zu wissen. Wenn man ihnen jetzt das linke Auge verschloss, so sahen sie nur drei Buchstaben.

Damit in Einklang steht ein anderer höchst einfacher Versuch. Es ist bekannt, dass ein vor das eine Auge gebrachtes Prisma das diesem Auge entsprechende Bild ablenkt und in Folge dessen Doppelsehen verursacht. Wenn das andere Auge geschlossen ist, giebt es kein Doppelsehen. Hysterische mit einseitiger Amaurose sollten durch ein Prisma nur ein Bild sehen können; sie sehen aber immer zwei Bilder und geben dies, ohne einen Moment zu zögern, an; also sehen sie mit dem amaurotischen Auge.

Ebenso wie die Amaurose ist die Farbenblindheit der Hysterie und die durch Suggestion erzeugte ein rein psychisches Phänomen.

Herr Parinaud hat folgenden Versuch angestellt, welcher in der Aggregationsschrift des Herrn Grenier (Des localisations dans les maladies nerveuses, 1886) mitgetheilt ist. Eine am linken Auge farbenblinde Hysterische sieht ein grünes Papier grau, wenn sie es mit diesem Auge ansieht, und grün, wenn sie es mit dem rechten Auge ansieht. Wenn man nun vor das gesunde Auge ein Prisma mit der Basis nach oben bringt, so sieht die Kranke, so lange sie beide Augen zum Sehen benützt, zwei Stücke Papier, sieht aber beide als grün und nicht etwa das eine grün und das andere grau, d. h. unter diesen Bedingungen wird die Farbe von dem farbenblinden Auge gesehen. Wenn man aber das Prisma vor das farbenblinde Auge bringt, so sieht die Mehrzahl der Kranken beide Papierstücke als grau; unter diesen Verhältnissen haben also beide Augen die Fähigkeit verloren, die Farbe wahrzunehmen.

Herr Parinaud erklärt diese Thatsache durch die Annahme, dass beim monoculären Sehact die Netzhaut jedes Auges sich nur mit der gekreuzten Grosshirnhemisphäre in Verbindung setzt, dass aber beim binoculären Sehen beide Augen mit der einen oder mit der anderen Hemisphäre in Verbindung treten können: eine Annahme,

welche sich weder auf ein experimentell festgestelltes, noch auf ein
aus der Anatomie bekanntes Verhältniss berufen kann.

Es handelt sich hier vielmehr um ein rein psychisches Phänomen,
d. h. um ein solches, bei dem die Phantasie allein in Betracht kommt.
Wenn ich vor das normale Auge der Person ein Stück grünes Papier
bringe und dasselbe durch ein Prisma ansehen lasse, so werden beide
Bilder ohne Zögern für grün ausgegeben, anstatt dass das eine Bild
grau sein sollte (welches nämlich von dem vermeintlich farbenblinden
Auge herrührt) und nur das vom gesunden Auge herrührende grün.
Daraus scheint hervorzugehen, dass auch vom farbenblinden Auge
ein grünes Bild geliefert wird, ohne dass die Person es weiss, und
dass die Farbenblindheit rein psychischer Natur ist. Wenn ich jetzt
das Prisma vor das farbenblinde Auge bringe und das grüne Papier
durch dasselbe anblicken lasse, so werden zwei graue Bilder gesehen,
anstatt eines grauen (vom farbenblinden Auge) und eines grünen
(vom gesunden Auge). Warum aber? Weil die Betreffende weiss oder
wenigstens zu wissen glaubt, dass das linke Auge grau sieht, weil
sie entdeckt hat, dass das Prisma doppelt sehen macht, während sie
nicht weiss, dass jedes der beiden Bilder von einem anderen Auge
herrührt, sondern sich vorstellt, dass man mit dem einen Auge doppelt
sieht, welches durch das Prisma blickt. Sie folgert nun ganz logisch,
aber unbewusst, dass jetzt beide Bilder grau sein müssen, weil das
farbenblinde Auge nur grau sieht und wegen des Prismas von dem
betreffenden Gegenstande zwei Bilder giebt.

Ich konnte meine Auffassung von der psychischen Natur dieser
Erscheinung durch die Untersuchung einer anderen Hysterischen auf
meiner Klinik vollauf bestätigen. Dieselbe war auf dem linken Auge
farbenblind; ein rother Gegenstand erschien dem linken Auge grau,
dem rechten dagegen roth. Ich liess sie nun durch ein Prisma sehen,
zunächst ohne ihr das eine Auge zu verschliessen; — sie sah den
Gegenstand doppelt. Ich verschloss nun das farbenblinde linke Auge
und liess sie den Gegenstand durch das vor das rechte Auge gebrachte Prisma ansehen; sie sah ein einziges Bild, und zwar in rother
Farbe, wie es der Wirklichkeit und den Gesetzen der Optik entsprach.
Wenn ich ihr das rechte Auge verschloss und einen farbigen Gegenstand vor das linke, farbenblinde Auge brachte, dann sah sie den
Gegenstand grau. Brachte ich aber zwischen den Gegenstand und das
Auge noch das Prisma, so hätte sie den Gegenstand einfach und grau
sehen sollen, sie sah ihn aber doppelt und in seiner richtigen Farbe.
Einerseits hatte also das Prisma dem Gegenstande seine wirkliche Farbe wiedergegeben, zum Hohne aller Gesetze der Physik und
der Physiologie; es hatte das Spiel der kranken Einbildungskraft
verwirrt und darum die Täuschung vernichtet; andererseits hatte
sich die Person durch ein neues Spiel der Einbildung ein Doppelbild
suggerirt. Es handelte sich einzig und allein um unbewusste
Autosuggestionen.

Ich glaube somit erwiesen zu haben, dass die hysterische und
die suggestive Amaurose und Achromatopsie keine organischen, wirklichen Veränderungen darstellen, es sind blos Selbsttäuschungen der
Vorstellung. Die Blindheit der Hysterischen ist eine psychische
Blindheit.

Die Neuropathologen haben, meiner Meinung nach mit Unrecht, den Namen der psychischen oder Seelenblindheit einem krankhaften Zustande verliehen, welcher in dem Verlust des visuellen Gedächtnisses bei erhaltenem Sehvermögen besteht, wobei der Kranke sieht, aber nicht mehr weiss, was er sieht, die Erinnerung an die Bedeutung der gesehenen Gegenstände verloren hat. Ich schlage vor, diese Störung als visuelle Amnesie zu bezeichnen und den Namen psychische Blindheit für jene Form der Blindheit aufzusparen, welche ich eben beschrieben habe. Psychische Blindheit ist Blindheit in Folge von Vorstellung, sie beruht auf der Aufhebung des Gesichtsbildes durch psychische Thätigkeit.

Ich will noch hinzufügen, dass bei allen meinen Hysterischen die Erscheinungen der Sehschwäche und Farbenblindheit fast augenblicklich durch hypnotische Suggestion verschwanden.

Ich folgere also: Die hysterische und die suggestive Amaurose haben keine anatomische Localisation; sie sitzen weder in der Netzhaut, noch im Sehnerven, noch im Rindenfelde des Gesichtssinnes; sie haben zwar eine Existenz, aber sie bestehen nur in der Einbildung der betreffenden Personen.

Dasselbe gilt ohne Zweifel für alle anderen suggestiven Anästhesien, wie sich z. B. für die Taubheit leicht zeigen lässt. Ich sage einem schlafenden Somnambulen: „Nach dem Erwachen werden Sie mich nicht sehen und nicht hören, Sie werden taub und blind sein." Dann wecke ich ihn auf, spreche mit ihm, brülle ihm in die Ohren; er aber rührt sich nicht und zuckt mit keiner Wimper. Wenn ich ihm jetzt mit Nachdruck ein- oder mehrmals sage: „Sie hören wieder," dann drückt sich das höchste Erstaunen in seinen Zügen aus, er hört mich und giebt mir Antwort. Ich mag ihm noch so oft wiederholen, dass er mich die ganze Zeit über hätte hören müssen, da ja seine angebliche Taubheit auf meine Versicherung hin verschwunden sei; er beharrt doch dabei, dass er nichts gehört hat, und weiss nicht zu sagen, wieso das Gehör wiedergekommen ist. Jedesmal, wenn ich den Versuch wiederhole, ergiebt er denselben Erfolg; ein Simulant würde niemals so bereitwillig seine Rolle aufgeben. Der suggestiv Taube hört ebenso gut, wie der suggestiv Blinde sieht, aber er neutralisirt die Sinneswahrnehmung jedesmal mit seiner Vorstellung und macht sich glauben, dass er nicht gehört hat.

Im neunten Capitel werde ich auf eine andere Art von Hallucinationen zu sprechen kommen, die ich als rückwirkende bezeichnen werde, und gedenke diesen wichtigen Punkt eingehend abzuhandeln.

Sinnestäuschungen und Hallucinationen können wie die Suggestionen von Handlungen auf lange Frist hinaus anbefohlen werden. So suggerirte ich z. B. der bereits erwähnten Frau G., dass sie in fünf Tagen um die Zeit der ärztlichen Visite heftigen Kopfschmerz haben werde; es traf zu. Ein andermal sagte ich ihr: „In der Nacht vom nächsten Donnerstag auf Freitag, also in sechs Tagen, werden Sie sehen, wie die Wärterin zu Ihrem Bett kommt und Ihnen einen Eimer Wasser über die Beine giesst." Am nächsten Freitag beklagte sie sich bei der Visite, dass ihr die Wärterin in der Nacht Wasser über die Beine gegossen habe; ich rufe die Wärterin, welche natürlich alles in Abrede stellt, auch die Aufseherin weiss nichts davon. Ich sage jetzt der Kranken: „Das war ein Traum, Marie hat Ihnen nichts gethan, Sie wissen ja, dass ich Ihnen Träume eingeben kann"; sie aber versichert, dass es kein Traum war, dass sie es mit ihren eigenen Augen gesehen hat, dass sie das Wasser gefühlt hat, dass sie nass geworden ist.

Bei manchen Personen kann man die Vollziehung von Suggestionen nach weit längeren Zeiträumen erwirken, wie folgende zwei Beispiele beweisen mögen:

Am Samstag den 22. December 1883 sagte ich der mehrmals erwähnten Frau G. in der Hypnose: „Am nächsten Dienstag in drei Wochen, also nach 25 Tagen, wird mein College, Herr V. P., mich begleiten, wenn ich bei der Frühvisite an Ihrem Bette vorbeigehe; er wird Sie um Ihr Befinden befragen, Sie werden ihm ausführlich Ihre Krankengeschichte erzählen und sich mit ihm über Dinge unterhalten, welche Sie interessiren." Nach ihrem Erwachen hatte sie keinerlei Erinnerung bewahrt, und ich hütete mich, jemals in ihrer Gegenwart auf diese Suggestion anzuspielen, in welche auch keiner meiner Schüler eingeweiht war. In der Zwischenzeit wurde sie zu wiederholten Malen hypnotisirt, erhielt andere Suggestionen; ich liess sie auch in verschiedenen hypnotischen Stellungen photographiren. Dienstag den 15. Januar 1884 bleibe ich in unauffälliger Weise wie gewöhnlich vor ihrem Bette stehen. Sie blickt an mir vorbei nach links, grüsst höflich und sagt: „Ah, Herr V. P.!" Einige Augenblicke später beantwortet sie eine eingebildete Frage: „Es geht mir viel besser, ich habe keine Schmerzen mehr, leider bleibt mein Knie verrenkt und ich kann nicht ohne Apparat gehen." Sie hört dann eine Weile eine neue Anrede ihres imaginären Besuchers an und erwidert darauf: „Ich danke Ihnen sehr, Sie erinnern sich vielleicht, dass ich die Kinder des Herrn B. genährt habe; wenn Sie mich ihm empfehlen würden, könnte er mir vielleicht dazu verhelfen, dass ich in ein Versorgungshaus aufgenommen werde." Sie lauscht wieder, bedankt sich und verneigt sich und verfolgt die Erscheinung meines Collegen bis zur Thüre. „Wussten Sie denn," frage ich sie, „dass Herr V. P. heute auf Besuch kommen würde?" Sie versichert mir auf's Bestimmteste, keine Ahnung von diesem Besuche gehabt zu haben; das war also eine complexe Hallucination, welche 25 Tage vom Zeitpunkt der Suggestion an geschlummert hatte und dann eingetroffen war.

Ein anderes Beispiel! Im Monat August 1883 sagte ich dem ehemaligen Unterofficier S., dessen Krankengeschichte später folgen wird, während seines somnambulen Schlafes Folgendes: „An welchem Tage der ersten Woche des Monats October werden Sie frei sein?" — „Am Mittwoch." — „Also merken Sie gut auf! Am ersten Mittwoch im October werden Sie sich zu Doctor Liébault (der mir diesen Kranken empfohlen hatte) begeben und bei ihm den Präsidenten der Republik treffen, der Ihnen eine Medaille und eine Pension überreichen wird." — „Ich werde hingehen," sagt er, und ich breche von dieser Angelegenheit kurz ab. Nach dem Erwachen hat er keine Erinnerung, ich sehe ihn mehrmals in der Zwischenzeit, gebe ihm andere Suggestionen ein und thue der vorigen niemals Erwähnung. Am 3. October (63 Tage nach Ertheilung der Suggestion) erhalte ich von Dr. Liébault folgenden Brief: „Der Somnambule S. ist soeben um 10 Minuten vor 11 Uhr bei mir angekommen; er begrüsste Herrn F., dem er beim Eintritt begegnete, sehr höflich, wendete sich dann, ohne sich um die anderen Personen zu kümmern, gegen eine Stelle links von meiner Bibliothek, verneigte sich tief, und ich konnte hören, wie er das Wort „Excellenz" aussprach. Da er sehr leise sprach, ging ich sofort auf ihn zu, er hielt gerade die rechte Hand ausgestreckt und erwiderte: „Meinen schönsten Dank, Excellenz!" Befragt, mit wem er denn spreche, sagte er: „Sehen Sie denn nicht? Mit dem Präsidenten der Republik!" Ich muss bemerken, dass an der betreffenden Stelle sich Niemand befand. Er wendete sich darauf nochmals gegen die Bibliothek, grüsste mit einer Verbeugung und kam erst dann auf Herrn F. zu. Die Zeugen dieses seltsamen Schauspiels haben mich natürlich nach seinem Weggehen mit Fragen bestürmt, was dieser Verrückte denn gewollt hätte; ich habe geantwortet, dass der Mann keineswegs verrückt, sondern ebenso vernünftig sei wie sie und ich, dass er aber in seinen Handlungen das Werkzeug eines Anderen sei." — Einige Tage später sah ich den S. wieder; er versicherte mir, dass der Einfall, Herrn Liébault zu besuchen, ihm am 3. October 10 Uhr Vormittags plötzlich gekommen sei, dass er an den Tagen vorher nicht daran gedacht habe hinzugehen, und dass er keine Ahnung gehabt hätte, wen er dort treffen würde.

Seltsam genug und unerklärlich mögen diese Beispiele von Suggestionen auf lange Sicht erscheinen, die zu einem im Vorhinein bestimmten Augenblick aus ihrem Dunkel hervorbrechen, die gleichsam von dem Gehirn vorbereitet werden, ohne dass die Person etwas davon weiss! Ich habe sie aber ohne Bedenken hier mitgetheilt; mit einer einzelnen Thatsache dieser Art hätte ich zurückgehalten; aber ich habe diese Phänomene so oft und oft bei verschiedenen Somnambulen hervorrufen können, dass mir nicht der leiseste Zweifel an ihrer Wirklichkeit blieb. Die Erklärung derselben gehört der Psychologie an. Ich werde in einem der folgenden Capitel einen Versuch der Erklärung mittheilen.

Drittes Capitel.

Verschiedene Typen von Somnambulen. — Die Theilung der Persönlichkeit bei manchen Somnambulen. — Spontanes Träumen mit oder ohne Erhaltung des Bewusstseins von der Wirklichkeit.

Wir haben gehört, dass die Mehrzahl der Menschen durch die Hypnose in wechselndem Grade beeinflusst werden kann, dass aber nicht alle in tiefen Schlaf oder Somnambulismus versetzt werden können. Herr Liébault hat in einer mir gütigst mitgetheilten Zusammenstellung unter 2534 von ihm hypnotisirten Personen 385 Somnambule gefunden, d. h. 15·19 auf 100 oder einen auf 6·58.

Ich will nun in gedrängtester Weise einige Beobachtungen von künstlich hervorgerufenem Somnambulismus mittheilen:

Beobachtung I. M. Sch., 40 Jahre alt, Cartonnagearbeiter, ist ein
kleiner, wohlbeleibter Mann, von ziemlich kühlem Temperament, von träger
Intelligenz, wenig gebildet, aber verständig und nüchtern. Seine Krankengeschichte wird wegen ihres therapeutischen Interesses noch später mitgetheilt werden. Er ist ohne nervöse Vorgeschichte, hat aber vor einem
Jahre in Folge eines mit Gehirnerschütterung verbundenen Bruches der
Wirbelsäule eine lähmungsartige Schwäche der Beine und epileptiforme
Anfälle erworben. Die Anfälle haben gegenwärtig (September 1883)
seit mehreren Monaten ausgesetzt (vergleiche Beobachtung III).

Es gelang mir wochenlang nicht, ihn weiter als bis zum dritten
Grad der Hypnose zu bringen; erst später verfiel er in tiefen Schlaf,
und gegenwärtig kann ich ihn in einer Secunde durch die einfache
Aufforderung einschläfern. Ich befehle ihm, tief einzuschlafen; er ver-
harrt dann unbeweglich in der Stellung, die ich ihm gebe. Bei den
ersten Sitzungen erwachte er von selbst; heute aber schläft er unbestimmt lange weiter, wenn ich ihn nicht aufwecke, so dass ich ihn
einmal 16 Stunden hinter einander schlafen lassen konnte. Ich kann
ihn durch Suggestion in allgemeine oder örtliche Katalepsie versetzen;
er hält Arme und Beine steif in der Luft, so lange ich will, ohne zu
ermüden; ich kann bei ihm Trismus oder übermässiges Aufsperren
des Mundes erzeugen, ich kann ihn in unüberwindlicher Contractur,
den Kopf auf die Brust oder zur Seite geneigt, fest machen.

Er beantwortet alle meine Fragen ohne Zögern, zeigt aber
ebensowenig wie meine anderen Somnambulen irgend eine Erscheinung
von Hellsehen, auch keine Steigerung der geistigen Leistungsfähigkeit, wie man sie bei Anderen mitunter beobachten kann.

Er steht auf meinen Befehl auf, geht im Saal umher, kehrt wieder
zu seinem Stuhl oder in sein Bett zurück, alles mit geschlossenen
Augen, wie im Finstern tappend; wenn ich ihm sage, dass er nicht
weiter gehen kann, bleibt er wie angenagelt stehen; wenn ich ihm sage,
dass er nur nach rückwärts gehen kann, sind alle seine Anstrengungen,
nach vorwärts zu gehen, vergeblich.

Die Sensibilität ist bei ihm gänzlich aufgehoben, man kann seine
Haut mit einer Nadel von einer Seite zur anderen durchstechen, ohne
den mindesten Reflex auszulösen; man kann ihn in der Nase, an der
hinteren Rachenwand kitzeln, seine Conjunctiven berühren, ihn elektrisiren, er rührt sich nicht.

Ich kann alle seine Sinnesempfindungen verfälschen, ihm Wasser
für Wein zu trinken geben, ihn ein grosses Stück Salz für Zucker
schlucken lassen — er schmeckt daran und findet es sehr süss — doch
gelingt diese Suggestion nicht jedes Mal vollkommen. Mitunter findet
er, dass es zwar süss schmeckt, aber dabei auch ein wenig salzig.

Er lässt sich alle Arten von Handlungen suggeriren; er tanzt,
droht mit der Faust, untersucht auf meinen Befehl die Taschen einer
ihm bezeichneten Person, entnimmt daraus alles, was er findet, und
versteckt es in seinem Bett, um es eine halbe Stunde später, immer
noch auf meinen Befehl, wieder hervorzusuchen und unter Entschuldi-
gungen gegen die bestohlene Person wieder in die Tasche zu stecken,
aus der er es entwendet.

Er nimmt alle Sinnestäuschungen und Hallucinationen an, die
ich ihm suggerire, gleichviel, ob dieselben nun noch während

seines Schlafes oder nach dem Erwachen eintreffen sollen; mehrere der früher angeführten Beispiele von gelungenen Hallucinationen und posthypnotischen Handlungen beziehen sich auf ihn. We nn ich ihm ein Jucken auf der Stirne suggerire, fährt er mit der Hand hin und kratzt sich; ich lasse ihm eine Katze erscheinen, die auf ihn losspringt, er will sie liebkosen, fühlt, wie er von ihr zerkratzt wird u. s. w.

Ich kann ihn augenblicklich erwecken, wenn ich ihm sage: „Jetzt ist es genug." Er hat manchmal gar keine Erinnerung an das, was er im Schlafe gesagt, gehört und gethan hat, besonders dann nicht, wenn ich ihm während des Schlafes sage: „Nach Ihrem Erwachen werden Sie von gar nichts wissen." Andere Male, wenn ich nämlich nicht die Vorsicht gebraucht habe, ihm dies zu sagen, erinnert er sich an alles; er hat Zucker geschluckt (es war aber Salz), er ist gegangen u. s. w. Eines Tages liess ich ihn mit einer imaginären Dame tanzen, gab ihm Bier von derselben Natur zu trinken und liess ihm dann die Wärterin von meiner Klinik erscheinen. Am nächsten Tage meldete mir die Letztere, dass der Kranke übergeschnappt sei; er erzähle Jedermann, dass er gestern auf dem Ball gewesen sei, dass ich ihn freigehalten habe, und dass er dort ihr, der Wärterin, begegnet sei. Das ihm während des Schlafes suggerirte Erlebniss hatte sich in seiner Phantasie mit solcher Lebhaftigkeit ausgearbeitet, dass sein Gehirn die Erinnerung daran nach dem Erwachen für Wirklichkeit nahm.

Dieser Mann ist endlich bemerkenswerth durch die Leichtigkeit, mit der er sich den verschiedenartigsten Suggestionen im wachen Zustande fügt. Ich werde auf diesen, den bei Weitem interessantesten Theil seiner Beobachtung bald zurückkommen.

Beobachtung II. Der zweite Somnambule, dessen Geschichte ich kurz wiedergeben will, ist ein 44jähriger, aus Bordeaux gebürtiger Photograph, der mir von Dr. Liébault zugeschickt wurde.

Mager, kränklich, mit vorstehenden Augen macht er den Eindruck einer recht armseligen Existenz; er hat drei Kinder im Alter von 18, 19 und 21 Jahren und lebt getrennt von seiner Frau in Folge häuslicher Zwistigkeiten, über welche ich ihn nicht weiter ausfragen wollte.

Vorher gesund bis auf eine venerische Infection, wurde er vor zehn Jahren, als er eines Morgens aufstand, plötzlich von einer Gangstörung befallen, die sich durch die Neigung zur Propulsion kundgab. Diese Störung nimmt seitdem immer mehr zu; er geht schlecht, schwankt wie ein Betrunkener nach rechts und links, so dass er mehrmals von der Polizei als betrunken angehalten wurde, während er thatsächlich ein nüchterner Mann ist und niemals Alkoholmissbrauch getrieben hat. Wenn er eine Treppe herabsteigt oder wenn er friert, nimmt die Neigung, nach vorwärts zu laufen, die unwiderstehliche Propulsion plötzlich rasch zu; er macht einige überstürzte Schritte, stolpert und kann dann erst stehen bleiben. Er hat niemals Kopfschmerz und Erbrechen gehabt, war aber in den letzten zwei Jahren bis in die ersten Tage des letzten April Schwindelanfällen unterworfen, welche ihn während des Gehens oder beim Aufstehen blitzähnlich befielen. Er beschreibt die Empfindung selbst als eine Art Rausch, der nur einen Augenblick, etwa eine Viertelsecunde dauert.

4*

Dieser Schwindel ist seither der hypnotischen Suggestion sehr rasch gewichen. Mitunter bekommt er, und zwar besonders des Abends und bei sehr starkem Licht, Doppeltsehen, das nur die kürzeste Zeit anhält. Endlich soll ihm fünf- oder sechsmal in dem Zeitraum von 10 Jahren unwillkürlicher Harnabgang widerfahren sein, zuletzt in den ersten Tagen des März.

Er hat niemals Anfälle irgend welcher Art oder Ohnmachtszustände gehabt. Die Tastempfindung und die Functionen der Sinnesorgane sind intact, die Muskelkraft erhalten, Sehnenreflexe normal, Appetit, Verdauung und alle anderen Functionen bieten nichts Besonderes.

Sein Geist ist klar, sein Gedächtniss gut, er beantwortet alle an ihn gestellten Fragen in befriedigender Weise. Sein Gehirn ist von Natur gefügig, sein Charakter sanft und ruhig, sein Benehmen ungeziert und bescheiden.

Ich glaube, dass er einen Kleinhirntumor hat.

Er behauptet, dass er niemals nervös gewesen ist, er schläft gut, erinnert sich an alle seine Erlebnisse und scheint gegenwärtig nicht an Anfällen von spontanem Somnambulismus zu leiden. Dies muss aber vor drei Jahren der Fall gewesen sein, denn er fand damals, an mehreren Tagen hinter einander, dass seine Arbeit geschehen war, wenn er aufstand, ohne dass er sich erinnern konnte, sie gethan zu haben; seither ist nichts Aehnliches vorgekommen.

Er war bereits mehrere Male von Liébault hypnotisirt worden, als er am 20. März auf meine Klinik kam. Ich brauchte ihm nur zwei Finger vor die Augen zu halten, um ihn nach wenigen Momenten zwinkern zu machen, dann schlossen sich seine Augen; er war hypnotisirt.

Ich hebe seine Arme auf und überzeuge mich, dass er sich in suggestiver Katalepsie befindet. Er ist fast völlig anästhetisch oder wird es auf meine Versicherung. Man kann seine Haut mit einer Nadel durchstechen, ohne dass er sich rührt; ich setze ihn auf den Isolirschemel einer Elektrisirmaschine, ziehe Funken aus seinem Körper, er zeigt wohl einige reflectorische Muskelzuckungen, aber keine Schmerzensäusserung. Nur Nacken und Hinterhaupt bleiben empfindlich; wenn man von diesen Körpertheilen Funken zieht, beklagt er sich über eine unangenehme Empfindung und erinnert sich auch nach seinem Erwachen, an diesen Stellen Schmerz verspürt zu haben.

In diesem somnambulen Zustand ist der Mann ein vollkommener Automat, welcher allen Suggestionen gehorcht und alle Sinnestäuschungen und Hallucinationen annimmt.

Ich kann ihn ganz oder theilweise in Katalepsie versetzen, ich kann nach Belieben einen seiner Arme lähmen, den er dann schlaff herunterhängen lässt, oder eines seiner Beine, welches er dann wie ein Hemiplegischer nachschleppt. Ich kann auch Nachahmungsbewegungen bei ihm hervorrufen, ich brauche mich nur vor ihn hinzustellen, meine Arme um einander zu drehen, meine Hände abwechselnd einander zu nähern und von einander zu entfernen, eine lange Nase oder irgend eine Bewegung mit meinen Beinen zu machen, damit er sofort jede Bewegung, die er sieht, nachahmt; er kann nämlich in diesem Zustand die Augen weit geöffnet halten.

Wenn ich mich mit gegen ihn ausgestreckter Hand von ihm entferne, folgt er mir passiv überall hin. Auf Befehl bleibt er stehen;

ich suggerire ihm, dass er an den Boden angewachsen ist und keinen
Schritt von der Stelle machen kann, und man muss ihn dann sehr
kräftig stossen, bis er seinen Platz verlässt. Ich ziehe einen Strich
auf dem Fussboden und erkläre ihm, dass er diesen Strich nicht überschreiten kann; er quält sich dann vergeblicher Weise, über den Strich
hinauszukommen. Ich sage ihm, dass er nicht mehr nach vorwärts
gehen kann, sondern nur nach rückwärts; er versucht zwar, nach
vorwärts zu gehen, kann aber nicht anders als nach rückwärts schreiten.

Alle Sinnestäuschungen treten augenblicklich auf; ich kann ihn
auf einem oder beiden Augen blind machen, er sieht dann nur auf
einem Auge und zuckt nicht, wenn man eine Nadel oder ein Licht
seiner Hornhaut nähert. Die Blindheit ist psychischer Natur; die
Pupille zeigt sich nämlich durch die Suggestion nicht beeinflusst, sie
zieht sich auf Licht zusammen und erweitert sich nicht auf suggerirte
Dunkelheit.

Ich erzeuge bei ihm alle Arten von Gesichtshallucinationen; er
setzt sich auf einen Sessel, auf dem er einen imaginären Pudel findet,
berührt ihn, fürchtet sich, von ihm gebissen zu werden, und zieht rasch
seinen Finger zurück; ich lasse ihn mit einem Kätzchen spielen,
beschwöre die Erscheinungen von Personen, die er gekannt hat,
herauf; ich zeige ihm seinen Sohn, den er seit acht Jahren nicht
gesehen hat, und bei dessen Anblick er von der lebhaftesten Erregung
ergriffen wird. Er sitzt wie in Verzückung da, seine Blicke sind starr
und Thränen fliessen aus seinen Augen.

Ebenso lebhaft sind alle Geschmackstäuschungen; er schluckt
eine Menge Salz für Zucker und findet es sehr süss; ich bestreiche
seine Zunge mit Chinin, das ich für sehr süss ausgebe, und zwar thue
ich dies unmittelbar vor seinem Erwachen, füge aber hinzu, dass er
einen süssen Nachgeschmack auch nach dem Erwachen behalten
werde. Er verspürt diesen Geschmack wirklich nach seinem Erwachen.
Ich stecke ihm einen Bleistift in den Mund, den er für eine Cigarre
halten muss; er bläst daraus Rauchwolken in die Luft und verspürt
einen brennenden Schmerz, wenn ich ihm das angeblich angezündete
Ende in den Mund stecke. Ich eröffne ihm, dass die Cigarre zu stark
war, und dass ihm übel werden wird; er bekommt Hustenanfälle,
spuckt, hat Ueblichkeiten, wässeriges Aufstossen, wird bleich und klagt
über Schwindel. Nun gebe ich ihm ein Glas Wasser als Champagner;
er findet ihn stark, und wenn ich ihn mehrere Gläser trinken lasse,
wird er berauscht und fängt an zu taumeln. Wenn ich sage: „Ein
heiterer Rausch" — singt er mit einer von Aufschluck unterbrochenen
Stimme und lacht wie toll. Wenn ich sage: „Ein trauriger Rausch"
— beginnt er zu weinen und zu klagen. Ich mache ihn nüchtern,
indem ich ihm „Ammoniak" unter die Nase halte, er fährt darauf
zurück, die Nasenflügel hinaufgezogen und die Augen fest geschlossen,
als ob ihn dieser Geruch ersticken würde; nach einer „Prise Tabak"
muss er mehrmals hinter einander niesen. Alle diese Empfindungen
lösen einander mit grösster Raschheit und ohne Pause ab. Sein Gehirn
nimmt die Suggestionen an und setzt sie in Wahrnehmungen um,
sobald ich sie nur ausgesprochen habe. Ich mache ihn stottern, er
st ... st ... stottert dann beim Sprechen; ich lasse ihn meinen Namen
auf die Tafel schreiben, nachdem ich ihm suggerirt habe, dass er die

Consonanten nicht schreiben kann; er schreibt e, e; ich suggerire ihm,
dass er keine Vocale schreiben kann, und er schreibt B, r, n, m u. s. w.

Endlich führt er alle Handlungen aus, die es mir beliebt ihm
aufzutragen; ich lasse ihn eine Uhr aus der Tasche eines der Anwesenden stehlen, befehle ihm, mir nachzugehen, um sie zu verkaufen,
und führe ihn in die Spitalsapotheke als angeblichen Trödlerladen.
Er verkauft dort die Uhr zu dem Preis, den man ihm macht, und
schleicht sich wieder wie ein Dieb mit mir fort. Unterwegs lasse ich
ihn einem Wärter die Faust zeigen und den geistlichen Schwestern,
die wir begegnen, eine lange Nase machen; er fügt sich Allem, ohne
einen Augenblick zu zaudern.

Begierig zu erkunden, wie weit die Macht der Suggestion bei
ihm gehen könne, habe ich eines Tages eine wahrhaft dramatische
Scene mit ihm aufgeführt. Ich zeigte ihm eine imaginäre Person bei
einer Thüre stehen und behauptete, dass diese Person ihn beleidigt
habe. Darauf gebe ich ihm einen Scheindolch (ein metallenes Papier-
messer) und ertheile ihm den Befehl, den Mann zu tödten. Er stürzt
sich mit grösster Leidenschaft auf die Thüre, stösst den Dolch heftig
hinein und bleibt dann mit verstörten Blicken, an allen Gliedern
zitternd, stehen. „Unglücklicher, was haben Sie gethan? Da liegt der
Mann in seinem Blute, jetzt kommt die Polizei!" Er ist starr vor
Schrecken, man führt ihn vor den Untersuchungsrichter, den mein
Secundararzt vorstellt. „Warum haben Sie diesen Mann getödtet?" —
„Weil er mich beleidigt hat." — „Man mordet nicht einen Menschen,
von dem man beleidigt wird, man sucht sein Recht bei den Gesetzen.
Hat Sie vielleicht Jemand angestiftet, ihn zu morden?" Er antwortet:
„Ja, Herr Bernheim hat mich angestiftet." Ich sage ihm: „Man
führt Sie jetzt vor den Strafrichter. Sie haben diesen Menschen allein
getödtet, ich habe Ihnen nichts gesagt, Sie haben aus eigenem Antriebe gehandelt."

Mein Assistent fungirt als Strafrichter und fragt ihn aus:
„Warum haben Sie diesen Mann getödtet?" — „Er hat mich beleidigt."
— „Sonderbar, man antwortet doch nicht auf eine Beleidigung mit
einem Dolchstich! Waren Sie während der That auch wirklich Ihrer
Sinne mächtig? Ich höre, dass Ihr Kopf nicht immer in Ordnung ist."
— „Ganz in Ordnung, Herr Richter." — „Man sagt mir, dass Sie an
Anfällen von Somnambulismus leiden; ist es nicht möglich, dass Sie
einem fremden Antrieb, dem Einflusse einer anderen Person gehorcht
haben, der Sie zur That gezwungen hat?" — „Nein, ich habe es allein
gethan, ganz aus eigenem Antrieb, weil er mich beleidigt hatte." —
„Geben Sie Acht, es handelt sich um Ihr Leben; in Ihrem eigenen
Interesse ermahne ich Sie, seien Sie aufrichtig. Sie haben vor dem
Untersuchungsrichter behauptet, dass Herr Bernheim Ihnen die Idee
eingegeben hat, diesen Mann zu morden." — „Nein, Herr Richter, es
hat mich Niemand beeinflusst." — „Sie kennen aber Herrn Bernheim?
Sie gehen auf seine Klinik, um sich von ihm hypnotisiren zu lassen?" —
„Ich kenne Herrn Bernheim nur aus dem Spital, wo er mich elektrisirt, um mich von meiner Nervenkrankheit zu heilen, aber ich habe
gar keine andere Beziehung zu ihm. Ich kann Ihnen nicht gestehen,
dass Herr Bernheim mich zu dieser That angestiftet hat, weil er
es eben nicht gethan hat." — Es gelang dem improvisirten Richter

nicht, ihm die Wahrheit zu entreissen, denn die Wahrheit bestand für ihn in meiner letzten Suggestion, dass er nämlich aus eigenem Antrieb die That begangen habe. Die Bedeutung, welche dieser Versuch vom psychologischen und gerichtsärztlichen Standpunkte aus beanspruchen darf, fordert wohl zum reiflichen Nachdenken auf.

Wenn unser Somnambuler Cl. aufgeweckt wird, meint er, die ganze Zeit über ruhig auf seinem Stuhl geschlummert zu haben, und bewahrt keinerlei Erinnerung an das Drama, in dem er mitgewirkt hat. All die furchtbaren Erregungen, die ihn bestürmt hatten, all die tiefbewegten, von ihm erlebten Scenen haben in seinem Gehirn keine Spur zurückgelassen. Man könnte ihn im somnambulen Zustande stundenlang mit offenen Augen von Ort zu Ort führen, man könnte ihm die seltsamsten Handlungen auftragen, die er unbedenklich vollführen würde; wenn man ihn dann wieder an den Ort bringen würde, wo man ihn somnambul gemacht hat, und würde ihn dort erwecken und ihm seine wahre Natur wiedergeben, so brauchte er nicht die leiseste Ahnung von dem zweiten automatischen Leben zu haben, das ihm der Wille einer anderen Person aufgedrängt hat.

Cl. ist ausserdem durch die Leichtigkeit bemerkenswerth, mit welcher er für Hallucinationen oder Handlungen nach dem Erwachen empfänglich ist. Kaum dass ich ihn eingeschläfert habe, suggerire ich ihm, dass er nach dem Erwachen — erst eine volle Stunde später — sein Porträt auf der schwarzen Tafel finden wird; er sieht es und findet es sehr ähnlich. Ich suggerire ihm, dass er in jedem Bette einen grossen Hund sehen wird; er ist auf's Aeusserste betroffen über diesen seltsamen Anblick. Ich kann ihm auch negative Hallucinationen eingeben: er wird nach dem Erwachen Niemanden hören, sehen oder fühlen als mich; ich werde mit ihm allein sein, alle Anderen sich entfernt haben. Nach seinem Erwachen sprechen ihn die anderen Anwesenden an, berühren ihn, bringen ihm seinen Hut und Stock, er aber sieht Niemanden und giebt Niemandem Antwort. Mein geehrter College, Herr Victor Parisot, verstopft ihm die Ohren, während ich mit ihm spreche; er fährt fort, mir zuzuhören und Antwort zu geben. Wenn ich leiser sprechen würde, müsste natürlich das mechanische Hinderniss in seinem Ohr ihn am Hören verhindern. Ich verabschiede mich jetzt von ihm, einer meiner Schüler bringt seinen Hut, er benimmt sich aber, als ob er ihn nicht sehen würde, und sucht den Hut dort, wo er ihn hingelegt hatte. Sobald ich seinen Hut in die Hand nehme, greift er danach und dankt mir. Im Augenblicke, da er sich entfernen will, schliessen die Anwesenden einen Kreis um ihn; er geht geradeaus fort· und bleibt vor diesem Hinderniss stehen, ohne sich Rechenschaft geben zu wollen, welcher Natur es sei. Einer der Anwesenden verstellt ihm die Thüre, er sucht nach dem Drücker, aber vergebens. und da er ihn nicht findet, glaubt er sich getäuscht zu haben und geht zu einer anderen Thüre. Man lässt ihn endlich hinausgehen und sobald er draussen ist, sieht und erkennt er Jeden, dem er begegnet.

Herr Ch. Richet theilt in einem interessanten Aufsatz in der „Revue philosophique", März 1883, einige Beobachtungen von Somnambulen mit, denen er das Bewusstsein der eigenen Persönlichkeit durch Verwandlung in eine andere Person rauben konnte. Bei Cl. ist nichts leichter, als ihm dergleichen Täuschungen über seine eigene Persönlichkeit aufzudrängen. Ich sage ihm: „Du bist ein Kind, bist sechs Jahre alt, geh' und spiele mit den Buben." Darauf erhebt er sich, macht einen Sprung, thut, als ob er Marmorkügelchen aus der Tasche nehmen würde, ordnet dieselben in gehöriger Weise an, misst die Entfernung mit der Hand, zielt sorgfältig, läuft nach dem Schub wieder hin, um die Reihe wieder herzustellen, und beginnt so sein Spiel immer von Neuem mit einem Eifer, einer Aufmerksamkeit und einer Feinheit von Details, welche wahrhaft überraschend sind. Ebenso spielt er Bock, wobei er nach und nach über einen oder zwei seiner eingebildeten Gespielen springt und jedesmal einen grösseren Zwischenraum lässt und dies mit einer Leichtigkeit, deren er in Anbetracht seiner Krankheit in wachem Zustande nicht fähig wäre.

Ich sage ihm: „Sie sind ein junges Mädchen" — er lässt bescheiden den Kopf hängen, öffnet eine Lade, zieht ein Tischtuch hervor und thut, als ob er nähen würde. Nachdem er genug genäht hat, setzt er sich zu einem Tisch und klopft auf denselben, wie um Clavier zu spielen.

Ich sage ihm: „Sie sind ein General an der Spitze Ihrer Armee." Er wirft sich in die Brust, schreit: „Vorwärts!" und schwenkt mit dem Leib, als ob er zu Pferde sässe.

Ich sage ihm: „Sie sind ein frommer, heiliger Pfarrer." Er nimmt dann eine verklärte Miene an, blickt zum Himmel auf, geht, im Gebetbuch lesend, auf und ab und schlägt das Kreuz, und das alles mit solchem Ernst und so gelungener Nachahmung der Wirklichkeit, dass jeder Verdacht der Simulation verstummen muss.

Ich verwandle ihn in ein Thier durch die Worte: „Jetzt sind Sie ein Hund." Er wirft sich sofort auf alle Viere, bellt, will beissen und giebt diese Haltung nicht eher auf, als bis ich ihm das Bewusstsein seiner eigenen Persönlichkeit oder das einer anderen wiedergegeben habe.

Bei all diesen Verwandlungen der Persönlichkeit, die man bei vielen Somnambulen erzeugen kann, macht sich doch der jeder Person eigenthümliche Charakter geltend. Jeder spielt seine Rolle mit den Eigenschaften, die er besitzt, mit den Fähigkeiten, über die er verfügt.

Cl., der von Natur schüchtern und nicht redegewandt ist, spielt seine Rolle fast wie in einer Pantomime, er spricht dabei wenig. Wenn man ihm eine Persönlichkeit aufdrängt, die über seine Kräfte geht, quält er sich vergebens ab, sie darzustellen. Eines Tages sage ich ihm: „Sie sind Advocat, sprechen sehr leicht und sind sehr beredt; da neben Ihnen sitzt der Angeklagte, vertheidigen Sie ihn, Sie sprechen vor dem Gerichtshof." Er steht auf, erhebt die Arme und fängt an: „Der Verurtheilte, den ich vertheidigen soll . . . ." — aber weiter kommt er nicht, er stottert, bleibt verlegen stecken, lässt den Kopf herabsinken und schläft ein, gleichsam erschöpft durch die Unmöglichkeit, diese Rolle festzuhalten.

Ich habe übrigens bei keiner meiner Versuchspersonen die von Vielen behauptete ausserordentliche Steigerung der geistigen Leistungsfähigkeit oder das Auftreten neuer Geisteskräfte wahrnehmen können. Man kann nicht leugnen, dass die Concentration der ganzen psychi-

schen Persönlichkeit auf die eine suggerirte Vorstellung den Scharfsinn steigern und eine Art von Hellsehen hervorbringen kann, die
sich aber auf den durch die Suggestion hervorgehobenen Ideenkreis
einschränkt. Ich habe aber, bisher wenigstens, nicht eine unzweifelhafte Thatsache auffinden können, welche mir bewies, dass die Leistungsfähigkeit in der Hypnose über das Normale hinausging. Ich
habe z. B. Personen, welche die Gabe der Rede nicht von Natur
besassen, niemals zu beredten Advocaten oder Predigern machen können.

Ich muss wiederholen, dass jeder Somnambule seine eigene Individualität bewahrt; auch als Automat und durch einen fremden
Willen getrieben, arbeitet er mit seinen eigenen Mitteln und reagirt
auf die Suggestionen so, wie er sie versteht, wie er sie auslegt und
insoweit er darauf reagiren kann.

Beobachtung III. G. M., Wäscherin, 54 Jahre alt, leidet an
Ataxie locomotrice mit Luxation im linken Kniegelenk in Folge der
tabischen Arthropathie. Sie befindet sich seit August 1883 auf der
Klinik und ist eine ausgezeichnete Somnambule, im Wachen und im
Schlaf gleich gut suggerirbar. Durch einfache Versicherung kann man bei
ihr Anästhesie, Lähmungen, Blindheit, Taubheit und reichhaltige Hallucinationen hervorrufen. Sie verfiel beim ersten Versuche, sie zu hypnotisiren, in tiefen Schlaf und brachte alle suggerirten Hallucinationen
zur Verwirklichung. Sie hat niemals Anfälle von spontanem Somnambulismus gehabt, ebensowenig hysterische Anfälle oder andere Nerven-
zustände, mit Ausnahme solcher, die von ihrer Krankheit herrühren,
wie blitzähnliche Schmerzen und crises gastriques.

Mit einer ungewöhnlichen Intelligenz ausgestattet, bemächtigt
sie sich aller Suggestionen mit höchst ausdrucksvollem Mienenspiel
und mit der packendsten Naturtreue; wie ein echter Künstler lebt
sie sich in die Rollen ein, die man ihrer Phantasie aufträgt.

Ich lasse z. B. das in allen Einzelheiten stenographirte Protokoll
einer hypnotischen Sitzung mit ihr (14. April 1886) an dieser Stelle
folgen:

„Ich werde jetzt bis sechs zählen; wenn ich vier sage, schliessen
Sie die Augen und schlafen." Ich zähle, ohne sie anzublicken; sobald
ich vier gesagt habe, fallen ihr die Augen zu, sie ist jetzt anästhetisch,
zeigt suggestive Katalepsie, setzt die ihren Armen ertheilte Drehung
fort u. s. w.

„Schau, schau!" sage ich, „Sie sind ja heute recht lustig! Wann
ist denn Ihr Geburtstag?" — „Am 15. August." — „Also heute!
Heute ist der 15. August." — „Wirklich, das habe ich nicht gedacht." —
„Ja, ganz gewiss, gestern war ja der 14." — „Wirklich, dann ist die
Zeit schnell vergangen." — „Es ist aber so, sehen Sie, wie schön es
ist. Die Sonne scheint, die Vögel singen, die Bäume stehen in voller
Blüthe." — „Ja, ja, das ist wahr." — „Weil heute Ihr Geburtstag
ist, werden Sie ein Glas Champagner trinken; da, halten Sie!" Sie
nimmt das imaginäre Glas und trinkt den Champagner, wobei sie alle
Bewegungen des Hinunterschluckens macht; dann stellt sie das Glas
wieder auf den Tisch. „Das prickelt!" sagt sie. — „Und jetzt sind
Sie schön benebelt!" — „Schon benebelt? Aber, was thue ich denn?
Ein so kleines Glas steigt mir schon zu Kopf! Ah!" Sie lacht, ihr
Gesicht zeigt einen trunkenen Ausdruck, sie summt ein Lied vor sich

hin und bricht wieder in Lachen aus. „Oh, so gut hat man's nicht
an allen Geburtstagen; aber es ist doch nicht recht, man soll nicht
so berauscht sein, wie ich bin, nicht wahr?" — Sie lacht wieder. —
„Sie sind sehr gut aufgelegt, Madame." — „Ja, ja," sagt sie darauf,
„das ist sehr komisch, hören Sie nur, wie es läutet; ich bin ganz
schläfrig, dieser Wein macht mir den Kopf schwer." Sie sinkt auf ihr
Kissen zurück, ihr Gesicht ist von den Dämpfen des imaginären
Weines geröthet.

„Merken Sie auf, ich werde Sie wieder nüchtern machen; da,
riechen Sie etwas Ammoniak!", und halte ihr meine Hand unter die
Nase. Sie fährt rasch zurück, die Nasenflügel hinaufgezogen, und
schnüffelt heftig; ich bringe die imaginäre Flasche von Neuem unter
ihre Nase, sie weicht wieder zurück, stösst meine Hand weg, hustet,
schnappt nach Luft und sagt: „Sie ersticken mich ja!"

„Also jetzt sind Sie wieder nüchtern, Sie befinden sich jetzt
sehr wohl." Darauf gebe ich ihr für das Erwachen die folgende Suggestion: „Zwei Minuten nach dem Aufwachen werden Sie eine Procession in den Saal kommen sehen, das heilige Sacrament auf dem
Altar, den Herrn Erzbischof, alle Geistlichen, die Nonnen mit Kerzen
in der Hand und alle Schulkinder. Sie werden das Veni creator mit-
singen; dann werden zwei Wärter hereinkommen und während der
heiligen Handlung Lärm schlagen; wenn die Procession vorüber ist,
werden Sie wieder einschlafen. Nach einer Minute werden Sie erwachen und den Besuch Ihres Sohnes, der in Bourbon l'Archambault
wohnt, mit seinem Kleinen empfangen; Sie werden sehen, dass er
recht gewachsen ist; er wird auf Ihr Bett steigen und Ihnen Erdbeeren geben, die Sie diesen Damen hier anbieten werden. Wenn
die Beiden fortgegangen sind, werden Sie von Neuem einschlafen und
jetzt nach dem Erwachen einen Besuch von Herrn B. bekommen,
(dessen Sohn sie genährt hatte). Er wird Ihnen von Ihrem früheren
Pflegekind Neues erzählen und Ihnen eine Prise Tabak anbieten."

Kaum dass ich diese Suggestion ausgesprochen habe, frage ich
sie: „Wem gehört denn der Hund da auf Ihrem Bette?" — „Schau,"
sagt sie, „meiner Schwester!" Sie liebkost das Thier. „Pss, Pss, du
kleiner Spitzbub' du, wer hat dich denn hergeschickt, wo ist denn
die Frau? Läufst du so fort von ihr? Geh, gieb mir die Pfote! Du
bist ja sehr artig, ja, du willst Zucker, kleiner Schelm, Zucker willst
du!" Sie geht zu ihrem Kofferchen vor dem Bett und sucht nach
Zucker. „Du Leckermäulchen, du kommst immer, wenn du Zucker
willst, aber das Stück kriegst du nicht, das ist zu gross für dich."
Sie zerbricht den Zucker in Stücke, giebt dem Thiere eins davon und
fügt hinzu: „Nein, mein Kleiner, das ist genug für dich, nichts mehr!
Da, friss, du Wildfang!" Sie sieht zu, wie er den Zucker zerbeisst.
„So, jetzt ist's gut, jetzt fort mit dir, lauf' schnell zur Frau; du Wildfang, wenn du dich verläufst! Ein nettes Thier, dieser kleine Hund!"

„So," sage ich ihr, „jetzt werde ich Sie wieder jung machen!
Sie sind 20 Jahre alt, Sie sind Sängerin und werden gleich in der
Singspielhalle auftreten und ein lustiges Lied singen."

„Das ist nicht möglich! 20 Jahre — wie kann ich 20 Jahre
sein! Ich bin ja so alt!" — „In zwei Minuten werden Sie 20 Jahre
sein! Sie werden gleich die Verwandlung fühlen."

Sie sammelt sich ein wenig und beginnt nach zwei Minuten: „Ah, wie schön, wie herrlich!" Sie richtet ihr Spitzentuch und nimmt eine lächelnde Miene an; sie richtet sich jetzt im Bette auf. „Ah, da ist ja der Herr Director! Wer kommt denn jetzt?" Und weiter, indem sie sich an eine imaginäre Collegin wendet: „Kommst Du jetzt oder komme ich? Bin ich an der Reihe oder Du? Eine von uns muss jetzt auftreten, vorwärts! Also gut, ich gehe schon! Lassen Sie läuten, Herr Director. Was habe ich denn eigentlich zu singen? Ich weiss nicht mehr, was auf dem Programm steht. Ach was, es ist ja alles gleich!" Sie verbeugt sich dreimal recht anmuthig und singt dann mit ausdrucksvoller Betonung und Geberde ein Lied: „Mes amours, je suis né en Brétagne" etc. Nachdem der Gesang vorüber ist, begrüsst sie das Publicum, macht eine tiefe Verbeugung und streckt die Hand aus, um etwas, was ihr angeboten wird, zu nehmen. „O, dieser schöne Strauss! Und zu meinem Geburtstag! Das ist recht aufmerksam!" Sie wendet sich zu ihrer Nachbarin und fragt: „Hast Du ihn Dir auch angesehen?"

„In einer Minute," sage ich ihr, „werden Sie ein betrunkener Kutscher sein." Sie reibt sich die Augen, richtet sich nach einer Minute im Bette auf und theilt die Peitschenhiebe aus, den Rumpf nach rückwärts gebeugt, die Arme ausgestreckt. „Hüo! He! Vorwärts! Hü! Altes Aas!" Jetzt hascht sie nach den Zügeln. „Wirst du dich gar niederlegen? Vorwärts! Hüüü! Ich kann halt auch nicht mehr weiter! Du, Kleiner, schau, dass Du weiterkommst! He, Alte, aufgepasst, lass' meinen Wagen vorbei! Hüü, vorwärts, eil' dich, altes Aas! Du schmeckst schon den Hafer! Ich hab' noch nichts getrunken seit früh und schon so spät geworden. Na, also!" — sie blickt nach links — „Da wären wir endlich, bin gar nicht bös darüber!" Ich frage: „Zahlst Du was?" — „Du bist's, Hansel! Was soll ich denn zahlen? Weisst ja, dass ich nicht reich bin. Na, meinetwegen, ich zahl' ein Glas, wenn Du willst! Gehen wir da hinein! Oho, bleib' steh'n, altes Luder! Schnell, sonst geht er uns noch durch und ich hab's mit der Polizei zu thun! Kellner, zwei Gläschen!" Sie trinkt und leert ihr Glas. „Na, Alte, schenkst Du nicht wieder ein? Ein andermal? Gut, auf Wiedersehen, Alte! Auf Wiedersehen bei der nächsten Reise!" Und das alles bringt sie in einem Tone heraus, der dem echtesten Kutscher Ehre machen würde.

„Jetzt sind Sie eine grosse Dame," sage ich ihr, — „fahren in Ihrem Wagen und ein Diener ist mit Ihnen." Sie nimmt eine ernste, würdige, hochmüthige Miene an, neigt sich zurück, lehnt sich an, bedeckt sich sorgfältig mit der Bettdecke, verschränkt hoheitsvoll die Arme und spricht mit scharfer, ernster Stimme: „Ach, wie schön; dieses herrliche Wetter! Josef, fahren Sie bis zum Wasserfall, aber geben Sie Acht! Langsam fahren!" Sie winkt mit der Hand, lächelt verschiedenen Leuten zu. „Und diese Menge!" Sie bleibt mit stolzem, hochmüthigem Gesichtsausdruck zwei Minuten still und befiehlt darauf: „Jetzt umkehren! Geben Sie Acht!"

Ich sage: „Die Pferde werden scheu!" Darauf sie: „Acht geben! Aber, Josef, geben Sie doch Acht" (noch immer mit scharfem, gemessenem Ton), „halten Sie die Thiere zurück, ich werde aussteigen, halten Sie sie schnell zurück! Ich kann nicht verstehen, dass Sie nicht besser

aufmerken; beruhigen Sie die Thiere doch! Halten Sie an, halten Sie
an! Das ist nicht übel, vorwärts, wir fahren zurück, aber schnell!
Dieses Getümmel hat sie scheu gemacht, ich verstehe nicht, dass Sie
nicht mehr Acht geben! Ich werde Sie entlassen, wenn Sie so schlecht
fahren!"
        Ich verwandle sie in einen Corporal. — „Mein Gott! Ein Corporal?
Von welchem Regiment denn? Ich bin ja eine Frau!" „Ich verwandle
Sie in einen Mann und in einen Corporal. Alle Ihre Leute stehen da,
Sie stehen an der Spitze des Zuges." Sie braucht ungefähr eine Minute,
um sich auf die Rolle vorzubereiten, dann richtet Sie sich auf: „Heda,
Recruten, ordentlich halten! Kopf in die Höhe! Marsch, in die Reihe!
Achtung auf's Commando! Geweeehr hebt! Geweeehr in Arm! Gewehr
auf die linke Schulter! Vorwärts! Die Reihe einhalten, nicht zurück-
bleiben da drunten! Richt' Euch! Wenn Ihr Euch nicht besser be-
nehmt, führe ich Euch in den Arrest! Eins, zwei, eins, zwei, vorwärts,
Marsch! Das ist ein trauriges Geschäft! Ihr Esel, könnt Ihr nicht
Acht geben? Ja, schupft nur mit den Achseln, Ihr Dummköpfe!
Wirklich, ein Unglück, diese Esel abrichten zu müssen; unmöglich,
ihnen was beizubringen! Vorwärts, marsch im Schritt! Da, Tambour,
vorwärts — genug!"
        Jetzt sage ich: „Essen Sie diese Orange. Darauf wird ein Engel
kommen und wird Ihnen auf die Augen hauchen, um Sie aufzuwecken."
Sie nimmt die vermeintliche Orange, schält sie sorgfältig ab, legt die
Schalen auf den Nachttisch, lässt sich die Schnitten gut schmecken,
schlürft den Saft und spuckt die Kerne aus, holt ihr Taschentuch
hervor, um sich den Mund abzuwischen, und steckt es wieder ein.
Darauf wendet sie die geschlossenen Augen nach oben, ihr Gesicht
verklärt sich, sie öffnet die Augen und schaut gen Himmel die Engel
suchend, die sie aufgeweckt haben. „Was suchen Sie denn da"? „Nichts,
ich weiss nicht." „Haben Sie geschlafen?" — „Geschlafen? Ich weiss
von nichts."
        Nach zwei Minuten beginnt sie: „Oh, sehn Sie doch, die schöne
Procession!" „Das ist ein Traum" — sage ich — „den ich Ihnen
eingegeben habe, es ist da nichts zu sehen." Sie giebt keine Antwort
und blickt im höchsten Erstaunen weiter auf die betreffende Stelle.
„Der Altar grade gegenüber, der Herr Bischof, der Pfarrer, der
Almosenier, alle die lieben Schwestern mit Kerzen in den Händen!
Und die Schulkinder!" Es nützt nichts, dass ich ihr sage, es sei nur
ein Traum, sie giebt mir keine Antwort. „Jetzt kommt der Segen, sie
intoniren das Veni creator, oh wie schön, wie wunderschön!" Sie
singt stille mit, faltet dann die Hände, betet und macht das Zeichen
des Kreuzes. Dann macht sie eine demüthige Verneigung. „Schönen
Dank, Herr Bischof." Plötzlich aber sieht sie sich mit zorniger Miene
um: „Pst, pst, werdet Ihr Ruhe geben? Ist das die Zeit, Spectakel
zu machen? Da, schaut mir diese betrunkenen Wärter an! Macht,
dass Ihr schnell weiter kommt! Wirklich, eine Schande, hier Lärm
zu machen. Kaum, dass die Procession zu Ende ist; wirklich eine
Schande! Still, das steht Euch gut, packt Euch fort, ich will nichts
von Euch wissen. Glaubt Ihr denn, dass Euch das so angehen wird?
Die Oberin wird alles erfahren und Euch wegjagen." Sie blickt gegen
die Thüre und verneigt sich. „Die heilige Handlung ist vorüber."

Diese ganze Scene spielt sich mit einer imposanten Wahrhaftigkeit ab; die einzelnen Ereignisse entwickeln sich regelrecht nach einander, wie im Traum, folgen sich aber viel schneller, als es in Wirklichkeit möglich wäre.

Die Somnambule schläft wieder ein; nach einer Minute wacht sie auf, blickt gegen die Thüre nach rechts und ihr Gesicht strahlt von freudiger Ueberraschung. Sie breitet die Arme aus, umarmt zweimal die Leere und ruft in tiefer Bewegung: „Guten Tag, mein Junge! Welche Ueberraschung, warum hast Du mich nicht davon verständigt? O wie gross er geworden ist! Schau ihn doch an, wie er auf mein Bett steigt, der kleine Schatz, oh wie gross er ist!" Sie umarmt ihn zweimal und hebt ihn mit den Händen auf, sie wiederholt in zärtlichem Ton: „Hast Du gesehen, wie der Wildfang auf's Bett gestiegen ist?" Dann wendet sie sich an ihren Sohn: „Wie kommt's denn, dass Du heute hier bist, Paul?" Sie hört ihn an und giebt dann zur Antwort: „Ja, so! Schau, ein Körbchen Erdbeeren! Wirklich die ersten im Jahr!"

Sie lächelt ganz selig vor Freude und kostet eine Erdbeere, dann hält sie zweien der anwesenden Damen das imaginäre Körbchen hin: „Wollen Sie mir erlauben, meine Damen, Ihnen diese Erdbeeren anzubieten? Sie sind wirklich gut. — Was, Ihr wollt schon gehn? Das wäre ja kaum der Mühe werth!" Von Neuem umarmt sie ihren Sohn und ihren Enkel. „So, noch einen Kuss für Gabriele, adieu, mein Schatz." — Sie verfolgt die Beiden mit feuchten Augen bis zur Thür und schickt ihnen dabei unausgesetzt Kusshände nach.

Sie schläft zum dritten Male ein, nach einer Minute wacht sie auf, schaut zur Thüre hin und ruft mit Erstaunen: „Da ist ja Herr B . . .! Guten Morgen, Herr B . . .! Wie geht's bei Ihnen? Gut? — Das freut mich. Und mein kleiner Louis? Ich heisse ihn noch immer den kleinen Louis, weil ich ihn so klein gekannt habe. Jetzt ist er freilich gross geworden . . . . ich habe Schnupfen . . . . ja, eine gute Prise Tabak — einverstanden, das thut wohl!" Sie nimmt eine Prise, niest zweimal und schneuzt sich. „Ich danke schön, Herr B . . ., eine Empfehlung an Madame und einen Kuss für Louis." Sie verfolgt auch ihn mit den Augen und sagt dann: „Diese Besuche sind alle so kurz; es bleibt nichts davon, als das Vergnügen, sie gesehen zu haben."

Ich versichere ihr, dass das alles nur ein suggerirter Traum war, dass die Procession, der Besuch ihres Sohnes und des Herrn B. nur in ihrer Einbildung existirt haben. Aber sie glaubt mir nicht. „Ich habe sie doch gesehen und berührt, wie ich Sie sehe und berühre." Endlich schläfere ich sie wieder ein und verwische bei ihr alle Eindrücke der Suggestionen; nach dem Erwachen weiss sie sich an nichts mehr zu erinnern.

Beobachtung IV. Herr S., 39 Jahre alt, früher Unterofficier und gegenwärtig Hochofenarbeiter, ist von Herrn Liébault, der ihn mehrmals hypnotisirt hatte, an mich gewiesen worden. Er trägt am behaarten Kopf eine tiefe Narbe, die von einer Verwundung durch einen Granatsplitter im Treffen von Patay herrührt. Ausserdem hat er einen Blasenkatarrh gehabt in Folge einer Strictur, ist aber jetzt geheilt. Seine Intelligenz ist gut, er hat keinerlei nervöse Vorgeschichte, schläft gut und leidet nicht an Anfällen von spontanem

Somnambulismus. Ich kann an ihm nichts Abnormes finden, abgesehen von einer sehr deutlichen und fast allgemeinen Analgesie ohne Empfindungsstörung, welche ich auf die wiederholten hypnotischen Versuche zurückführen möchte.

Er schläft sofort ein, wenn ich es ihm befehle, oder schliesst wenigstens die Augen und öffnet sie nicht mehr; dabei antwortet er auf alle Fragen. „Schlafen Sie?" — „Ein bischen." — „Schlafen Sie nur tiefer ein." Nach einigen Augenblicken frage ich ihn dann: „Schlafen Sie jetzt sehr tief?" Er giebt zur Antwort: „O ja!" Er zeigt dann Anästhesie, suggestive Katalepsie, automatische Bewegungen, Sinnestäuschungen und Hallucinationen und führt alle ihm aufgetragenen Handlungen mit der peinlichen Genauigkeit und dem raschen Gehorsam eines alten Militärs aus.

Ich hebe seinen Arm auf, er macht ihn sofort steif; ich schliesse leicht seine Hand, er ballt sie mit einer solchen Kraft, dass es einer nachdrücklichen Aufforderung bedarf, die Muskeln wieder zur Erschlaffung zu bringen. Ich erhebe seine beiden Arme, er versteht sofort oder glaubt zu verstehen, was man von ihm verlangt, und versetzt beide Arme in automatische Drehung um einander, die er mit grosser Raschheit unbestimmte Zeit lang fortsetzt. Er thut eben, was er einige Male auf Befehl hin bereits gethan hat.

Man giebt ihm Salz oder Pfeffer in grossen Mengen als Zucker zu essen, er schmeckt und schluckt ihn, ohne den leisesten Zweifel verlauten zu lassen.

Ich sage ihm: „Sie sind wieder im Jahre 1870, Sergeant und an der Spitze Ihrer Compagnie, in der Schlacht von Gravelotte." Er zögert einen Augenblick, wie um seine Erinnerungen zu beleben, jetzt wachen diese auf, erheben sich zu sinnlicher Greifbarkeit und drängen sich ihm mit packender Naturwahrheit auf. Er erhebt sich, ruft seine Leute zusammen, commandirt, marschirt mit ihnen, weist ihnen Stellungen für den Kampf an: Der Feind ist da. Er wirft sich nieder, nimmt das Gewehr auf die Schulter und schiesst mehrmals nach einander. Einige seiner Leute fallen, er feuert die Anderen an. „Vorwärts! Courage! Deckt Euch hinter dem Gebüsch! Auf! Wir müssen zurück! Es wird zur Retraite geblasen!" In dieser Weise führt er mit seinen Leuten alle Wechselfälle des Kampfes auf, die sich in seiner Erinnerung wiederbeleben.

Oder ich versetze ihn in das Treffen von Patay, in dem ihn ein Granatsplitter am Kopfe traf. Er sinkt um, verstummt, greift mit der Hand nach der Wunde und bleibt dann regungslos liegen. Dann kommt er wieder zu sich, verlangt nach dem Arzt, fühlt, wie er auf den Verbandplatz getragen wird, ruft einen Wärter zum Verbinden u. s. w.

Wenn S. diesen Theil seines Lebens wieder durchmacht, theilt er so zu sagen seine Persönlichkeit. Er besorgt zu gleicher Zeit die Fragen und Antworten und spricht für sich und für die Anderen, als ob er einen Bericht entwerfen würde. Ich versetze ihn z. B. nach Dijon, wo er in Garnison gelegen war. „Schau, Corporal Durand, wie geht's Dir?" — „Gut, und wie geht's Dir, woher kommst Du denn?" „Ich bin auf Urlaub da, ich war in Saverne." — „Du bist noch immer der Alte?" — „Ja, ich ändere mich nicht mehr." — „Steckst immer im

Arrest?" — „Ja, öfter als ich an der Reihe bin." —- „Komm in's Café auf ein Glas Bier . . . ." Er holt Stühle, bittet die Cameraden, sich zu setzen, ruft den Kellner, schafft Bier an und plaudert mit seinen Gefährten über alles Mögliche weiter, wobei er sowohl seine als auch ihre Rollen selber spricht.

Ich frage ihn nun: „Wo sind Sie denn jetzt, S.?" — „Ich bin in Dijon." — „Und wer bin denn ich?" — „Sie sind der Doctor Bernheim." — „Aber ich lebe ja nicht in Dijon; Sie sind jetzt im Spital Saint-Charles in Nancy." — „Aber nein, ich bin ja in Dijon, da sind ja meine Cameraden, ich kenne Sie nicht."

Ich lasse ihm seinen früheren Oberst, den General Vincendon, erscheinen. Er steht auf und salutirt. „Guten Tag, Herr Oberst!" — „Guten Tag, mein Junge, immer noch der Alte? Deine Wunde geheilt? Hast Du keine Medaille, keine Pension?" — „Nein, mein Oberst." — Nach dem Erwachen sind alle diese Erlebnisse vollständig verwischt.

In dieser Weise träumt er die ihm suggerirten Scenen durch, sieht sich so zu sagen selbst, wie er in seinem früheren Leben mit seinen Cameraden war, wiederholt laut, was die ihm sagen und was er zu ihnen spricht; giebt alles, Mienen- und Geberdenspiel dazu, als ob er auf der Bühne wäre, Schauspieler und Zuschauer in einer Person.

Der Mann, auf welchen sich die Beobachtung II bezieht, hält sich strenge an seine Rolle; wenn er ein Gespräch mit einem imaginären Partner führt, so lauscht er der Antwort desselben, ehe er erwidert und wiederholt niemals diese Antwort selbst. Er zittert und erbleicht, wenn er verletzt wird; er zeigt alle Zeichen des Schreckens, wenn er vor der Polizei steht. S. dagegen (Beobachtung IV) wird nicht blass, wenn er verwundet wird, sein Herz schlägt darum nicht schneller; bei der eigenthümlichen Zweitheilung seiner Persönlichkeit, von der er sich selbst keine Rechenschaft giebt, bekommt er ein anderes Ich, welches er handeln sieht und hört. Er spricht mit mir, giebt mir Antwort, weiss, dass er eingeschläfert im Spitale liegt, und befindet sich doch gleichzeitig auf dem Schlachtfelde; er nimmt aber an diesem Widerspruche keinen Anstoss.

Ich habe eine ähnliche Art von Geistesstörung bei mehreren Kranken, die im Typhus darniederlagen, beobachtet. Wenn ihr Geist von krankhaften Träumen bedrückt war, sprachen sie zugleich für sich und für die Anderen, wiederholten die Fragen ihrer Partner im Gespräch und gaben dann ihre eigenen Antworten.

Kommen nicht übrigens im normalen Traum Erscheinungen ähnlicher Art recht häufig vor? In demselben Moment sind wir wir selbst und gleichzeitig ein Anderer, genau so wie der Somnambule, der sich in einen Hund verwandelt glaubt, und die an ihn gerichteten Fragen mit seiner menschlichen Stimme beantwortet. Wir glauben uns im Traum in unsere Jugend zurückversetzt; Erinnerungen, die tief in unserem Gehirn begraben lagen, werden wach und gestalten sich zu Sinnesbildern; Wesen, die nicht mehr leben, erscheinen uns, wir sprechen mit ihnen, und doch ist gleichzeitig das Bewusstsein der Gegenwart nicht untergegangen, ja, es ist manchmal so lebhaft, dass wir uns mitten darin selbst sagen können: das ist nur ein Traum. „Ich glaube" — sagt Maudsley — „dass während all der Gaukeleien der Träume gewöhnlich ein dunkles Gefühl oder eine Ahnung unserer

Identität in uns erhalten bleibt, denn sonst könnten wir niemals überrascht sein, wenn wir finden, dass wir nicht wir selbst sind, oder wenn wir etwas Ausserordentliches thun, und wir besässen nicht jene Art von Empfindung unserer Person, die jedesmal auftritt, wenn wir in einem Traume selbst als handelnde Person erscheinen. Ich glaube dass der Organismus seine Identität festhält trotz aller Zerfahrenheit. des Bewusstseins; wenn wir auch schlafen, ... wir haben doch die Empfindung unseres Ich's mit grösserer oder geringerer Deutlichkeit in jedem Bewusstseinszustande, im Traume wie im Wachen. Der Pflegling des Irrenhauses, der im Wahn befangen ist, der allmächtige Gott zu sein und in einem Augenblicke alles thun zu können, was er will, bettelt doch in demselben Athem, mit dem er seine Allmacht behauptet hat, um ein kleines Geschenk. Dies sind die Folgen einer Zerstörung der Einheit des Ich's."

Die Hallucinationen des Somnambulismus sind nichts Anderes als künstlich hervorgerufene Träume. Die Sinnesbilder des Traumes können mehr oder minder lebhaft sein, das Bewusstsein des eigenen Ich's kann mehr oder minder verwischt daneben fortbestehen, ohne dass der Träumer an dem Widerspruche Anstoss nimmt. Unser S. weiss sehr wohl, dass er neben mir und unter meinem Einflusse steht; gleichzeitig ist er auf dem Schlachtfelde und giebt mit lauter Stimme dem Traume Ausdruck, den er sieht und erlebt, den ich ihm suggerirt habe.

Neben diesen Typen von Somnambulen, die ich eben geschildert habe, und von denen ich eine unendliche Reihe von Beispielen anführen könnte, giebt es eine seltenere Abart desselben Zustandes, bei welcher der Schläfer von spontanen Träumen heimgesucht wird, die von der Person, mit der er in Rapport steht, nach Belieben gelenkt und abgeändert werden können. Diese Träume können eine so überzeugende Lebhaftigkeit gewinnen, dass das Bewusstsein der Wirklichkeit daneben vollkommen verwischt und auch nicht mehr wachgerufen werden kann.

Beobachtung V. Dahin gehört der Fall eines jungen hysterischen Mädchens, welches ich von October 1881 bis Januar 1882 auf meiner Klinik behandelt habe. Sie leidet an hysterischen Krampfanfällen, die durch vollkommen freie Intervalle unterbrochen werden, absoluter linksseitiger Hemianästhesie, die durch den Magneten geheilt wurde, Lähmung beider Beine mit Rigidität, gelegentlicher Contractur des linken Armes u. s. w. Sie erfreut sich aber eines klaren Verstandes und ist ausserhalb ihrer Anfallszeiten vernünftig, durchaus nicht leicht erregbar, nüchtern und gemessen in ihren Worten und Handlungen.

Sie wird in wenigen Minuten durch Fixiren meiner Augen hypnotisirt, ihre Augen fallen dann plötzlich zu, sie bleibt unbeweglich. Man erzielt keine suggestive Katalepsie, die erhobenen Glieder fallen schlaff herab.

Ich gebe im Folgenden die Aufnahme einer ihrer hypnotischen Sitzungen wieder.

Ich frage sie: „Schlafen Sie?" Sie antwortet mir nicht, ich dränge aber und bekomme endlich Antwort: „Nein, ich schlafe nicht." — „Wo sind Sie jetzt?" — „Ich bin auf der Strasse." — „Wo gehen Sie hin?" — „Nach Hause." — „Wo wohnen Sie?" — „Rue de l'Étang, bei meiner Mutter." — Einen Augenblick später: „Wo sind Sie jetzt?" — „Sie sehen es ja, am Bahnhofplatz." Plötzlich fährt sie heftig vor Schreck zusammen, was sie später nach ihrem Erwachen erklärt. Sie sah nämlich ein Monument in's Schwanken gerathen und fürchtete, davon erschlagen zu werden. „Also jetzt sind Sie bei Ihrer Mutter; wie geht's Dir, Marie?" — „Es geht mir besser," erwidert sie der Mutter. — „Bist Du noch immer im Spital?" — „Nein, ich bin schon entlassen, ich bin fast geheilt, man hat mich elektrisirt." — „Es wäre sehr schön von Dir," sage ich, „wenn Du mir helfen würdest, diese Wäsche zu bügeln." — „Ach, lass' mich geh'n, ich bin nicht gekommen, um zu arbeiten." Sie giebt aber endlich dem Wunsche der Mutter nach, nimmt ihr Betttuch auf, thut so, als ob sie es nass machen und dann stärken würde, nimmt das Bügeleisen, prüft, ob es auch warm ist, bügelt mit vollendeter Sorgfalt nach allen Richtungen und legt dann das Tuch in mehrere Falten, ohne irgend ein Detail der ganzen Verrichtung auszulassen. „So, jetzt könntest Du mir diesen Strumpf ausbessern." Sie legt dasselbe Betttuch als Strumpf zusammen, thut, als ob sie ein Stopfholz darunter gäbe, nimmt eine Stricknadel, zieht Masche für Masche mit dem Schein der grössten Sorgfalt auf, kehrt den Strumpf um, macht die Maschen in entgegengesetzter Richtung u. s. w. Ich lasse sie nähen; sie beginnt das Tuch, das sie in Händen hat, zu säumen, fädelt die Nadel ein, setzt ihren Fingerhut auf und näht. Sie sticht die Nadel ein, zieht den Faden heraus, sticht sich einmal in den Finger, den sie dann in den Mund steckt, um die Blutstropfen aufzusaugen, vertauscht die Nadel, die nicht mehr sticht, mit einer anderen, und das alles mit wirklich ergreifender Naturtreue. „Du hast jetzt genug für Deine Mutter gearbeitet", sage ich, „komm, gehen wir spazieren!" Sie hält mich jetzt für Ihre Freundin Louise. „Gern", sagt sie. — „Wir wollen baden gehen, es ist warm," sage ich. Sie glaubt mit mir spazieren zu gehen, bezeichnet die Strassen, durch die wir kommen, und die Personen, die sie sieht. Ich klopfe dreimal auf den Tisch und frage: „Was ist das?" — „Das sind Steinklopfer."

Wir kommen ins Bad; sie thut, als ob sie sich entkleiden würde, glaubt im Wasser zu sein, klappert mit den Zähnen, macht mit ausgestreckten Armen Schwimmbewegungen u. s. w.

Wenn ich sie schlafen lasse, ohne mich mit ihr zu beschäftigen, so setzt sie ihren Traum von selbst fort. Einmal fand ich sie, als ich nach kurzer Abwesenheit wieder kam, damit beschäftigt, Wäsche zu waschen; sie nahm die Stücke aus dem Bottich, tauchte sie in's Wasser, seifte sie auf einem Brette ein, tauchte sie dann wieder in's Wasser, wand sie aus u. s. w.

Nach ihrem Erwachen erzählt sie mir alle Einzelheiten ihres Traumes; sie ist nach Hause gegangen, hat auf dem Bahnhofplatz einen grossen Schrecken überstanden und hat dann ihre Mutter gesehen, die ihr dieses und jenes gesagt hat. Sie lässt auch nicht ein Tüpfelchen aus und macht aus den unzusammenhängenden Ereignissen, die ich sie erleben liess, eine logisch geordnete Reihe von Thatsachen. Wenn meine Schüler während ihres Schlafes leise gesungen haben, so sind es Musikanten oder schlechte Sänger gewesen, die sie unterwegs begegnet hat. Man hatte ihr während des Schlafes Gegenstände auf die

Stirne gelegt, um zu sehen, ob sie dieselben errathen würde; sie erzählt dann von Personen, die sie unterwegs angehalten und Fragen
an sie gestellt haben. Es nützt nichts, wenn ich ihr sage: „Das ist
ja nur ein Traum! Sie haben geschlafen, Sie haben Ihr Bett nicht
verlassen." Sie glaubt es nicht, sie hält den Traum für Wirklichkeit.
Ich kann während ihres Schlafes ihre Träume lenken, aber ich
kann sie nicht zum Bewusstsein der Wirklichkeit zurückbringen. Ich
sage ihr: „Sie schlafen." — „Aber nein!" antwortet sie. — „Sie sind
ja gelähmt, Sie können ja nicht gehen." — „Ach, Sie machen sich
lustig über mich, ich bin ja auf und gehe."
    Ich habe sie fast täglich hypnotisirt, alle Versuche gemacht, um
im Rapport mit ihr zu bleiben, ihr während der Hypnose gesagt,
während ich ihre Hand und ihre Stirne berührte: „Erinnern Sie sich
während Ihres Schlafes, dass Sie eingeschläfert sind, dass ich neben
Ihrem Bette stehe, dass Sie gelähmt sind." Umsonst! Im betreffenden
Augenblick schlossen sich ihre Augen, und damit war sie mir ent-
schlüpft. Das Bewusstsein der Wirklichkeit war verflogen, sie schlief
nicht mehr, sie war nicht mehr gelähmt, sie konnte gehen. Ich war
ihre Freundin oder ihre Mutter.
    Ich konnte die Suggestion bei ihr auch nicht zu therapeutischen
Zwecken verwerthen, da die Kranke nicht in erforderlicher Weise in
Rapport mit mir trat. Alle ihre hysterischen Erscheinungen, Contracturen, Paraplegie, zeitweiliger Trismus, Aphonie u. s. w. erhielten
sich unbeeinflusst mit einigen Schwankungen zum Besseren und zum
Schlechteren. Die Kranke verliess am 9. Januar die Klinik und wurde
später spontan gesund. Es kam mir an dieser Stelle nur darauf an,
die eigenthümlichen Charaktere hervorzuheben, durch welche ihr
künstlicher Somnambulismus ausgezeichnet war.

    Es giebt andere Schläfer, die zwar auch spontane Träume haben;
aber dieselben fliehen, wenn die Stimme des Hypnotiseurs laut wird.
Ihr Wille wie ihre Vorstellungen bleiben ihm unterthan.
    Beobachtung VI. Ein 37jähriger Mann, der seit 1872 an
Magenkrampf leidet, suchte mich in der Ordination auf. Ich habe ihn
fünfmal hypnotisirt; er schläft in zwei Minuten durch Suggestion ein,
wenn ich ihn meine Finger fixiren lasse; er wird somnambul, zeigt
suggestive Katalepsie, automatische Bewegungen, vollkommene Anästhesie und Hallucinationen.
    Wenn ich für einen Augenblick aufhöre, ihn zu beeinflussen,
verfällt er in spontanes Träumen. Eines Tages fährt er plötzlich zusammen, zittert an allen Gliedern, seine Mienen drücken Entsetzen
aus. „Er kommt, da ist er!" — „Wer denn?" — „Der Tiger! Sehen Sie
ihn nicht?" Er glaubte also in der Wüste zu sein und sah einen Tiger
auf sich zukommen. Ein andermal sieht er sich in Bar-le-Duc bei
seinem Bruder, der Holzhändler ist; er begleitet ihn in's Holzlager und
spricht mit ihm über das Geschäft. Wenn ich ihm sage: „Sie sind ja in
Nancy, auf dem Stanislausplatz", so befindet er sich wirklich dort und
schildert mir alles, was er auf dem Spaziergang sieht, den ich ihn in
der Phantasie machen lasse.
    Er hat unbeschadet seines Traumes das Bewusstsein der Wirk-
lichkeit bewahrt; er weiss, wer ich bin, und er weiss, dass er schläft.

Er ist zur gleichen Zeit eingeschläfert in Nancy und wach in einem
Holzlager zu Bar-le-Duc. Der Widerspruch macht ihm nichts, er bleibt
während seiner spontanen Träume im Rapport mit der Person, die
ihn eingeschläfert hat. Wenn ich eines seiner Beine erhebe, bleibt es
in der Luft stehen; wenn ich seine Arme in Drehung um einander
versetze, behalten sie diese Bewegung bei. Ich suggerire ihm nun
das Aufhören seiner Magen- und Rückenschmerzen, er behauptet, sie
nicht mehr zu verspüren, und verspürt sie auch nicht mehr nach dem
Erwachen.

Dieser Somnambule verfällt also auch in spontanes Träumen,
wenn er während der Hypnose sich selbst überlassen bleibt; er unterscheidet sich aber von dem Gegenstande unserer vorigen Beobachtung
darin, dass das Bewusstsein der Wirklichkeit bei ihm fortbesteht und
durch Suggestion wachgerufen werden kann. Das Bewusstsein seiner
wirklichen Persönlichkeit ist nicht erloschen, sondern blos durch das
Spiel der sich in Träumen ergehenden Phantasie verdunkelt, und der
Kranke bleibt somit für therapeutische Suggestionen empfänglich.

Als letzten Typus des somnambulen Zustandes will ich den folgenden Fall anführen, in dem fast alle in den früheren Beobachtungen
vorkommenden Phänomene der Suggestion fehlen. Ein derartiger
Schlaf scheint sich nur durch Zweierlei vom wachen Zustande zu
unterscheiden: den Verschluss der Augen und den Mangel jeder Erinnerung nach dem Erwachen.

Beobachtung VII. Frau von X., eine sehr intelligente 56jährige
Dame, leidet seit langen Jahren an chronischem Magenkatarrh mit
Magenerweiterung. Sie schläft mir leicht ein, wenn ich ihr blos die
Lider eine Minute lang zugedrückt halte; sie zeigt dann einen gewissen Grad von suggestiver Katalepsie, hält ihre Arme einige Zeit
lang in der Luft, lässt sie aber dann aus eigenem Antrieb herabsinken. Ich kann bei ihr auch die Beine in automatische Drehung
versetzen, indem ich ihr sage: „Sie können nicht mehr stillhalten,"
aber diese Bewegung dauert nie länger als ein paar Secunden, und es
ist mir ganz unmöglich, Contractur, Anästhesie oder Sinnestäuschungen
bei ihr zu erzeugen. Wenn ich ihr z. B. sage: „Hören Sie die schöne
Musik," so hört sie nichts. Wenn ich ihr sage: „Nehmen Sie diesen
Löffel Medicin," so antwortet sie mir: „Sie wissen ja, Doctor, bei mir
gehen diese Kunststücke nicht."

Sie hat sich während ihres Schlafes sehr viel Selbstständigkeit bewahrt, plaudert mit mir, weiht mich in alle Einzelheiten
ihrer Krankheit ein oder spricht mit mir von ganz fernliegenden,
gleichgiltigen Dingen, z. B.: „Ich habe wirklich schon daran gedacht,
Doctor, Sie für den oder den Tag zum Thee bei mir einzuladen"
u. s. w. Wenn sie im Nebenzimmer die Kammerfrau herumgehen hört,
macht sie dieselbe zum Gegenstand ihrer Bemerkungen; sie benimmt
sich genau so wie eine Wachende, versichert aber, dass sie schläft,
und ist sich auch des Schlafes bewusst. Ich habe sie mehr als fünf-
zigmal hypnotisirt, aber ihr niemals irgend eine Sinnestäuschung oder
eine einigermassen deutliche Hallucination eingeben können. Nur einmal gelang es mir, sie beim Erwachen eine Militärmusik hören zu
lassen; sie hörte sie aber nur aus der Ferne und ziemlich undeutlich
Nur gewisse Suggestionen von Handlungen nach dem Erwachen pflegt

sie auszuführen. Ich sagte ihr z. B. eines Tages: „Wenn Sie wach
sein werden, werden Sie den Fauteuil, auf dem Sie jetzt sitzen, verlassen und sich in den gegenüberstehenden setzen." Erwacht, blickt
sie um sich und sagt: „Ich weiss nicht, mein Salon muss heute nicht
in Ordnung sein, mir ist gar nicht behaglich auf diesem Fauteuil."
Sie steht, der Suggestion gehorsam, auf und setzt sich in den Fauteuil
gegenüber. Ihre Worte waren nur eine Ausrede für das Bedürfniss,
Platz zu wechseln, das sie empfand.

Ich kann ihr auch suggeriren, Verrichtungen ähnlicher Art
während des Schlafes auszuführen; ich sage ihr z. B.: „In drei
Minuten werden Sie sich auf das Sopha setzen und wenn Sie eine
Minute dort gesessen haben, werden Sie aufwachen." Sie gehorcht
pünktlich.

Mitten in der lebhaftesten Unterhaltung wecke ich sie plötzlich
auf, indem ich ihr zurufe: „Wach'!"

Sie erinnert sich dann an nichts; alles ist weggewischt; sie
weiss auch nicht, wie lange sie geschlafen hat; nur gelegentlich bleibt
eine einzelne Thatsache durch Autosuggestion für ihre Erinnerung
erhalten. So sagte sie mir eines Tages: „Sie haben mich während des
Schlafes gefragt, ob ich immer noch saures Aufstossen mit einer
brennenden Empfindung habe. Da habe ich mir gesagt, ich darf dies
beim Erwachen nicht vergessen, damit ich den Doctor fragen kann,
welchen Brunnen des Wassers von Vichy ich trinken soll." Sie hatte
sich also im Schlafe suggerirt, diese Erinnerung zu bewahren; alle
anderen waren erloschen. Wenn ich ihr übrigens vor dem Erwachen
sage: „Sie werden sich an gar nichts mehr erinnern," so vernichte
ich das Gedächtniss für Alles, selbst für das, was sie sich sonst vielleicht durch Autosuggestion erhalten hätte.

Ich könnte solche Beobachtungen von Somnambulismus noch
mehrere anführen, ohne damit den Gegenstand zu erschöpfen. Jede
Person zeigt im somnambulen wie im wachen Zustande eben eine besondere Individualität.

Ich habe in den vorstehenden Seiten in grossen Umrissen die
merkwürdigen Erscheinungen beschrieben, welche man während der
Hypnose beobachtet, und die Jedermann, der sich die Mühe nimmt, mit
Leichtigkeit bestätigen können wird. Man kann allerdings auf Personen stossen, die wissentlich simuliren, oder die sich aus Gefälligkeit
zur Simulation verpflichtet glauben. Man wird zweifelhafte Fälle finden,
die nicht überzeugend wirken; der Zustand der Hypnose ist eben
durch allmähliche Uebergänge mit dem wachen Zustande verknüpft;
manchmal bleibt der Hypnotiseur in Zweifel, ob eine bestimmte Person
wirklich beeinflusst worden ist, und andererseits kann auch der Hypnotisirte, der sich erinnert, alles gehört zu haben, glauben, dass er
nicht geschlafen hat, und sich einreden, dass er simulirt habe.

Hier, wie überall, wird die Erfahrung entscheiden und lehren,
ob wirklich eine Beeinflussung stattgefunden hat. Ich habe eine Zeit
lang einen Mann von grosser Intelligenz und wissenschaftlicher Bedeutung wegen einer nervösen Krankheit hypnotisirt. Er kam beim
ersten Versuch auf die dritte Stufe der Hypnose: suggestive Katalepsie,
erhaltene Erinnerung beim Erwachen. Ich fragte ihn, ob er geschlafen

habe. Er glaube ja, sei aber dessen nicht sicher, da er alles gehört habe. Auf meine Frage, warum er denn nicht die Augen geöffnet oder die Arme gesenkt, wenn er es im Stande gewesen wäre, erwiderte er: „Ich weiss nicht, ob ich es im Stande war; es fiel mir nicht ein, es zu thun. Es fehlte mir der Wille." Ich war überzeugt, dass ich ihn beeinflusst hatte, und zwar mit Recht, denn bei der folgenden, wie bei allen späteren Sitzungen verfiel er in tiefen Schlaf mit vollkommener Amnesie beim Erwachen. Aehnliche Erfahrungen mache ich alle Tage.

Man sollte nicht leichthin nach einer einzigen positiven oder negativen Beobachtung ein Urtheil über die ganze Sache fällen; ich lasse mir nur Gerechtigkeit widerfahren, wenn ich sage, dass ich kühlen Sinnes ohne Voreingenommenheit und ohne Schwärmerei meine Beobachtungen angestellt habe. Wenn ich aber in mehreren hundert Beobachtungen, die in allen Classen der Gesellschaft, im Spital und in der Stadt gesammelt wurden, immer wieder gefunden habe, dass dieselben Erscheinungen in gesetzmässiger Folge wiederkehren, wenn ich andererseits weiss, dass alle Forscher, welche den Gegenstand ohne Vorurtheil bearbeitet haben, zu identischen oder ähnlichen Beobachtungen, wie ich selbst, gelangt sind, kann ich dann wohl annehmen, dass alle unsere Versuchsobjecte sich verabredet haben, um uns irre zu führen? Gewisse Köpfe haben eine Scheu vor dem Wunderbaren und dies mit Recht; sie haben aber Unrecht, Thatsachen als wunderbar zu betrachten und consequent in Abrede zu stellen, die sie nicht geprüft haben, nur darum, weil dieselben nicht zu den aprioristischen Vorstellungen in ihrem Gehirne passen wollen. Die Thatsachen sind unleugbar; eine Erklärung kommt erst in zweiter Linie in Betracht, und wenn es an einer solchen fehlen sollte, so darf man nicht die Thatsachen, sondern die Unvollständigkeit unseres Wissens in der Psychologie und Nervenphysiologie darob beschuldigen.

Viertes Capitel.

Circulation und Respiration in der Hypnose. — Die Veränderungen, welche die Autoren gefunden haben, rühren blos von der Aufregung her. — Einfluss der hypnotischen Suggestion auf die Functionen des organischen Lebens: Pulsbeschleunigung und Verlangsamung, Beeinflussung der Gefässinnervation, Röthung, Blasenbildungen und Blutungen in Folge von Suggestion.

Noch ein Wort über Athmung und Kreislauf in der Hypnose.

Nach Braid werden Puls und Respiration zuerst verlangsamt; sowie aber die Muskeln in Thätigkeit treten, zeigt sich eine Neigung zur kataleptischen Starre, begleitet von Pulsbeschleunigung und dyspnoischer Athmung. Aus seinen Versuchen ergiebt sich, dass, wenn die Pulsbeschleunigung in Folge der Muskelanstrengung, die nothwendig ist, um fünf Minuten lang Arme und Beine ausgestreckt zu halten, im normalen Zustande 20 auf 100 beträgt, in der Hypnose eine Beschleunigung von 100 auf 100 zu constatiren wäre. Wenn man dann die Sinnesorgane, gleichviel welches, erregt, oder wenn man ausser den Extremitätenmuskeln die Muskeln von Hals und Kopf kataleptisch macht, findet ein rasches Absinken der Beschleunigung bis auf 40:100

statt (immer noch auf das Doppelte des normalen Verhältnisses).
Wenn man die Muskeln jetzt erschlaffen lässt, so lange sich die Person noch in der Hypnose befindet, so sinkt die Pulszahl rasch bis
zur Ziffer, welche sie vor dem Versuch hatte, und selbst darunter.
Ueberdies soll nach Braid der Puls während der kataleptischen
Starre klein und hart werden, und gleichzeitig eine lebhafte Injection
der Conjunctiven und des ganzen Capillarsystems des Halses, Kopfes
und Gesichtes auftreten. Braid meint, dass die kataleptische Muskel-
starre die Circulation des Blutes in den Extremitäten beschränkt und
dadurch eine Steigerung der Herzthätigkeit und eine Hyperämie des
Gehirns und Rückenmarks hervorruft.

Ausser Braid haben noch andere Beobachter Veränderungen
von Herzthätigkeit und Athmung durch die Hypnose angegeben. Pau
de Saint-Martin, der in einer Strassburger Dissertation einen Fall
von hypnotischer Lethargie beschrieben hat, macht auf die Beschleunigung des Pulses und der Respiration, die Abnahme der Gefäss-
spannung und auf die erhöhte Schweisssecretion aufmerksam.

Heidenhain hat mit Hilfe genauerer Methoden dieselben Resultate gefunden und betont überdies die Vermehrung der Speichel-
secretion. Neuerdings haben Tamburini und Seppilli mit der graphi-
schen Methode und dem Plethysmographen von Mosso festgestellt,
dass beim Uebergang vom wachen Zustand in den hypnotischen Schlaf
die Athembewegungen unregelmässig und ungleich werden und an
Zahl zunehmen. Die Zahl der Herz- und Gefässcontractionen wird
gesteigert, das Gesicht congestionirt.

Dr. Hack Tuke hat bei einer Person eine Beschleunigung der
Herz- und Athembewegungen beobachtet, bei einer anderen blieben
beiderlei Thätigkeiten im Gegentheile ruhig.

Es scheint mir, dass die verschiedenen Beobachter die zur Her-
beiführung der Hypnose angewendete Methode und den Gemüthszustand, in dem die Hypnose eintrat, nicht genügend in Rechnung gezogen haben.

Diejenigen, die aufgefordert werden, einen glänzenden Gegenstand oder die Augen des Arztes zu fixiren, machen dabei eine mehr
oder minder bedeutende Anstrengung; zu der Muskelermüdung des
Auges und zur psychischen Sammlung, die ihnen auferlegt sind, kommt
noch eine gewisse moralische Erregung hinzu, besonders dann, wenn
man den Versuch zum ersten Male mit ihnen anstellt. Daher rührt die
unregelmässige, beschleunigte, manchmal keuchende Athmung; der
Puls wird von der Aufregung beeinflusst und ist eben das, was die
Kliniker pouls médical heissen. Von denselben Ursachen scheinen mir
die Congestion des Gesichts, die Muskelzuckungen und das Gefühl
von Unbehagen abzuhängen, welches manche Personen empfinden.

Bei den Personen hingegen, welche ich durch eine sanfte Suggestion einschläfere, und die hierbei ihre Gemüthsruhe bewahren, sowie
bei allen Jenen, die bereits mehrmals hypnotisirt worden sind und die
daher mit vollem Zutrauen ohne jede Erregung einschlafen, fallen
auch alle diese Symptome weg; ich habe unter diesen Bedingungen
weder Beschleunigung noch Verlangsamung des Pulses, weder Beschleunigung noch Verlangsamung der Athmung auffinden können;
wenn ich den Puls vor und während der Hypnose mit dem Sphygmo-

graphen aufzeichnete, ergab sich kein Unterschied. Ich konnte auch die beträchtliche Beschleunigung beider, welche nach Braid von der kataleptischen Starre der Extremitäten herrühren soll, nicht nachweisen, kurz — in diesen Beziehungen finde ich keinen merklichen Unterschied zwischen dem wachen Zustande und der Hypnose.

Kann die Suggestion auch die Functionen des organischen Lebens beeinflussen, welche in der Norm dem Einflusse des Willens entzogen sind? Herr Beaunis hat zur Lösung dieser Problems einige physiologische Versuche angestellt. Er hat versucht, die Frequenz der Herzschläge durch Suggestion abzuändern, wobei er dieselben mittelst der bekannten physiologischen Methoden bei mehreren Somnambulen verzeichnete. Zu diesem Zwecke wurde ein Marey'scher Sphygmograph auf die linke Radialis aufgesetzt; eine elektrische Uhr bezeichnete die Secunden auf einer rotirenden Trommel. Die Resultate waren folgende: Bei einer Somnambulen war die Mittelzahl der Pulsschläge in der Minute vor dem Schlaf 96, und während der Hypnose 98·4; die Suggestion der Verlangsamung ergab 92·4 in der Minute. Nachdem darauf die Pulszahl wieder normal geworden und bis auf 102 gestiegen war, erzielte die Suggestion der Beschleunigung eine Steigerung bis auf 115·5. Beim Erwachen betrug sie 100·2. Verlangsamung und Beschleunigung schlossen sich unmittelbar an die Suggestion an. Bei einer anderen Somnambulen hatte die Suggestion der Verlangsamung einen ähnlichen Erfolg.

Die Suggestion kann auch auf die Innervation der Gefässnerven wirken; bei manchen Personen kann man nämlich Röthungen an bestimmten Körperstellen hervorrufen. Herr Beaunis sagte einer Samnambulen: „Sie werden nach dem Erwachen einen rothen Fleck an der Stelle haben, die ich jetzt berühre." Zehn Minuten nach dem Erwachen begann wirklich eine leichte Röthung an der bezeichneten Stelle, die sich allmählig verstärkte, und nachdem sie zehn Minuten bis zu einer Viertelstunde bestanden hatte, langsam wieder verschwand. Man kann eine solche Röthung durch Suggestion auch für längere Zeit festhalten.

Mitunter kann man mehr leisten; man kann durch hypnotische Suggestion Blasen ziehen. Herr Faucachon, Apotheker in Charmes, hat mir dieses Phänomen bei einer Somnambulen gezeigt, die er nach Nancy brachte, um den Versuch meiner Ueberprüfung zu unterwerfen. Man klebte der Person um 11 Uhr Morgens in der Hypnose acht Briefmarken auf die linke Schulter unter der Suggestion eines Blasenpflasters, liess sie den ganzen Tag über schlafen, weckte sie blos zu den Mahlzeiten auf und behielt sie die ganze Zeit über im Auge. Für die Nacht wurde sie von Neuem eingeschläfert und ihr suggerirt, dass sie erst um 7 Uhr Morgens erwachen werde. Um 8¹/₄ Morgens wurde der Verband entfernt, die Briefmarken zeigten sich unverrückt. Die Haut war in einer Ausdehnung von vier bis fünf Centimetern geschwellt und verändert, gelblichweiss; sie war zwar nicht zu einer Blase erhoben, aber doch geschwellt, ein wenig faltig, kurz, so wie sie im Vorstadium der eigentlichen Blasenbildung auszusehen pflegt. Diese Gegend der Haut war von einer intensiv gerötheten und geschwellten Zone umgeben. Die Person reiste mit

Herrn Faucachon nach Charmes zurück, um vier Uhr Abends waren
vier oder fünf Blasen entwickelt. Vierzehn Tage später war die
Stelle noch in voller Eiterung.

Herr Faucachon hat denselben Versuch bei einer anderen
Person mit Erfolg wiederholt; die Blasenbildung trat bei ihr nach
48 Stunden auf.

Herr Dumontpallier hat bei einer Wiederholung dieser Versuche zwar keine Blasenbildung, aber mehrmals erhebliche Temperatur-
steigerung erzielt.

Endlich kann man bei gewissen Personen durch Suggestion
Blutaustritte und blutige Stigmata erzeugen.

Die Herren Bourru und Burot haben in Rochefort an einem
jungen hystero-epileptischen Marinesoldaten Versuche nach dieser
Richtung angestellt. Nachdem er somnambul gemacht war, gab ihm
Bourru folgende Suggestion ein: „Diesen Abend um vier Uhr wirst
Du einschlafen, auf mein Zimmer gehen, Dich in den Fauteuil setzen,
die Arme über die Brust kreuzen und Nasenbluten bekommen." Zur
bestimmten Stunde führte er den Auftrag aus; aus dem linken Nasenloch sah man einige Tropfen Blut hervorsickern.

Ein andermal zeichnete derselbe Beobachter mit dem stumpfen
Ende eines kleinen Dolches den Namen des jungen Mannes auf seine
beiden Vorderarme, versetzte ihn in Somnambulismus und sagte ihm:
„Diesen Abend um vier Uhr wirst Du einschlafen und am Arm aus den
Linien bluten, die ich gezogen habe; Dein Name wird mit blutigen
Buchstaben auf Deinem Arm verzeichnet stehen." Er wird um vier
Uhr beobachtet, man sieht ihn einschlafen, die Zeichen treten am
linken Arm erhaben und in lebhaftem Roth auf, und an mehreren
Stellen quellen einige Bluttröpfchen hervor. Noch drei Monate später
war die Schrift, wiewohl immer mehr abgeblasst, zu erkennen.

Herr Doctor Mabille, einer meiner früheren Schüler, jetzt Director der Irrenanstalt zu Lafond bei La Rochelle, hat an diesem
Kranken, als er in seine Anstalt aufgenommen wurde, dieselben Versuche wiederholt und neuerdings blutige Stigmata hervorgerufen. Er
brachte es dahin, sofortige Blutaustritte an bestimmten Körperstellen
durch Suggestion zu erzielen. Er hatte auch Gelegenheit, bei diesem
Kranken einen Anfall von spontanem Somnambulismus zu beobachten,
in welchem er sich durch eine Art Entzweiung seiner Persönlichkeit
selbst die blutigen Stigmata am Arme suggerirte. Er war so ein
Gegenstück zu der berühmt gewordenen Louise Lateau, deren
Stigmata gleichfalls durch Autosuggestion zu Stande kamen.[1]

Diese Thatsachen scheinen mir zu erweisen, dass die Suggestion
auch auf die Herzthätigkeit und auf die Gefässinnervation Einfluss
üben kann. Immerhin kommen Erscheinungen dieser Reihe recht selten
zu Stande, sie sind nur ausnahmsweise und nur bei gewissen Personen
zu beobachten. In sehr vielen Fällen habe ich mich vergebens um
sie bemüht. Doch reichen diese Thatsachen hin, um zu beweisen, dass
das Gehirn, wenn es sich in einem Zustand von ausserordentlicher
psychischer Concentration befindet, selbst solche organische Functionen
beeinflussen kann, die normaler Weise dem Willen nur sehr wenig

---

[1] Vergleiche ähnliche Versuche von Jendrássik (Neurol. Centralblatt. Nr. 11,
1888), und Krafft-Ebing.   (Uebers.)

unterworfen sind. Es wäre der Mühe werth, Versuche anzustellen, wie weit der Einfluss der Vorstellung auf gewisse Functionen bereits im wachen Zustande reicht. Man weiss ja, wie sehr Harn- und Stuhlentleerung von dem Willen, von der Vorstellung und von der Phantasie abhängen; ist es vielleicht möglich, eine Temperaturerhöhung an bestimmten Körperstellen auch ohne Hypnose hervorzurufen, dadurch dass man seine Gedanken auf diese Erscheinung concentrirt? Das Experiment muss die Antwort auf diese Frage geben.

Fünftes Capitel.

Die Suggestion im Wachen. — Die nämlichen Erscheinungen wie in der Hypnose können bei hypnotisirbaren, aber wachen Personen durch einfache Behauptung hervorgerufen werden. — Transfert einer Hemianästhesie bei einer Hysterischen. — Sensorielle Suggestionen. — Hallucinationen. — Suggestive Veränderungen des Gesichtsfeldes. — Autosuggestion in der Ekstase. — Prioritätsstreit.

Ich wende mich jetzt zum Studium einiger Thatsachen, welche sich auf die Suggestion im wachen Zustande beziehen.

Ich habe gefunden, dass viele Personen, wenn sie mehrmals hypnotisirt worden sind, auch im wachen Zustande die Eignung zeigen, die Phänomene der Suggestion an sich hervorrufen zu lassen, ohne dass man sie von Neuem hypnotisirt. Es wird hierzu blos erfordert, dass sie durch eine kleine Anzahl vorausgehender hypnotischer Sitzungen (eine, zwei oder drei reichen mitunter hin) dafür vorbereitet worden sind.

Ich erwähne z. B. den Fall eines meiner Kranken X ˙ . ., der an die Hypnose gewöhnt ist und es in ihr bis zum leichten Somnambulismus bringt. Ohne ihn einzuschläfern, sage ich ihm ohne alle Umstände: „Schliessen Sie Ihre Hand, Sie können sie nicht mehr öffnen." Er hält die Hand wirklich krampfhaft geschlossen und macht vergebliche Versuche, sie zu öffnen. Ich lasse ihn den anderen Arm mit geöffneter Hand ausstrecken und sage ihm: „Sie können sie nicht mehr schliessen!" Er bemüht sich jetzt vergebens, sie zu schliessen, bringt es gerade dazu, die Phalangen gegen einander halb zu beugen, aber auch trotz aller Anstrengungen nicht weiter.

Jetzt sage ich: „Ihre geschlossene Hand geht auf und Ihre offene Hand schliesst sich." Dies tritt nach wenigen Secunden ein, und seine Hände bleiben in der neuen Stellung erstarrt.

Ebenso gut gelingen bei ihm alle automatischen Bewegungen; ich sage ihm: „Drehen Sie Ihre Arme um einander, Sie können sie nicht mehr aufhalten." Er dreht nun die Arme unbestimmt lange um einander. Ich setze hinzu: „Machen Sie nur alle Anstrengungen, sie aufzuhalten; Sie sollen mir nichts zu Liebe thun, halten Sie die Arme nur auf, wenn Sie können." Er giebt sich sichtlich Mühe, sucht die beiden Hände zu nähern, um sie an einander zu stemmen, aber vergebens; wie Federn, die von einer Mechanik getrieben werden, setzen sie sich wieder in Bewegung. Wenn ich den einen der Arme aufhalte, dreht sich der andere weiter; sobald ich den ersten loslasse, geht er seinem Gefährten nach und schliesst sich ihm in der Drehbewegung an. Auf ähnliche Weise kann ich Kiefersperre, Schiefhals, Lähmung einer Extremität und dergleichen bei ihm hervorrufen.

Dies ist keineswegs eine vereinzelte Beobachtung; ich konnte vielmehr dieselbe Erscheinung bei sehr vielen hypnotisirbaren und keineswegs hysterischen Personen sehen, sogar bei solchen, die bei einem Versuch der Hypnose nicht in tiefen Schlaf verfielen, sondern nur auf die zweite oder dritte Stufe gelangten. Wenigstens eine gewisse Anzahl derselben zeigte im Wachen genau die nämlichen Erscheinungen wie in der Hypnose, die Einen blos suggestive Katalepsie mit Muskelspannung oder einem wechselnden Grad von Contractur, die Anderen Katalepsie mit automatischen Bewegungen; noch Andere zeigen gleichzeitig Anästhesie der Haut und Sinnesorgane, ja sogar Hallucinationen. Um diese Erscheinungen der Suggestion zu erzeugen, brauche ich keineswegs eine besondere Autorität in meine Stimme zu legen oder meine Patienten mit blitzenden Augen anzustarren. Ich bringe meine Sache lächelnd, auf die unbefangenste Weise von der Welt vor, und erziele die beabsichtigte Wirkung nicht blos an gefügigen und willenlosen Personen, die mir Alles zu Liebe thun, sondern auch an solchen, deren Verstand und Urtheil in bester Ordnung ist, die ihre volle Willenskraft und sogar gelegentlich ein gut Theil Widerspruchsgeist besitzen.

Bei manchen Personen kann man durch Suggestion im wachen Zustande auch Veränderungen der Sensibilität erzeugen.

Ein recht merkwürdiges Beispiel: Auf meiner Klinik befindet sich ein junges, hysterisches Mädchen mit vollkommener linksseitiger Hemianästhesie (siehe weiter unten ihre Krankengeschichte); sie ist ausserdem hypnotisirbar und geräth bei der Hypnose in tiefen Schlaf.

Im wachen Zustand ist sie für suggestive Katalepsie und Contracturen zugänglich; ich kann ferner bei ihr einen Transfert der Hemianästhesie von der linken auf die rechte Seite erzeugen, ohne sie einzuschläfern, ja, ohne sie zu berühren.

Ich sage ihr: „Sie werden im linken Arm und in der linken Hand wieder fühlen, die Empfindung wird vollkommen wiederkehren", und lenke so ihre Erwartung mit Nachdruck auf diese Wiederkehr der Sensibilität. Nach drei Minuten verspürt sie einen lebhaften Schmerz in der linken Schulter; zu diesem Zeitpunkt ist die linke Schulter empfindlich, der linke Vorderarm noch nicht; die rechte Schulter ist bereits unempfindlich. Der Schmerz verbreitet sich rasch vom Centrum gegen die Peripherie, den Arm hinab bis in die Finger und verschwindet dann; dies dauert einige Secunden bis zu einer Viertelminute, und während der Ausbreitung dieses Schmerzes kehrt die Empfindlichkeit wieder. Endlich ist die Sensibilität am linken Arm vollkommen hergestellt und dafür am rechten Arm aufgehoben; ein Transfert ist eingetreten, der aber nicht suggerirt worden war, die Suggestion sprach nämlich blos von der Wiederherstellung der Sensibilität auf der linken Seite.

Ich bewerkstellige auf dieselbe Weise, und zwar gleichzeitig, wenn die Suggestion nachdrücklich und wirksam genug ist, oder nach einander, wenn die Suggestion sich als minder wirksam erweist, den Transfert an den unteren Extremitäten. Die speciellen Sinnesfunctionen, Geruch, Geschmack, Gesicht und Gehör werden zumeist von dem Transfert mitbetroffen, ohne dass es einer besonderen Suggestion hierzu bedürfte.

Man kann sofort einen neuerlichen Transfert in entgegengesetzter Richtung und weiteres Hin- und Herwandern der Sensibilität in beliebiger Wiederholung hervorrufen. Oder man kann eine
gekreuzte Vertheilung derselben, z. B. im rechten Arm und im linken
Bein, erzeugen, wobei die anderen Extremitäten anästhetisch bleiben.
Wenn man die Suggestion auf's Nachdrücklichste betont und die
Aufmerksamkeit der Kranken gleichzeitig auf beide Arme und beide
Beine gerichtet erhält, was manchmal — aber nicht immer — möglich
ist, kann man eine Wiederkehr der Sensibilität ohne Transfert erzielen und hat dann beide Körperhälften empfindlich gemacht. Wenn
im Gegentheil die Suggestion unzulänglich ist, bleibt die Ausbreitung
des Schmerzes und der Sensibilität auf halbem Wege stehen. Dann
sind z. B. Oberarm und obere Hälfte des Vorderarmes sensibel, Handgelenk und Hand noch anästhetisch.

Der Eintritt der Anästhesie vollzieht sich viel rascher, als die
Wiederkehr der Sensibilität; letztere erfordert zum mindesten eine
Minute, die erstere aber macht sich sofort geltend. Ich steche die
linke Hand der Kranken mit einer Nadel, sie zeigt lebhafte Reaction
(bei verschlossenen Augen natürlich, um jede Täuschung zu vermeiden).
Jetzt sage ich: „Sie spüren nichts mehr", — steche von Neuem und
es tritt sofort vollkommene Analgesie ein.

Man kann den Transfert oder die Wiederherstellung der Sensibilität auch durch ein anderes, viel wirksameres Verfahren bewerkstelligen, welches die Wiederherstellung der Function so zu sagen durch
eine sichtbare und greifbare Erscheinung verkörpert.

Ich lasse den anästhetischen Arm mit geschlossener Hand erheben, das Glied bleibt kataleptisch stehen. Dann sage ich: „Ihre
Hand wird sich öffnen, Ihr Arm wird niedersinken und die Empfindung wiederkehren." Nach einer halben oder einer ganzen Minute
öffnet sich die Hand plötzlich wie in Folge eines schmerzhaften elektrischen Schlages, und der Transfert der Sensibilität ist eingetreten.
Gleichzeitig stellt sich ein Transfert der Contractur her, wenn ich ihn
in der Suggestion gefordert habe; die andere Hand schliesst sich und
der andere Arm wird kataleptisch. Anstatt die Hände in Beugung
starr zu machen, kann ich sie auch in Streckung geöffnet erstarren
lassen; ich suggerire dann, dass die Hände sich schliessen werden,
und erziele dieselbe Wirkung.

Ich kann den Transfert hintanhalten und die Sensibilität im
anästhetischen Glied wiederherstellen, ohne sie dem gesunden Gliede
zu rauben, wenn ich folgendermassen vorgehe: Ich erhebe beide Arme
und beide Beine, erhalte sie in Katalepsie — bei geschlossenen Händen — und sage dann: „Ihre Hände werden sich öffnen, Ihre Beine
herabsinken und Sie werden überall Empfindung haben." Nach einigen
Augenblicken öffnen sich die Hände, die Beine sinken herab, und die
Sensibilität ist überall wiederhergestellt.

Wenn ich endlich bei der Hervorrufung dieser suggestiven Erscheinungen wiederholt und mit Nachdruck sage: „Die Empfindung
kommt ohne Schmerz wieder, Sie haben keinen Schmerz", dann gewinnt die Kranke ihre Sensibilität ohne schmerzhafte Erschütterung.

Ich muss noch hinzufügen, dass bei meiner Kranken die linksseitige
Hemianästhesie nach einem gewissen Zeitraume von selbst wiederkehrt.

Alle diese Versuche habe ich durch mehrere Wochen täglich immer von Neuem in Gegenwart meiner Schüler und mehrerer meiner Collegen wiederholt. Dieselben waren in der Lage, die Erscheinungen selbst nachzuprüfen, sowie sie auch alle Beobachtungen, die ich bereits angeführt, und alle, die ich noch anzuführen habe, prüfen konnten.

Bei dem Somnambulen Sch., dessen Beobachtung ich bereits berichtet habe, kann ich im wachen Zustande gleichfalls alle möglichen Veränderungen der Sensibilität hervorrufen. Ich brauche nur zu sagen: „Ihre linke Seite ist unempfindlich", und kann dann den linken Arm mit einer Nadel durchstechen, dieselbe in das linke Nasenloch einführen, ich kann die Bindehaut seines Auges berühren, die Schleimhaut des Rachens kitzeln, ohne dass er mit einer Wimper zuckt; die andere Seite reagirt. Ich kann die Anästhesie von der linken auf die rechte Seite übertragen, ja, ich konnte eine totale Anästhesie erzeugen, die so vollkommen war, dass mein Assistent dem Kranken eines Tages fünf sehr fest sitzende Zahnwurzeln entfernte, wobei er dem Kiefer durch länger als zehn Minuten Gewalt anthun musste. Ich hatte dem Kranken blos gesagt: „Jetzt spüren Sie gar nichts mehr"; er spuckte lächelnd sein Blut aus und zeigte nicht die leiseste Schmerzensäusserung. Dieser Mann nimmt übrigens, ohne eingeschläfert zu sein, alle ihm gegebenen Suggestionen an: er geht — mitten drin sage ich ihm: „Sie können nicht mehr weiter" — er bleibt dann wie angewurzelt stehen. Ich sage ihm: „Strengen Sie nur alle Ihre Kräfte an, um von der Stelle zu kommen, Sie können es nicht." Er neigt jetzt den Leib nach vorwärts, bringt es aber nicht dazu, die Sohlen vom Boden abzuheben. Ich ertheile ihm alle beliebigen Stellungen und Contracturen, und er behält sie unbestimmt lange Zeit. Er unterliegt auch allen ihm suggerirten Hallucinationen, ich sage ihm z. B.: „Gehen Sie zu Ihrem Bett, Sie werden dort einen Korb Erdbeeren finden." Er geht hin, findet richtig den vorgespiegelten Korb, hält ihn beim Henkel und isst die Erdbeeren, alles genau so, wie wir es von ihm nach der Hypnose gesehen haben.

Ich hatte auf meiner Klinik einen 14jährigen Knaben, Theophile G., der sehr rasch von einer leichten Neuritis genesen war. Er war scrophulös, in geistiger Beziehung recht intelligent, hatte eine gute Schulbildung genossen und zeigte kein anderweitiges Nervenleiden. Ich habe ihn vier- oder fünfmal hypnotisirt, er wurde somnambul, führte alle ihm während des Schlafes aufgetragenen Handlungen aus, hatte beim Erwachen keinerlei Erinnerung und war für posthypnotische Suggestionen empfänglich.

Ich konnte bei ihm auch im wachen Zustand suggestive Katalepsie der oberen Extremitäten und automatische Drehung der Arme um einander hervorrufen, welche aufzuhalten er nicht im Stande war.

Ich verweile aber nur bei den Erscheinungen auf dem Gebiete der Sensibilität. Ich stelle zuerst fest, dass seine Sensibilität im normalen Zustande intact ist, dass seine beiden Hände lebhaft auf Nadelstiche reagiren und sage ihm dann: „Deine rechte Hand ist jetzt gefühllos, nur Deine linke fühlt." Wenn ich jetzt die Nadel in die rechte Hand einsteche, reagirt sie nicht, während die andere Hand den Stich offenbar schmerzhaft empfindet. Nun sage ich: „Aber nein,

Deine linke Hand ist gefühllos" — sofort kehrt sich das Verhältniss um, und die rechte Hand fühlt wieder. Ebenso kann ich Anästhesie des Gesichts, der Nasenschleimhaut u. s. w. erzeugen und die Thätigkeit der Sinnesorgane durch meine blosse Behauptung beeinflussen. Ich stelle zuerst fest, dass sein Sehvermögen normal ist, und sage ihm dann: „Du siehst mit dem linken Auge sehr gut und sehr weit, mit dem rechten Auge aber siehst Du sehr schlecht und nur in nächster Nähe." Nun prüfe ich ihn an Schriftproben, deren Buchstaben drei Millimeter gross sind; mit dem linken Auge liest er sie aus 80 Centimeter Entfernung, mit dem rechten dagegen nur in einer Entfernung von 24 Centimetern.

Ich kann auch durch Suggestion Transfert machen: „Das rechte Auge sieht sehr gut, aber das linke sieht nur in der Nähe." Jetzt liest das rechte Auge in 80 Centimeter und das linke in 24 Centimeter Entfernung, wobei ich bemerke, dass die Zahlen erst dann abgelesen werden, wenn er angiebt, ganz klar zu sehen.

Sein Gehör ist recht scharf; sein rechtes Ohr hört das Klopfen einer Taschenuhr auf 94, sein linkes auf 87 Centimeter. Ich sage ihm: „Du hörst auf dem linken Ohr sehr gut und sehr weit, auf dem rechten hörst Du aber sehr schlecht und nur in grosser Nähe." Wenn ich jetzt die Entfernung messe, aus welcher er das Klopfen einer Taschenuhr vernimmt, erhalte ich für das linke Ohr 87 Centimeter, für das rechte blos 2. Auf meine Suggestion hin tritt ein Transfert ein. Die Messungen werden bei diesen Versuchen von meinem Assistenten angestellt, während ich, — um jeden möglichen Irrthum auszuschliessen, — dem Knaben die Augen hermetisch geschlossen halte.

Wenn ich ihm eine vollständige, einseitige Taubheit suggerire, behauptet er, die Uhr nicht zu hören, die an sein Ohr angelegt ist; durch Suggestion übertrage ich die Taubheit auf die andere Seite. Wenn ich ihm eine vollständige doppelseitige Taubheit suggerire, hört er die Uhr auf beiden Seiten nicht; wenn ich ihm dann das Gehör wiedergegeben habe, behauptet er, er habe nichts von dem gehört, was ich unterdessen sprach, sondern habe es mir von den Lippen abgelesen. Natürlich fehlt mir in diesem Falle jede Controle, ich kann mich eben nur auf die Versicherung des Kranken berufen.

Bei einer anderen Kranken, Marie G., deren Beobachtung weiter oben steht, kann ich im wachen Zustande Katalepsie, automatische Bewegungen, Anästhesie und Hallucinationen hervorrufen; ich will aber an dieser Stelle nur der Anästhesie Erwähnung thun. Ich constatire zuerst, dass ihre Sensibilität überall erhalten ist, und sage ihr dann: „Sie spüren am rechten Arm gar nichts mehr, er ist wie todt." Nun reagirt sie bei geschlossenen Augen nicht auf Nadelstiche in diesen Arm und weiss nicht anzugeben, ob er erhoben ist oder auf dem Bette ruht; der Muskelsinn ist für dieses Glied gänzlich aufgehoben. Um jede Möglichkeit einer Täuschung auszuschliessen, habe ich mich bei diesen Versuchen eines Schlittenapparates nach Dubois-Reymond bedient, bei dem die Stromstärke durch Annäherung oder Entfernung der beiden Inductionsrollen von einander abgestuft wird. Der Abstand der beiden Rollen wird an einem in Centimeter eingetheilten Streifen abgelesen. Ich habe nun zuerst bestimmt, dass meine Kranke das elektrische Prickeln bei einem Rollenabstand = 5 empfindet, und dass der Schmerz so unerträglich wird, dass die Kranke den Arm rasch zurückzieht, sobald der Rollenabstand zwischen 3 und 2 beträgt. Wie ich mich mehrmals überzeugt habe, bleiben diese Zahlen auch dann vollkommen ungeändert, wenn man der Kranken die Augen hermetisch verschliesst, so dass sie den Rollenabstand nicht sehen kann. Ich habe daraus den Schluss gezogen, dass die Kranke wirklich empfindet und keineswegs simulirt.

Nachdem dies festgestellt war, erzeugte ich Anästhesie durch blosse Behauptung und setzte den elektrischen Pinsel bei eingeschobenen Rollen, also bei maximaler Stromstärke, auf den Arm auf. Der Schmerz, den man auf diese Weise erzeugt, ist unter normalen Verhältnissen einfach unerträglich. Mein College Herr Victor Parisot, der die Güte hatte, diesen Versuch zu controliren, äusserte sich, die Simulation einer derartigen Analgesie wäre weit wunderbarer als die Hervorrufung der Analgesie selbst. Die Kranke aber zeigt keinerlei Reaction, behauptet, den Arm nicht zu spüren, und erträgt den Pinsel unbestimmt lange, bis ich ihr sage: „Jetzt ist der Arm wieder empfindlich." Dann zieht sie ihn, noch ehe eine Secunde vergangen ist, mit einer raschen Bewegung zurück. Dieselbe Analgesie durch blosse Behauptung kann ich für alle anderen Körperstellen hervorrufen; ich habe diesen Versuch wiederholt unter der Controle mehrerer Collegen angestellt und pflege ihn häufig zu erneuern, wenn ich an dem Bette der Kranken vorbeigehe. Bei derselben Kranken kann man übrigens auch alle möglichen Hallucinationen hervorrufen, ohne sie einzuschläfern.

Die Thatsachen, die ich hier mitgetheilt habe, stehen durchaus nicht vereinzelt; es giebt eine grosse Anzahl von Personen, die im wachen Zustande suggerirbar und hallucinationsfähig sind.

Zum Schlusse dieses Capitels will ich noch folgende Thatsache anführen, welche allerdings in einen anderen Abschnitt gehört, mit dem wir uns erst später beschäftigen werden, nämlich zur suggestiven Therapie.

Herr Doctor Spillmann hat der medicinischen Gesellschaft in Nancy einen syphilitischen jungen Mann vorgestellt, welcher sehr interessante Symptome und unter Anderem eine hartnäckige Amblyopie des linken Auges zeigte. Durch Behandlung mit einer Magnet-Inductionsrolle, die von meinem Collegen Herrn Charpentier ersonnen und ausgeführt wurde, gelang es, die auf ein Sechstel herabgesetzte Sehschärfe des Kranken normal zu machen, und gleichzeitig nahm sein Gesichtsfeld in allen Meridianen um 10 bis 25 Grade zu; darauf folgende hypnotische Suggestion hellte das Gesichtsfeld noch weiter auf, um 8 bis 10 Grade in jedem Meridian. Der günstige Erfolg hatte sich noch nach sieben Tagen unverändert erhalten.

Ich stellte nun in Gemeinschaft mit meinem Collegen den Versuch an, ob die Suggestion im wachen Zustande, verbunden mit der Vorspiegelung der magnetischen Einwirkung, einen ähnlichen Erfolg habe. Wir setzten die Spule an die Schläfe des Kranken an, ohne den Strom durchgehen zu lassen und hielten sie so etwa 50 Minuten lang; die von Herrn Charpentier vorgenommene Messung ergab, dass das Gesichtsfeld des Kranken um 7 Grade nach innen, um 25 Grade nach aussen und um 20 Grade nach aussen unten zugenommen hatte. Seine Ausdehnung war jetzt grösser, als die gewöhnlich für normal geltende (siehe die Krankengeschichte weiter unten).

Diesen experimentellen Erfahrungen stelle ich ohne Commentar ein Citat an die Seite, welches ich einem Buche von Charpignon entlehne.[1] „Viele von den Märtyrern des Christenthums wurden durch die Verzückung der Ekstase, in welche sie durch die Gluth ihrer Frömmigkeit geriethen, gegen die Schmerzen, die man ihnen bereitete, abgestumpft. Dies war ihren Peinigern sehr wohl bekannt und veranlasste dieselben, ihre Wuth und ihren Scharfsinn in der Erfindung neuer Qualen zu steigern. Ebenso wurden zur Zeit, da die Tortur ein gesetzliches Untersuchungsmittel war, eine Anzahl von Personen unempfindlich durch ihren festen Glauben an die einschläfernde Kraft irgend eines Talismans. Ich berufe mich hiefür auf folgende Stelle aus den Secrets merveilleux de la magie naturelle et cabalistique (Lyon 1629): „Die Missethäter vertrauten fest darauf, dass sie Geheimnisse besässen, sich gegen die Folter unempfindlich zu machen, und pflegten sich darum freiwillig zur Untersuchung zu stellen, um sich von gewissen Beschuldigungen zu reinigen. Einige von ihnen bedienen sich gewisser Worte, die sie mit leiser Stimme aussprechen, andere beschriebener Papierstückchen, welche sie an irgend einer Körperstelle verstecken..... Der Erste, bei dem ich entdeckte, dass er sich solcher Zaubermittel bediene, überraschte uns durch seine übernatürliche Standhaftigkeit, denn nachdem er das erste Mal auf die Folter gespannt war, schien er ruhig zu schlafen, als ob er sich in seinem warmen Bette befinde, ohne zu klagen oder zu schreien; und nachdem man die Folterung zwei- oder dreimal wiederholt hatte, wurde er unbeweglich wie eine Marmorstatue. Wir schöpften Verdacht, dass er durch irgend einen Zauber geschützt sei, und liessen ihn splitternackt auskleiden, um uns darüber aufzuklären. Nach genauester Durchsuchung fand man nichts weiter an ihm als ein kleines Stückchen Papier, auf dem die heiligen drei Könige abgebildet waren, und das auf der Rückseite folgende Worte trug: „O schöner Stern, der du die Seher vor der Verfolgung des Herodes beschützt hast, beschütze auch mich vor jeder Qual." — Dieses Papier war in sein linkes Ohr gesteckt; nachdem man es ihm weggenommen hatte, hörte er doch nicht auf, unempfindlich gegen die Tortur zu sein, weil er, sobald man ihn der Prüfung unterzog, gewisse Worte, die man nicht verstehen konnte, vor sich hinsagte. Und da er fortfuhr zu leugnen, blieb nichts übrig, als ihn in's Gefängniss zurückzuschicken."

Ich beschliesse dieses Capitel mit einigen Worten über eine Prioritätsfrage.

Diese Erscheinungen der Suggestion im wachen Zustande sind zum ersten Male in einer Mittheilung erwähnt worden, welche ich im August 1883 an den in Rouen tagenden Congrès pour l'avancement des sciences gerichtet habe. Alle späteren Beobachter, wie Bottey, Dumontpaller, Charles Richet und Andere, haben nur meine Erfahrungen bestätigt.

---

[1] Charpignon: Etudes sur la médicine animique et vitaliste, Paris 1864.

Vierzehn Monate nach dieser meiner Mittheilung hat Charles Richet in einem Aufsatze, betitelt „De la suggestion sans hypnotisme" einige hierher gehörige Thatsachen berichtet und scheint die Priorität dieser Entdeckung für sich in Anspruch zu nehmen, wobei er sich auf seine Mittheilung an die Société de biologie 1882 (Nr. 3) bezieht.

Es handelt sich in letzterer Publication um eine Person, welche, ohne hysterisch und ohne hypnotisirt zu sein, die merkwürdige Erscheinung zeigte, dass sie durch Druck auf die Muskeln in Contractur gerieth. Diese Contractur wurde durch leichte Erregungen wie Daraufhauchen oder durch ein plötzliches Geräusch wieder gehoben. Ausserdem konnte man an ihr beobachten, dass eine leichte Zitterbewegung, in welche man ihre Hand durch etwa eine halbe Minute versetzte, unbestimmt lange anhielt, und nicht mehr von ihrem Willen unterdrückt werden konnte.

Der Autor nimmt in diesem Falle eine gesteigerte Erregbarkeit des Rückenmarks an, welche es den psychischen Centren unmöglich macht, ihren hemmenden Einfluss auf das Rückenmark zur Geltung zu bringen. Dies und nichts Anderes war damals die Ansicht Richet's; er erkannte nicht, dass es sich um eine Erscheinung der Suggestion handelte; er ging an der Thatsache vorbei, ohne deren wirkliche Bedeutung zu erfassen. Seine Mittheilung trägt auch die Ueberschrift: Notes sur quelques faits relatifs à l'excitabilité musculaire.

Erst im Jahre 1884, nachdem ich gezeigt hatte, dass man bei einer grossen Anzahl von hypnotisirbaren Personen, — aber ohne sie zu hypnotisiren, — Erscheinungen von Lähmung, Contractur, Anästhesie, Sinnestäuschungen und complexe Hallucinationen ganz wie im hypnotischen Zustand durch Suggestion erzeugen kann; erst dann und durch diese meine Mittheilungen aufgeklärt, begriff Herr Richet die wahre Bedeutung seiner Beobachtung und publicirte darüber eine neue Mittheilung: „De la suggestion sans hypnotisme" (Société de biologie, 11 octobre 1884).

Ich muss übrigens hinzufügen, dass, wie ich nachträglich gefunden habe, diese Erscheinungen bereits von Braid erwähnt worden sind, und zwar unter dem Namen: „Phänomene des Wachens" in einem 1846 veröffentlichten Buch: „The power of the mind over the body", und später in einem Zusatzcapitel zu seiner Neurypnologie im Jahre 1860. In Amerika sind dieselben Erfahrungen unter der Bezeichnung „Electro-biology" publicirt worden. Mein Verdienst besteht also nur darin, die Aufmerksamkeit von Neuem auf diese Thatsachen gelenkt zu haben; ausserdem habe ich zuerst die Anästhesie und Analgesie in Folge von Suggestion, welche sich bei Braid nicht erwähnt findet, beschrieben.

Sechstes Capitel.

Erwiderung auf einige Einwände. — Die drei Phasen der Hypnose nach der Schule der Salpêtrière. — Transfertversuche. — Experimentell erzeugte Sinnestäuschungen. — Das wirkliche und das hallucinirte Bild.

Ich habe auf den vorstehenden Seiten versucht, ein möglichst genaues und getreues Bild von den mannigfaltigen Erscheinungen zu entwerfen, welche man in den verschiedenen Zuständen der Hypnose, von der einfachen Betäubung an bis zum tiefsten Somnambulismus, hervorrufen kann.

Ich will nun auf einige Einwendungen antworten, welche gegen die Schule von Nancy erhoben worden sind, und werde bei dieser Gelegenheit zeigen, warum und in welchen Punkten unsere Befunde von denen abweichen, welche die Schule der Salpêtrière beobachtet hat.

Charcot, der hauptsächlich an Hysterischen gearbeitet hat, fasst den hypnotischen Zustand, der sich bei solchen Personen herbeiführen lässt, als eine echte Neurose auf, welche hauptsächlich in der Aufeinanderfolge von drei Phasen oder drei Perioden besteht, von denen eine jede durch sehr bestimmte Merkmale ausgezeichnet und abgesondert wird. Der Arzt sei im Stande, mit Hilfe gewisser Kunstgriffe die Versuchsperson nach seinem Belieben aus dem einen in den anderen Zustand zu versetzen.

Der erste dieser drei Zustände wäre die Lethargie. Dieselbe wird herbeigeführt, indem man einen Gegenstand fixiren lässt oder durch die gesenkten Augenlider einen sanften Druck auf die Augäpfel ausübt; sie charakterisirt sich wesentlich durch das Auftreten eines tiefen Schlafes mit Muskelerschlaffung, oft vollständiger Anästhesie und Aufhebung jeder psychischen Thätigkeit. Suggestionen sind in diesem Stadium unmöglich. Aber dafür zeigt sich die Steigerung der neuromusculären Erregbarkeit; jeder Muskel, den man durch Druck oder leichte Reibung reizt, zieht sich zusammen; Druck auf den Ulnarnerven erzeugt die Ulnarklauenhand, Druck auf den Nervus facialis die entsprechende Verziehung der Gesichtszüge.

Die zweite Phase ist die der Katalepsie. Es reicht hin, die Augenlider zu heben, um eine Person aus dem lethargischen Zustand in den kataleptischen überzuführen. Wenn nur ein Auge geöffnet wird, so wird blos die entsprechende Körperseite kataleptisch, die andere bleibt lethargisch. Der Kataleptische behält alle Stellungen, die man ihm ertheilt; die neuro-musculäre Uebererregbarkeit ist aber verschwunden.

Man kann in dieser Periode Suggestionen durch den Muskelsinn hervorbringen; wenn man z. B. die Hände der Versuchsperson einander nähert, wie zum Kusshandwerfen, so nimmt ihre Miene einen lächelnden Ausdruck an. Wenn man die Hände wie zum Gebete faltet, wird die Miene ernst und die Person wirft sich auf die Kniee. Man kann die Person aus dem kataleptischen in den lethargischen Zustand zurückbringen, indem man ihr die Augen verschliesst. Endlich kann man die Katalepsie unmittelbar erzeugen durch die nervöse Erschütterung, welche ein sehr grelles Licht oder ein lautes Geräusch zur Folge haben.

Der dritte Zustand ist der Somnambulismus. Er kann durch Fixation oder durch verschiedene andere Kunstgriffe direct und unmittelbar hervorgerufen werden, oder man kann die Lethargie und Katalepsie in Somnambulismus verwandeln, indem man ein- oder mehrmals eine leichte Reibung der Scheitelgegend an der hypnotisirten Person vornimmt. Dieser Zustand charakterisirt sich durch eine mehr oder minder vollkommene Anästhesie der Haut, durch eine Verschärfung der Sinnesempfindungen und vor allem Anderen durch die nun auftretende Eignung der Person für alle Arten von Suggestionen.

Die neuro-musculäre Uebererregbarkeit besteht in diesem Zustande nicht mehr. Man ist nicht im Stande, durch mechanische Erregung der Muskeln oder der Nerven andauernde Contractionen der
ersteren hervorzurufen. Aber man kann durch leichte Berührungen
der Haut, durch sanftes Wehen mit der Hand u. s. w. eine besondere
Art der Contractur erzeugen, „welche sich von der Contractur des
lethargischen Zustandes dadurch unterscheidet, dass sie nicht durch
Erregung der Antagonisten gelöst wird, und von der kataleptischen
Unbeweglichkeit dadurch, dass sie einem Versuche, die Stellung des
Gliedes abzuändern, Widerstand entgegensetzt" (Binet et Féré).

Man kann umgekehrt den Somnambulismus in Katalepsie verwandeln, indem man der Versuchsperson die Augen öffnet, oder in
Lethargie, indem man die Augen verschliesst und einen leichten
Druck auf dieselben ausübt. Diese drei Phasen zusammen sollen das
darstellen, was man den „grand hypnotisme" oder die grosse hypnotische Neurose genannt hat.

Man hat der Schule von Nancy den Vorwurf gemacht, sich vor-
eilig auf das Gebiet der psychischen Erscheinungen gestürzt zu haben,
anstatt vorerst die somatischen, physischen Charaktere der Hypnose
zu studiren. Wir sollten all diese verschiedenen Zustände verwechselt
und durch einander geworfen haben, anstatt sie von einander zu sondern;
wir haben ja in der That niemals gesagt, ob unsere Personen sich
in Lethargie, Katalepsie oder in Somnambulismus befanden.

Ich antworte: Wenn wir bei unseren Untersuchungen nicht von
den drei Phasen des hysterischen Hypnotismus ausgegangen sind, wie
sie Charcot beschreibt, so kommt dies daher, weil wir deren Existenz
durch unsere Beobachtungen nicht zu bestätigen in der Lage waren.
Was wir in Nancy gesehen haben, ist Folgendes: Wenn man eine
Person, sei sie hysterisch oder nicht, durch irgend eine Methode hypnotisirt, durch Fixiren eines glänzenden Gegenstandes, der Finger
oder der Augen des Hypnotiseurs, durch Striche, mündliche Suggestion
oder Verschluss der Lider, so kommt ein Moment, in dem die Augen
geschlossen bleiben und manchmal, aber nicht immer, sich nach auf-
wärts unter das obere Lid einstellen; manchmal werden die Lider
von fibrillären Zuckungen bewegt, aber dies ist nicht constant. Wir
beobachten dabei weder neuro-musculäre Erregbarkeitssteigerung,
noch Erhöhung der Sehnenreflexe. Soll das etwa die Lethargie sein?
In diesem wie in allen anderen hypnotischen Zuständen, — das muss
ich nachdrücklich betonen, — vernimmt der Hypnotisirte den Hypnotiseur, hat seine Aufmerksamkeit und sein Ohr auf ihn gerichtet. Er
antwortet häufig auf Fragen, und er thut dies fast immer, wenn man
in ihn dringt und ihm versichert, dass er sprechen kann. Selbst dann,
wenn er unbeweglich und unempfindlich dasitzt, die Miene starr wie
eine Maske, anscheinend aus aller Beziehung zur Aussenwelt gelöst,
selbst dann hört er alles und kann das Gehörte nach dem Erwachen
entweder bewahrt oder verloren haben. Zum Beweise: ohne ihn zu
berühren, ohne ihm auf die Augen zu hauchen, braucht man nur die
Worte: „Wachen Sie auf!" ein oder mehrere Male vor ihm auszusprechen, — und er erwacht.

Der Hypnotisirte kann in diesem Zustande die Erscheinungen
der Katalepsie oder des Somnambulismus zeigen, ohne dass man nöthig

hätte, irgend welche Manipulation mit ihm vorzunehmen; es wird nur erfordert, dass die Hypnose eine genügend tiefe sei.

Um eines seiner Glieder in Katalepsie zu versetzen, ist es weder nothwendig, ihm die Augen zu öffnen, noch, wie es in der Salpêtrière geschieht, ein grelles Licht oder ein starkes Geräusch auf ihn einwirken zu lassen. Es reicht hin, dieses Glied zu erheben und durch einige Zeit erhoben zu halten, oder nöthigenfalls zu behaupten, dass das Glied nicht mehr herabsinken kann; es bleibt dann in suggestiver Katalepsie stehen. Der Hypnotisirte, dessen Willenskraft oder Widerstandsfähigkeit verringert ist, behält die ihm gegebene Stellung passiv bei.

Es ist ferner nicht nothwendig wie in der Salpêtrière den Scheitel zu reiben, um bei den dazu geeigneten Personen die Erscheinungen des Somnambulismus hervorzurufen. Es reicht hin, mit der Person zu reden; wenn diese suggerirbar ist, vollzieht sie die suggerirte Handlung oder verwirklicht die suggerirte Erscheinung. Leichte Berührung der Haut oder Bewegung der Luft über derselben hat auch bei unseren Personen niemals Contractur der darunterliegenden Muskeln erzeugt, wenn die Suggestion dabei ausgeschlossen war.

Wir haben nicht constatiren können, dass das Oeffnen oder Verschliessen der Augen oder dass das Reiben des Scheitels irgend eine Veränderung an den beobachteten Erscheinungen erzeugen könne, oder dass diese Eingriffe solche Phänomene bei Personen hervorrufen, welche nicht im Stande sind, dieselben unter dem Einflusse der Suggestion allein zu zeigen.

Wir haben an unseren Hypnotisirten nichts weiter gefunden als verschiedene Grade von Suggerirbarkeit; die Einen zeigen blos Zufallen der Augen mit oder ohne Betäubung; Andere ausserdem allgemeine Erschlaffung mit Unlust oder Unfähigkeit zu eigenmächtigen Bewegungen; noch Andere behalten die ihnen verliehenen Stellungen bei (suggestive Katalepsie). Endlich bezeichnen die suggestive Contractur, der automatische Gehorsam, die Anästhesie und die aufgezwungenen Hallucinationen ebensoviel Fortschritte in der Entwickelung dieser Suggerirbarkeit. Von sechs oder sieben Hypnotisirten bringt es etwa einer zum höchsten Grad der Hypnose, zum Somnambulismus mit Amnesie beim Erwachen. Und wenn eine Person nicht durch die Hypnose an und für sich in diesen Zustand geräth, so lässt sich auch kein Kunstgriff finden, welcher im Stande wäre, den Somnambulismus bei ihr zu entwickeln. Nur durch die fortgesetzte Einwirkung der Suggestion kann dies gelingen. Wir haben auch immer den Eindruck bekommen, dass der Grad der hypnotischen Suggerirbarkeit zwar vom Temperament der einzelnen Individuen und von der Höhe ihrer psychischen Beeinflussung abhängt, aber keineswegs von der in Anwendung gezogenen Methode.

Dies und nichts Anderes habe ich als das constante Ergebniss meiner an mehreren hundert Personen angestellten Beobachtungen gefunden, und keinem meiner Collegen in Nancy, darunter Herrn Liébault, der seit 25 Jahren mehr als 6000 Personen hypnotisirt hat, ist es jemals geglückt, etwas Anderes zu sehen.

Es ist mir an keiner meiner Versuchspersonen jemals gelungen, die drei Phasen der Salpêtrière hervorzubringen, und die Schuld lag

wirklich nicht daran, dass ich nicht nach ihnen gesucht habe. Ich
muss ferner hinzusetzen, dass ich auch in drei Spitälern von Paris
hypnotische Versuche anstellen sah, bei denen sich die betreffenden
Personen genau so betrugen, wie unser Beobachtungsmaterial in Nancy,
und die Aerzte, welche diese Personen behandelten, konnten unsere
eigenen Beobachtungen nur rückhaltslos bestätigen.

Ein einziges Mal traf ich auf ein Individuum, welches die drei
Perioden der Salpêtrière, Lethargie, Katalepsie und Somnambulismus,
in vollendeter Weise erkennen liess. Es war ein junges Mädchen,
welches drei Jahre in der Salpêtrière zugebracht hatte, und der
Eindruck, den ich von diesem Fall empfieng, war — warum soll ich es
nicht sagen? — dass hier keine echte Hypnose mehr vorlag: Sie war
durch die mit ihr vorgenommenen Uebungen einer besonderen Erziehung unterworfen worden, hatte gelernt, die Erscheinungen, die
sie an anderen Somnambulen aus derselben Schule auftreten sah,
durch unbewusste Suggestion nachzuahmen. Sie war durch diese Nachahmung abgerichtet, eine Reihe von reflectorischen Erscheinungen in
einer gewissen typischen Ordnung durchzuführen, kurz — ihre Hypnose war das Erzeugniss einer die Natur fälschenden Erziehung,
welches allerdings als suggestive hypnotische Neurose bezeichnet
werden kann.

Wenn ich mich aber täuschen sollte, und wenn diese Erscheinungen
wirklich eine von der Suggestion unabhängige Existenz besässen,
so müsste man doch zugestehen, dass dieser grosse Hypnotismus nur
eine Rarität ist. Binet und Féré sagen selbst, dass im Verlaufe von
zehn Jahren nicht mehr als zwölf solcher Fälle in die Salpêtrière
aufgenommen worden sind. Darf man nun diese Fälle zur Grundlage
einer theoretischen Auffassung der Hypnose machen, wenn ihnen so
viel Tausende gegenüberstehen, in welchen all die betreffenden Erscheinungen fehlen?

Es ist eine merkwürdige Erscheinung in der Geschichte des
Hypnotismus, dass so viele ausgezeichnete Köpfe, irregeleitet durch
eine falsche erste Auffassung, nun in eine Reihe von Missverständ-
nissen verfallen, welche ihnen fortan nicht mehr gestatten, die Wahrheit zu erkennen. Um so bedauerlicher sind diese Irrthümer, als sie
den Fortschritt der Erkenntniss aufhalten und eine an und für sich
so einfache Frage verwirren, in welcher alles klar wird, sobald man
weiss, dass die Suggestion der Grundstein aller hypnotischen Erscheinungen ist.

Es macht einen höchst merkwürdigen Eindruck, die zahlreichen
Versuche, welche die Herren Binet und Féré über den Transfert
angestellt haben, von diesem Gesichtspunkte aus zu betrachten. Diese
Autoren haben aus ihren Versuchen bekanntlich geschlossen, dass bei
einer hypnotisirten Person die Annäherung eines Magneten gegen eine
Seite des Körpers, etwa gegen den linken Arm, im Stande ist, alle
Erscheinungen, welche man auf der anderen Seite, z. B. am rechten
Arm, provocirt hat, wie Anästhesie, Contracturen, Lähmungen, auf
die Seite des Magneten zu übertragen. In gleicher Weise sollen durch
den Magneten Anästhesien der Sinnesorgane und Hallucinationen des
Geruchs, Gesichts, Gehörs, Geschmackes und Gefühles übertragen
werden, und zwar wäre dieser Transfert eine einfache physische Er-

scheinung, bei der die Suggestion nicht in Betracht kommt, bei der also das Gehirn des Hypnotisirten als psychisches Organ keine Rolle spielt.

Die Autoren glauben die Suggestion ausgeschlossen zu haben, weil ihre Versuche in den als Lethargie und Katalepsie bezeichneten Zuständen angestellt sind. „Diese beiden Phasen des grossen Hypnotismus sind unbewusste Zustände, in welchen die Person vermöge des besonderen Verhaltens ihrer Denk- und Sinnesthätigkeit keiner Theilnahme an den Vorgängen der Aussenwelt fähig ist. Und doch‚beweist der Versuch, dass der Magnet auch unter diesen Verhältnissen eine Reihe von Erscheinungen auf die andere Seite zu übertragen vermag." Dies ist der Grundirrthum der beiden Autoren, aus dem sich alle Missverständnisse der von ihnen gemachten Beobachtungen ergeben.

Ich betone nochmals: In mehreren tausend Fällen haben wir in Nancy beobachtet, dass die Hypnotisirten auf keiner Stufe der Hypnose der Geistesthätigkeit entbehren.

Wenn man bei 12 Personen, die im Laufe von zehn Jahren die einzigen Fälle des sogenannten grossen Hypnotismus waren, ein Name, welcher zur Unterscheidung von dem sogenannten kleinen Hypnotismus von Nancy dienen soll; wenn man, sage ich, an diesen 12 Personen während des sogenannten lethargischen Zustandes ein scheinbares Aussetzen der Bewusstseinsthätigkeit beobachtet hat, so war dies nach meiner Ueberzeugung doch nichts anderes als ein Schein. Die Person, welche unbewusster Weise zu dieser Suggestion erzogen worden war, konnte in dem Zustand der Lethargie nicht reagiren, weil sie glaubte, nicht reagiren zu können, weil in ihrem Gehirn die Vorstellung fest sass, dass sie sich aus diesem Zustand nicht befreien und keinerlei Suggestion annehmen könne, so lange sie nicht einer bestimmten Manipulation unterworfen worden sei. Es ist nichts leichter, als bei einem beliebigen Somnambulen künstlich einen ganz analogen Zustand herzustellen.

Von dieser Auffassung ausgehend, habe ich es versucht, die Beobachtungen von Féré und Binet zu wiederholen; ich habe diese Versuche im Beisein mehrerer Collegen, darunter der Herren Beaunis und Charpentier, sehr häufig und mit sehr vielen Personen angestellt, und dieselben sind uns immer nur dann gelungen, wenn wir die Suggestion mit herbeizogen.

Folgenden Versuch habe ich z. B. gemeinsam mit Herrn Beaunis angestellt. Wir hatten eine Wärterin auf der Klinik, welche somnambul gemacht werden konnte, die aber niemals einem Versuche, wie ich ihn beabsichtigte, als Zeugin beigewohnt oder selbst eine Rolle darin gespielt hatte. Wir schläferten sie ein; ich mache ihr den linken Arm kataleptisch, wagrecht erhoben, Daumen und Zeigefinger ausgestreckt, die anderen Finger gebeugt; der rechte Arm bleibt schlaff.

Ich bringe nun an letzteren einen Magneten und lasse ihn acht Minuten lang angelegt. Es geschieht gar nichts.

Dann wende ich mich zu Herrn Beaunis und sage: „Jetzt will ich einen Versuch machen; ich werde den Magneten mit der wirksamen Seite gegen die rechte Hand wenden. Sie werden sehen, dass Hand und Arm dieser Seite nach einer Minute sich erheben und

genau dieselbe Stellung einnehmen werden, welche jetzt der linke
Arm hat, während dieser erschlaffen und herabfallen wird!"

Ich lege den Magneten genau wie vorhin an, aber diesmal
tritt nach einer Minute der (suggerirte) Transfert in schönster Form
ein; dabei rührt die Hypnotisirte keine Miene, ihr Gesicht ist eine
starre Maske.

Wenn ich jetzt, ohne ein Wort zu sagen, den Magneten an die
linke Hand anlege, so vollzieht sich innerhalb einer Minute der
Transfert im entgegengesetzten Sinne, und so geht es nun weiter.

Ich erzeuge bei derselben Person einen Torticollis durch Contractur
der Muskeln auf der einen Seite des Halses; ich nähere jetzt, ohne
ein Wort zu sprechen, den Magneten der anderen Seite des Halses;
nach einer Minute dreht sich der Kopf gegen den Magneten, es bildet
sich ein Torticollis im entgegengesetzten Sinne aus, der Transfert
ist hergestellt.

Es hatte also genügt, dass ich im Beisein der anscheinend
theilnahmslosen Person ein einziges Mal die Erscheinung des Transfert
gegen Herrn Beaunis erwähnte, damit dieselbe von nun an jedes Mal
und für alle Stellungen eintrat; die Vorstellung des Phänomens
war eben in das, trotz seiner scheinbaren Stumpfheit, aufmerksame
und verständnissvolle Gehirn gedrungen.

Ich sage jetzt: „Ich werde den Magneten umkehren, damit der
Transfert von der Hand auf den Fuss vor sich geht."

Nach einer Minute fällt der Arm in der That herab und dafür
erhebt sich das Bein; ich wende den Magneten, ohne etwas zu
sagen, gegen das Bein, und der Transfert vollzieht sich vom Bein
auf den Arm.

Wenn ich, ohne dem Hypnotisirten dabei etwas zu sagen, den
Magneten durch ein Messer. einen Bleistift, eine Flasche, ein Stück
Papier, durch irgend ein Nichts ersetze, so erfolgen auch damit
dieselben Erscheinungen.

Am nächsten Tag stellte ich dieselben Versuche an einer anderen
Somnambulen an, welche Tags vorher unsere Versuche mit angesehen
hatte. Sie gelangen vortrefflich, ohne dass ich ihr selbst oder den
anwesenden Personen ein Wort darüber sagte. Der Versuch, den sie
mit angesehen hatte, hatte hingereicht, ihrem Gehirn die Vorstellung
des Transfert zu suggeriren.

Ich habe bei derselben Person die sogenannten „nachträglichen
Schwankungen" (oscillations consécutives) beobachten können. Nachdem
ich nämlich den Transfert von einem Arm auf den anderen mehrmals
wiederholt hatte, legte ich den Magneten bei Seite, statt ihn abwechselnd
hier und dort anzulegen. Nun trat der Transfert noch zweimal eigenmächtig auf, offenbar weil die Hypnotisirte die Vorstellung hatte,
der Versuch werde fortgesetzt. Ich muss ferner hinzufügen, dass ich
vorher mich wiederholt bemüht hatte, bei dieser Person den Transfert
zu erzielen, aber immer ohne Erfolg, so lange die Vorstellung des
Phänomens nicht in ihr Gehirn eingedrungen war.

Die Herren Féré und Binet stellen auch die Behauptung auf,
dass der Transfert von Erscheinungen an einer bestimmten Körperstelle, die Uebertragung der Stellung eines Gliedes in der Katalepsie,
die Uebertragung einer Lähmung und einer Hallucination von einem

localisirten Kopfschmerz begleitet ist, welcher in der Regel auf der Seite des Magneten beginnt und dann auf die symmetrische Stelle der entgegengesetzten Seite hinüberwandert. „Dieser Schmerz nimmt für dieselbe Extremität und für die nämliche Sinnesthätigkeit stets denselben Sitz ein, welcher genau der Lage des dazugehörigen Rindencentrums entspricht. So erzeugt der Transfert der Stellungen und Lähmungen des Armes einen Schmerz, welcher in die Region des Fusses der zweiten Stirnwindung und der entsprechenden Gegend der vorderen Centralwindung versetzt wird; wo es sich um Sprachbewegungen handelt, sitzt der Schmerz nach vorne und unten von der vorigen Stelle; bei Erscheinungen am Bein in der Umgebung des oberen Theiles der Rolando'schen Furche; bei Gesichtshallucinationen in der oberen Partie des unteren Scheitelläpppchens, woselbst die Centren für Hemianopsie und Wortblindheit liegen sollen; bei Gehörshallucinationen in der vorderen Partie des Scheitellappens."

Ein anderer Versuch der beiden Autoren: „Die Kranke Wit.... (die nämliche Somnambule, welche für alle die Versuche mit Transfert gedient hat) wird in Somnambulismus versetzt. Wir ertheilen ihr die Suggestion, mit lauter Stimme bis hundert zu zählen. Nach dem Erwachen beginnt sie zu zählen, während unterdess ein aus zehn Lamellen zusammengesetzter Magnet an ihren rechten Arm gerückt wird. Bei 72 angekommen, hält sie inne, beginnt zu stottern, kann nicht weiter zählen und nach einer Minute überhaupt nicht weiter sprechen; doch kann sie ganz gut die Zunge zeigen und versteht alles, was man zu ihr sagt. Sie ist sehr heiter und lacht beständig; ihr Kopf ist nach links gedreht. Nach zehn Minuten wird der Magnet auf die linke Seite versetzt. Ungefähr zwei Minuten später beginnt ihr linker Arm zu zittern, die Sprache kommt wieder, ihr erstes Wort ist: „Das ist mir unangenehm" — dann wird sie weinerlich und dreht gleichzeitig den Kopf nach rechts."

„Es ist ganz leicht," sagen die Autoren, „sich diesen Vorgang zu erklären. Wir haben dem linken Gehirn oder, genauer ausgedrückt, der Broca'schen Windung durch unsere Suggestion eine Anregung gegeben, welche sich in dem lauten Zählen objectiv äusserte. Der Magnet übertrug diesen Reiz auf die symmetrische Stelle des rechten Gehirns, aber die entsprechende Windung dieser Seite ist nicht sprachfähig; also schwieg die Kranke." (Revue philosophique, Januar 1885.)

Ich fordere Jedermann heraus, diese Erscheinungen hervorzurufen, wenn die Bedingungen derart gewählt sind, dass der Einfluss der Suggestion ausgeschlossen bleibt! Auf Versuche dieser Art hat Herr Binet die Theorien seiner sogenannten Experimentalpsychologie aufgebaut!

Brauche ich zu sagen, dass bei keinem meiner Hypnotisirten ein Transfert von einem Schmerz an einer bestimmten Stelle des Kopfes begleitet war? Ich konnte aber beobachten, dass ein solcher Schmerz an dieser oder jener Stelle des behaarten Kopfes jedesmal auftrat, wenn ich ihn vorher angekündigt hatte. Ein zweiter Hypnotisirter, welcher zugehört hatte, wie der erste sich über den suggerirten Schmerz beklagte, empfand gelegentlich denselben Schmerz spontan. Ich habe eben so wenig durch Druck auf den Schädel irgend welche Symptome hervorrufen können, wenn ich die Suggestion ausschloss.

Ich habe z. B. eine meiner Somnambulen eingeschläfert; ich drücke auf verschiedene Stellen ihres Schädels; kein Erfolg. Dann sage ich: „Nun werde ich die Gegend des Kopfes berühren, welche den Bewegungen des linken Armes entspricht; an diesem Arm werden Zuckungen auftreten." Nach diesen Worten berühre ich irgend einen beliebigen Punkt der Kopfhaut, und sofort beginnen klonische Zuckungen im linken Arm.

Ich fahre fort: „Wenn ich jetzt stärker drücke, wird die Erregung der Lähmung Platz machen." Der Arm fällt jetzt schlaff herab. Ich kann auf dieselbe Weise Zuckungen hervorrufen, welche sich auf die eine Gesichtshälfte beschränken.

Ich kündige der Kranken an, dass ich sie aphasisch machen werde durch Berührung jener Stelle, welche dem Sprachcentrum entspricht. Nun berühre ich irgend welche Gegend des Schädels, und die Person ist nicht mehr im Stande, mir Antwort zu geben, antwortet aber sofort, wenn ich meine Hand von ihrem Kopfe entferne. Darauf kündige ich an, dass meine Berührung in der Art abgeändert sein wird, dass sie, anstatt zu lähmen, Erregung hervorruft; die Sprache werde ihr viel leichter fallen, und sie werde meine Fragen in folgender Art beantworten: „Wie heissen Sie?" — „Marie, Marie, Marie, Marie." — „Wie geht es Ihnen?" — „Gut, gut, gut, gut." — „Es fehlt Ihnen nichts?" — „Gar nichts, gar nichts, gar nichts, gar nichts."

Es ist wichtig hervorzuheben, dass viele Somnambulen eine ausserordentlich scharfe Auffassungsgabe zeigen. Der geringfügigste Anhaltspunkt reicht hin, sie zu leiten, und da sie wissen, dass sie die Absichten des Hypnotiseurs ausführen sollen, nehmen sie sich zusammen, dieselben zu errathen. Wenn man z. B. Transfertversuche mehrmals mit derselben Person angestellt hat, so erräth sie bald mit grosser Sicherheit, dass sie diese oder jene Erscheinung übertragen soll; ohne dass man vor ihr ein Wort darüber spricht, kann sie aus der erwartenden Miene des Hypnotiseurs oder aus irgend welchen anderen Anzeichen entnehmen, wann ein Transfert anzubringen ist.

Wenn ich mich länger bei diesen Thatsachen aufgehalten und meine kritischen Bemerkungen auf's Nachdrücklichste betont habe, so geschah es, weil dieselben gerade die Grundlagen meiner Lehre von den hypnotischen Erscheinungen betreffen.

Ich will auch noch einige Versuche über das hallucinatorische Bild anführen, welche ich in Gemeinschaft mit meinem Collegen Charpentier angestellt habe. Ich wüsste nichts, wodurch ich klarer erweisen könnte, wie leicht die Suggestion sich einschleicht, und wie trügerisch die Beobachtung ist.

Man kann sehr vielen Somnambulen während ihres Schlafes suggeriren, dass sie nach dem Erwachen dieses oder jenes Bild sehen werden, und diese Hallucination kann sich mit solcher Deutlichkeit verwirklichen, dass die betreffende Person sie mit der Wirklichkeit verwechseln muss. Die Herren Féré, Binet und Parinaud haben nun aus ihren Versuchen geschlossen, dass dieses Bild sich wie ein reelles Bild benimmt und in gleicher Weise den Gesetzen der Optik gehorcht. Es wird z. B. durch ein Prisma verdoppelt, oder: wenn man Blätter Papier durch Suggestion roth und grün erscheinen lässt und die beiden Färbungen durch eines der bekannten Verfahren über einander fallen lässt, so sieht die Versuchsperson das resultirende Grau, welches durch die Mischung der beiden complimentären Farben entsteht.

Sind diese Versuche richtig? Benimmt sich das suggerirte Bild in der That wie ein reelles und objectives, welches den peripherischen Sinnesapparat, die Netzhaut und den Sehnerven bis zu dem Sinnescentrum in der Gehirnrinde durchwandert hat? Oder ist es nicht vielmehr blos ein subjectives Bild, welches direct im Sinnescentrum als Erinnerung aufgetaucht ist, von der Einbildungskraft der Person daselbst wachgerufen wurde?

Wir haben zur Beantwortung dieser Frage eine Reihe von Versuchen angestellt und wollen über dieselben in der Reihenfolge berichten, in der wir sie beobachten konnten.

Wir bedienten uns bei diesen Versuchen mehrerer Frauen von mässiger Intelligenz, aber nüchternem Verstand, die nicht hysterisch und auf's Aeusserste suggerirbar waren, denen man also während ihres Schlafes Anästhesie, Katalepsie, Sinnestäuschungen, hypnotische und posthypnotische Hallucinationen einreden konnte. Sie waren ferner alle im Schlafe vollkommen analgisch zu machen, rührten sich nicht, wenn man sie in der Nase kitzelte, so dass von Simulation keine Rede sein konnte. Ausserdem haben wir Werth darauf, als auf eine der wichtigsten Vorsichtsmassregeln, gelegt, bei all unseren Versuchen auch nicht ein Wort, nicht einmal mit leiser Stimme zu sprechen, welches den Eingeschläferten zum Anhalt dienen könnte; denn es ist nichts leichter zu beweisen, als dass sie auf allen Stufen der Hypnose hören und das Gehörte mit einer oft überraschenden Feinheit der Auffassung verwerthen.

Nun die Thatsachen:

1. Die gesunde 17jährige Louise C. wird in Hypnose versetzt, was durch blossen Verschluss der Augen und Aufforderung zu schlafen leicht gelingt. Wir nehmen nun eine Scheibe aus weissem Papier und suggeriren ihr, dass sie nach dem Erwachen die linke Hälfte der Scheibe roth und die rechte grün sehen wird. Nach dem Erwachen sieht sie die beiden Farben deutlich. Nun setzen wir diese Scheibe auf einen Kreisel und theilen ihr eine sehr rasche Drehung mit. Bekanntlich werden unter diesen Verhältnissen zwei wirkliche Farben, da sie fast gleichzeitig auf die Netzhaut gelangen, als eine einzige wahrgenommen, und aus der Mischung von Roth und Grün würde in diesem Falle gelb entstehen. Wenn wir aber die L. C. fragen, was für Farbe sie sieht, so sagt sie, weiss.

2. Nachdem wir sie von Neuem eingeschläfert haben, geben wir ihr die Suggestion, dass sie eine andere Scheibe sehen wird, die zur Hälfte gelb, zur Hälfte blau ist. Nach ihrem Erwachen zeigen wir ihr wieder dieselbe, durchaus weisse Scheibe, und sie sieht die beiden suggerirten Farben. Wir lassen jetzt die Scheibe sich auf dem Kreisel drehen, und sie sieht dieselbe wieder weiss.

3. Während ihres Schlafes bereiten wir eine wirklich gelbblaue Scheibe vor; sie sieht dieselbe nach dem Erwachen in diesen Farben und sieht sie während der Drehung auf dem Kreisel wiederum weiss.

4. Eine im Ganzen blaue Scheibe erscheint ihr durch Suggestion roth und gelb, bei der Drehung weiss.

5. Dieselbe blaue Scheibe wird als blau und violett suggerirt, sie erscheint ihr bei der Drehung weiss.

6. Eine weisse Scheibe wird als roth und gelb suggerirt; nach ihrem Erwachen sieht sie deutlich die beiden Farben. Auf der Rückseite der Scheibe, die ihren Blicken entzogen war, hatten wir die Grenzlinie der roth und gelb suggerirten Hälften mit Bleistift verzeichnet und drehen jetzt die Scheibe, ohne dass sie es merkt, in anderer Richtung, um die Lage der farbigen Felder zu verändern. Wir bitten sie jetzt uns zu zeigen, wo sich die rothe Hälfte befindet, und so oft wir auch diesen Versuch anstellen, gibt sie uns sicher und ohne Zögern die rothe und die gelbe Hälfte richtig an. Es fällt uns aber auf, dass das Papier in der Mitte der Scheibe ein Loch zeigt, welches ihr als Anhaltspunkt dienen kann. Nachdem wir dasselbe beseitigt haben, verliert Louise die Orientirung, sie verlegt das Roth wie das Gelb aufs Gerathewohl nach rechts, links, oben oder unten, und ihre Angaben stimmen nicht mehr mit dem auf der Rückseite der Scheibe befindlichen Zeichen überein.

Eine zweite Reihe von Versuchen stellen wir mit Rosa A. an, einem 18jährigen Mädchen, welches nach einem vor zwei Monaten überstandenen Typhus reconvalescent ist und sich wie unsere vorige Versuchsperson unbeschränkt suggerirbar erwiesen hat.

1. Es wird ihr suggerirt, dass eine weisse Scheibe ihr nach dem Erwachen halb gelb und halb roth erscheinen wird. Sie sieht die beiden Farben deutlich und bei der Drehung auf dem Kreisel sieht sie gleichzeitig roth und gelb.

2. Eine weisse Scheibe erscheint durch Suggestion gelb und blau; wenn man dieselbe dreht, ohne dass sie den Winkel der Drehung beurtheilen kann, localisirt sie die beiden Farben aufs Gerathewohl. Bei Drehung auf dem Kreisel sieht sie Gelb und Blau gleichzeitig.

3. Eine in Wirklichkeit rothe Scheibe erscheint durch Suggestion gelb und blau; wenn man dieselbe, ohne dass sie es schätzen kann, dreht, localisirt sie die beiden Farben wieder aufs Gerathewohl. Wenn man die Scheibe auf dem Kreisel dreht, sieht sie Gelb und Blau zusammen.

4. Eine weisse Scheibe erscheint durch Suggestion roth; wir legen diese Scheibe auf ein Stück weisses Papier und lassen das Mädchen dieselbe durch zwei Minuten fixiren, dann wird die Scheibe plötzlich weggezogen. Gefragt, welche Farbe sie jetzt sieht, giebt sie weiss an; nach einigen Augenblicken glaubt sie das Roth wieder auftreten zu sehen; sie sieht aber nicht die Complimentärfarbe Grün, die man nach der Fixation einer wirklich rothen Scheibe sehen müsste.

Eine dritte Reihe ganz ähnlicher Versuche stellen wir mit Frau D. . . . an, einer 47jährigen, an einer Gelenksentzündung im rechten Knie in Folge von Tabes dorsalis leidenden Dame, welche übrigens sehr intelligent und wie die beiden Anderen in unbeschränktem Masse suggerirbar ist.

1. Eine weisse Scheibe erscheint durch Suggestion roth und gelb; wenn wir die Scheibe verdrehen, kann sie die Lage der beiden Felder offenbar nur errathen. Auf einem Kreisel sieht sie beide Farben zugleich.

2. Dasselbe Ergebniss, wenn die nämliche Scheibe als roth und grün, oder als gelb und violett suggerirt wird.

3. Eine weisse Scheibe wird zur einen Hälfte als roth suggerirt. Nach ihrem Erwachen giebt sie an, das Roth sehr deutlich zu sehen. Man bittet sie, dasselbe einige Zeit zu fixiren, und fragt sie dann, welche Farbe die andere Hälfte hat; sie giebt wiederum Weiss an (anstatt des für Roth complimentären Grün).

4. Man zeigt ihr im wachen Zustand eine Scheibe, welche wirklich halb roth, halb grün ist. Wenn dieselbe auf dem Kreisel gedreht wird, erkennt sie sehr deutlich das aus den beiden Farben hervorgehende Gelb.

Darauf schläfern wir sie ein und suggeriren ihr, dass sie nach dem Erwachen dieselbe rothgrüne Scheibe wiedersehen wird. Anstatt dieser zeigen wir ihr aber nach dem Erwachen eine weisse Scheibe. Sie sieht diese Scheibe roth und grün und wenn sie auf dem Kreisel gedreht wird, sieht sie zuerst Weiss, dann Roth und Grün mitsammen.

Wir schläfern sie von Neuem ein und suggeriren ihr, dass sie nach dem Erwachen wiederum dieselbe rothgrüne Scheibe sehen wird; wenn wir diese aber auf dem Kreisel drehen, werden die beiden Farben zu einer einzigen verschmelzen, welche sie uns anzugeben habe.

Erwacht, sieht sie die Scheibe roth und grün; auf dem Kreisel erscheint sie gelb, wie in dem früheren Versuch, welcher im Wachen mit ihr angestellt wurde.

5. Man zeigt ihr vor dem Einschläfern eine blau und orangefarbene Scheibe und suggerirt ihr während des Schlafes, dass sie dieselbe Scheibe wiedersehen wird, deren Farben aber bei einer raschen Drehung zu einer einzigen verschmelzen werden.

Nach dem Erwachen sieht sie die beiden suggerirten Farben auf einer in Wirklichkeit weissen Scheibe. Die Verschmelzung der beiden Farben auf dem Kreisel macht ihr den Eindruck einer Feuerfarbe, welche sie mit der des Sonnenunterganges vergleicht. Die Verschmelzung der beiden reellen Farben würde aber Grau ergeben.

6. Man zeigt ihr vor dem Einschläfern eine Scheibe, die zu zwei Dritttheilen roth, im Uebrigen gelb ist. Nach dem Erwachen sieht sie diese Farben auf einer in Wirklichkeit blauen Scheibe durch Suggestion. Bei der Drehung auf dem Kreisel sieht sie ein Schmutziggrau oder Bläulichgrau. Die Farbe, welche bei einer wirklichen Mischung der beiden suggerirten Farben entsteht, ist aber Orange.

Alle diese Versuche ergeben übereinstimmend Folgendes: Das suggerirte Bild beträgt sich nicht wie ein wirkliches, die suggerirten Farben mischen sich nicht mit einander, wie es verschiedenfarbige Strahlen, welche die Netzhaut passiren, thun müssen. Und wenn diese Mischung eintritt, so vollzieht sie sich im Widerspruch mit den Gesetzen der Optik, nach dem freien Spiel der Phantasie der Hypnotisirten.

Zur Prüfung und Bekräftigung dieser Schlussfolge haben wir eine zweite Reihe von Versuchen angestellt:

Wir suggeriren unseren Versuchspersonen, dass sie nach dem Erwachen einen bestimmten Gegenstand, z. B. ein Licht in der Entfernung von ein bis zwei Meter sehen werden.

Sie sehen das Licht auch nach dem Erwachen; nun lassen wir sie durch ein Rohr durchsehen, in dem ein doppelt brechendes Prisma eingeschlossen ist. Die grosse Mehrzahl unserer Hypnotisirten sieht dieses Licht nicht doppelt. Lässt man sie aber jetzt ein wirkliches Licht durch das Prisma ansehen, so sehen sie dieses doppelt, und sobald sie einmal gemerkt haben, dass dem Prisma die Eigenschaft der Bildverdoppelung zukommt, unterliegt auch das suggerirte Bild jedesmal derselben Veränderung durch das Prisma.

Wir haben oben gesagt, dass die Mehrzahl unserer Somnambulen anfangs durch das Prisma das suggerirte Bild einfach sieht. Die eine von den vier Somnambulen nämlich, mit denen wir zunächst diese Versuche anstellten, die oben erwähnte Rosa A., erkannte die Verdoppelung des Bildes von Anfang an, ohne dass wir annehmen konnten, es sei ihr diese Eigenschaft des Prismas vorher bekannt gewesen. Wir haben aber die Entdeckung gemacht, auf welche wir im weiteren Berichte über unsere Versuche noch zurückkommen werden, dass manche Personen die Verdoppelung des suggerirten Bildes nur dadurch erkennen, dass sie einen unbewussten Schluss aus der Verdoppelung der reellen Gegenstände im Gesichtsfelde des Prismas ziehen.

Wir fahren in der Schilderung unserer Versuche fort: Je nachdem man das Rohr, in dem das Prisma enthalten ist, nach der einen oder anderen Richtung dreht, wird die Stellung der beiden Bilder eines wirklichen Objectes gegen einander geändert. Sie erscheinen entweder neben einander auf derselben horizontalen oder über einander in einer verticalen Linie. Die Stellung des Rohres, welche der horizontalen oder der verticalen Lagerung der Bilder entspricht, war in unseren Versuchen durch eine Marke bezeichnet.

Wir stellen nun vor unsere Versuchsperson in einer bestimmten Entfernung irgend einen Gegenstand, z. B. eine Flasche, auf und lassen dieselbe durch das Prisma ansehen; sie wird doppelt gesehen. Wir bitten jetzt unsere Versuchsperson, das Rohr zuerst so zu drehen, dass die beiden Bilder neben einander und dann so, dass sie über einander erscheinen. Die Angaben, welche sie uns macht, stimmen mit unseren Marken gut überein; wir sind versichert, dass sie nun die Handhabung des Prismas erlernt hat und sich Rechenschaft zu geben vermag, was sie jedesmal sieht.

Wir schläfern sie jetzt ein, bringen die Flasche bei Seite und suggeriren ihr, dass sie dieselbe nach dem Erwachen an der nämlichen Stelle erblicken wird. Erwacht, sieht sie die nicht mehr vorhandene Flasche in der That und sieht sie durch das Prisma doppelt. Wenn wir sie aber jetzt bitten, das Rohr so zu drehen, dass die beiden Bilder neben- oder über einander zu stehen kommen, so werden ihre Angaben vollkommen launenhaft und stimmen gar nicht mehr zu den Marken, welche uns die betreffenden Stellungen des Rohres angeben.

Jedesmal, wenn wir die vorgespiegelte Flasche unbemerkter Weise durch eine wirkliche ersetzen, giebt die Person, welche immer dieselbe Flasche zu sehen glaubt, genaue und mit den Marken übereinstimmende Auskünfte; jedesmal, wenn wir das reelle durch das suggerirte Bild ersetzen, werden diese Auskünfte willkürlich und unrichtig.

Es ereignet sich indessen, dass manche Personen nach einer gewissen Zeit der Uebung richtige Angaben machen, wobei ihnen die Verdoppelung in verticaler oder horizontaler Richtung von wirklichen Objecten, die sie durch das Prisma sehen, als Anhaltspunkt dient.

Um dieser Fehlerquelle auszuweichen, lassen wir auf einer ganz weissen Mauer einen Buchstaben oder eine Ziffer durch Suggestion erscheinen und tragen dafür Sorge, dass die untersuchte Person keinen anderen Gegenstand im Gesichtsfelde hat. Sie sieht den Buchstaben oder die Ziffer einfach, wenn sie nur ihre Augen gebraucht, und doppelt, wenn sie durch das Prisma sieht und die Wirkung des Prismas kennt. Die beiden Bilder werden neben oder über einander verlegt, aber die Angaben, welche wir von den vier Personen erhielten, mit denen wir diese Versuche zuerst anstellten, stimmten in keinem Falle mit dem überein, was ein wirkliches Object hätte zeigen müssen. Sie waren vielmehr durchaus launenhaft, im Widerspruch mit allen Regeln und offenbar blos von der Eingebung der Phantasie abhängig.

Doch reicht diese Versuchsanordnung noch immer nicht hin, um jeden Irrthum auszuschliessen. Wenn man sich eine gesicherte Ueberzeugung verschaffen will, muss man die Versuche wiederholen und modificiren, man muss gegen alle Möglichkeiten der Täuschung auf der Hut sein.

Wir nehmen also zwei Röhren von gleichem Aussehen, von denen die eine ein doppeltbrechendes Prisma, die andere ein einfaches Glas enthält. Wir suggeriren einer unserer Somnambulen, dass sie nach dem Erwachen auf der weissen Mauer vor sich die Zahl 6 sehen wird; wir wecken sie auf und sie sieht diese Zahl. Wir lassen sie diese Zahl nun abwechselnd durch die beiden Röhren ansehen, ohne dass sie die Wirkung der darin enthaltenen Gläser kennt. Sie erkannte aber jedesmal das doppeltbrechende Rohr und errieth sogar recht häufig, ob die Verdoppelung des Bildes in horizontaler oder verticaler Richtung geschehen sei.

Vier andere Somnambulen machten uns unter denselben Bedingungen ganz willkürliche Angaben, ja, als wir mit unserer ersten Somnambulen denselben Versuch ein anderes Mal an demselben Tage anstellten, fielen ihre Angaben gleichfalls allen Gesetzen der Optik widersprechend aus.

Man dürfte sich nach diesen Erfahrungen fragen, ob hierbei nicht zwei ganz verschiedene Dinge vorlägen. Das eine Mal könnte die Verdoppelung des Gegenstandes nur in der Phantasie der Person vor sich gehen und nach den Launen derselben schwanken. Die Wirkung des Prismas wäre hier so zu sagen durch den Einfluss der Phantasie verdeckt; andere Male würde das suggerirte Bild thatsächlich einfach oder doppelt gesehen werden, gerade so, wie es mit einem wirklichen Object geschehen müsste; der Einfluss des Prismas würde die Oberhand gewonnen haben und würde die Phantasie hindern, sich einer trügerischen Einredung hinzugeben.

Wir haben noch folgende Erfahrung gemacht, welche diese Annahme unterstützen konnte: Wir schoben zwei Röhren, von denen jede ein doppeltbrechendes Prisma enthielt, in einander. Wenn man nun die beiden Röhren um einander drehte, so musste man die Prismen derart verstellen, dass der Gegenstand das eine Mal doppelt, das andere Mal vierfach gesehen wurde, ohne dass man aus dem äusseren Anblick des Instrumentes entnehmen konnte, welche von beiden Wirkungen stattfinde. Die erste Somnambule, welche wir durch dieses Instrument blicken liessen, während dasselbe auf vierfache Bilder eingestellt war, ohne dass sie von dieser Eigenschaft etwas ahnte, sah in der That die suggerirte Ziffer 6 viermal auf der weissen Mauer erscheinen, und als wir das Instrument auf Verdoppelung eingestellt hatten, erkannte sie sofort, dass nur zwei Bilder zu sehen wären.

Diese Angabe war wohl geeignet, auf einen oberflächlichen Beobachter Eindruck zu machen; indess zweifelten wir nicht daran, dass diese Bilder nicht reelle, sondern durch irgend welchen Anhaltspunkt suggerirte wären, denn die Somnambule sah die vier Bilder auf einer horizontalen Linie neben einander, während je zwei und zwei über einander stehen sollten.

Um alle solche Anhaltspunkte auszuschliessen, haben wir es vorgezogen, mit der Somnambulen auf's freie Feld zu gehen, sie dort einzuschläfern und ihr zu suggeriren, dass sie nach dem Erwachen einen Ballon hoch in den Lüften schwebend sehen werde. Der Himmel war dabei blau und wolkenlos; sie sah den Ballon auch, und wir setzten ihr nun abwechselnd die beiden Gläser vor, von denen nur eines das Bild verdoppeln konnte. Den gleichen Versuch stellten wir mit einer anderen Somnambulen an und konnten uns überzeugen, dass ihre Angaben jedesmal falsch waren, so oft sie das Prisma unmittelbar gegen den Ballon richteten. Wenn sie aber einen Kamin, ein Dach oder irgend einen Gegenstand im Gesichtsfelde fanden, der ihnen als Anhalt dienen konnte, wurden ihre Angaben richtig.

Man darf nicht vergessen, dass die Somnambulen mitunter (nicht jedesmal) einen erstaunlichen Scharfsinn bei der Lösung der ihnen gestellten Aufgabe entwickeln. Sie haben die Absicht, dieselbe zu lösen, sie nehmen sich dafür zusammen, und da ihre ganze Aufmerksamkeit bewusster oder unbewusster Weise sich auf die eine Frage concentrirt, sind sie im Stande, in den geringfügigsten Zeichen, in einer Mauerspalte, in einem kaum wahrnehmbaren Strich einen Anhaltspunkt zu finden, welcher ihnen die Wirkung des Prismas enthüllt und ihr subjectives Bild in demselben Sinne beeinflusst. Wenn sie einmal einen solchen Anhaltspunkt gefunden oder einen Unterschied des Gewichts, der Grösse oder des Glanzes zwischen dem Rohr, welches das Prisma enthält, und dem anderen indifferenten Instrumente entdeckt haben, dann irren sie sich nicht mehr, sondern führen den Beobachter unabsichtlich irre.

Wir haben schliesslich folgenden Weg eingeschlagen, um jede unvermuthete Sinnesthätigkeit von Seiten unserer Somnambulen zu vereiteln und ihnen jeden Anhaltspunkt zu benehmen, der ihre Phantasie auf die richtige Spur bringen könnte: Wir haben zwei Personen in ein verdunkeltes Zimmer gebracht und ihnen in der Hypnose suggerirt, dass sie nach dem Erwachen auf dem Kamin eine brennende

Kerze sehen werden. Auf diese brennende Kerze, welche sie angeblich sehr deutlich sahen, liessen wir sie nun durch das Rohr mit den zwei Prismen blicken, das wir abwechselnd auf Verdoppelung oder Vervierfachung der Bilder einstellten. Wir haben den Versuch mindestens zwanzigmal mit jeder der beiden Personen wiederholt, nachdem wir festgestellt hatten, dass bei einer wirklichen Kerze die Wahrnehmung eine ganz unzweifelhafte und die Möglichkeit einer Unsicherheit ausgeschlossen war. Unter diesen Bedingungen fielen ihre Angaben immer unrichtig aus, und es zeigte sich klar, dass sie das Bild einfach, doppelt, dreifach oder vierfach sahen, je nach der Laune ihrer Autosuggestion, sobald man ihren Augen jeden Anhaltspunkt entzogen hatte.

Als entscheidend wollen wir noch die folgenden Versuche mittheilen:

Wir suggeriren Frau G. während ihres Schlafes, dass sie auf ihrem weissen Leintuch (auf dem sich sonst nichts befindet) eine rothe Oblate und zur gleichen Zeit am Fusse ihres Bettes eine aufgehängte Orange sehen wird, was sie beides nach dem Erwachen sieht.

Wenn sie nun die Oblate durch das Rohr mit den zwei Prismen anblickt, so erscheint ihr dieselbe einfach, doppelt, dreifach oder vierfach, ganz nach Willkür und niemals so, wie es sich aus der Stellung der Prismen für ein wirkliches Object ergeben müsste. Sieht sie aber die vom Bett herabhängende Orange durch das Instrument an, so täuscht sie sich nie; ihre Angaben stimmen immer mit der Stellung der beiden Prismen überein. Woher dieser Unterschied? Weil sie im ersten Falle auf dem weissen Leintuch keinerlei Anhaltspunkt für ihre Aussage findet, während beim Blick auf die Orange ihr Urtheil durch das Verhalten der umgebenden wirklichen Objecte gelenkt wird, die das Instrument verdoppelt oder vervierfacht. Das fictive Bild richtet sich logischer, aber unbewusster Weise nach dem Verhalten des reellen.

Wenn wir sie zuerst auf die Orange blicken lassen, während das Instrument auf Vervierfachung eingestellt ist, und sie dann dasselbe in der nämlichen Stellung auf die Oblate richtet, erscheint ihr auch die letztere vierfach, ohne dass aber die vier Bilder die Stellung einhalten, welche ihnen die Prismen geben müssten. Lassen wir sie im Gegentheil zuerst auf die Oblate sehen, wobei sie sich täuscht und statt vierfach z. B. doppelt sieht, und jetzt das Instrument von der Oblate auf die Orange wenden, so kann sie sich nicht genug wundern, dass die Orange, Dank den in der Nähe befindlichen Anhaltspunkten, vierfach erscheint. Als vernünftige Person erwartet sie nämlich mit Bestimmtheit, dass ein Prisma, welches den einen Gegenstand vervierfacht, auch alle anderen vervierfachen muss.

Einer anderen unserer Somnambulen, Fräulein X., zeigen wir, ehe sie eingeschläfert ist, ein Stück Orangenschale, welches ein Herr L. vor ihrem Bette in der Hand hält. Wir schläfern sie darauf ein und suggeriren ihr, dass sie dasselbe Stück nach dem Erwachen wieder sehen wird. Sie sieht es auch, obwohl Herr L. nichts mehr in der Hand hat. Wir lassen sie nun durch das auf Vervierfachung eingestellte Instrument sehen und fragen sie, ob das Instrument (dessen Eigenschaften sie nicht ahnt) etwas an der Orangenschale ändert. Sie gibt nun an, dass sie eine einzige, aber ganze Organe

sieht, eine Veränderung, die ihr offenbar von ihrer Phantasie suggerirt worden ist. Herr L. nimmt nun, ohne das sie es merkt, das
Stück Schale wieder in die Hand; Fräulein X. sieht es (ohne Instrument) und hält es noch immer für dasselbe (fictive), was sie
früher gesehen hat. Nun sieht sie von Neuem durch das Instrument
darauf und bemerkt mit aller Deutlichkeit vier Stück Orangenschalen.
Dieser Versuch gelingt mit ihr jedesmal; die fictive Orangenschale
wird durch das Instrument mit Hilfe der Phantasie in eine ganze
Orange verwandelt; das reelle Stück wird aber durch das Prisma in
vier Stücke verwandelt, wie es der Wirkung des Prismas entspricht.

Dies sind die Thatsachen, die wir mittheilen wollten, und es
wäre uns leicht, sie noch reichlich zu vermehren. Wir haben dieselben lange und sorgfältig erwogen, sie haben uns aber nicht den
leisesten Zweifel gelassen, sondern vielmehr die volle Ueberzeugung
aufgedrängt, dass das suggerirte Bild etwas Fictives ist und keiner
materiellen, nach aussen projicirten Vorstellung entspricht. Ein
Prisma kann nur reelle Strahlen, welche sich vor ihm im Raume
befinden und durch dasselbe durchgehen, doppelt brechen; es kann
nicht ein Bild verdoppeln, welches hinter ihm im Sinnescentrum des
Gehirns gesehen wird. Das hallucinatorische Bild kann der betreffenden Person ebenso deutlich, ebenso lebenswahr erscheinen,
wie die Wirklichkeit selbst; da es aber ganz und gar auf dem Boden
der Phantasie erwachsen ist, wird es von der Person gesehen, wie
letztere es auffasst und auslegt, wie sie es durch bewusste und unbewusste Erinnerung in ihrem Gehirne belebt hat. Es ist ein
psychisches und kein physisches Bild, es passirt nicht den peripherischen Sehapparat, hat keine objective Realität und gehorcht
nicht den Gesetzen der Optik, sondern nur den Launen der Phantasie.

Ich muss anerkennen, dass Herr Binet in seinen Aufsätzen
über Hallucination in der „Revue philosophique" die Existenz der
Anhaltspunkte anerkannt hat, welche der Hallucination eine materielle
Unterlage bieten sollen. Aber, wenn er dies zugiebt, darf er dann
behaupten, dass seine Versuche eine Methode darstellen, das Phänomen
zu objectiviren? Darf er mir den Vorwurf machen, dass ich diese
Methode vernachlässigt habe? Die Hallucination besitzt keine objectiven
Charaktere, sondern blos subjective, welche von der Phantasie
objectivirt werden.

Ich hoffe, es wird mir jetzt gestattet sein, den Herren Féré
und Binet und allen Denen, die ihre Versuche wiederholen wollen,
folgende Rathschläge zu geben:

1. Man bediene sich nur neuer Personen, mit denen keinerlei
Versuche dieser Art je angestellt worden sind, die niemals solchen
Versuchen mit Anderen beigewohnt haben, und die überhaupt davon
noch nichts gehört haben.

2. Man stelle den Versuch an, ohne vor der Person ein Wort,
auch nur mit leiser Stimme zu sprechen, denn sie hört und verwerthet Alles oft mit einer erstaunlichen Schärfe der Auffassung, und
zwar auf allen Stufen der Hypnose.

Ich zweifle nicht an dem Ergebniss von Versuchen, die unter
diesen Vorsichtsmassregeln angestellt sein werden, und ich gebe

mich der Hoffnung hin, dass mein Gegner in der „Revue philosophique", durch diese experimentelle Widerlegung in dieser Frage eines Besseren belehrt, nicht versäumen wird, einige seiner kritischen Bemerkungen zurückzunehmen.

Siebentes Capitel.

Historischer Abriss. — Mesmer und der Mesmerismus. — Seine Verwerfung durch die gelehrten Gesellschaften. — Husson's Bericht. — Der Abbé Faria und die Hypnose durch Suggestion. — Die Lehre von Alexander Bertrand. — Experimente und fluidistische Lehre des Generals Noizet. — Zweite Periode: Braid und seine Lehre. — Analyse derselben. — Grimes und die Elektrobiologie in Amerika und England. — Versuche und Theorien von Durand aus Gros. — Die psychische Therapie des Dr. Charpignon und seine fluidistische Lehre. — Der Braidismus in Frankreich; Arbeiten von Azam. — Versuche einer Anwendung der Hypnose zu chirurgischen Zwecken. — Versuche und Lehren von Dr. Liébault in Nancy. Er stellt den hypnotischen Schlaf dem natürlichen an die Seite. — Die Hypnose bei Thieren: Kircher, Czermak, Preyer, Wilson, Beard. — Der provocirte Schlaf in Frankreich; Versuche von Ch. Richet. — Die Hypnose der Hysterischen: Versuche von Charcot und Dumontpellier. — Die Hypnose beim Menschen in Deutschland. Versuche des dänischen Magnetiseurs Hansen; physiologische Theorien von Rumpf, chemische Theorie von Preyer, psycho-physiologische von Berger, Schneider und Heidenhain. — Lehren von Prosper Despine. — Jüngste Publicationen.

Ich habe die Thatsachen des Hypnotismus so dargestellt, wie ich sie beobachtet habe, und wie sie Alle beobachten können, welche diese Versuche wiederholen wollen. Ich habe nichts mitgetheilt, als was ich selbst gesehen, durch Prüfung bestätigt und von Anderen zu wiederholten Malen habe bestätigen lassen. Ich beeile mich hinzu zu fügen, dass nichts von alledem, was ich gesehen, mir im Widerspruch mit unseren heutigen physiologischen und psychologischen Lehren zu stehen scheint. Alles Wunderbare, wie das Hellsehen, das Ahnen der Zukunft, das innere Sehen, das Sehen in die Entfernung oder durch undurchsichtige Körper, das Sehen mit anderen Sinnesorganen, das Ahnungsvermögen für Arzneien, all das ist meiner Beobachtung entgangen.

Die Wahrheit war lange Zeit durch einen Haufen wüster Gaukeleien und abgeschmackter Hirngespinnste so vollständig verhüllt, dass sich die Geschichte des thierischen Magnetismus als eine der grössten Verirrungen des menschlichen Geistes darstellt. Die Männer der Wissenschaft verwarfen, was ihnen als Widerspiel der menschlichen Vernunft erschien, und die Wissenschaft der Schulen schloss sich dagegen, als gegen etwas nicht Ebenbürtiges ab. Ein gewissenloser Charlatanismus, welcher sich der Sache bemächtigte, um die Leichtgläubigkeit des Publicums auszunützen, brachte dieselbe vollends in Verruf. Und doch gab es etwas Werthvolles unter den tollen und anmassenden Lehren des Mesmerismus. Es gab jederzeit ernsthafte Männer, welche das Körnchen Wahrheit mitten in den Irrthümern erkannten und im Stande waren, den Weizen von der Spreu zu sondern. Heute ist der Magnetismus ebenso überwunden wie die Alchimie, aber wie aus der Alchimie die Chemie, so ist aus dem Magnetismus die Lehre von der hypnotischen Suggestion entsprossen.

Ich will mich nicht bei der Geschichte Mesmer's und des Mesmerismus aufhalten, die von Figuier und von Bersot geschrieben und von Dechambre in dem „Dictionnaire encyclopédique des sciences médicales" mit Meisterhand gezeichnet worden ist. Wer erinnert sich nicht an die Mesmer'schen Kübel, an die Kranken, welche dieselben in mehreren Reihen schweigend umstehen, an den animalischen Strom, der vom Magnetiseur ausgeht, mit dem Strom des Kübels zusammentrifft, und nach Verlauf einer gewissen Zeit verschiedenartige nervöse Störungen hysterischer Natur oder ähnlich den Erscheinungen des Somnambulismus, und ganze Schaustücke von Verzückung hervorrief? Und an die Lehre eines sogenannten magnetischen Fluidums, welches überall im Raume verbreitet und fähig ist, alle Bewegungsantriebe zu empfangen, fortzupflanzen und mitzutheilen, durch welches die Himmelskörper, die Erde und die belebten Wesen einander gegenseitig beeinflussen? Alle gelehrten Körperschaften, die Akademie der Wissenschaften, die königliche medicinische Gesellschaft verdammten die neuen Lehren, nachdem sie sie geprüft hatten. „Vom Gesichtspunkt der Therapie aus" — entschied die letztere — „ist der thierische Magnetismus nichts weiter als die Kunst, sensible Personen in Krämpfe zu versetzen, er ist daher für die Therapie unnütz oder gefährlich."

Der thierische Magnetismus behielt seine Anhänger trotz der Missachtung, welche das eigennützige und schwindelhafte Gebaren Mesmer's ihm zuzog. Er machte übrigens unter seinen Schülern verschiedene Wandlungen durch. Der Marquis von Puységur, der berühmteste unter ihnen, magnetisirte durch Streichen mit der Hand, durch Berührung, mit Hilfe von Glasknöpfen und magnetisirten Hölzern; er brachte durch alle diese Hilfsmittel den Zustand hervor, den wir heute als Somnambulismus bezeichnen, und dessen richtige Erkenntniss sich an seinen Namen zu knüpfen scheint. Das Wesen des thierischen Magnetismus bestand für ihn in der Wirkung des Willens auf das Lebensprincip, den Herd der thierischen Elektricität, d. h. der Bewegung.

Damals entstanden nach und nach zahlreiche magnetische Gesellschaften in den grösseren Städten Frankreichs. Die Gesellschaft der Harmonie in Strassburg, die aus mehr als 150 Mitgliedern bestand, gab durch mehrere Jahre einen Bericht über ihre Arbeiten heraus.

Die Umwälzung der Revolutionszeit und die Kriege des Kaiserreichs lenkten zwar die Geister von dem Thema des thierischen Magnetismus ab, hinderten aber nicht, dass unzählige Bücher und Abhandlungen fortfuhren, den Streit für oder dagegen rege zu erhalten.

Nachdem Ruhe und Ordnung wiedergekehrt waren, nahm die Frage einen neuen Aufschwung. Die officiellen Personen und die gelehrten Gesellschaften zeigten sich minder feindlich gegen den Magnetismus, welcher Gegenstand öffentlicher Vorlesungen wurde. Im Jahre 1820 stellt Dupotet seine Versuche zuerst im Hôtel Dieu, dann in der Salpêtrière an. Im Jahre 1825 machte Dr. Foissac eine Mittheilung an die Akademie der Wissenschaften und an die Akademie der Medicin, um die beiden Körperschaften zu einer Aeusserung zu veranlassen. Letztere nahm auf sein Anstiften die Prüfung des thierischen Magnetismus wieder auf, und sechs Jahre später erstattete Husson, am 21. und am 28. Juni 1831, der Akademie über die Ergebnisse der

Prüfung Bericht. „Die wohlwollenden Schlussfolgerungen dieses Be-
richts" — sagt Dechambre — „geben eine gute Vorstellung von dem
Zustande des thierischen Magnetismus, welcher sich im Laufe der
Zeit und nach Ueberwindung so vieler Phasen herausgebildet hatte."
Heutzutage, wo das Problem aus dem Nebel der Speculation
und des Marktschreierthums herauszutreten scheint, dürfte es ein
grosses Interesse haben, die Folgerungen jenes beachtenswerthen
Berichtes zu überlesen, in welchen die Mehrzahl der von uns
beschriebenen Thatsachen bereits enthalten und richtig beurtheilt ist.

Ich gebe daher einige dieser Folgerungen wieder:

„Berührung der Daumen oder der Hände, Reibungen und gewisse
„passes" genannte Geberden, die man in geringer Entfernung vom
Körper des zu Magnetisirenden ausführt, diess sind die Mittel, die
man anwendet, um sich mit ihm in Rapport zu setzen, oder, wie man
auch sagt, den Einfluss des Magnetiseurs auf den Magnetisirten zu
übertragen.

Die Zeit, welche erforderlich ist, um die magnetische Wirkung
zu übertragen und zum Vorschein zu bringen, beträgt eine Minute
bis zu einer halben Stunde.

Wenn eine Person einmal in den magnetischen Schlaf versenkt
worden ist, bedarf es nicht immer der Berührung oder der passes,
um sie von Neuem zu magnetisiren, vielmehr reicht der Blick oder
der Wille des Magnetiseurs hierfür allein aus.

Die Personen, welche durch magnetische Einwirkung in Somnambulismus verfallen, erleiden in der Regel mehr oder minder merkliche Veränderungen in ihrem Wahrnehmungsvermögen und in ihren
geistigen Fähigkeiten:

a) Die Einen hören aus dem Stimmengewirre eines Gespräches
nur die Stimme ihres Magnetiseurs, sie geben passende Antworten
nur auf die Fragen, welche dieser, oder welche andere Personen,
mit denen sie in Rapport gesetzt worden sind, an sie richten. Andere
unterhalten Gespräche mit allen Personen, die sie umgeben; doch ist
es im Ganzen selten, dass sie vernehmen, was um sie herum vorgeht.
Sie verhalten sich zumeist gänzlich gleichgiltig gegen äussere Geräusche und Schalleindrücke, die man unerwartet an ihr Ohr gelangen
lässt, wie z. B. gegen den Widerhall durch Schlagen auf kupferne
Gefässe, gegen das Umstürzen von Möbelstücken und dergleichen.

b) Die Augen sind geschlossen, die Lider geben nur mühsam
nach, wenn man sie zu öffnen versucht; bei diesem meist schmerzhaften Eingriff kann man sehen, dass die Augäpfel nach oben, seltener
nach unten verdreht sind.

c) Mitunter ist der Geruch völlig aufgehoben; sie athmen Salzsäure oder Ammoniak ein, ohne sich belästigt zu zeigen, ja, ohne es
zu merken. In manchen Fällen findet das Gegentheil statt, die Magnetisirten sind gegen Gerüche sehr empfindlich.

d) Die meisten Somnambulen, die wir gesehen haben, waren
vollkommen unempfindlich; man konnte sie an den Sohlen kitzeln,
ihre Nasenschleimhaut und die Augenwinkel durch die Annäherung
einer Feder reizen, ihre Haut kneipen, so dass Blutaustritte entstanden, ihnen unvermuthet Nadeln bis zu einer grossen Tiefe ein-
stechen, ohne dass sie es zu merken schienen. Ich habe auch eine

7*

Person gesehen, welche sich bei einer der schmerzhaftesten chirurgischen Operationen unempfindlich erwies, und weder in ihrer Miene,
noch in Puls und Respiration die leiseste Erregung verrieth.

Wir haben nie gesehen, dass eine zum ersten Mal magnetisirte
Person somnambul geworden wäre; das geschah mitunter erst nach
der achten oder zehnten Sitzung.

Nach dem Erwachen behaupten sie, alle Erlebnisse des somnambulen Zustandes vollkommen vergessen zu haben und sich in keiner
Weise auf dieselben besinnen zu können. Wir haben dafür keine
andere Gewähr als ihre eigene Aussage.

Es hätte der Beobachtung an einer grossen Zahl von Personen
bedurft, um die Bedeutung des Magnetismus für die Therapie richtig
beurtheilen zu können. Da dies nicht der Fall war, muss sich die
Commission darauf beschränken, zu berichten, was sie an einer geringen
Zahl von Fällen beobachtet hat, welche für ein endgiltiges Urtheil
nicht ausreichend waren. Einige Kranke sind ohne jeden Erfolg
magnetisirt worden; dagegen haben Andere eine mehr oder minder
deutliche Besserung erfahren, nämlich der Eine das Aufhören alteingewurzelter Schmerzen, ein Anderer die Widerkehr seiner Kräfte, ein
Dritter einen Aufschub seiner epileptischen Anfälle um mehrere
Monate, und endlich ein Vierter eine vollkommene Heilung von einer
alten und schweren Lähmung.

Der thierische Magnetismus verdient einen Platz in der Kenntniss der Aerzte, sowohl als Ursache physiologischer Erscheinungen,
wie auch als therapeutische Methode; die Anwendung und die Ueber-
wachung dieses Mittels sollte daher den Aerzten allein zustehen, wie
es auch in den nördlichen Ländern Europas bereits geschieht."

Die Akademie getraute sich nicht, den Bericht Husson's dem
Drucke zu übergeben; sie überliess ihm die Verantwortlichkeit für
die darin ausgesprochenen Ansichten, und obwohl seine Aufrichtigkeit
über allen Zweifel erhaben war, blieb doch der Vorwurf allzugrosser
Leichtgläubigkeit an seinem Namen haften.

Einige Jahre später, im Jahre 1837, stellte ein Magnetiseur,
Namens Berna, vor einer neuen, von der Akademie ernannten Commission Versuche über die Transposition des Sehens an, die aber
keineswegs überzeugend ausfielen. Dubois erstattete einen ablehnenden
Bericht über dieselben und ein anderes Mitglied der Akademie, der
ältere Burdin, setzte einen Preis von 3000 Francs für Denjenigen
aus, der ohne die Hilfe der Augen und ohne Licht lesen könnte. Es
meldeten sich Bewerber, aber keiner gewann den Preis. Am 1. October
1840, welches Datum mit dem Schluss dieser Preisbewerbung zu-
sammenfiel, entschied die Akademie, dass sie Mittheilungen über den
thierischen Magnetismus nicht mehr berücksichtigen werde. Auch diesmal wieder war die in dem Bericht von Husson enthaltene Wahrheit
in einem Wust von abgeschmackten Wundermären untergegangen.

Wir kommen jetzt zur zweiten Periode in der Geschichte des
thierischen Magnetismus. Die Lehre von einem magnetischen Fluidum,
welches entweder als ein das Weltall durchdringender Stoff oder als
eine Ausströmung des menschlichen Körpers, eine Art von thierischer

Wärme oder thierischer Elektricität betrachtet wurde, hatte vor der wissenschaftlichen Beobachtung nicht Stand gehalten. Dagegen war allen von den gelehrten Gesellschaften bestellten Untersuchern der Einfluss der Phantasie auf die Entstehung der betreffenden Erscheinungen aufgefallen. Deslon selbst, der erste Schüler Mesmer's, hatte im Jahre 1780 geschrieben: „Wenn Herrn Mesmer's Geheimniss nur darin bestünde, dass er die Wirkung der Einbildungskraft zu Gunsten der Gesundheit verwerthet, wäre dies darum etwa keine kostkare Entdeckung? Wenn die Therapie durch die Einbildungskraft die wirksamste ist, warum sollten wir es verschmähen, durch die Einbildungskraft zu heilen?"

Um das Jahr 1815 kam ein portugiesischer Abbé, der später unter dem Namen des Abbé Faria berühmt geworden ist, aus Indien nach Paris und trug in seltsamen Einkleidungen die mit allerlei mystischen Vorstellungen verquickte Lehre vor, dass die Ursache des Somnambulismus nicht im Magnetiseur, sondern im Magnetisirten gelegen sei, und dass der magnetische Schlaf selbst gegen den Willen des Ersteren eintreten könne. Er versammelte täglich etwa 60 Personen bei sich, unter denen er acht oder zehn zu seinen Versuchen auswählte, und unter dieser Anzahl pflegten sich eine, zwei, mitunter mehrere zu finden, die in Somnambulismus verfielen.[1)]

Die zu magnetisirende Person wurde auf einen Stuhl gesetzt und aufgefordert, die Augen zu schliessen und ihre Aufmerksamkeit zusammenzunehmen. Plötzlich schrie der Abbé mit lauter gebieterischer Stimme sie an: „Schlafen Sie" und wiederholte diesen Befehl, wenn

---

[1)] Der General Noizet berichtet Folgendes über ihn: „Der Abbé Faria war ein in vielen Beziehungen hervorragender Kopf. Ganz Paris konnte seine Versuche mitansehen, aber nur wenige wurden überzeugt; man hatte ihn mit dem Namen eines Charlatans belegt, und damit war Alles gesagt; war jede Prüfung erspart. Viele Leute kamen nur ein einziges Mal zu ihm, mit der vorgefassten Meinung, dass sie Taschenspielerkünste zu sehen bekommen würden, und hielten alle Personen, an denen die Versuche gelangen, ohne Weiteres für Mithelfer. Wenn es einmal geschah, dass Einer aus einer grösseren Gesellschaft der Einwirkung unterlag, eingeschläfert und somnambul wurde, so machte dieser Erfolg die Anderen, welche dessen Echtheit nicht bezweifeln konnten, eine Weile stutzig, aber der Eindruck schwächte sich allmählig ab, und die Macht des Schimpfnamens „Charlatan" erwies sich als so gross, dass man bald vergass, was man gesehen hatte, und dass selbst die Person, die beeinflusst worden war, sich darüber hinwegtäuschte und endlich zum Glauben gelangte, es sei gar nichts Besonderes mit ihr vorgegangen. Die Scham, etwas mit einem als Charlatan verschrieenen Menschen gemein zu haben, veranlasste sie oft, die Wahrheit zu leugnen und sich der Behauptung zu erdreisten, dass sie die Gesellschaft und den Taschenspieler selbst blos hätte irreführen wollen. Niemand, der die Schwäche des menschlichen Herzens kennt, wird über diese meine Behauptungen erstaunt sein; auf mich aber hat die Sache um so mehr Eindruck gemacht, da ich in die Lage kam, dasselbe Schicksal zu erfahren."

„Endlich ereignete sich einmal, dass eine der Versuchspersonen sich wirklich somnambul stellte und den Abbé Faria betrog. Von diesem Augenblick an steigerte sich der Schimpf der Charlatanerie noch mehr, als ob es einem Charlatan ähnlich sehen würde, sich solchen Fehlgriffen auszusetzen und sich vom ersten besten Unbekannten betrügen zu lassen. Man hörte auf, seinen Versuchen Aufmerksamkeit zu schenken, und verspottete jeden, der an sie glaubte. Ich lasse mich aber nicht beirren, für die Wahrheit einzutreten und meinen Glauben ´daran zu bekennen. Ich will mich nicht zum Vertheidiger des Abbé Faria aufwerfen; ich habe ihn kaum gekannt und weiss nicht, in wie weit er ehrlich war; aber ich bin vollkommen überzeugt, dass er die geschilderten Wirkungen thatsächlich erzielt hat."

nöthig, drei- oder viermal. Mitunter verfiel dann die Person nach einigen leichten Zuckungen in den Zustand, den Faria als lichten Schlaf bezeichnete.

Damit war die Lehre von der Suggestion in's Leben getreten, zunächst als Erklärung für die Entstehung der Schlafes, wenn auch noch nicht als Ursache der in diesem Schlaf beobachteten sogenannten „luciden" Phänomene.

Im Jahre 1819 kündigte der Arzt Alexander Bertrand, ein ehemaliger Schüler der Ecole polytechnique eine Reihe von öffentlichen Vorlesungen über den thierischen Magnetismus an. Er war damals Anhänger Mesmer's und führte alle beobachteten Wirkungen auf die Eigenschaften eines magnetischen Fluidums zurück.

Um dieselbe Zeit beschäftigte sich ein Officier Noizet, der es später zum General brachte, ein Schüler Faria's mit dem Gegenstande, und gelangte durch seine persönlichen Wahrnehmungen dahin, die Existenz eines magnetischen Fluidums zu leugnen, und keine andere Kraft als die der Phantasie, die Ueberzeugung der Person, welche den betreffenden Einwirkungen unterliegt, gelten zu lassen. Er verband sich mit Bertrand zu gemeinsamer Arbeit und wusste ihn so sehr von seinen Ideen zu überzeugen, dass Letzterer sogar das Wenige verwarf, was Noizet selbst aus dem Mesmer'schen System anzunehmen geneigt war.

Bertrand hat seine endgiltigen Ansichten in dem „Traité du somnambulisme et des différentes modifications, qu'il présente" 1823 dargelegt. Er führt darin die Phänomene des thierischen Magnetismus auf einen besonderen Zustand von nervöser Erregbarkeit zurück, den er als Exstase bezeichnet. Dieser Zustand sei es, der die Besessenen von Loudun, die Magnetisirten Mesmer's, die Somnambulen überhaupt zu dem mache, was sie seien, und Unempfindlichkeit, geistige Betäubung, Amnesie nach dem Erwachen, das Ahnungsvermögen für Medicamente, der Gedankenrapport, die Fähigkeit, ohne Hilfe der Augen zu sehen, die gesteigerte Leistungsfähigkeit der Phantasie seien eben so viele Eigenthümlichkeiten dieses nervösen Zustandes.

Merkwürdig genug, dass der General Noizet selbst, welcher Bertrand für seine frühere Auffassung gewonnen hatte, seinerseits in dem Bestreben, beiderlei widersprechende Theorien zu versöhnen, in die fluidistische Lehre zurückverfiel! In einer an die Berliner Akademie der Wissenschaften 1820 gerichteten Mittheilung (Mémoire sur le somnambulisme et le magnétisme animal, Paris 1854) stellte er die Hypothese eines vitalen Fluidums zur Erklärung der interessanten, von ihm beobachteten Thatsachen auf.

Wenn dies die Vorläufer der Suggestionstheorie waren, so geschah deren endgiltige Aufstellung und Bekräftigung doch erst durch James Braid in Manchester im Jahre 1841. Braid ist der eigentliche Entdecker des Hypnotismus, und die Bezeichnungen „Braidismus", „Braid'sche Suggestion" sind mit Recht von der Wissenschaft für die neue Lehre festgehalten worden, welche sich gegen den Mesmerismus erhob.

Braid [1]) hat den Nachweis erbracht, dass es kein magnetisches Fluidum und keine geheimnissvolle, von dem Hypnotiseur ausstrahlende

---

[1]) Braid, Neurypnologie.

Kraft giebt, dass die Hypnose und die von ihr abhängigen Erscheinungen einzig und allein subjectiver Natur sind und im Nervensystem
des Hypnotisirten ihren Grund haben. Die Fixation eines glänzenden
Gegenstandes mit nebenher gehender Ermüdung der Heber des oberen
Augenlides und Concentration der Aufmerksamkeit auf eine einzige
Vorstellung ruft den Schlaf hervor, in den man sich übrigens auch
ohne äussere Beeinflussung durch blosse Anspannung des Willens
versetzen kann. In diesem Zustande wird die Phantasie so mächtig,
dass jede Vorstellung, die spontan auftaucht oder von einer Person
suggerirt wird, welcher der Hypnotisirte ein besonderes Mass von
Aufmerksamkeit und Vertrauen schenkt, — dass jede solche Vorstellung
die Stärke der wirklichen Wahrnehmung gewinnt. Je häufiger man
solche Erscheinungen hervorruft, desto leichter wird es, nach dem
Gesetz der Association und der Gewöhnung, sie von Neuem hervorzurufen. Der Wille des Hypnotiseurs hat gar keine Wirkung, wenn
er nicht durch Worte oder Geberden ausgedrückt, oder wenn er von
der Person nicht verstanden wird. Durch die Stellung, die man einem
Hypnotisirten giebt, durch den Zustand, in den man seine Gesichts-
muskeln oder die seiner Extremitäten versetzt, kann man bei ihm
die Empfindungen, Leidenschaften und Handlungen erzeugen, welche
diesen anatomischen Stellungen entsprechen, ebenso wie die Suggestion
gewisser Empfindungen oder Leidenschaften die entsprechende Stellung
oder den entsprechenden Gesichtsausdruck hervorruft.

Dieser Theil des Braid'schen Werkes ist unangetastet geblieben
und durch spätere Beobachtungen in allen Punkten bestätigt worden.
Man kann nicht dasselbe von seinen phrenohypnotischen Versuchen
sagen, in denen er angeblich durch Berührungen am Halse und im
Gesichte gewisse leibliche und geistige Aeusserungen hervorgebracht
hat, welche je nach den berührten Stellen verschieden ausfielen. So
wollte er z. B. durch Reizung der sensiblen Nerven des Gesichtes
die gesondert localisirten Organe des Gehirns erregen, welche den
verschiedenen Trieben, dem Wohlwollen, der Nachahmungssucht, dem
Stehltrieb etc. dienen.

Ich glaube wie Brown-Séquard, „dass Braid sich nicht
genügend gegen die Fehlerquelle der Suggestion geschützt hat, als
er bei seinen Hypnotisirten die Beweise für die Wahrheit der phrenologischen Lehren finden wollte. Für Jeden, der weiss, dass ein einziges in der Ferne gesprochenes Wort für den Hypnotisirten genügt, um
ihm eine Gedankenreihe zu suggeriren, die mannigfaltigsten Empfindungen und motorischen Aeusserungen bei ihm zu entwickeln, wird
es leicht zu verstehen sein, wie Braid in den bezeichneten Irrthum
verfallen konnte."

Ich vermuthe übrigens, dass Braid selbst gegen sein Lebens-
ende Zweifel an dem Werthe seiner früheren phrenohypnotischen
Versuche zu hegen begann. Er übergeht dieselben in seiner letzten
Mittheilung an die Akademie der Wissenschaften (1860) mit Stillschweigen und sagt in diesem bemerkenswerthen, durch die Erfahrungen
von Azam und Broca veranlassten Aufsatze, in dem er alle seine
Ergebnisse zusammenfasst, blos: Seine Versuche über die Erregung
leidenschaftlicher Empfindungen durch Berührung der Kopfhaut seien
weder beweisend für, noch im Widerspruche mit der phrenologischen

Organlehre. Seinen Irrthum in Betreff einer vermeintlichen Beziehung zwischen der Stirnhaut und dem Gedächtniss erklärt er dahin, die Berührung der Stirne verstärke die Wirkung der Suggestion auf den Hypnotisirten, indem sie den eigenmächtigen Abschweifungen seiner Gedanken ein Ende mache, und ihm so gestatte, seine Aufmerksamkeit besser zu concentriren, und auf an ihn gestellte Fragen richtigere Antworten zu geben.

Braid's Versuche machten in England wenig Aufsehen und wurden in Frankreich kaum bekannt.

In Amerika aber erhob sich die Lehre vom Magnetismus unter einem neuen Namen. Um das Jahr 1848 rief ein in Neu-England lebender Mann, Namens Grimes, ähnliche Erscheinungen hervor, ohne, wie es scheint, die Entdeckungen von Braid zu kennen; er zeigte ausserdem, dass man dergleichen Phänomene bei manchen Personen schon im wachen Zustand durch mündliche Suggestion erzielen könne, was Braid in einer „The power of the mind over the body" betitelten Schrift bereits 1846 erwiesen hatte.

Die Lehre Grimes', dass ein starker Wille auch ohne Mitwirkung der Hypnose die Bewegungsthätigkeit, die Empfindungen, Leidenschaften und sogar die organischen Functionen Anderer beeinflussen könne, erhielt von ihm den Namen Elektro-Biologie und wurde in den Vereinigten Staaten durch eine Anzahl von Anhängern verbreitet, deren Bildung aber, nach der Aussage von Dr. Philips, dem ich diese Nachrichten über die Elektro-Biologie entlehne, zumeist nicht auf der Höhe ihrer wissenschaftlichen Aufgabe stand. Ein Dr. Dods hielt im Jahre 1850 zwölf Vorlesungen über das Problem der „elektrischen Psychologie" vor dem Congress der Vereinigten Staaten in Folge einer halb officiellen, von sieben Mitgliedern des Senats unterzeichneten Aufforderung. Dieselben wurden unter dem Titel „The Philosophy of Electrical psychology etc. New-York" veröffentlicht.

Die neue Methode soll auch mit Erfolg zur Erzeugung der Unempfindlichkeit bei chirurgischen Operationen und in der Behandlung verschiedener Krankheiten angewandt worden sein.

Im Jahre 1850 fand sie in England Eingang und einen ihrer ersten Anhänger an Dr. Darling. Die Elektro-Biologie drängte den Hypnotismus für einen Augenblick in den Hintergrund; es konnte aber auf die Länge nicht verkannt werden, dass diese Erscheinungen des Wachens der Entdeckung von Braid an die Seite zu stellen seien. Die ausgezeichnetsten Gelehrten Englands, darunter J. H. Bennet, Simpson, Carpenter, Alison, Gregory, Dr. Holland, der Physiker David Brewster, der Psychologe Dugald Stewart, veröffentlichten zahlreiche bestätigende Beobachtungen.

In Frankreich liessen all diese Untersuchungen das Publicum kühl, und die Medicin der Schulen kannte weder den Braidismus, noch die Elektro-Biologie, nur der Dr. Durand aus Gros suchte unter dem Namen Dr. Philips[1]) die Aufmerksamkeit der Aerzte und Gelehrten auf diese Erscheinungen zu lenken und gab zu diesem Zwecke Vorlesungen und Demonstrationen während des Jahres 1853 in Belgien,

[1]) Er war einer von den Proscribirten des 2. Decembers und musste seinen Namen ändern, um nach Frankreich zurückzukehren.

Algier und Marseille. Im Jahre 1855 veröffentlichte er ein Buch unter dem Titel „Electro-dynamisme vital", welches aber durch seine dunklen theoretischen Speculationen wenig geeignet war, auf die Aerzte Eindruck zu machen. Später, im Jahre 1860, erschien sein „Cours théorique et pratique du braidisme ou hypnotisme nerveux", in welchem Methode wie Gedankengang des Autors mit grosser Schärfe und Klarheit hervortreten.

Braid hatte festgestellt, dass die Fesselung der Aufmerksamkeit und die Sammlung des Denkens, welche beide durch das Fixiren erzielt werden, die nächsten Ursachen des hypnotischen Zustandes sind; er bemühte sich aber nicht, in den physiologischen oder psychologischen Mechanismus dieses Phänomens tiefer einzudringen. Durand bemüht sich, weiter zu gehen und das Band nachzuweisen, welches den ersten Ausgangspunkt der Braid'schen Veränderung, nämlich diese Sammlung der Aufmerksamkeit mit dem Auftreten der Unempfindlichkeit, der Katalepsie und der Ekstase verknüpft und so von diesem Beginne bis zu der tiefen und allgemeinen Beeinflussung des Organismus führt, welche die Hypnose auszeichnet.

Die Theorie des Autors lautet in seiner eigenen Fassung folgendermassen: Es bedarf einer allgemeinen und genügend intensiven Denkthätigkeit, damit sich die Nervenkraft in gleichmässiger Weise über die Nerven der Sensibilität verbreite. Wenn die Denkthätigkeit eingestellt wird, so hört auch die Innervation der sensiblen Nerven auf, und dieselben verlieren ihre Fähigkeit, Eindrücke, die ihnen von aussen zukommen, zum Gehirn zu leiten. Es ist ja bekannt, dass die Idioten mehr oder weniger anästhetisch sind u. dgl. Andererseits ist die Empfindung ein unentbehrlicher Reiz für das Spiel der Denkthätigkeit. Daraus folgt, dass man Unempfindlichkeit erzeugen kann durch Einstellung der Denkthätigkeit, und dass es zur Hemmung der letzteren nöthig ist, die Sinnesorgane von der Aussenwelt, welche sie beeinflusst, abzuschneiden. Es ist nun nicht möglich, die Denkthätigkeit ganz aufzuheben; wohl aber kann man sie auf ein Minimum einschränken, wenn man sie dem Reize unterwirft, welchen eine einfache, gleichmässige und anhaltende Empfindung auf sie ausübt. Damit wird die Denkthätigkeit, so zu sagen, auf einen einzigen Punkt reducirt. Die Gehirnzellen fahren unterdessen fort, Nervenkraft abzusondern; da aber das Denken nur mehr einen kleinen Theil davon für sich in Anspruch nimmt, wird sich die übrige Nervenkraft im Gehirn anhäufen und daselbst eine „nervöse Congestion" hervorrufen. Damit ist der erste Teil der Braid'schen Beeinflussung, der vom Autor sogenannte Zustand von Hypotaxie erreicht. Wenn dieser Zustand einmal besteht, und nun durch eine noch offene Sinnespforte, sei es des Gesichts-, des Gehörs- oder des Muskelsinnes, ein Sinneseindruck sich bis zum Gehirne schleicht, so wird der Theil des Gehirns, auf den der Sinneseindruck wirkt, sofort aus seiner Betäubung aufgerüttelt und wird der Sitz einer Thätigkeit, welche durch die vermehrte Spannung der Nervenkraft eine ausserordentliche Steigerung erfährt. So kommt es, dass auf die allgemeine Erschlaffung der Innervation plötzlich ein Uebermass von localer Innervation folgt, welches die Anästhesie z. B. sofort durch Hyperästhesie, die Erschlaffung des Muskelsystems durch Katalepsie, Tetanus u. s. w. ersetzen kann.

Man kann die verfügbare Nervenkraft gegen jede beliebige
Stelle des Innervationscentrums richten, indem man dieser Stelle
einen Sinneseindruck zukommen lässt, der ihre eigene Thätigkeit
weckt. Zu diesem Zwecke bedient man sich eines psychischen Eindruckes, also einer suggerirten Vorstellung, und dies ist die zweite,
von Durand „ideoplastisch" genannte Phase des Braid'schen Verfahrens. Die suggerirte Vorstellung wird zur Ursache der functionellen
Veränderung, die man erzeugen will. Die durch sie gesetzte Erregung
weckt Empfindungen, welche vorher schon durch organische Erregungen gebildet worden waren. Solche Empfindungen, welche durch
eine Vorstellung wachgerufen sind, werden Erinerungsbilder genannt.

Es gelang den Bemühungen Philip's (Durand aus Gros) nicht,
die Missachtung, welche dem Magnetismus in ärztlichen Kreisen zu
Theil geworden war, zu heben. Der Braidismus war und blieb
vergessen. Ich habe nur den Dr. Charpignon in Orleans zu erwähnen, welcher sich seit 1841 mit dem Magnetismus und mit der
psychischen Therapie in der Behandlung der Nervenkranken viel
beschäftigt hatte. Ein Werk von ihm, betitelt: „De la Part de la
Médecine morale dans le traitement des maladies nerveuses" (1862), erhielt eine ehrenvolle Erwähnung von der Akademie
der Medicin. Die darin beschriebenen Erscheinungen der Suggestion in
der Hypnose und im wachen Zustande erhielten somit zum ersten Male
die öffentliche Anerkennung von Seiten dieser gelehrten Körperschaft,
welche sich mit diesem Schritte von Neuem auf den Standpunkt
stellte, den sie mit der Entschliessung vom 1. October 1840 aufgegeben
hatte; derselbe Aufsatz wurde im Jahre 1864 unter dem Titel: „Etudes
sur la médicine animique et vitaliste" publicirt.

Dr. Charpignon nimmt an, dass es ausser dem psychischen
Einfluss einen magnetischen giebt, welcher ebenso wie Licht, Wärme
und Elektricität auf ein Fluidum zurückgeht; dieser Einfluss könne
sich von den Enden der peripherischen Nerven aus, von einem
Organismus auf den anderen übertragen, und sei bei manchen Personen
im Stande, Nerventhätigkeit und Lebensäusserungen zu verändern.

Eine Erwähnung verdient auch Victor Meunier, welcher den
wissenschaftlichen Muth zeigte, in dem Journal „La Presse" vom
Jahre 1852 an jene Thatsachen populär zu machen, welche die
officielle Wissenschaft damals noch mit Bann belegt hatte. Erst im
Jahre 1859 hielt der Braidismus wirklich seinen Einzug in Frankreich.
Eine Mittheilung des Professors Azam in Bordeaux an die chirurgische Gesellschaft (publicirt in Archives de médicine 1860) wendete
ihm ein grosses, aber bald erlöschendes Interesse zu. Azam hatte
durch einen seiner Collegen, welcher den von Carpenter verfassten
Artikel „Schlaf" in der Encyclopädie von Todd gelesen hatte, von
den Versuchen des Engländers Kenntniss erhalten und dieselben an
mehreren gesunden Personen mit Erfolg wiederholt.

Weitere interessante Beobachtungen wurden von Demarquay
und Giraud-Teulon (Recherches sur l'hypnotisme ou sommeil nerveux, Paris 1860) und von Gigot-Suard (Les Mystères du magnétisme animal et de la magie dévoilés ou la vérité démontrée par
l'hypnotisme, Paris 1860) veröffentlicht. Die Chirurgen suchten in der
Hypnose vor allem ein Mittel zum Ersatze der Chloroformanästhesie.

Eine befriedigende Beobachtung (Spaltung eines Abscesses am After durch Broca und Follin) wurde der Akademie der Wissenschaften im Jahre 1859 vorgelegt; einige Tage später kündigte Dr. Guérineau in Poitiers ebendaselbst an, dass er in der hypnotischen Anästhesie einen Oberschenkel amputirt habe (Gaz. des hôpitaux 1859).

Die Anwendung der Hypnose zur Erzielung der chirurgischen Anästhesie war übrigens nichts Neues. Dr. Charpignon berichtet in der „Gazette des hôpitaux" noch über folgende Fälle von während der hypnotischen Unempfindlichkeit ausgeführten Operationen: Abtragung einer Brust im Jahre 1829 durch Jules Cloquet; Amputation eines Unterschenkels und Exstirpation einer Drüse durch Dr. Loysel in Cherbourg, 1845 und 1846; Amputation beider Oberschenkel durch die Doctoren Fanton und Toswel in London 1845; Amputation eines Armes durch Dr. Joly in London 1845; Entfernung einer Geschwulst am Kiefer durch die Doctoren Ribaud und den Zahnarzt Kiaro in Poitiers im Jahre 1847.

Trotz dieser glücklichen Versuche mussten sich die Chirurgen bald überzeugen, dass die Hypnose ein Anästheticum nur in seltenen Fällen vertreten kann, denn eine absolute Unempfindlichkeit trifft sich nur ausnahmsweise an hypnotisirbaren Personen, und die Hypnose selbst misslingt zumeist unter der Gemüthsbewegung, welche sich an die Erwartung einer Operation knüpft. Damit war der Braidismus jedes praktischen Interesses entledigt worden und sank wieder in Vergessenheit.

Lasègue hätte die endgiltige Wiedererweckung des Braidismus herbeiführen können, wenn er seine Untersuchungen hinreichend vertieft hätte. Er berichtet nämlich in einem Aufsatze „Des Catalepsies partielles et passagères" (Arch. génér. de med. 1865), dass der blosse Verschluss der Augen bei vielen Hysterischen und sogar bei manchen nicht hysterischen Leuten genügt, um einen Schlaf von verschiedener Tiefe, von der einfachen Betäubung bis zur vollkommenen Lethargie mit Anästhesie zu erzeugen. Diese verschiedenartigen Zustände sind von einer kataleptischen Starre der Glieder begleitet, welche sofort aufhört, sobald der Kranke erwacht und sein Gesichtssinn in Thätigkeit tritt.

Aber Lasègue ging nicht weiter und dachte nicht daran, diese Erscheinungen mit dem von Braid beschriebenen hypnotischen Schlaf in Zusammenhang zu bringen.

1866 erschien die wichtigste Publication über den Braidismus, ein Buch des Dr. Liébault, welcher sich seit einer Reihe von Jahren mit dieser Frage beschäftigt hatte, unter dem Titel: „Du Sommeil et des états analogues considérés surtout au point de vue de l'action du moral sur le physique." Liébault ist ein Anhänger der Suggestionstheorie, welche er weiter entwickelt hat als Braid selbst und mit Erfolg zu therapeutischen Zwecken verwendet hat, ein Feind des Wunderbaren und Mystischen, und er versucht daher, die beobachteten Erscheinungen durch psycho-physiologische Gesichtspunkte zu erklären.

Seine Lehre nähert sich jener von Durand aus Gros: Die Einengung des Denkens auf eine einzige Vorstellung, nämlich die, einzuschlafen, welche durch das Starren der Augen erleichtert wird, führt zur Unbeweglichkeit des Körpers, zur Betäubung der Sinnesorgane

und zur Aufhebung des Zusammenhanges der letzteren mit der Aussenwelt; in weiterer Folge zur Einstellung der Denkthätigkeit und zur
Unveränderlichkeit der Bewusstseinszustände. Eine Folge dieser Einstellung der Denkthätigkeit ist auch die suggestive Katalepsie. Der
Hypnotisirte verbleibt im Rapport mit der Person, die ihn eingeschläfert hat, hört auf dieselbe und empfängt nur von ihr seine
Sinneseindrücke. Bei der Starre seines Vorstellungsvermögens ist er
unfähig, von einer Vorstellung auf eine andere überzugehen; er hält
sich daher an die Vorstellung, welche ihm suggerirt worden ist, und
von dem Augenblick an, da ihm z. B. die Vorstellung eingegeben
wird, die Arme gestreckt zu halten, hält er dieselben gestreckt.

Der gewöhnliche Schlaf ist vom hypnotischen Schlaf nicht wesentlich verschieden; beide rühren her von der Einstellung der Aufmerksamkeit und der Nervenkraft auf die Vorstellung des Schlafens. Ein
Mensch, der schlafen will, sperrt seine Sinnesorgane ab, zieht sich
auf sich selbst zurück und verhält sich unbeweglich. Seine Nerventhätigkeit engt sich so zu sagen auf eine Vorstellung ein, drängt sich
in einem Punkte des Gehirns zusammen und zieht sich von den
sensiblen, motorischen und Sinnesnerven zurück.

Aber der gewöhnliche Schläfer steht von dem Moment an, da
er seinen Bewusstseinszustand festgestellt hat, nur in Rapport mit
sich selbst. Sinneseindrücke, die seinem Gehirn durch die Nerven
des organischen Lebens zugeführt werden, können verschiedenartige
Empfindungen oder Erinnerungsbilder bei ihm erwecken, welche die
Träume darstellen. Diese Träume sind eigenmächtige Empfindungen,
d. h. sie entspringen den Suggestionen, die er sich selbst ertheilt.

Der hypnotisirte Schläfer hingegen schläft ein, während sein
Vorstellungsvermögen auf den Rapport mit dem, der ihn eingeschläfert
hat, eingestellt bleibt. Darum hat dieser fremde Wille die Fähigkeit,
ihm Träume, Vorstellungen und Handlungen einzugeben.

Die Amnesie beim Erwachen aus der tiefen Hypnose erklärt
sich folgendermassen: Während des Schlafes ist die gesammte Nervenkraft des Hypnotisirten in seinem Gehirn angehäuft; dieselbe verbreitet sich beim Erwachen von Neuem über den ganzen Körper und
nimmt im Gehirne sehr rasch ab. Der wieder zu sich gekommenen
Person ist es nun unmöglich, mit einem geringeren Betrag von Nervenkraft den Bewusstseinszustand im Gedächtniss zu erfassen, welcher
einem höheren Betrage entsprochen hatte.

Im gewöhnlichen Schlaf oder in der leichten Hypnose ist die
Anhäufung der Nervenkraft an der Stelle, welche der fixen Vorstellung
entspricht, eine geringere. Auch sind die anderen Theile der Nervensystems in geringerem Grade lahmgelegt; die Träume entstehen ja
durch Sinneseindrücke an der Körperperipherie. Ueberdies ist das Erwachen kein plötzliches, sondern ein allmähliches; die im Gehirn zu-
sammengedrängte Nervenkraft fliesst langsam ab, und wenn das Spiel
der Denkthätigkeit wieder beginnt, kann es wenigstens die Erinnerung
an das Ende des Schlafes erfassen.

Die Leistungen des Nancyer Arztes zogen keinerlei Aufmerksamkeit auf sich. Der Hypnotismus blieb eine rein wissenschaftliche Curio-
sität. Man begnügte sich mit der Kenntniss der Thatsachen, dass die
Fixation eines glänzenden Gegenstandes bei einigen Personen einen

Schlaf mit Anästhesie, bei anderen Katalepsie erzeuge, und suchte nicht weiter in den Gegenstand einzudringen.

Im Jahre 1873 publicirte in Deutschland Czermak [1]) seine Beobachtungen über Hypnotismus bei Thieren. Bereits im Jahre 1646 hatte Athanasius Kirchner gezeigt, dass ein Huhn, welches man mit gefesselten Beinen vor einen auf den Boden gezogenen Strich hinlegt, nach Verlauf einer gewissen Zeit regungslos wird und in dieser Lage verbleibt, selbst wenn man das Band entfernt und das Thier reizt. Czermak erzielte dasselbe Resultat ohne Fesselung und ohne Hilfe des Striches auf dem Boden; es reichte hin, das Thier durch einige Zeit in ruhiger Lage zu erhalten, während Kopf und Hals leicht gestreckt waren. Auch andere Thiere, Vögel, Salamander, Krebse, Tauben, Kaninchen, Sperlinge liessen sich hypnotisiren, ja, einige darunter kataleptisch machen, indem man sie zur Fixation eines vor ihren Augen befindlichen Gegenstandes, eines Fingers, eines Zündhölzchens u. s. w. nöthigte.

Preyer [2]) betrachtete diesen Zustand als eine Folge der Furcht und nannte ihn Kataplexie. Er stellte den Erscheinungen, welche man durch Hypnotisation der Thiere erzeugen kann, eine Reihe von anderen Phänomenen an die Seite, wie: die Verkrümmung der Tritonen, wenn sie gepackt werden, die Wirkung des Blitzes, den Shock nach chirurgischen Operationen, die sogenannte Schrecklähmung, die Betäubung von Thieren, die von einem Schuss getroffen worden sind, und dergleichen, und leitete sie alle von der Erregung innervationshemmender Apparate in Folge eines sehr intensiven Tasteindruckes ab.

Man hat ähnliche hypnotische Erscheinungen auch an Pferden beobachtet. Ein Ungar, mit Namen Constantin Balassa,[3]) hat im Jahre 1828 eine Methode angegeben, um Pferde ohne Zwang zu beschlagen: „Wenn man die Thiere unverwandt fixirt, bringt man sie dazu, einige Schritte nach rückwärts zu gehen, den Kopf zu erheben und die Wirbelsäule steif zu machen, und man kann auf diese Weise manche Thiere so weit beeinflussen, dass sie sich nicht rühren, auch wenn in ihrer Nähe ein Gewehr abgeschossen wird. Auch ein sanftes Streichen mit der Hand, kreuzförmig über Stirn und Augen, ist ein unschätzbares Hilfsmittel, um das wildeste Pferd zu beruhigen."

Im Jahre 1839 rief in England ein Dr. Wilson diesen Zustand, den er „trance" nannte, an den Thieren des zoologischen Gartens hervor; in jüngerer Zeit 1881 hat Beard in Boston diese sogenannten „trancoidalen" Erscheinungen an Thieren der Hypnose des Menschen gleichgestellt und gezeigt, dass diese ersteren durch eine ganze Reihe von verschiedenen Verfahren hervorgebracht werden können. Zu diesen zählt: die Furcht (eine den Thieren gegebene Stellung, welche sie widerstandsunfähig macht, wie Lagerung auf dem Rücken, Fesselung), ferner magnetische Striche, Fixation mit den Augen, Einfall eines starken Lichtes (Fischen bei Fackelbeleuchtung, Anziehung der Insecten durch das Licht) und Musik; durchaus Methoden, welche das psychische

---

[1]) Beobachtungen und Versuche über hypnotische Zustände bei Thieren (Arch. für Physiologie, pag. 107, 1873).
[2]) Die Kataplexie und der thierische Hypnotismus (Sammlung physiologischer Abhandlungen von W. Preyer, 2. Reihe, 1. Heft, Jena 1878).
[3]) Methode des Hufbeschlages ohne Zwang. Wien, bei Gerold, 1828.

Gleichgewicht stören, indem sie die geistige Thätigkeit auf eine einzige Vorstellung einengen.[1])

Im Jahre 1875 nahm Charles Richet[2])die Versuche an Menschen wieder auf und studirte den provocirten Somnambulismus von Neuem. Er wies nach, dass man durch die sogenannten magnetischen „Passes", durch das Anstarren eines glänzenden Gegenstands und durch andere, rein empirische Verfahren eine besondere Neurose erzeugen kann, welche dem natürlichen Somnambulismus gleichzustellen ist. Dieselbe ist das erste Mal nur mit Mühe zu erzielen, tritt aber fast jedesmal ein, wenn man die Geduld hat, wiederholte Sitzungen vorzunehmen. Uebrigens soll diese magnetische Nervenstörung nach Richet nur wenig Handhabe für eine therapeutische Beeinflussung bieten.

Richet gebührt das Verdienst, die Aufmerksamkeit ärztlicher Kreise von Neuem auf die Erscheinungen des Hypnotismus gelenkt zu haben; er ist auch unter denen zu nennen, welche die psychischen Phänomene des Somnambulismus am besten studirt und auseinander-gesetzt haben.

Im Jahre 1878 beschäftigte sich Charcot mit dem Studium des künstlichen Somnambulismus bei Hysterischen. Die Ergebnisse dieser bemerkenswerthen Untersuchung sind bekannt: Durch Anstarren eines intensiven Lichtes entsteht Katalepsie, von Anästhesie begleitet. In diesem Zustande sind Suggestionen möglich; eine Stellung, die man den Extremitäten gibt, schafft sich den dazugehörigen Gesichtsausdruck (lächeln, beten). Bei plötzlicher Entziehung des Lichtes übergeht die Katalepsie in die Lethargie, einen Schlaf mit vollkommener Erschlaffung, in welchem aber die neuro-musculäre Erregbarkeitssteigerung auftritt (Contractur eines Muskels durch leichten Druck auf seine Substanz oder auf seinen Nerven). Endlich wird der lethargische Zustand durch Druck auf den Scheitel in den Somnambulismus übergeführt, in dem die Möglichkeit zur Anregung der verschiedenartigsten Handlungen besteht.

Bourneville und Regnard haben diese Versuche in der Icono-graphie de la Salpêtrière geschildert und durch Abbildungen erläutert. Charcot und seine Schüler haben übrigens keine Theorie zur Er-klärung dieser Phänomene aufgestellt. — Ich erwähne ferner die be-kannten Mittheilungen von Dumontpallier an die Société de Biologie.

Im Jahre 1879 wurde die Frage in Deutschland von Neuem aufgenommen. Ein Däne, Namens Hansen, welcher übrigens der Medicin ferne stand, reiste durch die wichtigsten Städte und gab daselbst öffentliche magnetische Vorstellungen; ich selbst habe ihn in Strassburg und in Nancy gesehen. Er hypnotisirte nach der Methode von Braid; unter zwanzig Personen, welche sich aus dem Kreise der Zuschauer freiwillig zu seinen Versuchen erboten, fand er vier oder fünf heraus, die er kataleptisch machen, und denen er alle Arten von Suggestionen ertheilen konnte. Seine Versuche wurden bald darauf

---

[1]) Beard, Geo. M. Trance and trancoidal states in the lower animals. (Journal of Comparative medecine and surgery. April 1881).

Alle diese Angaben über die Arbeiten von Czermack, Preyer, Balassa und Beard sind einer von Moebius in Schmidt's Jahrbüchern, B. 190, Nr. 1, 1881, gegebenen Zusammenstellung entnommen.

[2]) Ch. Richet, Journal de l'anatomie et de la physiologie, 1875. — Archives de Physiologie, 1880. — Revue philosophique, 1880 und 1883.

von mehreren Professoren in Universitätsstädten und von Anderen wiederholt, in Chemnitz von Weinhold, Kuhlmann und Opitz, in Breslau von Heidenhain, Grützner, Berger und Anderen.[1])

Jetzt wurden verschiedene Theorien aufgestellt, die einen rein physiologischer Natur, wie die von Rumpf[2]), welche zur Erklärung der hypnotischen Erscheinungen Gehirnanämien und Hyperämien annimmt, die durch reflectorische Beeinflussung der Gehirncirculation entstehen; andere, rein chemischer Natur, wie die von Preyer[3]), welcher annimmt, dass die Concentrirung des Denkens eine gesteigerte Thätigkeit der Gehirnzellen verursacht, die zur reichlichen Bildung leicht oxydirbarer Stoffe, etwa milchsaurer Salze, führt. Diese chemischen Producte üben eine einschläfernde Wirkung auf das Gehirn, indem sie demselben den Sauerstoff entziehen. Es ist aber offenbar, dass die Raschheit, mit der die Hypnose eintritt, und die Plötzlichkeit des Erwachens nicht mit diesen speculativen Vorstellungen stimmen.

Andere Theorien bewegen sich auf psycho-physiologischem Gebiete. So sucht Schneider[4]) in Leipzig die hypnotischen Erscheinungen durch die strenge Einengung des Bewusstseins auf eine einzige Vorstellung zu erklären. Die Regsamkeit des Intellects, die gesteigerte Schärfe der Sinnesorgane und die grosse Lebhaftigkeit der Einbildungskraft kämen daher, dass die ganze psychische Thätigkeit auf einige wenige Punkte zusammengedrängt ist, anstatt sich über ein grosses Gebiet des Gehirns zu erstrecken; eine Ansicht, die, wie wir gehört haben, in Frankreich bereits von Durand aus Gros und von Liébault ausgesprochen wurde. Auch Berger in Breslau meint, dass die Concentrirung des ganzen Denkvermögens auf eine einzige Vorstellung die Willensabschwächung veranlasst, in welcher er das Wesen des hypnotischen Zustandes sieht. Die kataleptische Starre wäre nach diesem Autor eine Begleiterscheinung in Folge der Ausbreitung des Reizzustandes von den psychischen auf die excitomotorischen Gehirncentren.

Eine ähnliche Ansicht hat Heidenhain in Breslau aufgestellt. Er glaubt, dass eine schwache, aber anhaltende Erregung der Sinnesnerven, des Nervus acusticus oder opticus, die Zellen der Gehirnrinde zur Einstellung ihrer Thätigkeit veranlasst; dazu kommt eine Reizung der subcorticalen Reflexcentren, sei es, weil in Folge der Lähmung der Gehirnrinde, deren reflexmässigender Einfluss wegfällt, sei es, weil in Folge derselben Lähmung jeder centripetale Reiz, der in's Gehirn gelangt, sich nur auf ein begrenzteres Nervengebiet fortpflanzt und daher eine kräftigere Wirkung auf das ihm zugehörige Stück der excitomotorischen Sphäre üben kann.

Aehnliche psychologische Anschauungen hat Professor Espinas in Bordeaux entwickelt. Er hat den hypnotischen Schlaf vorzugsweise an hysterischen Personen studirt und ist zur Annahme gelangt, dass

---

[1]) Weinhold, Hypnotische Versuche. Exper. Beitrag zur Kenntniss des sogen. thierischen Magnetismus. Chemnitz 1880. — Ruhlmann, Die Experimente mit dem sogen. thierischen Magnetismus. Gartenlaube Nr. 819, 1880. — Opitz, Chemnitzer Zeitung 1879. — Heidenhain, Der sogen. thierische Magnetismus. Leipzig 1880 und Breslauer ärztl. Zeitschrift 1880. — Grützner, Ibid. — Berger, Hypnot. Zustände (Ibid. 1880—1881).
[2]) Rumpf, Deutsche med. Woch. 1880.
[3]) Preyer, Die Entdeck. des Hypnotismus. Berlin 1881.
[4]) Schneider, Die psych. Ursache der hypnot. Erschein. Leipzig 1886.

bei diesen Personen ein unstetes Gleichgewicht im Nervensystem besteht, welches zu einer raschen Erschöpfung der höheren Centren unter dem Einflusse lang andauernder oder deprimirender Sinnesreize führt.[1])

Zum Schlusse dieses historischen Abrisses will ich noch die Theorie von Prosper Despine[2]) in Marseille erwähnen, von welchem Autor eine überaus interessante wissenschaftliche Studie über den Somnambulismus herrührt. Es giebt — sagt Prosper Despine — im Gehirn eine automatische Thätigkeit, welche sich ohne die Mitwirkung des Ichs äussern kann; allen Nervencentren kommt nämlich in Folge der Gesetze, die ihre Thätigkeit regeln, eine Art Denkvermögen zu, dem aber das Gefühl der Persönlichkeit, des Ichs, mangelt. Alle psychischen Fähigkeiten können sich in gewissen pathologischen Gehirnzuständen, unabhängig vom Ich, d. h. vom Bewusstsein, äussern und ganz ähnliche Handlungen hervorrufen, wie sie normaler Weise durch den Antrieb des Ichs ausgelöst werden; dieser unbewussten Gehirnthätigkeit steht die bewusste, die sich im Ich kundgiebt, entgegen; im Zustand der Gesundheit sind diese beiden Arten von Gehirnthätigkeit eng mit einander verknüpft, so dass sie nur Eines ausmachen und sich durch einerlei Kundgebungen äussern. In manchen pathologischen Zuständen können sich die beiden entzweien und gesonderte Wirkungen erzeugen.

Der Somnambulismus charakterisirt sich in physiologischer Hinsicht durch die selbstständige Thätigkeit des automatischen Geisteslebens bei gleichzeitiger Lähmung des bewussten. Die Amnesie des Somnambulen für alles während des somnambulen Zustandes Erlebte kommt also nicht daher, dass er daran vergessen, sondern dass sein Ich daran keinen Antheil gehabt hat. Wir werden im folgenden Capitel prüfen können, ob diese Ansicht begründet ist.

Der Autor geht von der (durchaus hypothetischen) Lehre von Lüys aus, dass die verschiedenen Schichten der grauen Rindensubstanz verschiedene Functionen haben, in der Art, dass die oberflächliche dem Sensorium, die mittlere den geistigen Thätigkeiten und die tiefste der Willensübertragung dient. In Uebereinstimmung mit dieser Theorie glaubt er folgern zu dürfen, dass der „regsame" Somnambulismus in der Lähmung der oberflächlichsten Schicht der Gehirnrinde bei erhaltener Leistungsfähigkeit der mittleren und tiefen Schichten seine physiologische Begründung hat. Wenn aber auch die mittlere Schicht gelähmt ist, dann zeigt sich der träge Somnambulismus, in dem sich keinerlei psychische Thätigkeit äussert.

Eine sehr geschickte, durchsichtige und vollständige Erörterung unseres Problems nach seinem damaligen Stande findet sich in einer 1883 veröffentlichten Arbeit von Dr. Ladame in Genf, betitelt: La Névrose hypnotique ou le Magnétisme dévoilé; ferner ist aus demselben Jahre eine Publication von Dr. Emile Jung in Genf zu erwähnen, welche den Namen trägt: Le Sommeil normal et le Sommeil pathologique.

---

[1]) Espinas, Du sommeil provoqué chez les hystériques. Essai d'explication psychologique de ses causes et de ses effets. Bulletin de la Société d'anthropologie de Bordeaux, t. I, 1884.

[2]) P. Despine, Etude scientifique sur le somnambulisme. Paris 1880.

Meine erste Arbeit über den Hypnotismus erschien im Jahre 1884, ihr schloss sich alsbald ein Aufsatz von Dr. Liegéois an: Sur la Suggestion hypnotique avec le droit civil et criminel. Seither hat sich das Interesse für das Problem erheblich gesteigert, und die wissenschaftliche Erörterung desselben hat eine grosse Reihe von Schriften zu Tage gefördert. Grössere Abhandlungen erschienen von Dr. Bottey,[1] Prof. Beaunis,[2] Dr. Cullerre,[3] Binet und Féré,[4] Gilles de la Tourette,[5] Fontan und Ségard,[6] ferner Inauguralthesen von Louis Sicard in Montpellier,[7] Alphandery in Paris,[8] Brullard in Nancy[9] und eine Aggregationsthese von Barth.[10]

Interessante psychologische und physiologische Studien über den Gegenstand rühren her von den Herren Delboeuf,[11] Azam,[12] Prof. Enrico dal Pozzo[13] in Pérouse und Prof. Morselli[14] in Turin. Unter den Bearbeitern der juridischen Seite des Problems sind zu erwähnen: Prof. Lilienthal[15] in Zürich, Dr. Giulio Campili[16] in Pérouse und Dr. Paul Garnier[17] in Paris.

Mit den therapeutischen Anwendungen der Hypnose haben sich beschäftigt Dr. Auguste Voisin,[18] Prof. Desplats[19] in Lille, Dr. Vizioli[20] in Italien, Prof. Forel[21] in Zürich, Dr. von Renterghem[22] in Amsterdam.

Die „Elemente der suggestiven Therapie" von Foulan und Ségard in Toulon enthalten neunundneunzig klinische Beobachtungen, welche die Heilwirkung der Suggestion bezeugen.

Eine grosse Reihe von Studien und interessanten Beobachtungen über Hypnotismus findet sich in der Revue philosophique, redigirt von Ribot, in den Mémoires de la Société de Biologie und in den Archives de Neurologie. Es würde mich zu weit führen, wenn ich alle Publicationen anführen wollte, die in den letzten Jahren über diesen Gegenstand erschienen sind.

---

[1] Bottey, Le Magnétisme animal. Paris, 1885. — [2] Beaunis, Du Somnambulisme provoqué. Paris 1886. — [3] Cullerre, Magnétisme et Hypnotisme. Paris 1886. [4] Binet et Féré. Le Magnétisme animal. Paris 1886. — [5] Gilles de la Tourette, L'Hypnostisme et les états analogues au point de vue médico-légal. Paris 1887. — [6] Fontan et Ségard, Eléments de medecine suggestive. Paris 1887. — [7] Louis Sicard, Contribution à l'Etude de l'hypnotisme et de la suggestion. Thèse de Montpellier 1886. — [8] Alphandery, La Thérapeutique morale et la suggestion. Thèse de Paris 1886. — [9] Brullard, Considération générales sur l'état hypnotique. Thèse de Nancy 1886. — [10] Barth, Le Sommeil non naturel, ses diverses formes. Thèse d'agrégation. Paris 1886. — [11] Delboeuf, Une visite a la Salpètrière. Bruxelles 1886. — De l'origine des effets curatifs de l'hypnotisme. Etude de physiologie expérimentale. Paris 1887. — Articles dans la Revue philosophique et la Revue de biologie. — [12] Azam, Hypnotisme double conscience et altérations de la personnalité. Paris 1887. — [13] Enrico Dal Pozzo di Mombello, Un Capitolo di Psicofisiologia, Conferenze. Poligno 1885. — [14] Enrico Morselli, Il Magnetismo animale. Torino 1886. — [15] Von Lilienthal, Der Hypnotismus und das Strafrecht. Berlin und Leipzig 1887. — [16] Giulio Campili, Il grande ipnotismo nei rapporti col diritto penale e civile. Torino 1886. — [17] Paul Garnier, L'automatisme somnambulique devant les tribunaux. Paris 1887. — [18] Auguste Voisin, Zahlreiche Arbeiten dans la revue de l'hypnotisme. Paris 1886 und 1887. — [19] Desplats, Applications thérapeutiques de l'hypnotisme et de la suggestion. Lille 1886. — [20] Vizioli, La Thérapeutique suggestive. (Giorn. di neuropatologia. Sept. et Déc. 1886. — [21] Forel, Einige therapeutische Versuche mit dem Hypnotismus bei Geisteskrankheiten. (Correspondenz-Blatt für Schweizer Aerzte 1887.) — [22] Von Renterghem, Hypnotisme en Suggestie in de Genees Kundige Praktijk. Amsterdam 1887.

Achtes Capitel.

Theorie des Autors zur Erklärung der Phänomene der Suggestion. — Die Automatie
des normalen Lebens, reflectorische und instinctive, automatische Handlungen. —
Automatie beim Neugeborenen und beim Erwachsenen. — Mässigender Einfluss des
psychischen Organs auf dieselbe. — Richtigstellung von Sinnestäuschungen. — Versuche von A. Maury. — Die hypnagogischen Hallucinationen. — Die Gläubigkeit. —
Sensorielle Suggestionen auf dem Wege der Nachahmung. — Der automatische Gehorsam. — Einfluss der Vorstellung auf die Handlung. — Die Aufhebung des Bewusstseins nach der Lehre von Despine. — Das Bewusstsein ist in der Hypnose erhalten.
— Steigerung der reflectorischen ideo-motorischen, — sensitiven, und — sensoriellen
Erregbarkeit. — Die negativen Suggestionen. — Das Einschläfern durch Suggestion,
durch Ermüdung der Lider, durch Verschluss der Augen, durch einen gleichförmigen
und andauernden Sinneseindruck. — Die Suggestion ohne Schlaf. — Chambard's
Eintheilung der verschiedenen Zustände des hypnotischen Schlafes. — Einwände dagegen.
— Versuch einer Erklärung der latenten Erinnerungen und der Suggestionen auf lange
Sicht. — Erwiderung auf die Einwände von Beaunis.

Wir haben im Vorigen festgestellt, dass die hypnotischen Erscheinungen, sowie die „Phänomene des Wachens", nicht von einem
magnetischen Fluidum herrühren, oder von irgend einer Emanation, die
von einem Organismus auf den anderen übergeht, sondern dass sie
einzig und allein auf der Suggestion beruhen, d. h. auf dem Einflusse, den
eine suggerirte und vom Gehirn angenommene Vorstellung ausübt.

Das Auffallendste an dem hypnotischen Schläfer ist nun seine
Automatie. Er behält die Stellung bei, die man ihm giebt, setzt die
Bewegungen fort, die man mit ihm einleitet, nimmt die Empfin-
dungen wahr, die man seinem Gehirn aufdrängt, verwirklicht die
Vorstellungen, die man in sein Gehirn einträgt, und versetzt sie in
die Aussenwelt.

Dies scheint auf den ersten Blick ein unnatürlicher, unphysio-
logischer Zustand zu sein, der so weit als möglich vom normalen Zustand abweicht. Ein Mensch sieht im wachen Zustand nichts anderes,
als was er sieht, thut nichts anderes, als was er will, und gehorcht
nur seinen freiwilligen und ihm eigenthümlichen Eingebungen. So
der erste Eindruck; wenn man aber ein wenig überlegt, gelangt
man zur Ueberzeugung, dass hier kein scharfer Gegensatz besteht;
die Natur wird ihren Gesetzen nicht untreu, dieselben Gesetze, welche
den normalen Organismus regieren, regieren auch den durch das Experiment oder den durch krankhafte Bedingungen veränderten.

Eine grosse Zahl von Leistungen wird auch in unserem gewöhnlichen Leben automatenhaft, ohne Mitwirkung unseres Willens
oder unseres Bewusstseins vollzogen. Alle eigenen Functionen des
Rückenmarks gehen unbewusst vor sich; all die complicirten Phänomene des vegetativen Lebens, Kreislauf, Athmung, Ernährung, Ab-
sonderung und Ausscheidung, die Bewegungen des Darmes, der Stoff-
wechsel des Organismus, all dies wickelt sich stillschweigend nach
einem Mechanismus ab, von dem unser Bewusstsein keine Kenntniss
hat. Ein Reiz, der auf einem sensiblen Nerven centralwärts geleitet
wird, kann in der grauen Substanz des Rückenmarks zur Peripherie
reflectirt werden, ohne dass er das Gehirn erreicht habe. Eine unwillkürliche Bewegung folgt auf die nicht wahrgenommene sensible Erregung als spinaler Reflex; die automatische Thätigkeit des Rücken-

marks hat diese Bewegung hervorgerufen; Kitzeln der Sohle erzeugt reflectorische Bewegungen selbst dann, wenn eine Unterbrechung die Fortleitung des Reizes bis zum Gehirn verbietet. Ein enthaupteter Frosch ist noch im Stande, mit seinen vier Extremitäten und mit seinem Rumpf zweckmässige Abwehrbewegungen auszuführen; wenn man einen Tropfen Essigsäure auf seinen Oberschenkel bringt, verkürzt er das Bein in der Art, dass er mit dem Fuss die gereizte Stelle reiben kann; wenn man eine Stelle seiner Weichen zwischen den Armen einer Pincette kneipt, fährt er mit dem Endglied des entsprechenden Hinterbeines bis vor die Pincette und stemmt die Zehen desselben, oft zu wiederholten Malen, gegen sie an, um die Pincette zu entfernen (Vulpian); dabei kommt sein Gehirn nicht in Betracht; die unbewusste thierische Mechanik reicht hin, um solche complicirte Handlungen auszulösen, welche bestimmt sind, den Organismus gegen äussere Angriffe zu schützen. Dasselbe gilt für einen in tiefes Nachdenken versunkenen, gleichsam functionell enthirnten Menschen, wie sich Mathias Duval ausdrückt. Er verscheucht eine Fliege, die sich auf seine Hand setzt, räumt einen unbequemen Gegenstand aus dem Wege, ohne sich dessen bewusst zu werden, ohne sich daran zu erinnern, blos durch die vollkommen zweckentsprechende Reflexthätigkeit seiner niedrigen Nervencentren.

Die Rolle des Gehirnes kann sich darauf beschränken, den ersten Anstoss zu ertheilen; die Thätigkeit wird dann vom Rückenmark aus automatisch fortgesetzt, während Denkvermögen und Wille anderweitig beschäftigt sind. Wenn uns während des Gehens Gedanken einfallen, welche unseren Geist in Anspruch nehmen, so vergessen wir, dass wir gehen, und setzen unseren Weg rein reflectorisch fort. Die Berührung der Fusssohlen mit dem Boden genügt, um im Rückenmark jene Thätigkeit von Muskelcoordination hervorzurufen, welche auf centrifugalem Wege diese Leistung verwirklicht. Unser Gehirn ist durch diesen automatischen Mechanismus niedrigerer Nervencentren der Nöthigung enthoben, die Ausführung dieser complicirten Leistung unausgesetzt zu überwachen, und kann in aller Freiheit an anderen Vorstellungen arbeiten. Wir gehen mechanisch immer weiter und können dabei sogar über das Ziel hinausgehen, welches der Wille, der den ersten Schritt anordnete, uns gesteckt hat, wenn dieser unserer Verirrung nicht Stillstand gebietet und von Neuem eingreift, um den Bewegungsdrang zu hemmen. Dasselbe gilt für das Schwimmen, Fechten, Reiten und Musiciren. Es kann dem Künstler, welcher ein langathmiges Stück vorträgt, geschehen, dass er sich durch andre Gedanken zerstreuen lässt und seine Aufmerksamkeit von der Musik abwendet; dabei spielen aber seine Finger fortwährend auf dem Klavier und setzen unter dem Antrieb sich selbstständig verkettender spinaler Erregungen mechanisch die Thätigkeit fort, um welche sich das zerstreute Gehirn nicht mehr kümmert.

Ja, noch mehr, der spinale Mechanismus kann wiederfinden, was das psychische Organ vergessen hat. Ein Künstler erinnert sich z. B. nicht mehr an alle Phrasen einer musikalischen Composition; sein Gedächtnis dafür ist lückenhaft, und es wäre ihm unmöglich, mit den unvollständigen Erinnerungen seines Gehirnes das Stück durchzuspielen. Aber sein spinales Gedächtnis kommt, wenn ich so sagen

darf, seinem cerebralen zu Hilfe; seine Finger können auf dem
Klavier das schwierige Ineinandergreifen von Bewegungen und Be-
rührungen wiederfinden, und dieses vollzieht sich mit höchster Treue,
wenn die nöthigen Bewegungen durch häufige Wiederholungen vom
Rückenmark so zu sagen assimilirt und zu einer mechanischen
Leistung geworden sind.[1])

Die Aeusserungen der automatischen Thätigkeit der Nervencentren
können instinctiver Natur sein; die betreffenden Handlungen werden
durch den selbstständigen, unbewussten Antrieb des Gehirns und des
Rückenmarks ausgelöst, ohne jemals erlernt worden zu sein. Zu den
bemerkenswerthesten unter diesen Thätigkeiten, sagt Prosper Despine[2]) gehören die Bewegungen, welche dem Gesichtsausdruck dienen,
die Geberden und Körperstellungen, welche in fester Abhängigkeit
von der so mannigfaltig abgestuften Reihe der Empfindungen stehen,
und die jedermann ausführen kann, ohne jemals die leiseste Anleitung
dazu erhalten zu haben. Es gehören ferner hiezu die verschiedenen
Modulationen der Stimme als Ausdruck von Gefühlsäusserung, die
rhythmischen Bewegungen des Kopfes, mit denen manche Musikanten
und selbst manche ihrer Zuhörer das Spiel der Instrumente begleiten
und dergleichen mehr."

„Hass, Zorn, Hochmuth, Tücke, Bewunderung und andere Seelen-
zustände versetzen bei jedem Individuum die nämlichen Muskeln
in Zusammenziehung und erzeugen daher einen ähnlichen Gesichtsausdruck nicht nur bei allen Menschen, sondern sogar bei den Thieren.
Diese verschiedenen Bewegungen, welche in der Einrichtung der
Nervencentren vorgebildet sind, sind so vollkommen gewissen Gesetzen
unterworfen, dass sie sich bei allen Personen, die derselben Erregung
unterliegen, in identischer Weise ausprägen."

Diesen instinctiven Handlungen muss man gewisse andere Bewegungen an die Seite stellen, welche zwar auf Empfindungen hin
erfolgen, die zur Wahrnehmung und zum Bewusstsein gelangt sind, welche
aber doch der automatischen Gehirnthätigkeit zugeschrieben werden
müssen. Z. B. wenn wir nach einem unangenehmen Geruchseindruck
die Nase rümpfen oder bei einem plötzlichen Geräusch das Gesicht
abwenden, oder wenn wir die Hand ausstrecken, um eine auf uns gerichtete Waffe bei Seite zu drängen, so sind dies Beispiele von zweck-
mässigen Abwehrbewegungen, wohl geeignet, eine Gefahr oder einen
feindlichen Angriff zurückzuweisen, aber diese Abwehrbewegungen
sind unbewusst, unwillkürlich und ohne Zaudern erfolgt. Es stand
uns nicht frei, sie zu unterlassen. Die entsprechenden Sinneseindrücke
sind zwar vom Geruchs-, Gehörs- und Sehcentrum aufgenommen
worden, aber nur in rohem Zustande, wenn der Ausdruck gestattet
ist; es war nicht Zeit, dieselben in den höheren Gehirncentren zu
verarbeiten oder auszulegen, sondern ehe noch die Willensthätigkeit

---

[1]) Es scheint mir unberechtigt (und entbehrlich) anzunehmen, dass eine Verrichtung ihre Localisation im Nervensystem ändert, wenn sie mit Bewusstsein begonnen und später unbewusst fortgesetzt wird. Vielmehr ist es wahrscheinlich, dass
der betreffende Theil des Gehirnes mit einem wechselnden Betrag von Aufmerksamkeit
(oder Bewusstsein) arbeiten kann.　　　　　　　　　　　　　　　　Uebers.

[2]) Etude scientifique sur le somnambulisme, Paris 1880.

in's Spiel treten konnte, ist von den sensiblen Nervenkernen aus, in welche die Wahrnehmung zunächst gelangte, die Reflexthätigkeit angeregt worden und hat eine complicirte, zum Schutze des Organismus bestimmte Bewegung in den entsprechenden motorischen Centren instinctiv ausgelöst.

Wie mein geehrter Freund Dr. Netter in einem ausgezeichneten Buche[1]) dargelegt hat, ist die Thätigkeit des Nervensystems bei neugebornen Menschen und bei Thieren während ihres ganzen Lebens fast ausschliesslich reflectorischer Natur. Rückenmark, Oblongata und deren Fortsetzung im Hirnstamm sind gewissermassen der einzige Sitz der nervösen Thätigkeit. Was wir willkürliche Bestimmung heissen, fällt beim Neugebornen fast gänzlich weg, und dennoch werden von ihm so complicirte Verrichtungen, wie das Saugen blos durch Vermittlung des reflectorischen Spiels der bulbären Centren ausgeführt. Die Thatsachen der Anatomie stimmen mit diesen Beobachtungen trefflich überein; wie Parrot gezeigt hat, enthält das Gehirn des Neugeborenen, welches von gelatinöser Consistenz und gleichförmig grauer Färbung ist, kaum die Anlagen einiger Nervenfasern; die erregbaren Theile des Gehirns, die sogenannte psycho-motorische Zone ist an neugeborenen Menschen und Thieren nicht aufzufinden (Soltmann). Die weisse Färbung der Gehirnmasse, welche der Ausbildung der Markscheiden um die Axencylinder entspricht, tritt erst später auf: kurz, das Gehirn des Neugebornen ist in anatomischer wie in physiologischer Hinsicht unfertig. Erst nach einem Monat fängt die Substanz des Hinterhauptlappens an weiss zu werden, und erst im fünften Monat erlangen die vorderen Lappen ihre volle Ausbildung; die ganze Entwicklung ist erst im neunten Monat abgeschlossen (Parrot).[2])

Erst dann treten die psychischen Fähigkeiten des Gehirns, Bewusstsein und Wille in die Action und gelangen mit zunehmendem Alter und fortschreitender Erziehung langsam zu immer grösserer Bedeutung. Der reflectorischen cerebro-spinalen Thätigkeit, welche den Organismus in den ersten Monaten allein beherrscht hatte, und bei den Thieren auf Lebenszeit beherrscht, gesellt sich beim Menschen die bewusste und überlegte Gehirnthätigkeit bei. Die reflectorische Thätigkeit wird darum nicht aufgehoben, sie ist in allen Verrichtungen des Lebens nachzuweisen und zwar gelegentlich selbstständig, häufiger beeinflusst und gelenkt durch den Zustand das Bewusstseins. Das Kind ist noch ganz ein Spiel seiner automatischen Nerventhätigkeit, es handelt ohne Hemmungen nach der ersten Eingebung, es springt, lacht, lärmt und weint, je nach den Anregungen, die es empfängt, es singt, wenn eine bekannte Melodie die Vorstellung des Singens in ihm erweckt. Man sehe sich eine Schaar Schulknaben an, wenn eine

---

[1]) L'Homme et l'Animal devant la méthode expérimentale. Paris 1883.
[2]) Dieser Abschnitt enthält manche Angaben, die dem heutigen Stande der Wissenschaft nicht entsprechen, ohne dass deren Berichtigung die Beweisführung des Autors stören würde: Zahlreiche Versuche, die letzten von Exner und Paneth, haben die Erregbarkeit der Gehirnrinde auch beim neugeborenen Thiere erwiesen. — Wer glauben wollte, dass das Gehirn des Neugeborenen „contient à peine quelques tubes nerveux ébauchés", würde die Structur dieses Organes ganz ausserordentlich unterschätzen. — Das Verdienst, auf die Unfertigkeit des kindlichen Gehirnes und dessen allmähliche Entwicklung geachtet zu haben, schreiben wir mit grösserer Berechtigung Flechsig zu.
Uebers.

Militärmusik vorbeizieht; sie laufen unaufhaltsam nach, ordnen sich
in Reih und Glied, marschiren nach dem Takt und geben sich instinctiv
der unwiderstehlichen Suggestion hin.

„Es ist unmöglich" — sagt Gratiolet — „dass uns eine Vorstellung lebhaft ergreift, ohne dass sich unser Körper in's Einver-
nehmen mit dieser Vorstellung setzt." Wir selbst können uns auch im
reiferen Alter, in jedem Alter des Lebens nicht enthalten, eine heitere
Musik, die vor uns ertönt, mit Geberden und mit Stimmäusserung
zu begleiten, und wenn die einschmeichelnden Töne eines Walzers an's
Ohr dringen, pflegt die dem Gehirn suggerirte Vorstellung des Tanzes
ihr Bestreben, sich in Wirklichkeit umzusetzen, durch unwillkürliches
Wiegen des Körpers und der Glieder zu äussern. Man fühlt sich hin-
gezogen, und wenig fehlt, würde man sich der Verlockung überlassen,
wenn nicht der durch die Erziehung entwickelte Zustand des Bewusstseins, die Gewöhnung an einen gewissen Zwang, der uns durch
die Etiquette auferlegt ist, und die Concentrirung unserer Aufmerksamkeit auf uns selbst als Hemmung und Mässigung eingreifen würden,
um den durch eine sensorielle Suggestion in Thätigkeit versetzten
cerebralen Reflexapparat in Zaum zu halten. Alle Handlungen unseres
Lebens, alle Einzelheiten unseres Benehmens in der Welt, wie es durch
die Erziehung und die Gesetze der Gesellschaft geregelt ist, diess
alles ist nur der Erfolg der Herrschaft, welche unser durch die Uebung
gestärktes Bewusstsein allmälig über unsere unbewussten Triebe, über
das Thierische in uns gewonnen hat. Die wilden Völker aber leben,
streng genommen, in einer fortgesetzten Kindheit, ohne Hemmung,
dem automatischen Spiele ihrer Nervencentren unterworfen, bis eine
entsprechende philosophische oder religiöse Erziehung ihnen einen Zustand von Civilisation schenkt, welcher in ihren embryonalen Gehirnen
ein neues, ihre Triebe mässigendes Bewusstsein schafft.

Dem besterzogenen und beherrschtesten Menschen kann es geschehen, dass ein ungemein intensiver sinnlicher Eindruck sich bei
ihm in einen Reflexact umwandelt, bevor der mässigende Einfluss
des Bewusstseins Zeit gehabt, einen solchen zu verhüten. Z. B. ein
Soldat, der von dem Vorgesetzten heftig geschüttelt wird, vergisst
sich und schlägt ihn; dies ist ein Reflexact, eine Handlungsweise, die
sich unmittelbar an den wahrgenommenen Eindruck anschliesst.
Der Soldat mag seine Handlung bereuen, denn er hat sich einer
furchtbaren Strafe ausgesetzt, aber die Ueberlegung kommt zu spät,
der Zorn hat blind und hat ohne Ueberlegung gehandelt.

Das Gehirn hat als psychisches Organ nicht blos die Function,
die Reflexthätigkeit zu mässigen, sondern es greift auch ein, um
unsere Wahrnehmungen richtig zu stellen, zu vervollständigen und
auszulegen, sei es, dass dieselben von den Sinnesorganen ungetreu
überliefert wurden, oder dass sie als Erinnerungsbilder, gleichsam
vom Gedächtnis aufgeweckt, direct aufgetaucht sind, sei es, dass sie
von der Suggestion durch einen äusseren Anlass herrühren. Der Wind,
der durch eine Spalte pfeift, macht uns z. B. die Gehörsvorstellung
eines Stöhnens; das psychische Organ legt diese Wahrnehmung aus
und führt sie auf ihre wirkliche Ursache zurück; oder, wir glauben,
in Träumerei versunken, eine Erscheinung zu sehen; das Bewusstsein
rafft sich nun auf und stellt den wahren Sachverhalt fest. Wir sind

Alle in Folge der Unvollkommenheiten unseres bewussten Ichs und unserer Sinneswahrnehmungen den mannigfaltigsten Sinnestäuschungen und Suggestionen ausgesetzt. Im Traume, wo unser eingeschlummertes Bewusstsein die unzusammenhängenden Vorstellungen, die sich erheben, nicht mehr prüft und zurückweist, halten wir die unmöglichsten Dinge für objective Wirklichkeit und sind absolut leichtgläubig, weil uns jedes Urtheilsvermögen abgeht. Aber Aehnliches geschieht auch bei manchen Menschen in jenem Zustand von psychischer Einengung, welcher dem Schlafe vorhergeht. Wir verdanken eine interessante Studie über diese Erscheinungen der Selbstbeobachtung von Alfred Maury, der solchen hypnagogischen Hallucinationen sehr unterworfen war. Er sagt: „Meine Hallucinationen werden zahlreicher und vor Allem lebhafter, wenn ich, wie es häufig bei mir vorkommt, Gehirnhyperämien habe. Jedesmal, wenn ich an Kopfschmerz, an nervösen Schmerzen in den Augen, Ohren oder in der Nase leide, überfallen mich die Hallucinationen, sowie ich kaum die Lider geschlossen habe. Sie bleiben auch nie aus, nachdem ich am Abend angestrengt gearbeitet. Einmal hatte ich mich zwei Tage nach einander mit der Uebersetzung einer ziemlich schwierigen Stelle eines griechischen Autors bemüht; kaum, dass ich dann zu Bette war, erschienen mir so reichhaltige Bilder in so rascher Aufeinanderfolge, dass ich von wirklicher Furcht ergriffen mich im Bette aufrichtete, um sie zu verscheuchen".

„Es bedarf für das Auftreten der hypnagogischen Hallucinationen keiner langen Bewusstseinspause; eine Secunde, oft noch weniger, reicht dafür hin. Ich habe dies häufig an mir selbst beobachten können. Ich legte mich zu Bette; nach einigen Minuten liess meine bis dahin wach gebliebene Aufmerksamseit nach, und sofort tauchten vor meinen geschlossenen Augen die Bilder auf. Die Erscheinung dieser Hallucinationen brachte mich wieder zum klaren Bewusstsein, und ich setzte meinen abgerissenen Gedankengang fort, um bald darauf in neue Visionen zu verfallen, und das gieng so mehrere Male fort, bis ich vollkommen eingeschläfert war. Einmal konnte ich diese merkwürdige Ablösung von Bewusstsein und Hallucination bei Tage genau beobachten: ich las mit lauter Stimme aus einer Reisebeschreibung des südlichen Russlands und schloss jedesmal, wenn ich einen Absatz beendigt hatte, vor Müdigkeit die Augen. In einer dieser kurzen Ruhepausen sah ich hypnagogisch mit der Raschheit des Blitzes das Bild eines Mannes erscheinen, der einen braunen Mantel und eine Kapuze trug, etwa wie ein Mönch auf den Gemälden von Zurbaran. Diese Erscheinung machte mich sofort aufmerksam, dass ich die Augen geschlossen und zu lesen aufgehört hatte. Ich öffnete rasch die Lider und setzte meine Lectüre fort; die Unterbrechung war von so kurzer Dauer, dass sie der Person, welcher ich vorlas, vollkommen entgieng etc. etc."[1]

Jeder von uns kennt diese Hallucinationen, die mit grösserer oder geringerer Deutlichkeit auftreten, wenn unsere Aufmerksamkeit die Gegenstände fahren lässt, mit denen sie zuletzt beschäftigt war. Unser Geist verliert das klare Bewusstsein des Ichs und wird zum

---

[1] Le Sommeil et les Rêves. Paris 1878.

Spielzeug der Bilder, welche die Phantasie erweckt; der Wirklichkeit
entrückt, bleibt er so lange den gaukelnden Vorstellungen, welche sie
schafft, zur Beute, bis das Bewusstsein sich wieder aufrafft, die
Traumgebilde verscheucht, all den Trug und Spuk vernichtet und
die Wirklichkeit in ihr Recht einsetzt.

Unsere Irrthümmer, Sinnestäuschungen und Hallucinationen sind
nicht alle spontaner Natur, auf unserem eigenen Boden erwachsen
als Folgen eines ungetreuen Gedächtnisses oder einer fehlerhaften
Sinneswahrnehmung. Sie können uns auch von anderen Personen
suggerirt werden, und unser Gehirn nimmt sie manchmal ohne
Prüfung an.

Wir haben nämlich Alle ein gewisses wechselndes Mass von
Gläubigkeit, dem zufolge wir glauben, was man uns sagt. „Die
Gläubigkeit" sagt Durand aus Gros — „das, was die Theologen den
Glauben nennen, ist uns verliehen worden, damit wir auf's Wort
glauben können, ohne eine Bestärkung durch logische oder materielle
Beweise zu fordern. Sie ist eines der bedeutsamsten moralischen
Bande; ohne sie gäbe es keine Erziehung, keine Ueberlieferung, keine
Geschäfte, keine Verträge und keine sociale Ordnung. Wenn wir
nicht unter der Herrschaft dieser Eigenschaft stünden, würde uns
jede Zeugenschaft ohne Eindruck lassen, und wir müssten bei der
eindringlichsten Betheuerung unseres besten Freundes, der uns mit
versagender Stimme ankündigt, dass unser Haus in Flammen steht,
oder dass unser Kind in Gefahr des Ertrinkens ist, ebenso kühl und
unbewegt bleiben, als ob man uns gesagt hätte, es ist schön oder
es regnet. Unser Verstand würde ruhig und unerschütterlich am
Gleichmuth des Zweifels festhalten und nur unter dem Eindrucke des
Beweises denselben aufgeben. Mit einem Worte: Ohne die Gläubigkeit wäre das Glauben ebenso schwierig, wie das Sehen ohne das
Gesicht; es wäre einfach unmöglich.[1]
Unsere erste Neigung geht immer dahin, eine Behauptung, die
vor uns aufgestellt wurde, zu glauben; das Kind glaubt alles, was man
ihm sagt. Die Erfahrung des späteren Lebens, die Gewohnheit, Tag
für Tag Irrthümer, an die man uns glauben machen will, zu berichtigen,
die zweite Natur, welche uns die gesellschaftliche Erziehung aufdrängt;
alles wirkt zusammen, um diese ursprüngliche, naive Gläubigkeit der
Jugend allmählich abzuschwächen, doch bleibt ein gewisses Mass
derselben, wie von allen dem menschlichen Geiste eingeborenen
Neigungen bestehen. Man sage Jemandem: „Sie haben eine Wespe
auf der Stirne sitzen" —, er wird mechanisch mit der Hand nach
der Stirne fahren, ja es giebt Personen, welche sogar den Stich zu
verspüren glauben.

Eine Vorstellung kann durch Nachahmung in unserem Gehirne
entstehen und sich die entsprechende Empfindung schaffen. Wir sehen
eine Person, die sich kratzt; die Vorstellung des Juckens, die Furcht,
uns mit dem Insecte angesteckt zu haben, welches wir auf der Haut
des Anderen sehen, kann hinreichen, um das Sinnesbild des Juckens

---

[1] Philips, Cours théorique et pratique de Braidisme, Paris 1860.

in unserem Gehirn zu wecken. Wir empfinden nun das Bedürfniss, uns an einer Körperstelle zu kratzen, und das erste unbehagliche Gefühl suggerirt uns ein zweites an einer anderen Körperstelle, an der wir gleichfalls kratzen; der Anblick einer Person, welche urinirt, kann bei uns das Bedürfniss erwecken, die Blase zu entleeren. Das Gähnen ist ansteckend; auf dem Gebiete der Klinik kann man sehen, dass der Tic nerveux und die Tussis nervosa, dass gelegentlich Erbrechen, Chorea, hysterische Krämpfe, bei Kindern auch schlechte Körperhaltungen auf dem Wege der Nachahmung entstehen. Gar nicht selten nimmt der Schüler die Geberden, den Tonfall, gewisse Züge des Mienenspiels von seinem Lehrer unbewusst an.

Es giebt Personen, welche für solche Suggestionen von den Sinneswahrnehmungen aus sehr zugänglich sind. Sie besitzen eine leicht bewegliche Einbildungskraft oder, was dasselbe bedeutet, eine gut entwickelte Fähigkeit, für Suggestionen, die ihnen durch die Rede, das Gesicht, das Gefühl u. s. w. zukommen, in ihrem Gehirn das entsprechende psychische Bild zu schaffen. Dieses Erinnerungsbild wird in die Nervenendigungen der entsprechenden Organe hinausverlegt und erzeugt eine wirkliche Empfindung von ebensolcher Stärke, als ob sie von einer objectiven Ursache in den Organen selbst herrührte, etwa so wie der Schmerz in dem Amputationsstumpf auf das nicht mehr vorhandene Endglied der Extremität bezogen wird. Wie gross dieser Einfluss der Einbildungskraft sein kann, zeigt eine schöne Beobachtung von Charpignon. „Wenn ich an eine saure Frucht denke, oder mir einen Apfel vorstelle, der unter dem Messer knirscht oder von meinen Zähnen zertheilt wird, so füllt sich mein Mund mit Speichel, und ich bekomme eine ebenso lebhafte Empfindung, als wenn der Gegenstand selbst ihre Ursache wäre."

Wir besitzen ferner Alle einen gewissen Grad von Gehirngefügigkeit, der uns nöthigt, erhaltenen Befehlen zu gehorchen. Man sage einem Kinde: „Geh!" es wird mechanisch das Bein heben. Man versuche es und sage einer Reihe von Personen: „Schliessen Sie die Augen", man wird Viele finden, die diess ohne weitere Ueberlegung thun. Die dem Gehirn mitgetheilte Vorstellung reicht eben hin, um die entsprechende Bewegung reflectorisch, mitunter sogar im Widerspruche zur Willensthätigkeit auszulösen. Den Einfluss der Vorstellung auf die Handlung zeigt auch folgender wohl bekannter Versuch: Ich halte die an der Uhrkette aufgehängte Uhr mit zwei Fingern in der Höhe meiner Stirn und stelle mir jetzt verschiedene Bewegungen vor, welche die Uhr machen könnte; die Uhr geht auch wirklich nach rechts, nach links, nach vorwärts und rückwärts und dreht sich im Kreise, so oft ich an die entsprechende Bewegung denke. Ich habe zwar den Vorsatz, nicht willkürlich einzugreifen, und habe kein Bewusstsein von dem Anstoss, den meine Hand der Kette ertheilt. Aber die Vorstellung der Bewegung allein reicht bei vielen Menschen hin, letztere hervorzurufen. Gilt nicht dasselbe von dem Tischrücken, das vor dreissig Jahren so Vielen die Köpfe verrückt hat? Jeder theilte dem Tisch unbewusst und unwillkürlich einen gewissen Antrieb zur Bewegung mit; diese unbewussten Impulse summirten sich und setzten endlich das Holz in Bewegung.

Allerdings, wenn der Befehl von einer Person herrührt, der wir
keine Autorität einräumen, dann ist dessen Eindruck zu schwach, um
unser Gehirn zum reflectorischen Gehorsam ohne Prüfung zu nöthigen;
in diesem Falle erörtert unsere Urtheilskraft und bekämpft unsere Vernunft den Trieb, Gehorsam zu leisten. Wenn aber das Gehirn, von
Schläfrigkeit überwältigt oder in Träumereien verloren, die Herrschaft
über sich eingebüsst hat, wenn das Darniederliegen oder die Zerstreuung
unserer Aufmerksamkeit eine Prüfung unmöglich macht, dann gewinnt
die automatische Thätigkeit die Oberhand, und wir gehorchen, ohne
uns dessen klar zu werden.

„Eines Abends," erzählt Maury, „war ich in meinem Lehnstuhl
eingeschlummert; mein Ohr hatte noch eine unbestimmte Empfindung
für Töne, als mein Bruder neben mir mit lauter Stimme ausrief: „Nimm
ein Zündhölzchen!" Die Kerze war dem Erlöschen nahe; ich hörte diese
Worte, wie es scheint, merkte aber nicht, dass sie von meinem Bruder
kamen, und nahm mir in dem Traum, in dem ich mich befand, vor,
ein Zündhölzchen zu holen. Einige Minuten später erwachte ich und
hörte, dass mein Bruder obige Worte gebraucht hatte; ich hatte auf
dieselben auch Antwort gegeben, aber meine Antwort war rein
mechanisch gewesen, und nach dem Erwachen war mir ganz entfallen,
dass ich die Worte gehört hätte. In meinem Traum vermeinte ich aus
eigenem Antrieb ein Zündhölzchen zu suchen und hatte keine Ahnung,
dass ich einem Befehl gehorchte."

Die folgende Anekdote, die ich Chambard[1] entnehme, zeigt an
einem heiteren Beispiel, wie leicht eine oft wiederholte Handlung durch
die Suggestion der ihr entsprechenden Vorstellung hervorzurufen ist.
„Der Doctor Véron hatte, als er Director der Oper war, eines Abends
die Damen des Ballets und ihre Mütter zu Tische geladen. Die ehrenwerthen Matronen verfielen, nachdem sie sich an den Weinen der Tafel
reichlich gütlich gethan hatten, in sanften Schlummer. Da kam dem
Wirth ein komischer, aber eines Arztes und Witzboldes wohl würdiger
Einfall; er schrie mit Donnerstimme: „Cordon, s'il vous plaît!", und
man sah die Schläferinnen mechanisch, aber in schönster Harmonie
jenes Manöver ausführen, durch welches sie einen Beruf verriethen,
dessen sich ihre Töchter schämten, und den einige Augenblicke vorher keine der Mütter hätte eingestehen wollen."[2]

Es scheint mir überflüssig, Betrachtungen dieser Art weiter
auszuführen; das Bisherige genügt, um zu beweisen, dass auch der
normale, physiologische Zustand eine Andeutung der Erscheinungen
erkennen lässt, welche man in der Hypnose beobachtet. Die Natur
wird sich selbst nicht untreu; es giebt in unserem Nervensystem einen
gewissen Mechanismus, kraft dessen wir, ohne es zu wissen oder ohne
es zu wollen, die complicirtesten Handlungen ausführen, kraft dessen
wir in einem gewissen Grade den Befehlen unterliegen, die uns ertheilt werden, die Bewegungen und Sinnestäuschungen annehmen
müssen, die man uns suggerirt. Die Rolle des Bewusstseins besteht

---

[1] Etude symptomatologique sur le somnambulisme (Lyon médical 1883).
[2] „Cordon, s'il vous plaît", ruft man bekanntlich dem Portier, wenn man das
Hausthor geöffnet haben will.   Uebers.

darin, diese mechanische Thätigkeit zu mässigen oder zu hemmen, und die irrigen Sinneseindrücke zu berichtigen oder aufzuheben, die sich in unser Nervensystem eingeschlichen haben.

Wenn man das Bewusstsein unterdrückt und die willkürliche Gehirnthätigkeit aufhebt, bleibt der Somnambulismus übrig. Dies ist auch die Ansicht von Prosper Despine. „Der Somnambulismus" — sagt dieser Autor — „ist physiologisch charakterisirt durch die Erhaltung der automatischen Gehirnthätigkeit bei Lähmung der bewussten, welche das Ich ausmacht."

Nach dieser Lehre würde der Hypnotisirte gehen, wie der geköpfte Frosch schwimmt, er wäre ein unbewusster Mechanismus, der Willkür des Hypnotiseurs überliefert. Wenn ich seinen Arm erhebe, bleibt er erhoben, in der ihm gegebenen Stellung fixirt, ohne dass sich der persönliche Wille des Schläfers regen könnte, ihm seine frühere Stellung wiederzugeben. Wenn ich ihm sage: „Ihre Arme drehen sich um einander und Sie können sie nicht aufhalten," — so wird diese suggerirte Bewegungsvorstellung in das der eigenen Regsamkeit beraubte Gehirn aufgenommen und ruft reflectorisch die Bewegung hervor, welche sich nun fortsetzt, ohne dass das in seiner Thätigkeit gelähmte Ich hemmen könnte, was der durch fremden Willen gelenkte Mechanismus ausgelöst hat.

Wenn ich sage: „Sie verspüren eine Wärme in der Hand," — so wird die Vorstellung der Wärmeempfindung ohne Widerspruch in's Gehirn aufgenommen und ruft daselbst das Erinnerungsbild hervor, welches nach dem Gesetz der excentrischen Projection an die Peripherie der Hand verlegt wird.

Wenn ich sage: „Sie sind traurig", — so erwachen traurige Stimmungen im Gehirn des Hypnotisirten. Wenn ich sage: „Sie sind heiter," — so machen sie heiteren Stimmungen Platz. Nach meiner Willkür lenke ich Bewegungen, Empfindungen, Handlungen und Gefühle des Hypnotisirten, der des Bewusstseins seiner Persönlichkeit beraubt ist, und ohne Widerstand alle Veränderungen in seinem Verhältnis zur Aussenwelt und in seinen Gedanken annimmt, welche mein Wille, nachdem er sich an die Stelle des seinigen gesetzt hat, seinem Gehirne befiehlt.

Stimmt aber die in obigen Sätzen enthaltene Lehre mit den Thatsachen überein? Darf man mit Despine sagen, dass die willkürliche Gehirnthätigkeit beim Hypnotisirten schlummert, und dass sein Ich an seinen Handlungen keinen Antheil hat? Ich halte es nicht für richtig.

Wir haben in unserer Beschreibung der hypnotischen Symptomatologie gesehen, dass auf den ersten Stufen der Hypnose Bewusstsein und Willensthätigkeit erhalten bleiben. Es giebt ja Personen, die in der Hypnose überhaupt nichts Anderes zeigen als den Verschluss der Augen, sonst aber sprechen sie, geben sich von Allem Rechenschaft, lachen, nehmen wachen Geistes von der Katalepsie ihrer Lider oder ihrer Arme Kenntnis, machen vergebliche Anstrengungen, die Augen zu öffnen oder den Arm zu senken und sagen: „Meine Mühe nützt mir nichts, ich bringe es nicht zu Stande." Intelligente Personen geben nach dem Erwachen Auskunft über alle ihre Empfindungen. „Ich habe alles gehört" — sagte mir Einer — „ich hatte auch den

Willen mich zu rühren, meine Hand war krampfhaft geschlossen, ich
habe mich bemüht, sie zu öffnen; als meine Arme sich um einander
drehten, strebte ich sie mit allen Mitteln aufzuhalten; ich näherte die
eine Hand der andern, um sie gegen einander zu stemmen, und glaubte
es schon erreicht zu haben, ihre Bewegung aufzuhalten, als sie plötzlich entweder von selbst oder auf ein Wort, das Sie sprachen, mir
zum Trotz, wie zwei Springfedern losgiengen." Ich klebe ihm einen
Finger auf der Nase fest und sage: „Sie können den Finger nicht
losmachen." Er strengt sich an, und da es ihm direct nicht gelingt,
versucht er es, indem er mit dem Arm von oben nach unten herunter-
fährt. Er hat sein Ziel beinahe erreicht, da sage ich: „Der Finger
bleibt kleben." Sofort fährt der Finger die Nase entlang nach auf-
wärts und rührt sich nicht weiter. All das empfindet er in klarster
Kenntniss der Situation, über die ihm jede Macht abgeht.

Prosper Despine sagt: „Dass der Somnambule nicht weiss,
was er im somnambulen Zustand gethan hat, kommt nicht daher, dass
er es vergessen, sondern dass sein Ich daran keinen Antheil gehabt
hat." Ich habe aber Somnambule gesehen, die nach dem Erwachen die
volle Erinnerung an ihre Handlungen bewahrten; man hatte ihnen
nur zu sagen gebraucht: „Sie werden sich nach dem Erwachen an
alles erinnern" und diese Erinnerung blieb bestehen. Es genügt ferner,
ihnen nach dem Erwachen zu sagen: „Jetzt fällt Ihnen alles wieder
ein", damit alle Erinnerungen des somnambulen Zustandes wieder auftauchen. Die Somnambulen zeigen übrigens während ihres Schlafes
vollkommene Klarheit des Bewusstseins, sie antworten auf Fragen,
die man an sie richtet, und sie wissen, dass sie schlafen. Wenn ich
dem Kranken S. sage, dass er sich auf dem Schlachtfelde befindet,
so ruft er in die Erinnerungen an dieser Scenen wach, die er mit-
erlebt hat; dabei geht ein Stück richtiger intellectueller Arbeit in ihm
vor, seine Vorstellungen, seine bewusstermassen wiederbelebten Erinnerungen werden zu Sinnesbildern, denen er sich nicht entziehen
kann. „Die Hallucination besteht", wie Lelut sagt, „in der Umwandlung des Gedankens in Empfindung." Auch die Suggestionen, die ich
im wachen Zustande erzeuge, betreffen Wesen mit klarem Bewusstsein, welche wissen, was sie thun, und sich erinnern, was sie gethan
haben. Wenn ich dem Kranken Sch. eine Hallucination ertheile,
ohne ihn einzuschläfern, so stört dies nicht die Klarheit seines Bewusstseins; die suggerirte Hallucination ist das einzig Abnorme, was
sein Gehirn zeigt. Sonst kommt und geht er, spricht und vollzieht
alle Handlungen aus eigenem Antrieb und mit voller Ueberlegung. Ich
habe einen Hallucinanten aus ihm gemacht, aber keineswegs einen
Automaten.

Es ist allerdings richtig, dass bei den tiefen Schläfern Bewusstsein und Willenskraft abgeschwächt sind; je intensiver der Schlaf,
desto geringer die Eigenmächtigkeit der Schläfer, desto grösser ihre
Gefügigkeit gegen Suggestionen. Aber dieser tiefe Schlaf, diese Abschwächung des Willens und Bewusstseins sind für das Auftreten der
suggestiven Erscheinungen keineswegs unentbehrlich, wie unstreitig
aus den vorstehenden Beobachtungen und Erwägungen hervorgeht.

Das Einzige, was man mit Bestimmtheit behaupten darf, ist, dass
bei den Hypnotisirten oder bei den der Suggestion zugänglichen

Personen eine besondere Neigung besteht, die mitgetheilte Vorstellung in Handlung umzusetzen. Im normalen Zustande wird jede neue Vorstellung einer Prüfung unterzogen und vom Gehirn nur sub beneficio inventarii aufgenommen. Nachdem der Eindruck in die Rindencentren gelangt ist, verbreitet er sich so zu sagen auf die Zellen der benachbarten Hirnwindungen, deren besondere Thätigkeit dadurch wachgerufen wird. All die verschiedenen Functionen, deren die graue Substanz des Gehirns fähig ist, gelangen in's Spiel, und durch eine complicirte Gehirnleistung wird der neu angelangte Eindruck verarbeitet, geprüft und zerlegt, bis er Annahme oder Zurückweisung findet; das psychische Organ kann, wenn es Grund findet, sein Veto gegen die Zulassung des Ankömmlings verfügen. Beim Hypnotisirten dagegen geschieht die Umsetzung der Vorstellung in Handlung, Empfindung, Bewegung oder Sinnesbild so rasch und mit solcher Kraft, dass der kritische Apparat darüber nicht zum Worte gelangt. Wenn das psychische Organ in's Spiel tritt, ist bereits die vollendete Thatsache geschaffen, von der es häufig mit Verwunderung Kenntniss nimmt, und die es durch die Constatirung ihrer Realität noch bestärken muss; seine Einmengung ist nicht mehr im Stande, etwas an ihr zu ändern. Wenn ich einem Hypnotisirten sage: „Ihre Hand bleibt geschlossen," so wird diese Vorstellung von seinem Gehirn verwirklicht, sobald er sie vernommen hat. Von der Rindenstelle aus, an welcher diese vom Hörnerven vermittelte Vorstellung angelangt ist, übergeht sofort die Erregung auf das Rindencentrum, welches dem centralen Ursprung der Beuger der Hand entspricht, und setzt die Beugecontractur ins Werk. Es hat also hier eine Steigerung der ideo-motorischen Reflexerregbarkeit statt, welche unbewusster Weise mit Umgehung der Willensthätigkeit die Vorstellung in Bewegung umsetzt.

Dasselbe geschieht, wenn ich dem Hypnotisirten sage: „Sie verspüren ein Kitzeln in der Nase." Die auf dem Wege des Gehörs angelangte Vorstellung wird auf das Centrum der Sensibilität für das Geruchsorgan reflectirt und erweckt dort das Erinnerungsbild des Kitzels in der Nase, wie es durch frühere Wahrnehmungen geschaffen und seither aufbewahrt wurde. Dieses in solcher Weise belebte Erinnerungsbild kann so lebhaft werden, dass es seinerseits reflectorisch Niesen erzeugt. Es findet sich also auch eine Steigerung der ideo-sensitiven oder ideo-sensoriellen Reflexerregbarkeit, welche die unbewusste Umsetzung der Vorstellung in Empfindung herbeiführt.

In gleicher Weise führt die suggerirte Vorstellung zur Entstehung von visuellen, akustischen und Geschmacksempfindungen.

Schwieriger zu erklären sind die negativen Suggestionen. Wenn ich einem Hypnotisirten sage: „Ihr Körper ist unempfindlich, Ihr Auge ist blind" so pflanzt sich der Eindruck vom Hörnerven bis zum Centrum des Tast- oder Gesichtssinnes fort und schafft dort das Bild der tactilen oder visuellen Anästhesie. Die Hautnerven werden noch vom Reiz erregt, auf der Netzhaut kommt wie sonst das Bild zu Stande, die Pupille contrahirt sich noch auf Licht, aber die cerebrale Wahrnehmung des Tasteindruckes oder des Netzhautbildes ist aufgehoben. Ich glaube, dass die suggerirte Vorstellung in solchen Fällen eine Reflexlähmung eines corticalen Centrums erzeugt hat. Die nervösen Hemmungswirkungen sind ja in der Physiologie und Pathologie wohl bekannt, wenn auch nicht ausreichend erklärt: die Reizung des Nervus vagus hemmt den Herzschlag; eine heftige Gemüthsbewegung lähmt die Glieder; ein starkes Trauma erzeugt Anästhesie des Körpers (Shok der Chirurgen); durch eine heftige Aufregung kann die Stimme stocken; bei Hysterischen tritt aus ähnlichen Anlässen plötzliche Blindheit auf u. dgl.

Der Organismus besitzt Einrichtungen, mit deren Hilfe er eine Function plötzlich aufheben oder im Gegentheile steigern kann, was Brown-Séquard als Inhibition (Hemmung) und Dynamogénie (Bahnung) bezeichnet hat. „Diese hemmende oder bahnende Fähigkeit kommt sehr vielen Theilen des Nervensystems zu und kann sowohl durch directe Reizung als auf reflectorischem Wege wachgerufen werden." Als Beispiele für die Hemmung führt Brown-Séquard den Herzstillstand nach Erregung der sympathischen Ganglien des Unterleibes an, ferner die Hemmung der Respiration durch Reizung der Nervi laryngei, den plötzlichen Bewusstseinsverlust nach Einstich in's verlängerte Mark bei weiterschlagendem Herzen, die reflectorische Erblindung in Folge einer Verletzung des Trigeminus und anderer Nerven oder in Folge der theilweisen Durchschneidung der Strickkörper bei Kaninchen u. s. w.[1] Die negativen Suggestionen, von denen wir handeln, scheinen in dieselbe Reihe von Thatsachen zu gehören.

Der Mechanismus der Suggestion lässt sich also im Allgemeinen in die Formel fassen: Steigerung der ideo-motorischen, ideo-sensitiven und ideo-sensoriellen Reflexerregbarkeit. Ebenso wie durch gewisse Einflüsse, z. B. durch Strychnin, die sensitivo-motorische Erregbarkeit im Rückenmark gesteigert wird, so dass der leiseste Reiz an einer Nervenendigung sich sofort in Contractur umsetzt, ohne dass der mässigende Einfluss des Gehirns die Umsetzung verhindern oder beschränken könnte, in derselben Art wird durch die Hypnose die ideo-reflectorische Erregbarkeit des Gehirns gesteigert, so dass jede auftauchende Vorstellung sich sofort in Handlung umsetzt, ohne dass das psychische Organ, die höhere Instanz der geistigen Thätigkeit, diese Umsetzung hemmen könnte.

Ich weiss, dass dies nichts als eine Formel ist, ich habe auch nicht den Ehrgeiz, eine Theorie aufzustellen; auf dem Gebiete der Psychologie entgehen uns eben die Ursachen und das Wesen der beobachteten Erscheinungen. Aber wenn ich mich nicht irre, so taugt diese Formel, so wie ich sie gegeben habe, doch, um uns die Vor-

---

[1] „Das Manöver", sagt Brown-Séquard, „durch welches ein Individuum in die Hypnose versetzt wird, ist nichts anderes als eine peripherische oder centrale Erregung (Erregung eines Sinnesorganes oder der Haut oder Beeinflussung durch eine Vorstellung oder Gemüthsbewegung), durch welche eine Steigerung oder Verminderung der nervösen Energie an bestimmten Stellen des Gehirns, des Rückenmarkes oder anderer Theile verursacht wird. Der Braidismus oder Hypnotismus ist nichts anderes, als ein höchst complicirter Zustand von veränderter Vertheilung der Energie im Nervensystem, welcher die nächste Folge der anfänglichen peripheren oder centralen Erregung ist. Die Hypnose besteht also im Wesentlichen aus einem Zusammentreffen verschiedener Hemmungs- und Bahnungswirkungen" (Gazette hebdomadaire 1883, pag. 137).

stellung von einem Mechanismus zu geben, den wir nicht in aller
Strenge begreifen können. Ein wenig Aufklärung scheint mir doch
aus dieser Auffassung, so unvollkommen sie sein mag, hervorzugehen.
Wir können verstehen, dass diese seltsamen Phänomene normaler
Weise und im wachen Zustande bei Personen angetroffen werden
können, bei denen in Folge einer besonderen Eignung ihres Nervensystems die Wege der intracerebralen Reflexerregbarkeit leichter
passirbar sind, und bei denen sich gleichzeitig eine Abschwächung des
Bewusstseins vorfindet, welches sonst das Spiel des reflectorischen
Mechanismus mässigt. Man kann sich auch vorstellen, wie bei wiederholten Hypnotisirungen durch die Gewöhnung, d. h. durch die häufige
Wiederholung hypnotischer Erscheinungen, eine Steigerung der ideo-
reflectorischen Erregbarkeit zu Stande kommen kann. Die am häufigsten befahrenen Wege gestatten der Nervenerregung einen schnelleren
und leichteren Ablauf. Reize pflegen sich auf solchen Wegen auch
im wachen Zustande mit Vorliebe auszubreiten, und daher kommt es,
dass Personen, welche durch wiederholte Hypnosen eine Art von
Erziehung erworben haben, schliesslich dieselben Erscheinungen auch
im wachen Zustande zeigen und dieselben Handlungen ausführen,
sobald der allmächtige Einfluss der Suggestion auf sie wirkt.

Der Schlaf selbst geht aus einer bewussten oder unbewussten
Suggestion hervor. Derjenige, welcher sich selbst sagt, dass er schlafen
wird, oder dem man es durch Worte oder Geberden einredet, so dass
in beiden Fällen seine Denkthätigkeit unverrückt auf die Vorstellung
des Schlafens eingestellt ist, empfindet allmählich alle Symptome des
Schlafes, Schwere der Lider, Verschwimmen des Gesichtsfeldes, Unempfindlichkeit des Körpers; er sperrt seine Sinne ab, entzieht sich
allen äusseren Reizen, schliesst die Augen und schläft ein.

Die Mehrzahl der verschiedenen Methoden des Hypnotisirens
wirkt auf dem Wege der Suggestion. Das Anstarren eines glänzenden
Gegenstandes bei starker Convergenz der Augen erzeugt eine Schwere
und Ermüdung der Augenlider, welche an den Schlaf erinnert, der
Verschluss der Lider ist eine directe Aufforderung zum Schlafen.
Man sagt, dass die Frauen in der Bretagne ihre Säuglinge einschläfern,
indem sie eine kleine, glänzende Glaskugel vom Dach der Wiege
herunterhängen lassen. Gewisse Verfahren zur Erzeugung der religiösen Ekstase gehen ebenfalls auf diese Suggestion durch Ermüdung
des Gesichts zurück, z. B. das Anstarren eines imaginären Punktes
im Raum oder ihrer Nasenspitze bei den indischen Joguis, die Betrachtung ihres Nabels bei den Mönchen vom Berge Athos. Dazu
kommt, dass bei den meisten Personen einförmige, schwache und
anhaltende Erregung eines Sinnes eine gewisse geistige Schwere
erzeugt, wie sie dem Schlaf vorherzugehen pflegt. Wenn das Gehirn
ganz von einer einzigen, gelinden Wahrnehmung, ohne Abwechslung
und Unterbrechung in Anspruch genommen wird, entfremdet es sich
jeder anderen Erregung und verfällt endlich in Betäubung, weil es
zu wenig Reize empfängt. „Wenn unser Geist", sagt Cullen, „sich
einer einzigen Empfindung hingiebt, so kommt er bald in einen Zustand völligen Wahrnehmungsmangels oder, mit anderen Worten, in
einen Zustand, der nur eine Vorstufe des Schlafes ist."

Die Araber von der Secte der Aïssaoua versetzen sich in eine ekstatische Hypnose durch das einförmige Geräusch, welches sie erzeugen, indem sie im Dunkel der Nacht anhaltend und im gleichen Rhythmus auf Tamburine schlagen. Der Gehörseindruck, welchen das unaufhörliche Murmeln von Wasser oder ein langsam und gleichförmig ausfliessender Wasserstrahl macht, hat gleichfalls eine einschläfernde Kraft. „Die Kinder werden hypnotisirt durch den einförmigen Gesang ihrer Ammen; die regelmässigen Schwingungen der Wiege, welche dem Kinde eine fortgesetzte Reihe von schwachen, unter sich ganz ähnlichen und durch gleiche Pausen getrennten Erschütterungen zuführen, hypnotisiren dasselbe vom Muskelsinne aus. Die Incantation mit ihren Zaubersprüchen (carmina), deren einfacher und unveränderlicher Rhythmus das Ohr gefangen nimmt, ohne zum Verstande zu sprechen, muss gleichfalls als eine besondere Art von Braidismus betrachtet werden, die sich an den Gehörssinn, statt an's Gesicht wendet." (Dr. Philips.)

Im Grunde genommen giebt es keinen wesentlichen Unterschied zwischen dem spontanen und dem künstlich provocirten Schlafe, wie Herr Liébault mit Recht hervorgehoben hat, bis auf einen: wer spontan einschläft, steht nämlich nur mit sich selbst in Rapport, und die letzte Vorstellung, welche sich bis zu seinem Einschlafen erhalten hat, die Eindrücke, welche die sensiblen und sensoriellen Nervenendigungen immer noch dem Gehirne zusenden, die Reize, die von den Eingeweiden kommen, geben den Ausgangspunkt für die unzusammenhängenden Bilder und Gedanken, aus denen die Träume bestehen. Diejenigen, welche die psychischen Phänomene des Hypnotismus leugnen oder glauben, dass dieselben nur an nervösen und kranken Personen zu Stande kommen können, scheinen niemals daran gedacht zu haben, dass im normalen Schlaf das wohlgeordnetste Gehirn haltlos dahintreibt, indem alle seine Fähigkeiten sich von einander lösen, und die tollsten Vorstellungen, die launenhaftesten Bilder sich erheben. Die arme, menschliche Vernunft ist dahin, die stolzeste Intelligenz lässt sich Hallucinationen aufdrängen und wird während des Schlafes, d. h. während eines Drittteils des ganzen Lebens, das Spielzeug von Träumen, welche die Einbildungskraft erweckt.

Im provocirten Schlaf bleibt die Vorstellung des Einschläferers dem Geiste des Hypnotisirten gegenwärtig; deshalb verbleibt dem Ersteren die Macht, die Phantasie des Letzteren in Thätigkeit zu versetzen, ihm Träume zu suggeriren und seine Handlungen zu lenken, über welche sein eigener geschwächter oder aufgehobener Wille keine Kraft hat.

Dank dieser Schwächung der willkürlichen psychischen Thätigkeit, welche das mechanische Spiel des Nervensystems sonst in Schranken hält, wird letzteres gesteigert und zur Oberherrschaft gebracht. Der Schlaf begünstigt also das Auftreten suggestiver Erscheinungen, indem er den hemmenden Einfluss abschwächt oder unterdrückt, er ist aber nicht unumgänglich für das Auftreten derselben erforderlich; er ist, wie ich schon einmal betont habe, selbst ein Erzeugniss der Suggestion. Es giebt Personen, welche sich gegen die Suggestion des Schlafes widerspenstig verhalten, aber einen kataleptiformen Verschluss der Lider zu Stande bringen. Bei einem Kranken meiner Klinik gelingt es mir weder Schlaf noch Lidschluss zu erzeugen, wohl aber krampfhaftes Schliessen der Hand durch einfache Behauptung. Die Hypnose ist also keine unentbehrliche Vorbedingung der Suggestion, sie erleichtert letztere, wenn sie selbst gelingt; es können aber andere Suggestionen gelingen, wenn die des Schlafes erfolglos bleibt.

Wir haben zu Anfang dieser Erörterungen festgestellt, dass der hypnotische Zustand verschiedene Abstufungen zulässt. In einem interessanten Aufsatze, der seinem Scharfsinn alle Ehre macht, hat nun Herr Chambard eine andere Eintheilung der verschiedenen Phasen des hypnotischen Schlafes gegeben, welche zum Theil auf die Ideen gegründet ist, welche Alfred Maury über die Reihenfolge der Erscheinungen, die zum normalen Schlafe führen, ausgesprochen hat.

An erster Stelle soll das Sehen schwinden, die anderen Sinne werden zuerst gesteigert und stellen erst später ihre Function ein, darunter der Tastsinn am letzten.

Die geistigen Thätigkeiten werden für eine Weile reger, weil sie nicht mehr durch Sinneseindrücke gestört sind. Später lösen sie sich von einander, und zwar verschwinden zuerst die coordinirenden Fähigkeiten, welche über Vorstellungen entscheiden und Bewegungen lenken, also Wille, Aufmerksamkeit, Urtheilskraft und schliesslich das Gedächtniss; die imaginativen Fähigkeiten, welche dem Geiste Suggestionen eingeben, bleiben eine Zeitlang allein übrig und machen das Gehirn zugänglich für Träume, Hallucinationen und phantastische Vorstellungen.

Auch an sie kommt die Reihe zu verlöschen, und einen Augenblick bleibt das Ich allein über den eingeschläferten geistigen Vermögen und Sinnesthätigkeiten wach, dann erlischt plötzlich auch das Bewusstsein des eigenen Selbst, und damit ist der Schlaf da.

Auf diesen Angaben fussend, hat Chambard die Zwischenstufen vom tiefsten Schlafe bis zum Wachen in folgende Reihe gebracht:

Die tiefste Stufe ist die Lethargie, ihr fällt der Hypnotisirte zuerst anheim, um später mehr oder minder vollständig aufzuwachen, so dass er auf einer der Zwischenstufen stehen bleibt.

1. In der Lethargie ist der Hypnotisirte geistig todt, ohne Bewusstsein und ohne Beziehung zur Aussenwelt, nur das vegetative Leben ist erhalten.

Nun erholen sich die Beziehungsfunctionen, und zwar zuerst jene, welche eine unbewusste Verbindung zwischen dem Organismus und den Eindrücken der Aussenwelt herstellen, dieser Zustand ist die Automatie: jede sensitive oder sensorielle Erregung erzeugt einfache oder complicirte Bewegungen, wie sie im Wachen zu Stande kämen, wenn die coordinirenden Vermögen nicht ihren hemmenden oder mässigenden Einfluss äussern würden.

2. Zuerst erscheint die motorische Automatie, deren Phänomene Charcot unter dem Namen der neuro-musculären Uebererregbarkeit beschrieben hat. Da das Gehirn noch schläft, ist die excito-motorische Reflexthätigkeit, etwa wie beim geköpften Frosch, erhöht.

3. Indem jetzt die unbewussten oder wenig bewussten Beziehungsfunctionen sowie Tastsinn, Gehör und Muskelsinn allmählich erwachen, entsteht der träge somnambulische Automatismus: die Person

setzt ihr ertheilte Bewegungen fort (motorische Beharrung), vollzieht Handlungen, welche mit den sensitiven oder sensoriellen Eindrücken in Beziehung stehen (motorische Suggestion), wiederholt
vor ihr ausgesprochene Laute und Bewegungen, die sie sieht oder
hört (automatische Nachahmung) und führt Befehle aus (automatischer Gehorsam).

4. Indem das Gedächtniss und die imaginativen Vermögen erwachen, verwandelt sich der träge in den regsamen somnambulen
Automatismus. Das seiner Initiative beraubte Gehirn wird nun für
Träume zugänglich, welche sich von gewöhnlichen Träumen durch den
unbewussten Charakter der psycho-motorischen und psycho-sensoriellen
Phänomene unterscheiden, Träume, in denen der Hypnotisirte herum-
wandelt, instinctiv seine Berufsthätigkeit ausübt, leidenschaftliche
Erregungen durchmacht, Thatsachen seiner Erinnerung wieder erlebt,
oder in denen er geistige Arbeit leistet, schreibt, musicirt und dergleichen.

5. Es erwachen nun die coordinirenden Fähigkeiten, aber zunächst unvollständig, so dass die instinctiven und imaginativen Vermögen noch die Oberhand über sie behalten und das Feld behaupten,
dies ist der Zustand des somnambulen Lebens. Die Person erscheint
wach und vollzieht alle aus ihren Verhältnissen sich ergebenden Handlungen, bleibt aber in Folge der Abschwächung ihres Willens
und der Steigerung ihrer Phantasie zugänglich für Suggestionen und
gefügig gegen Befehle.

6. Endlich erholen sich die coordinatorischen Vermögen vollends,
damit ist das Gleichgewicht wiederhergestellt und das Erwachen
vollzogen.

Diese geistreiche Theorie steht nach meinem Ermessen in Widerspruch mit den thatsächlichen Verhältnissen.

Es geht nämlich aus allen Beobachtungen, wie ich im beschreibenden Abschnitt dieses Buches gezeigt habe, hervor, dass der regsame Somnambulismus (regsamer somnambuler Automatismus und
somnambules Leben nach Chambard) die tiefste Beeinflussung, den
höchsten Grad der Hypnose und den vom Wachen entferntesten Zustand darstellt. In demselben finden sich auch alle Phänomene der
anderen Phasen, der motorische Automatismus, die motorische Suggestion, die Nachahmung und der automatische Gehorsam. Wenn man
dieselbe Person Tag für Tag hypnotisirt, so kommt sie nach den ersten
Malen häufig nicht weiter, als bis zum motorischen Automatismus;
erst nach wiederholten Hypnosen erwirbt sie allmählich die Fähigkeit,
Hallucinationen und suggerirte Träume anzunehmen. Erst dann tritt
auch die Amnesie nach dem Erwachen auf, welche bezeugt, dass im
Somnambulismus eine tiefer gehende psychische Veränderung platz-
gegriffen hat als auf den früheren Stufen, auf welchen die Person in
voller Klarheit des Bewusstseins ihre Katalepsie mit angesehen und
eine sichere Erinnerung daran bewahrt hatte.

Uebrigens sind auch diejenigen, welche den motorischen Automatismus zeigen, keine blossen Automaten, denn sie hören und erinnern sich an das Gehörte nach dem Erwachen; sie antworten häufig
auf Fragen, sie versuchen Suggestionen zu widerstehen und sich gegen

Stellungen oder Bewegungen, die man ihnen aufdrängt, zu sträuben. Ihr Bewusstsein ist nicht erloschen, ihr Wille bleibt bestehen, zeigt sich aber ohnmächtig gegenüber der Steigerung der automatischen Erregbarkeit. Selbst im regsamen Somnambulismus sind die geistigen Fähigkeiten keineswegs erloschen. Auch der Somnambule widersteht gewissen Handlungen, bedenkt sich, ehe er auf gewisse Fragen Antwort giebt, und leistet so wirkliche geistige Arbeit. Auch werden posthypnotische Handlungen, Sinnestäuschungen und Hallucinationen, die man ihm während der Hypnose eingegeben hat, nach dem Erwachen verwirklicht, also zu einer Zeit, in welcher das Bewusstsein und die coordinatorischen Vermögen gewiss wieder zur Herrschaft gekommen sind. Endlich beweist das Auftreten derselben Erscheinungen im wachen Zustande bei einem vollsinnigen Menschen, welcher sich über seine Unfähigkeit wundert, dem Automatismus, der ihn beherrscht, zu widerstehen, am besten, dass Bewusstsein und Wille auf allen Stufen der Hypnose erhalten bleiben können.

Was die Lethargie, d. h. die vollkommene geistige Ertödtung, die Einschränkung des Organismus auf das vegetative Leben betrifft, so habe ich dieselbe nicht beobachten können. Alle meine Hypnotisirten waren, sie mochten noch so lethargisch erscheinen, durch irgend einen Sinn in Beziehung mit der Aussenwelt, und die Suggestion durch die Rede reichte immer hin, sie zu erwecken.

Die Eintheilung der Hypnose, wie ich sie gegeben habe, scheint mir in besserer Uebereinstimmung mit den Thatsachen zu stehen:

Die schwächste Beeinflussung bekundet sich durch eine einfache Betäubung mit Verschluss der Augen.

Wenn die Suggerirbarkeit sich steigert, wird zuerst die Motilität von ihr betroffen. Es treten zunächst die suggestive Contractur und die suggestiven automatischen Bewegungen auf. Der automatische Gehorsam, die Anästhesie, die Sinnestäuschungen und schliesslich die Hallucinationen sind ebensoviele Fortschritte in der Ausbildung der Suggerirbarkeit, welche endlich im regsamen Somnambulismus und im somnambulen Leben gipfelt.

Ich werde mich nicht bemühen, tiefer in das Verständniss aller hypnotischen Erscheinungen einzudringen, doch muss ich bei einer darunter verweilen, welche ein ganz besonderes Interesse bietet und keine Aufklärung von unseren gegenwärtigen psychologischen Kenntnissen zu erwarten hat. Ich meine nämlich das Problem der Suggestionen auf lange Sicht! Wir wollen den Versuch machen, ein wenig Licht in diese dunkle Frage zu bringen.

Ich muss aber zuerst einige Bemerkungen über die sogenannten latenten Erinnerungen vorausschicken. Das Studium der hypnotischen Erscheinungen macht die Existenz latenter Erinnerungen — ich sage absichtlich nicht: unbewusster Erinnerungen — unzweifelhaft. Das Gehirn des Hypnotisirten empfängt während des Schlafes Eindrücke, welche im Momente der Aufnahme bewusst sind. Dieses Bewusstsein ist geschwunden, sobald die Person erwacht. Die Erinnerung an diese Eindrücke ist latent geworden, wie so viele andere Erinnerungen, wie alle Erinnerungen, die, seitdem wir leben und denken, in unserem Gehirne schlafen. Es ist aber möglich, dass diese

latenten Erinnerungen des hypnotischen Zustandes spontan erwachen
oder unter irgend welchen Bedingungen erweckt werden; dafür einige
Beispiele:

Eines Tages liess ich eine meiner Somnambulen im wachen
Zustande photographiren, darauf wurde sie hypnotisirt und neuerdings
in verschiedenen Stellungen photographirt, welche sie unter dem Einflusse der ihr suggerirten Erregungen annahm, als: Zorn, Schrecken
(Hallucination einer Schlange), Heiterkeit (im Rausch), Verachtung
(beim Anblick lärmender Studenten) und Ekstase. Nach dem Erwachen
hat sie alles vergessen. Einige Tage später hypnotisire ich sie von
Neuem und sage ihr: „Nach dem Erwachen werden Sie das Buch
öffnen, welches auf Ihrem Nachtkästchen liegt, und darin Ihre Photographie finden." Weiter sage ich nichts. Erwacht, greift sie nach dem
Buche, öffnet es und findet darin ihre (fictive) Photographie, fragt
auch, ob sie dieselbe behalten und ihrem Sohne einschicken kann.
„Finden Sie das Bild ähnlich?" frage ich. „Sehr ähnlich, nur habe
ich einen traurigen Ausdruck." — „Blättern Sie nur um," sage ich.
Sie blättert um und findet jetzt ihre (fictive) Photographie mit dem
Ausdruck des Zornes. „Blättern Sie weiter!" Und indem sie nun
weiter blättert, findet sie nach und nach all ihre verschiedenen Photo-
graphien mit dem Ausdrucke des Schreckens, der Heiterkeit, der Verachtung und der Ekstase und sieht dieselben mit solcher Schärfe, als
ob sie in objectiver Realität vor ihr lägen. Sie beschreibt mir jede
dieser Stellungen mit vollkommener Treue, wie sie sich in der
Hypnose ergeben hatten, ohne sich aber dabei irgendwie zu besinnen,
weder dass sie diese Stellungen wirklich eingenommen hat, noch auf
welche Suggestion hin es geschah. Vielmehr ist sie höchlich erstaunt,
nachdem ich ihr mittheile, dass man ihr diese Stellungen während
der Hypnose gegeben hat. In diesem Falle war also die latente
Erinnerung an die Ereignisse des somnambulen Lebens durch eine
Art von Association der Erinnerungsbilder geweckt worden.

2. Ich erzeuge bei einem eingeschläferten Somnambulen einen
suggestiven Transfert. Ich mache seinen linken Arm in horizontal
ausgestreckter Haltung kataleptisch, nähere dann dem anderen Arme
ein Sthetoskop und behaupte, dass die Katalepsie auf die andere
Seite übergehen wird. Nach einer Minute stellt sich dieser Arm wagrecht, während der linke schlaff herabfällt. Wenn ich jetzt das
Sthetoskop dem linken Arm nähere, begiebt sich dieser wieder in die
Wagrechte, der andere fällt herab und so geht es weiter. Auf dieselbe Weise kann ich einen suggestiven Schiefhals, eine Lähmung,
eine Contractur erzeugen und von einer Seite auf die andere übertragen, ausschliesslich vermöge der der Person suggerirten Vorstellung,
dass dies die Wirkung des Sthetoskops sei. Nach dem Erwachen
erinnert sich der Mann an nichts; aber merkwürdig genug, wenn ich
einen seiner Arme wagrecht ausstrecke und dem anderen Arm das
Sthetoskop nähere, tritt wieder der Transfert ein. Auf dieselbe Weise
lassen sich Schiefhals, Contracturen und Lähmungen übertragen, zum
grössten Erstaunen der Person, die nicht weiss, wie dies zugeht und
sich nicht erinnern kann, dass dieselben Erscheinungen bereits im
Schlafe hervorgerufen worden waren. Ich füge hinzu, dass ich ihm
nicht in der Hypnose suggerirt hatte, diese Erscheinungen sollten

sich im Wachen wiederholen, sondern dass dies eine ganz selbstständige Leistung des Kranken war. Ein andermal sage ich ihm während des Schlafes: „Wenn ich Sie an der Stirne berühre, so brechen Sie in Lachen aus; wenn ich Sie am Hinterhaupt berühre, so niessen Sie; wenn ich Sie an der rechten Seite des Kopfes berühre, verfällt Ihr linker Arm in Zuckungen." Nachdem ich diese Erscheinungen durch Suggestion erzielt habe, wecke ich ihn auf und berühre, ohne ein Wort zu sagen, seine Stirne: er lacht; ich berühre sein Hinterhaupt: er niesst; ich berühre ihn am rechten Scheitelbein, sein linker Arm verfällt in Zuckungen. Die Erinnerung an den im Schlafe suggerirten Reflex war also, ihm selbst unbewusst, für das Wachen erhalten geblieben. Diese Versuche sind mir bei einer grossen Reihe von Personen gelungen.

3. Ich habe gefunden, dass manche Somnambulen, welche in der Hypnose analgisch gemacht worden sind, nach einer Reihe von Sitzungen die Analgesie auch im wachen Zustande zeigen. Man kann sie dann mit einer Nadel stechen, ohne dass sie Schmerz äussern. Es handelt sich in diesen Fällen vielleicht um eine Erscheinung ähnlicher Natur, eine suggestive Analgesie in Folge latenter Erinnerung.

4. Noch eine andere Thatsache von grossem psychologischen Interesse, auf die ich zuerst aufmerksam gemacht habe: Ich schläfere einen Somnambulen ein, spreche mit ihm, bringe ihn zum Sprechen und zum Arbeiten, gebe ihm Hallucinationen ein u. s. w. Nach einer halben oder einer ganzen Stunde wecke ich ihn auf, er erinnert sich nicht an das Mindeste und wird sich auch niemals selbstständig daran erinnern. Es ist aber nichts leichter, als die Erinnerung an die Eindrücke, die während seines Schlafes auf ihn gewirkt haben, bei ihm zu erwecken, und zwar gelingt dieser Versuch bei allen Somnambulen. Es reicht hin, dass ich ihm sage: „Sie werden sich jetzt an Alles erinnern, was Sie im Schlafe gethan haben, und was mit Ihnen vorgegangen ist." Nöthigenfalls lege ich ihm die Hand auf die Stirne, um die Sammlung seiner Aufmerksamkeit zu unterstützen, er bleibt einen Augenblick in sich versunken, aber ohne einzuschlafen, und dann tauchen alle seine latenten Erinnerungen mit grosser Bestimmtheit auf; er wiederholt meine Worte und die seinigen, berichtet der Reihe nach, was er gethan und wie er sich benommen, alle seine Hallucinationen, ohne irgend etwas zu übergehen. Ich habe durch einfache Versicherung seine latenten Erinnerungen erweckt.

Nachdem wir diesen Thatsachen Rechnung getragen haben, wollen wir daran gehen, die Mechanik der Amnesie (oder des Fehlens der Erinnerung) nach dem Erwachen aus tiefer Hypnose, so weit es eben möglich ist, aufzuklären.

Wir haben oben (Seite 115 u. ff.) die Auffassung entwickelt, dass der Zustand des Wachens charakterisirt ist durch die Thätigkeit und die Oberherrschaft, welche der denkende Theil des Gehirns, — so wollen wir ihn nennen, um für unsere Vorstellungen einen Ausdruck zu haben, ohne dass wir aber mit dieser Bezeichnung eine bestimmte anatomische Beziehung im Sinne hätten, — welche die höhere Instanz der Gehirnthätigkeit ausübt. Dieselbe hemmt oder mässigt den imaginativen oder automatischen Theil, welchen wir die niedrigere Instanz nennen wollen. Im Schlaf ist die obere Instanz des Gehirns betäubt, ihr Einfluss ist aufgehoben und die Gehirnthätigkeit auf die Centren der Einbildungskraft und auf die automatisch wirkenden Theile des Gehirns concentrirt, — mit anderen Worten, die sonst vom Intellect ausgehende Oberaufsicht ist verringert.

Was folgt nun daraus, wenn wir mit Durand von Gros und Liébault annehmen, dass während des Schlafes die ganze oder fast die ganze Gehirnthätigkeit, die ganze Nervenkraft, wenn man so will, von der oberen Instanz (dem controlirenden Vermögen) gewichen und auf die untere Instanz, die automatischen Centren, concentrirt ist? Aus dieser Auffassung folgt, dass alle in diesem Schlaf hervorgegangenen Erscheinungen, Vorstellungen, Bewegungen, Empfindungen und Bilder, alle darin erzeugten Eindrücke mit dem ganzen Aufwand der zusammengedrängten und gehäuften Nervenkraft geschaffen worden sind.

Was geschieht nun beim Erwachen? Der Hypnotisirte kommt zum Bewusstsein seiner selbst, und seine bisher concentrirte Nerventhätigkeit breitet sich von Neuem über die ganze obere Instanz des Gehirns und über die Peripherie aus. Jetzt sind die während des Schlafes wahrgenommenen Eindrücke wie verschwunden; sie wurden unter einem grossen Ausmass von Nervenkraft, von nervösem Licht, wenn ich so sagen darf, aufgenommen und sind jetzt, nachdem die Helligkeit dieses Lichtes abgenommen hat, nicht stark genug erhellt; sie sind latent, wie ein zu schwach beleuchtetes Bild.

Hier ist eine Somnambule, sie geht auf und ab, führt Aufträge aus, spricht, arbeitet, ist im Vollbesitze ihres Bewusstseins, man könnte schwören, dass sie wach ist. Nach einer halben Stunde lebhafter Unterhaltung sage ich ihr plötzlich: „Wachen Sie auf!" Sie spricht noch während des Aufwachens und gleich darauf hat sie Alles, Alles vergessen. Seltsam! Es ist wie verraucht; die Nervenkraft, die früher auf gewisse Theile des Gehirns eingeschränkt war, hat sich nun überallhin verbreitet; durch die andere Vertheilung des Lichtes werden die früheren Eindrücke weniger erhellt, es ist ein neuer Bewusstseinszustand geschaffen. Ich versenke die Somnambule wieder in Schlaf; der frühere Zustand nervöser Sammlung und damit der frühere Zustand des Bewusstseins ist wieder aufgetreten, die erloschenen Eindrücke leben wieder auf, die latenten Erinnerungen werden wach.

Man ist über die Leichtigkeit erstaunt, mit der gewisse Personen aus dem einen in den anderen Zustand des Bewusstseins übergehen. Ich drücke einem Kinde die Augen zu und spreche mit ihm: „Wie heisst Du?" — „Paul Durand." — „Wie alt bist Du?" — „Ich bin 13 Jahre alt." — „Thut Dir etwas weh?" — „Nein, mir thut nichts weh." — „Gehst Du in die Schule? Was lernst Du dort?" — „Ich lerne Rechnen, Geschichte, Französisch u. s. w." — „Wache auf!" — Das Kind erwacht. „Was habe ich Dich jetzt gefragt?" — „Sie haben mich nichts gefragt." — „Ich habe ja doch mit Dir gesprochen, hast Du mich nicht gehört?" — „Nein, ich habe nichts gehört und Sie haben nichts zu mir gesprochen." — „Mach' die Augen zu." — Das Kind schliesst die Augen. — „Was habe ich jetzt eben zu Dir gesagt?" — „Sie haben mich gefragt, wie ich heisse, wie alt ich bin, ob mir etwas fehlt und was ich in der Schule lerne." — „Und was hast Du geantwortet?" — „Ich habe gesagt, dass ich Paul Durand heisse, 13 Jahre alt bin, dass mir nichts fehlt und dass ich Rechnen, Geschichte und Französich lerne." — „Mach' die Augen auf." — Das Kind öffnet die Augen. „Was hast Du mir jetzt eben gesagt?" — „Ich habe Ihnen nichts gesagt." — Dies ist ein Versuch, der mir wiederholt bei verschiedenen Personen, besonders bei Kindern, gelungen ist.

Der blosse Verschluss der Augen reicht bei vielen Personen hin, einen neuen Zustand des Bewusstseins zu erzeugen. Das Gehirn verfällt in Passivität, wenn es von den Gegenständen der Aussenwelt, welche sonst die Aufmerksamkeit beschäftigen, keine Eindrücke empfängt, und der Mensch, der nicht mehr mit seinen Augen sieht, sieht auch nicht mehr, wenn ich so sagen darf, mit seinem Gehirn. Die Nerventhätigkeit verlässt die höheren Centren des Denkens und drängt sich in den automatischen Centren zusammen. Die neuen Eindrücke, welche unter dieser anderen Vertheilung der Erregungen im Gehirn entstehen, sind gleichsam in einen anderen Zustand des Bewusstseins aufgenommen. Mit offenen Augen empfängt der Mensch wieder Gesichtseindrücke, die Bilder der Aussenwelt treffen das Gehirn und locken dessen Thätigkeit nach aussen; damit hört die psychische Sammlung oder Einengung auf, die Centren, welche bisher mit einem Ueberschuss von Nervenkraft gearbeitet haben, enthalten nun ein geringeres Mass dieser Kraft, der Zustand des Bewusstseins ist ein anderer geworden, und die Eindrücke der Hypnose sind verlöscht, um wieder aufzuflackern, wenn durch den blossen Verschluss der Augen derselbe Zustand der Concentration hergestellt ist.

Eine ähnliche Erscheinung tritt bei uns oftmals rein instinctiv auf. Wenn wir eine Erinnerung in uns beleben, oder uns einen tiefhaftenden Eindruck verschaffen wollen, der unserem Gehirn derart eingeprägt ist, dass er in jedem beliebigen Moment wieder geweckt werden kann, wie pflegen wir uns dabei zu benehmen? Wir concentriren uns, schliessen die Augen, verschliessen den Geist für jeden anderen Eindruck und bringen es auf diese Weise zu Stande, die latente Erinnerung zu erwecken oder den gewollten Eindruck uns tief einzuprägen. Derselbe verschwindet zwar bald wieder, wenn sich die Gehirnthätigkeit von Neuem auf eine grosse Zahl von Gegenständen und auf die ganze Endausbreitung des Nervensystems zerstreut, tritt aber mit Leichtigkeit von Neuem auf, sobald sich die Gehirnthätigkeit von Neuem concentrirt. Die Erinnerung gewinnt so zu sagen an Tiefe und Schärfe, was sie an Continuität einbüsst.

Dasselbe gilt für die Erinnerungen der Kindheit. In ein Gehirn aufgenommen, welches weniger durch mannigfaltige Vorstellungsreihen in Anspruch genommen ist, welches sich eher concentriren kann, und in dem die Phänomene der automatischen Thätigkeit die Oberhand haben, sind diese Erinnerungen tiefer als andere eingeprägt und werden leichter wachgerufen. Im Greisenalter, wenn das Gedächtniss abgenommen hat, sind die Erinnerungen der Kindheit immer noch erhalten, werden von Zeit zu Zeit lebhaft und verlöschen überhaupt nie, während die Eindrücke des reifen Alters oftmals ohne Wiederkehr verschwinden, selbst, nachdem sie lange Zeit bestanden haben. Es sind auch fast alle Kinder hypnotisirbar, und die Anzahl derer, die somnambul werden können, ist weit erheblicher, als bei den Erwachsenen, nach Liébault dreimal so gross.

Die Hypnose ist also kein krankhafter Zustand, sie schafft keine neuen Functionen oder aussergewöhnlichen Erscheinungen, sondern sie entwickelt nur, was bereits im wachen Zustand vor sich geht, sie steigert vermöge der mit ihr verbundenen psychischen Veränderung die Suggerirbarkeit, die wir Alle, normaler Weise, bis zu einem gewissen Grade besitzen. Sie verändert unseren psychischen Zustand nur in dem Sinne, dass die nun anlangenden Eindrücke und Sinnesbilder sich mit grösserer Lebhaftigkeit und grösserer Schärfe ausprägen.

Wenn wir in Träumerei versunken dasitzen, unsere Gehirnthätigkeit sich auf Erinnerungen concentrirt, alte Eindrücke wieder aufsteigen, und alte Bilder sich wieder vor unseren Augen bewegen, die häufig eben so klar sind wie die objective Wirklichkeit; — wir vertiefen uns dann in die Betrachtung der Vergangenheit, lassen das längst Erlebte vor unseren Augen vorüberziehen und träumen ganz mit uns selbst beschäftigt; — wenn dann — wem ist das nicht schon geschehen? — eine lebhafte Sinneserregung, ein unerwartetes Geräusch, die Stimme eines Freundes uns zum Bewusstsein unseres Selbst zurückbringt, und uns aus der Beschaulichkeit, aus einer rechten Hallucination im Wachen, aufrüttelt, so dass wir wieder zu uns kommen, und unsere psychische Thätigkeit sich wieder auf die Aussenwelt erstreckt: dann geschieht es häufig, dass unsere Erinnerungen augenblicklich erlöschen, und dass wir uns nicht an den Gegenstand unserer Träumerei zu besinnen vermögen. Dasselbe geht in uns vor, wenn unsere Concentration sich nicht auf ein Sinnesbild, sondern auf eine Gedankenreihe, die uns intensiv beschäftigt, geworfen hat. Wir können uns dann nicht mehr an den Inhalt unseres Brütens erinnern, der Zustand unseres Bewusstseins ist ein anderer geworden. Sind diese spontan und unbewusst auftretenden Zustände nicht mit einer künstlich erzeugten Hypnose zu vergleichen? Hier wie dort dieselbe Steigerung der Einbildungskraft oder dieselbe Beschlagnahme des Geistes durch eine Vorstellung, häufig dieselbe Unempfindlichkeit und dieselbe Amnesie bei der Wiederkehr zur Norm. Der Soldat, welcher in der Hitze des Gefechtes seine Verwundung nicht merkt, Archimedes, der getödtet wird, während er weltvergessen über abstracte Probleme grübelt, — sind das nicht Beispiele von nervöser Concentration auf eine Idee oder auf eine Erregung, welche durchaus der Hypnose gleichzustellen sind, und gerathen wir nicht Alle oft genug, ohne es zu merken, in solche Zustände?

Wahrscheinlich giebt es in Wirklichkeit weder einen noch zwei verschiedene Zustände des Bewusstseins, sondern eine unendliche Abstufung von solchen. Es kommen alle Uebergänge vor zwischen dem vollen Wachen und der vollkommenen psychischen Concentration, in der der Somnambulismus besteht. Unser Gehirn schwärmt von Erinnerungen, welche seit der Kindheit darin aufgespeichert sind; alle diese Erinnerungen sind latent, denn wenn sie alle wach wären, gäbe es ein Chaos in unserem Kopfe; aber jede einzelne Erinnerung kann wieder auftauchen, wenn derselbe Zustand des Bewustseins, in dem sie erworben wurde, sich wieder einstellt.

Wenn man diese Thatsachen der Beobachtung wohl aufgefasst hat, wird man es leicht finden, zu verstehen, was ich zur Erklärung der Suggestionen auf lange Sicht vorbringen werde. Manche Somnambulen besitzen die Fähigkeit, eine im somnambulen Zustand ertheilte Suggestion zum bezeichneten Tage und zur angegebenen Stunde zu verwirklichen, selbst, wenn Wochen und Monate seit der Suggestion verflossen sind. Die Erinnerung an den gegebenen Auftrag, welche während dieser langen Zeiträume scheinbar latent geblieben war, erwacht mit mathematischer Genauigkeit zum festgesetzten Momente, und die Person führt die betreffende Handlung aus oder verwirklicht die vorgeschriebene Hallucination, ohne deren Herkunft zu kennen.

Man hat, soviel ich weiss, keine Erklärung für dieses seltsame, aber unbestreitbare Phänomen versucht. Die Einen haben vorgezogen, es zu läugnen, weil sie es nicht erklären konnten, und weigerten sich hartnäckig, sich vor der Beweiskraft der Thatsachen zu beugen. Andere, wie jener Abbé, der in der Zeitung „L'Univers" über die hypnotischen Phänomene geschrieben hat, haben die Erscheinungen, für welche sie keine annehmbare Erklärung geben konnten, für übernatürlich gehalten. Ein böser Geist sollte jedesmal der Hölle entsteigen, um dem Hypnotiseur zu Hilfe zu kommen. Das Benehmen der Einen zeugt von Armuth an wissenschaftlichem Geist, der Fehler der Anderen rührt von Mangel an Bescheidenheit und menschlicher Demuth her. Etwas läugnen, weil man es nicht verstehen kann, Gott oder den Teufel anrufen, um etwas zu erklären, was das arme menschliche Gehirn nicht begreift, bekundet einen gewissen geistigen Hochmuth, der keine Eigenschaft starker Geister ist.

Die Uebertragung der menschlichen Stimme mit ihrer Klangfarbe und ihren Modulationen durch einen Draht und eine schwingende Platte ist auch eine wunderbare Erscheinung, welche wir derzeit immer noch besser beschreiben, als wir sie verstehen. Die Probleme der Unendlichkeit, der Ewigkeit ohne Beginn, des Raumes ohne Grenzen, erscheinen unserer menschlichen Vernunft als Räthsel, für welche keine Lösung zu erfassen ist, und doch muss es eine solche Lösung geben. Alle Phänomene des psychischen Lebens sind für uns Mysterien, in die uns jede Einsicht fehlt, und doch spielen sie sich alle Tage in der Wirklichkeit ab. Wir wollen demüthig bei dem Bewusstsein unserer Unzulänglichkeit verbleiben, und uns bescheiden, nicht über die Grenzen unseres Erkenntnissvermögens hinauszugehen.

Wenn ich es wage, hier einen Erklärungsversuch mitzutheilen, oder zum Mindesten einige Gedanken auszusprechen, welche für das Begreifen der uns beschäftigenden Thatsache etwas beitragen könnten, so geschieht dies nicht, weil ich den Anspruch erhebe, die Frage zu lösen. Meine Auffassung ist vielleicht nicht die richtige, aber ich werde wenigstens gezeigt haben, dass eine gewisse Auffassung dieser Erscheinung möglich ist, und damit wird das Problem von jenem

mysteriösen und übernatürlichen Anstrich befreit sein, welcher jeden
wissenschaftlich denkenden Geist so sehr abstösst.

Kann man zur Erklärung der Suggestionen auf lange Sicht
annehmen, dass die Nervensubstanz, welche der Träger der psychischen Phänomene ist, in der Hypnose eine organische Modification
erleidet? Wäre es etwa berechtigt, anzunehmen, dass das Gehirn
durch die Aufnahme der suggerirten Vorstellung in ähnlicher Weise
verändert wird, wie ein Federmechanismus, welcher derart gespannt
oder eingestellt werden kann, dass er in einem gegebenen Moment
als Hemmung einspringt, wie etwa eine Weckuhr, die man so richten
kann, dass sie zu einer bestimmten Stunde läutet? Eine derartige
Vorstellung kann sich nach meinem Dafürhalten auf keine bekannte
anatomische oder physiologische Thatsache berufen.

Man könnte zu Gunsten dieser Vergleichung des psychischen
Apparates, welcher das Gedächtniss besorgt, mit einer Weckuhr die
Thatsache anführen, dass viele Personen die Fähigkeit besitzen, zu
jeder Stunde, welche sie sich vor dem Einschlafen vorgenommen haben,
zu erwachen. Das Gehirn besässe demnach das Vermögen, seinen
Schlaf für eine veränderliche und von seinem Entschluss abhängige
Anzahl von Stunden im Voraus zu bestimmen.

Ich glaube, die richtige Erklärung sei eine andere; ein Mensch,
der mit dem Vorsatze einschläft, zur bestimmten Stunde zu erwachen,
behält denselben während des Schlafes bei, denn der natürliche Schlaf
bringt eben so wenig wie der hypnotische die Aufhebung des Denkvermögens oder des Bewusstseins mit sich. Wir haben während des
Schlafes das Bewusstsein unserer Persönlichkeit, wir denken, träumen
und arbeiten. Viele Personen sprechen im Schlaf und antworten auf
Fragen, die man an sie richtet. Ich habe oft, wenn ich auf meiner
Klinik einen Kranken schlafend fand, ihm zugerufen: „Wachen Sie
nicht auf, schlafen Sie weiter!" Wenn ich dann seine Arme in die
Höhe hob, blieben sie in suggestiver Katalepsie stehen; wenn ich
ihm eine Suggestion für den wachen Zustand gab, wurde sie ausgeführt, ohne dass der Kranke sich an etwas erinnerte, ohne dass er
wusste, dass ich mit ihm gesprochen habe. General Noizet und
Herr Liébault haben ähnliche Beobachtungen gemacht. Der natürliche Schlaf ist dabei in hypnotischen Schlaf verwandelt worden oder,
besser gesagt, es ist mir gelungen, mich in Rapport mit .dem Schläfer
zu setzen; denn nach meiner Meinung ist der hypnotische Schlaf in
keiner Hinsicht vom natürlichen verschieden, und man kann den
natürlichen Schlaf in derselben Weise ausnützen, wie man es mit
dem hypnotischen zu thun pflegt.

Ich erinnere mich hier an einen meiner Kranken, einen intelligenten Mann, den ich seit mehreren Monaten einschläferte, ohne
ihn weiter als bis zur dritten Stufe zu bringen, d. h. ich konnte
Katalepsie, Contracturen und automatische Bewegungen bei ihm
hervorrufen, aber keine Anästhesie, keine Hallucinationen und keine
Amnesie nach dem Erwachen, vielmehr erinnerte er sich an Alles,
was er im Schlafe gethan und gesagt hatte. Eines Tages theilte
er mir mit, dass sein Bruder, mit dem er im elterlichen Hause das
Bett getheilt habe, mit ihm im Schlafe zu sprechen pflegte, und dass

er ihm Antwort gab, ohne sich beim Erwachen daran zu erinnern. Das gieng so weit, setzte er hinzu, dass, wenn sein Bruder eine Auskunft von ihm haben wollte, die er nicht geneigt war, ihm zu geben, er sie im Schlaf von ihm zu erpressen pflegte. Darauf sagte ich ihm: „Wenn Sie ohne Erinnerung beim Erwachen aus dem Schlaf sprechen, so muss es mir gelingen, Sie künstlich in einen Schlaf von derselben Natur zu bringen." Ich suggerire ihm also, so zu schlafen, wie er es natürlicher Weise pflegt, ohne sich beim Erwachen an etwas zu erinnern, und in der That erzielte ich bei ihm von diesem Momente an einen tiefen Schlaf mit Amnesie, Anästhesie und suggestiven hypnotischen und posthypnotischen Hallucinationen. Man kann ganz allgemein behaupten, dass alle Personen, die im Schlafe sprechen und Antwort geben, auch durch künstliche Einwirkung somnambul gemacht werden können.

Ich wiederhole, der Schlaf, sei es der natürliche oder der künstliche, besteht nicht in der Aufhebung der geistigen Thätigkeit; er ist ein Zustand des Gehirns, verschieden von dem des Wachens, ein Zustand, der jetzt noch schwierig zu definiren ist, und dessen Analyse uns die Psychologen noch schulden. Man kann sagen, dass die Erscheinungen der automatischen Gehirnthätigkeit in ihm die Oberhand haben, es können aber auch die räsonnirenden Fähigkeiten oder die Vernunft in ihm wach sein und sich auf einen bestimmten Punkt, auf einen gewissen Gedankengang concentriren. Charakteristisch für den Schlaf erscheint eben diese Concentration, die Beharrung der nervösen Thätigkeit bei dem ausgewählten, suggerirten oder spontan erwachten Bild oder Vorstellung. Diese Concentration kann übrigens ihren Gegenstand wechseln; bei dem Schlafenden lösen die mannigfaltigsten Träume einander ab, dem Somnambulen kann man der Reihe nach die verschiedenartigsten Suggestionen mittheilen, welche ohne Zögern verwirklicht werden. Die Concentration der Nervenkraft verändert ihren Inhalt nach dem Belieben des Hypnotiseurs; der Brennpunkt verändert seinen Ort, wenn ich das Gleichniss gebrauchen darf, aber er bleibt nach wie vor der Vereinigungspunkt aller Strahlen.

Wir wollen diese Anschauung, welche eigentlich die Psychologen angeht, nicht weiter entwickeln. Es genügt für uns, festzuhalten, dass das Gehirn im Schlafe nicht aufhört zu denken und zu arbeiten. Es arbeitet aber nicht unbewusst; wir erhalten Kenntniss von seiner Thätigkeit, wie der Somnambule von den Handlungen, die er in der Hypnose vollzielt. Aber es ist ein anderer Zustand des Bewusstseins mit einer vom Wachen verschiedenen Vertheilung der nervösen Erregung, in dem die Nervenkraft auf eine fixe Vorstellung oder auf die Centren der Phantasie eingeschränkt ist, und beim Erwachen verflüchtigt sich die Erinnerung an die Träume, wie nach der Hypnose die Erinnerung an das in der Hypnose Erlebte schwindet. Wem von uns ist es nicht schon geschehen, dass er mitten im Nachdenken über ein Problem oder über eine abstracte Frage, deren Lösung ihm nicht gelingen wollte, einschlief und mit der fertigen Lösung des Problems erwachte? Das Gehirn hatte während des Schlafes seine geistige Arbeit fortgesetzt und dieselbe sogar mit grösserer Leichtigkeit bewältigt in Folge der dem Schlafe eigenen Sammlung der psychischen Thätigkeit. Es gibt Personen, bei denen solche geistige

Arbeit während des Schlafes sich in sichtbarer Weise vollzieht; solche
active Schläfer (Somnambulen) erheben sich des Nachts von ihrem
Lager, gehen hin und her, schreiben und componiren, machen Musik
oder führen Handarbeiten aus und sind nach ihrem Erwachen auf's
Höchste erstaunt über ihre Leistungen, an welche sie keinerlei Erinnerung bewahrt haben.

Warum wacht man also zur vorgesetzten Stunde auf? Weil man
mit der Vorstellung, zu dieser Stunde aufzuwachen, einschläft und
nun die ganze Nacht, bewusst und unbewusst, daran denkt, weil die
Aufmerksamkeit auf diesen Gedanken fest eingestellt bleibt. Wenn
man eine richtige Schätzung der Zeit besitzt, wie es Personen giebt,
die in jedem Moment des Tages genau wissen, welche Zeit eben ist,
oder wenn man während des Schlafes die Uhr schlagen hört, wacht
man dann von selbst zur gewollten Stunde auf.

Was geschieht aber, wenn man nicht über einen guten Zeitsinn
verfügt? Von dem Gedanken beschäftigt, man könnte die Stunde verfehlen, wacht man mehrmals in der Nacht auf und macht jedesmal
Licht, was gewiss die Erhaltung des Bewusstseins während des
Schlafes verbürgt. Unsere Gedanken waren bewusst, so lange wir
schliefen; sie werden latent, sobald wir erwachen; wir vergessen,
dass wir die ganze Nacht daran gedacht haben, die Stunde nicht zu
verfehlen, und halten unser Erwachen darum für ein unbewusstes
oder freiwilliges.

Aehnlich stelle ich mir den Hergang der Suggestionen auf lange
Sicht vor. Ein Somnambuler, welcher eine ihm im Schlafe suggerirte
Handlung etwa nach drei Monaten ausführen soll, verräth während
dieser Zeit durch nichts, dass er an den ihm ertheilten Auftrag denkt;
auch nachdem er ihn ausgeführt hat, glaubt und versichert er, dass
ihn die drei Monate über niemals die Vorstellung dieser Handlung
beschäftigt hat. Und doch, soll man hier annehmen, dass die Erinnerung an den seinem Gehirn während des Schlafes ertheilten Anstoss
latent geblieben ist, oder mindestens die ganze Zeit über latent
geblieben ist? Ich glaube, nein.

Fassen wir die oben angeführten Thatsachen zusammen:

1. Es hat den Anschein, als ob alle Eindrücke, welche die Somnambulen im Schlafe erhalten, spurlos verlöschen würden, als ob sie
überhaupt nie existirt hätten. Es ist aber möglich, dieselben zu
beleben, wenn man der betreffenden Person versichert, dass die Erinnerung daran wiederkehren wird; der zu diesem Erwachen erforder-
liche Zustand von psychischer Concentration stellt sich alsbald von
selbst ein.

2. Bei gewissen Personen erlöschen die Eindrücke, welche bei
Verschluss der Augen aufgenommen werden, sobald man die Augen
öffnet, und erscheinen von Neuem, sobald die Augen wieder geschlossen werden.

Man muss diese merkwürdigen Erscheinungen selbst mitangesehen
haben, muss beobachtet haben, mit welcher Raschheit und Leichtigkeit
die Erinnerungen der Somnambulen erlöschen und wieder aufflackern,
muss sich überzeugen, wie diese an Leib und Seele vollkommen ge-

sunden Menschen durch die Suggestion, ich will nicht sagen, in Schlaf, — sondern in einen anderen Zustand des Bewusstseins versetzt werden können! Jetzt gehen sie umher, plaudern und arbeiten; man weckt sie auf und eine Secunde später befinden sie sich in ihrem vorigen Bewusstsein, scheinen jede Erinnerung an das eben Erlebte auf ewige Zeiten eingebüsst zu haben, und sind selbst von der Ueberzeugung durchdrungen, dass gar nicht das Mindeste mit ihnen vorgegangen ist. Wieder eine Secunde später ist die Erinnerung daran neu belebt, die Person weiss Alles, was sie vergessen zu haben schien, und so kann man durch das einfachste Verfahren von der Welt die beiden Zustände des Bewusstseins einander ablösen lassen und absichtlich jenes Doppelleben hervorrufen, welches Azam als ein spontanes Phänomen bei der berühmten Fétida beobachten konnte! Man muss diese erstaunlichen psychischen Erscheinungen mit eigenen Augen gesehen haben, wiederhole ich, wenn man deren ganze Tragweite erfassen soll. Man wird dann auch nicht umhin können, anzunehmen, dass Zustände derselben Art bei den Somnambulen auch spontan und ihnen selbst unbewusst auftreten können. Die Somnambulen besitzen die Gabe, mit Leichtigkeit aus dem einen Zustand des Bewusstseins in den anderen überzugehen, wobei das Gedächtniss des ersten Zustandes für den zweiten erloschen ist. Man pflanze einem Gehirn in dem einen Zustande, im Somnambulismus, eine Vorstellung ein, welche an einem bestimmten Tage in Thätigkeit treten soll; diese Vorstellung scheint während des anderen Zustandes, im Wachen, erloschen zu sein, aber sie bleibt keineswegs bis zum Verfallstage latent. Sie erwacht und drängt sich jedesmal von Neuem in's Bewusstsein, sobald dieselbe Concentration der nervösen Thätigkeit, derselbe Zustand des Bewusstseins sich wieder herstellt. Dies geschieht aber, so oft das Gehirn in die Beschäftigung mit einer einzigen Vorstellung oder Wahrnehmung versinkt, so oft seine Aufmerksamkeit sich auf die Selbstbetrachtung einengt; es tritt dann jedesmal eine Art von passivem Somnambulismus bei solchen Personen auf, dessen Passivität übrigens nur auf seiner Ungestörtheit beruht. Zur Richtigkeit dieser Auffassung stimmt es durchaus, dass so viele Somnambulen auch im Wachen suggestionsfähig sind. Sie verwirklichen jede Vorstellung, die man ihnen eingiebt, jedes Sinnesbild, das man in ihnen erregt, sie lassen sich durch die blosse Behauptung zu Hallucinanten machen, sie sind so zu sagen natürlicher Weise, ohne dass es der Vorbereitung durch irgend einen Kunstgriff bedürfte, somnambul, und der Arzt hat nichts Anderes zu thun, als diesen eigenthümlich entwickelten Zustand von psychischer Empfänglichkeit für seine Zwecke zu verwerthen.

Ich meine also, man darf annehmen, dass der Somnambule häufig freiwillig in den somnambulen Bewusstseinszustand verfällt, in dem die Eindrücke, welche er in einem früheren Zustand derselben Art empfangen hat, von Neuem erwachen können. In solchen Zuständen besinnt er sich des ihm eingeschärften Auftrages, der ihm ertheilten Suggestion; er erinnert sich dann, dass an diesem oder jenem Tage eine bestimmte Handlung vollzogen werden soll, er hält gleichsam Rast und bestärkt sich von Neuem in dem Vorsatz, die Suggestion nicht zu vergessen, sondern zur festgesetzten Zeit auszuführen, gerade

wie der natürlich Schlafende es thut, um die vorgesetzte Stunde
des Erwachens nicht zu versäumen. In solchen Momenten ist die
suggerirte Vorstellung für den Somnambulen eine vollkommen bewusste;
sie hört aber auf, es zu sein, wenn der Somnambule aufhört, sich zu
concentriren, etwa sobald er angesprochen und seine Nerventhätigkeit
von der Aussenwelt mit Beschlag belegt wird. Er gelangt damit
wieder in seinen früheren normalen Bewusstseinszustand und kommt
zu sich, wie das Kind, dem wir geheissen haben, die Augen zu öffnen
und die Thätigkeit seines Gehirns nach aussen zu richten. Mit dem
Aufhören seiner Concentration ist die Erinnerung neuerdings latent
geworden oder erloschen; wenn der Somnambule dann die Suggestion
vollzogen hat, gefällt er sich im guten Glauben, dass die Vorstellung
eben frisch in seinem Gehirn erblüht war, und erinnert sich
nicht mehr, dass er sich an sie erinnert hat.

Ich habe diesen Sachverhalt bei zweien meiner Somnambulen
direct erweisen können. Der Einen sagte ich während ihres Schlafes:
„Am nächsten Donnerstag (in fünf Tagen) werden Sie das Glas hier,
welches auf dem Nachttisch steht, wegnehmen und in Ihren Koffer
unter Ihrem Bette stecken." Drei Tage später schläfere ich sie von
Neuem ein und befrage sie: „Erinnern Sie sich an meinen Auftrag
von neulich?" — „Ja, ich soll am Donnerstag Morgens das Glas hier
in meinen Koffer stecken." — „Haben Sie, seitdem ich Ihnen dies
gesagt habe, daran gedacht?" — „Nein." — „Erinnern Sie sich
genau!" — „Ja, ich habe am Morgen des nächsten Tages um 11 Uhr
daran gedacht." — „Waren Sie damals wach oder eingeschläfert?" —
„Ich war in einer Betäubung."

Einem anderen Kranken sagte ich eines Morgens in der Hypnose:
„Sie werden mich morgen bei der Frühvisite fragen, ob Sie das Brom-
kalium noch länger einnehmen sollen. Diese Frage werden Sie zu
Ihrer Aufklärung an mich richten, ohne zu wissen, dass es auf meinen
Auftrag hin geschieht."

Am nächsten Morgen hatte ich die Ehre, Dr. Voisin als Gast
bei der Visite zu begrüssen, und vergass selbst an die dem Kranken
ertheilte Suggestion. Ich war im Begriffe, an seinem Bette vorbeizu-
gehen, als er mich zurückrief und befragte, ob er den Gebrauch des
Bromkalium fortsetzen solle. „Warum fragen Sie mich darnach?" —
„Weil ich bald das Spital verlassen möchte und doch wissen will,
ob mir das Brom noch gutthun wird." — „Aber warum fragen Sie
mich gerade jetzt?" — „Ich weiss nicht warum; es ist mir gerade
eingefallen." — Darauf schläfere ich ihn von Neuem ein und frage
ihn in der Hypnose aus: „Warum haben Sie mich gefragt, ob Sie das
Brom weiternehmen sollen?" — „Weil ich wissen will, ob es mir
gutthun wird." — „Aber warum gerade heute Morgen?" — „Weil
Sie mir aufgetragen haben, heute darnach zu fragen." — „Haben Sie,
seitdem ich Sie gestern eingeschläfert, daran gedacht, dass Sie an mich
diese Frage richten sollen?" — „Ich habe diese Nacht im Schlaf daran
gedacht. Ich träumte, dass mich die Beine schmerzen, und dass ich Sie
wegen des Brom befragen müsse." — Nachdem er aufgeweckt worden,
war diese Erinnerung wieder geschwunden, und er glaubte wieder,
dass es sein eigener Einfall gewesen sei, an mich diese Frage zu
richten.

Es kann also die Suggestion, welche während der Hypnose dem Gehirn eingegeben worden, und in demselben als nach dem Erwachen latente Erinnerung verblieben ist, spontan wieder in's Bewusstsein treten, und wenn sie erst nach Ablauf eines längeren Zeitraumes verwirklicht werden soll, bleibt ihre Vorstellung nicht bis zum Verfallstage latent oder unbewusst.

Ich fasse meine Anschauung über diesen Gegenstand in nachstehenden Sätzen zusammen:

1. Die im künstlichen oder provocirten Schlaf (in der Hypnose) hervorgerufenen Eindrücke sind immer bewusste in dem Momente ihres Entstehens.

2. Die Erinnerung an diese Eindrücke, die nach dem Erwachen aus der Hypnose erloschen scheint, kann jederzeit durch eine einfache Behauptung wieder geweckt werden.

3. Die latenten Erinnerungen des hypnotischen Zustandes können in gewissen Zuständen von ähnlicher psychischer Concentration freiwillig erwachen.

4. Die Vorstellung einer Suggestion auf lange Sicht bleibt nicht bis zum Verfallstage latent; vielmehr kann das Bewusstsein der während der Hypnose in's Gehirn eingetragenen Vorstellung wie alle anderen latenten Erinnerungen in den oben erwähnten Zuständen von psychischer Concentration zeitweilig erwachen.

Diese Theorie hat nicht den Beifall meines Collegen Dr. Beaunis gefunden. [1]) Die Schwierigkeit bleibt dieselbe, meint er, wenn auch die Suggestion, anstatt bis zum Verfallstage latent zu bleiben, in der Zwischenzeit mehrmals freiwillig ins Bewusstsein tritt, sie wird durch meine Erklärung blos zersplittert, aber nicht beseitigt.

Ich erwidere: Eine Schwierigkeit zersplittern, heisst, sie theilweise beseitigen; sie hinreichend zersplittern, heisst, sie ganz beseitigen. Ich habe auseinandergesetzt, dass die Somnambulen, welche sich für Suggestionen auf lange Sicht eignen, sämmtlich in hervorragendem Masse auch im Wachen suggerirbar sind, dass sie mit grösster Leichtigkeit aus einem Bewusstseinszustand in den anderen übergehen, dass sie, wie ich mich ausgedrückt habe, spontan und ohne besondere Vorbereitung somnambul sind. Wenn sie in sich selbst versunken, auf sich selbst concentrirt sind, gelangen sie in einen Bewusstseinszustand, der das Erwachen der ihnen ertheilten Suggestion begünstigt. Spricht man sie an und richtet so ihre Geistesthätigkeit auf die Aussenwelt, so erzeugt man einen anderen Zustand des Bewusstseins bei ihnen, in dem sie sich an nichts mehr erinnern, in dem sie vergessen, dass sie sich an die Suggestion erinnert haben. Es ist auf solche Weise ganz gut möglich, dass die Suggestion, die ihnen aufgetragen ist, während des grösseren Theiles des Tages ihrem Denken gegenwärtig bleibt; nur wissen sie nichts mehr davon, wenn wir mit ihnen sprechen. Wenn diese Auffassung richtig ist, so bereitet die Suggestion auf lange Sicht der Erklärung keine grösseren Schwierigkeiten als

---

[1]) Beaunis, Le somnambulisme provoqué, 2. Aufl., Paris 1887, pag. 241.

die Suggestion, welche unmittelbar nach dem Erwachen vollzogen wird.

Herr Beaunis bestreitet auch meine Erklärung des Erwachens
zur vorgesetzten Stunde. Er sagt: „Wenn der Schlafende die ganze
Nacht bewusst und unbewusst daran denken würde, zu einer bestimmten Stunde aufzuwachen, so müsste er sich dessen am Morgen
besinnen können. Man erinnert sich doch an einen Traum, der Einem
flüchtig durch das Gehirn gefahren ist, geschweige denn an eine Vorstellung, bei der das Denken so lange unverrückt geweilt haben soll.‟
Aber gerade darin, in der Amnesie nach dem Erwachen, liegt ja das
Wesen des tiefen Schlafes und des Somnambulismus! Der Somnambule
kann Stunden lange seine Aufmerksamkeit auf die nämliche Vorstellung,
z. B. auf ein zu lösendes Problem, gerichtet halten und weiss doch
nicht das Mindeste davon nach dem Erwachen. Auf den minder tiefen
Stufen des Schlafes, des natürlichen wie des provocirten, bleibt die
Erinnerung an die Träume allerdings bestehen; manche leicht schlafenden
Personen können sich wie die Personen in den ersten Graden der
Hypnose an die Vorstellungen erinnern, die ihr Gehirn durchkreuzt
haben, und wissen auch, dass sie im Schlafe mit dem Vorsatz beschäftigt waren, die Stunde nicht zu verfehlen. Aber in diesen Fällen
fehlt, ähnlich wie bei den leicht Hypnotisirten, das, was die Betreffenden
selbst für das Kennzeichen des Schlafes halten, und sie sind in der
That selbst der Meinung, dass sie nicht geschlafen haben.

Herr Beaunis sieht in alledem blos Erscheinungen der unbewussten Gehirnthätigkeit. Ich gestehe, dass ich diesem Ausdruck nur mit Beziehung auf die Phänomene des vegetativen Lebens
einen Sinn beilegen kann. Der Antheil des Gehirns an den Vorgängen
der Circulation, der Respiration und der Ernährung ist allerdings
ein unbewusster. Aber sobald es sich um Vorstellungen handelt,
kommt immer auch ein Vorgang des Bewusstseins in Betracht. Der
Hypnotisirte, der in Folge der Suggestion stiehlt, der Wahnsinnige,
der einen Mord verübt, wissen, dass sie dies thun. Wenn sie beide
für ihre Handlungen nicht verantwortlich zu machen sind, so ist
dies nur darum, weil ihr moralisches Bewusstsein durch unwiderstehliche Antriebe unterdrückt wird. weil der Wahn — im anderen
Falle die Suggestion — ihr Wesen beherrscht. Sie wissen zwar, dass
sie morden, aber sie können sich nicht enthalten es zu thun. Ihr
Bewusstseinszustand ist ein veränderter, wie er es auch durch heftige
Gemüthserregungen und durch Zorn werden kann. Wenn die betreffende
Person in den normalen Zustand des Bewusstseins zurückgekehrt
und der Herrschaft der Suggestion, des Wahns, des Affects entzogen ist,
kann sie alles vergessen haben, und doch war die Handlung darum
keine unbewusste, weil die Erinnerung an sie nun erloschen ist. Es
giebt latente Vorstellungen, es giebt aber keine Vorstellungen, die
unbewusst wären.

Neuntes Capitel.

Allgemeine Anwendungen der Lehre von der Suggestion. — Moralische und psychologische Gesichtspnnkte. — Erziehung. — Juristische Gesichtspunkte. — Suggestionen verbrecherischer Handlungen. — Beobachtungen dieser Art. — Die rückwirkenden Hallucinationen. — Die Affaire von Tisza-Eslar. — Instinctschwäche. — Erwiderung an Paul Janet.

Die Lehre von der Suggestion, welche wir im Vorstehenden auf den Thatsachen der Beobachtung aufgebaut haben, regt eine Reihe der brennendsten Fragen auf allen Gebieten an. Für die Psychologie bedeutet sie geradezu eine Revolution. Wie viel Probleme ist das noch in seiner ersten Kindheit befindliche Studium der Suggestion zu lösen berufen! Wie weit mag ihr Einfluss auf die Gehirne der verschiedensten Beschaffenheit, sei es in den durch Erziehung verfeinerten höheren Ständen, sei es in den niederen Ständen, deren cerebrale Widerstandskraft geringer ist, reichen? Bis zu welchem Grade wird es möglich sein, die Leidenschaften und Triebe, den Geschmack und die psychischen Vermögen der Menschen durch systematisch fortgeführte und kundig geleitete Suggestion — in Wachen oder in der Hypnose — zu beeinflussen? Haben wir in der Erziehung des Kindes, in den Gedanken und Grundsätzen, die seinem Gehirn durch Wort und Beispiel eingeprägt werden, in den philosophischen und religiösen Lehren, in welche der Mensch von seinem frühesten Alter an eingewiegt wird, denn etwas anderes zu erblicken als eine echte und rechte „Suggestion im Wachen", welche häufig zu einer Alles überwältigenden Macht gelangt, wenn sie methodisch durchgeführt, in einheitlichem Sinne geleitet, und nicht durch ihr widersprechende Vorstellungen oder Beispiele gekreuzt wird? Selbst die reifen Männer, welche ihr Gehirn durch spätere persönliche Erfahrung von jenen Einflüssen frei gemacht haben, bewahren trotz all ihrer geistigen Unabhängigkeit und Freidenkerei im Innern eine Reihe von alten Vorstellungen, von denen sie sich nicht frei machen können, weil sie ihrem Gehirn durch lange Zeit und consequent fortgesetzte Suggestion in der Jugend eingeprägt worden sind, mögen diese Vorstellungen zur Neugestaltung ihres psychischen Wesens noch so wenig stimmen. „Ohne sich davon Rechenschaft zu geben," sagt Liébault, „eignet man sich moralische und politische Ansichten, Familien- und Rassenvorurtheile an, nimmt man die Vorstellungen in sich auf, welche die Atmosphäre, in der man lebt, erfüllen. Es giebt sociale und religiöse Grundsätze, welche vor dem Richterstuhl des gesunden Menschenverstandes, geschweige vor dem der Vernunft nicht bestehen können, und an die man doch bereitwillig glaubt, die man doch wie sein Eigenthum vertheidigt. Diese Grundsätze waren die der Ahnen, sie haben sich von den Eltern auf die Kinder übertragen, sie sind sogar Gemeingut einer Nation geworden; es ist unmöglich, sie durch Vernunftgründe, es ist gefährlich, sie mit Gewalt vernichten zu wollen; es nützt nichts, dass man ihre Falschheit nachweist. Es giebt eben für den menschlichen Geist Ideen, welche durch Nachahmung angenommen werden, mit denen trotz ihrer Sinnlosigkeit die Menschen verwachsen, und die sich wie Instincte von einer Generation auf die andere vererben."

Was die Suggestion im Wachen nur bei gewissen jugendlichen und unberührten Gehirnen leisten kann, das vermag die hypnotische Suggestion in um so höherem Grade, da sie mit ganz anderer Energie eingreift und in Folge der Unterdrückung alles Widerstandes, gleichsam wie ein Einbrecher in Abwesenheit der Hausbewohner freien Spielraum hat. Dürfen wir etwa mit Durand hoffen, dass der Braidismus uns zur Grundlage einer intellectuellen und moralischen Orthopädie dienen kann, welche eines Tages in Erziehungs- und Strafanstalten zur Anwendung kommen wird?

Welche Fälle von Gesichtspunkten bietet das Studium der Suggestion für den Juristen und Gerichtsarzt! Wer könnte sich einer tiefen Erregung erwehren, wenn er eine Person sieht, die freiwillig oder durch fremden Eingriff in das somnambule Leben eingetreten ist. und nun als gefügiges, willenloses Werkzeug in der Hand eines Anderen alle Beeinflussungen annimmt, alle Befehle ausführt! Und wenn man dann sieht, wie ein solcher Mensch nach seinem Erwachen einen ihm ertheilten Auftrag vollzieht, und diese Handlung für den Ausfluss seiner eigenen Entschliessung hält, muss man wahrhaftig mit Ribot[1]) des Satzes von Spinoza gedenken: „Unsere Selbsttäuschung eines freien Willens ist nichts anderes als die Unkenntniss der Gründe, welche unser Handeln bestimmen."

Es wird die Sache der Moralphilosophen, der Psychologen und der Gerichtsärzte sein, die grossen Probleme, welche sich auf diesem Gebiete ergeben, unerschrocken zu würdigen. Ich will hier nur an einem Beispiele darthun, bis zu welchem Grade die Erscheinungen der psychischen Suggestion, welche wir an unseren Versuchspersonen experimentell hervorrufen können, einer verbrecherischen Ausbeutung zugänglich sind. Der Fall, den ich nach Pr. Despine erzähle, ist den Sitzungsberichten der Assisen von Draguignan vom 30. und 31. Juli 1865 entnommen.

„Am 31. März 1865 kam ein Bettler, Namens Castellan, in das Dorf Guiols (Var). Er war 25 Jahre alt und an beiden Beinen verkrüppelt. In diesem Dorfe wohnte ein gewisser H. mit einer 26jährigen bisher unbescholtenen Tochter. Castellan wendete sich an diese Leute um Aufnahme, spielte den Taubstummen und gab durch Zeichen zu verstehen, dass er hungrig sei. Zur Mahlzeit eingeladen, zog er durch sein auffälliges Benehmen die Aufmerksamkeit seiner Wirthe auf sich; er liess sich sein Glas nicht füllen, ehe er über dieses wie über sich selbst das Zeichen des Kreuzes gemacht hatte. Am Abend gab er zu verstehen, dass er schreiben könne, und schrieb die folgenden Sätze nieder: „Ich bin der Sohn Gottes, ich komme vom Himmel und mein Name ist: Unser Herr. Ihr seht meine kleinen Wunder und werdet bald meine grossen Wunder sehen. Fürchtet Euch nicht vor mir, denn mich hat Gott zu Euch gesandt." Er gab ferner vor, dass er die Zukunft voraussehe, und prophezeite, dass in sechs Monaten der Bürgerkrieg ausbrechen werde. Diese unsinnigen Aeusserungen machten grossen Eindruck auf alle Anwesenden und ergriffen besonders heftig die Josephine H.; aus Furcht vor dem Bettler legte sie sich in Kleidern schlafen. Dieser verbrachte die Nacht

---

[1]) Ribot, Les maladies de la volonté. Paris, 1883.

im Heuschober und verliess am nächsten Morgen nach dem Frühstücke das Dorf. Nachdem er sich aber vergewissert hatte, dass Josephine den Tag über allein bleiben werde, kam er zurück. Er fand sie mit häuslichen Arbeiten beschäftigt und unterhielt sich mit ihr eine Zeit lang durch Zeichen. Den ganzen Vormittag verwendete er darauf, eine Art von Fascination auf das Mädchen auszuüben. Ein Zeuge sagt aus, dass er gesehen habe, wie sie über den Herd geneigt war, und Castellan über ihren Rücken mit der Hand Kreise zog und das Zeichen des Kreuzes machte; dabei sei ihm der stiere Blick des Mädchens aufgefallen. (Möglicher Weise hatte er sie damals in Somnambulismus versetzt.) Mittags setzten sich die Beiden mitsammen zu Tische, und kaum dass die Mahlzeit begonnen hatte, machte Castellan eine Bewegung, als ob er etwas in ihren Löffel werfen würde. Das Mädchen fiel sofort in Ohnmacht; Castellan ergriff sie, trug sie auf das Bett und missbrauchte sie dort auf's Aeusserste. Josephine nahm wohl wahr, was mit ihr vorging, aber eine unwiderstehliche Gewalt hielt sie ab, sich zu rühren oder einen Schrei auszustossen, wiewohl ihr Wille dem an ihr verübten Attentate widerstrebte. (Sie befand sich im luciden Stadium der Lethargie.) Auch nachdem sie wieder zu sich gekommen war, blieb sie unter der Herrschaft des Mannes, und als dieser um 4 Uhr Nachmittags das Dorf verliess, entwich auch die Unglückliche, von einem Einfluss getrieben, dem sie vergebens zu widerstehen suchte, das väterliche Haus und folgte wie sinnlos diesem Bettler, für den sie nur Grauen und Abscheu empfand. Sie verbrachten die Nacht in einem Heuschober und wanderten am Morgen auf dem Wege nach Collobrières. Ein Herr Sauteron traf sie unterwegs in einem Wäldchen und lud sie zu sich ein. Castellan erzählte ihm, dass er dieses Mädchen entführt habe, nachdem er ihre Gunst erobert. Auch Josephine klagte ihm ihr Schicksal und fügte hinzu, dass sie sich in ihrer Verzweiflung habe in's Wasser stürzen wollen. Am 3. April hielten sich Beide bei einem Bauern Namens Coudroyer auf. Josephine jammerte ohne Aufhören und beklagte die unglückselige Lage, in welcher sie durch die unwiderstehliche Gewalt dieses Mannes erhalten werde. Sie bat um die Erlaubniss, in einem Zimmer nebenan zu schlafen, da sie sich vor einer Wiederholung der Angriffe auf ihre Person fürchtete. Aber im Augenblick, da sie das Zimmer verlassen wollte, näherte sich ihr Castellan, fasste sie um die Hüften, und sie sank wie leblos um. Bald darauf stieg sie, wie die Zeugenaussagen berichten, auf Befehl des Mannes eine Treppe hinauf, zählte die Stufen und brach dabei in krampfhaftes Lachen aus. Es wurde damals auch bemerkt, dass sie am ganzen Körper unempfindlich war. (Sie war somnambul.)"

„Am nächsten Tag, dem 4. April, kam sie in einem an Wahnsinn grenzenden Zustand die Treppe herab, verweigerte jede Nahrung und rief Gott und die heilige Jungfrau an. Castellan wollte eine neue Probe seiner Macht über sie ablegen, befahl ihr, auf den Knien durch's Zimmer zu rutschen, und sie gehorchte. Von dem Elend des Mädchens gerührt und über die Frechheit erbittert, mit welcher der Verführer seine Macht über die Arme missbrauchte, trieben die Hausleute den Bettler gewaltsam zur Thür hinaus. Kaum dass sich die Thüre hinter ihm geschlossen hatte, fiel Josephine wie eine Leiche

10*

zu Boden. Man rief den Castellan zurück, der verschiedene Zeichen
über sie machte und sie wieder zur Besinnung zurückrief. Die Nacht
verbrachten sie wieder beisammen."

„Am nächsten Tage machten sie sich mitsammen auf den Weg.
Man hatte es nicht gewagt, Josephine von ihm zurückzuhalten. Plötzlich
kam sie zurückgelaufen. Castellan hatte sich mit einigen Jägern, die
er begegnet hatte, in ein Gespräch eingelassen, und diesen Moment
hatte sie zur Flucht benützt. Sie flehte unter Thränen, dass man sie
verbergen und diesem entsetzlichen Einfluss entziehen möge. Man
brachte sie zu ihrem Vater zurück; sie scheint seither nicht wieder
völlig klar geworden zu sein."

„Castellan wurde verhaftet; es stellte sich heraus, dass er bereits
vorher eine schwere Strafe abgebüsst hatte. Er war, wie es scheint, von
der Natur mit einer nicht gewöhnlichen magnetischen Kraft ausgestattet
und hatte dieser Gabe den Einfluss zu danken, den er auf Josephine
ausgeübt hatte. Wie die untersuchenden Aerzte durch eine Reihe
von Versuchen feststellen konnten, war ihre Natur im hohen Grade
für magnetische Wirkungen empfänglich. Castellan gestand, dass er
die Ohnmacht des Mädchens, welche er zu ihrer Entehrung benützt
hatte, durch magnetische Passes erzeugt habe. Er gab ferner an, sie
zweimal in einem Zustand gebraucht zu haben, in dem sie weder
schlafend noch ohnmächtig, aber doch unfähig war, zu den verbrecherischen Handlungen, die er mit ihr vornahm, ihre Zustimmung
zu geben (also in lucider Lethargie). In der zweiten Nacht, welche sie
in Capelude verbrachten, hatte Josephine keine Ahnung von dem, was
mit ihr vorging. Castellan erzählte ihr erst am Morgen, dass er sie in
der Nacht gebraucht habe. Er verkehrte noch zwei andere Male mit
ihr unter ähnlichen Verhältnissen, d. h. ohne ihr Wissen (also im
Zustande des Somnambulismus)."

„Josephine gewann die Besinnung wieder, nachdem man sie
dem Einflusse dieses Menschen entzogen hatte. Sie gab in ihrer
Aussage vor Gericht an: „Er übte durch seine Geberden (Passes)
eine solche Gewalt über mich aus, dass ich mehrere Male wie todt
hingefallen bin. Er konnte mit mir machen, was er wollte. Ich
wusste genau, welches Schicksal er mir bereitete, aber ich konnte
weder sprechen noch mich rühren, und musste die grässlichste aller
Qualen erdulden. (Sie hatte dabei ihre Zustände von lucider
Lethargie im Sinne, von ihren somnambulen Anfällen wusste sie
nichts)."

„Drei Aerzte, die Doctoren Hériart, Paulet und Théus
wurden bestellt, um die Jury über die Wirkungen des Magnetismus
aufzuklären. Ihre Mittheilungen bekräftigten die Schlüsse, zu welchen
die Doctoren Auban und Roux aus Toulon in ihrem gerichtsärztlichen Gutachten gekommen waren. Castellan wurde zu zwölf Jahren
Zwangsarbeit verurtheilt."

Zur Zeit, da sich diese Begebenheit abspielte, waren die Erscheinungen des Somnambulismus noch nicht so gut bekannt wie
heute. Unsere Leser werden hoffentlich alle Einzelheiten dieser merkwürdigen Geschichte ohne Bedenken glaubwürdig finden.

In diesem Falle konnte der Zusammenhang zwischen dem
Geisteszustand des unglücklichen Opfers und den Manipulationen des

Verbrechers leicht aufgeklärt werden. Wie viel unbewusste Suggestionen mag es aber geben, deren Hergang unaufgeklärt bleibt!

Mein College, Herr Liégois, Professor der Rechtswissenschaften an der Universität Nancy, hat in einem Aufsatze, welcher das grösste Aufsehen erzeugt hat, die Beziehungen der Suggestion zum Straf- und Civilrecht mit besonderer Sorgfalt studirt. Er hat eine grosse Anzahl von Versuchen angestellt, welche beweisen, dass es möglich ist, Verbrechen zu suggeriren, welche die betreffenden Personen vollziehen, ohne das wirkliche Motiv, das ihre Hand gelenkt hat, zu erkennen.

Als Beispiel will ich eine dieser Beobachtungen citiren:

„Ich muss mich anklagen," sagt Herr Liégois, „dass ich einen Anschlag auf das Leben meines Freundes P., eines früheren Staatsbeamten, angestiftet habe, und zwar, was die Sache noch erschwert, in Gegenwart der obersten richterlichen Behörde von Nancy."

„Ich hatte mich mit einem Revolver und mehreren Patronen bewaffnet. Um die Person, welche ich mir unter den fünf oder sechs, gerade bei Herrn Liébault anwesenden Somnambulen für den Versuch auswählte, zu überzeugen, dass es sich hier nicht um einen blossen Scherz handle, lud ich einen der Läufe und feuerte die Waffe in den Garten ab. Ich zeigte darauf den Anwesenden eine Scheibe, welche von der Kugel durchbohrt worden war."

„In weniger als einer Viertelminute hatte ich der Frau G. die Vorstellung suggerirt, Herrn P. mit der Pistole zu erschiessen. In rücksichtslosem Gehorsam und völliger Selbstvergessenheit geht sie auf Herrn P. los und drückt den Schuss ab."

„Sie wird sofort vom Richter einem Verhör unterzogen und gesteht ihr Verbrechen mit grosser Ruhe ein. Sie hat den P. getödtet, weil sie ihn nicht leiden konnte. Man solle sie verhaften, sie wisse wohl, was ihr bevorstehe. Wenn man ihr das Leben aburtheile, werde sie in die andere Welt eingehen, wie ihr Opfer, das sie in seinem Blute gebadet zu ihren Füssen sehe. Man fragt sie, ob ich ihr nicht vielleicht die Idee des Mordes, den sie verübt, eingegeben habe. Sie behauptet nein; sie hat sich aus eigenem Antrieb dazu entschlossen, sie ist allein die Schuldige."

Ich habe bereits früher von den posthypnotischen Suggestionen gesprochen, die man bei vielen Schläfern erzeugen kann. Man ist im Stande, Handlungen oder Hallucinationen bei ihnen hervorzurufen, welche erst mehrere Tage oder selbst Wochen nach dem Erwachen zur Ausführung kommen, denen sie sich nicht entziehen können, und deren Herkunft ihnen unbekannt bleibt.

Aber das ist nicht das Aeusserste! Ich habe seit der ersten Veröffentlichung dieser Thatsachen erfahren, das man bei vielen Personen auch geradezu „rückwirkende" Hallucinationen erzeugen kann. Man kann solchen Leuten einreden, dass sie zu einer gewissen Zeit diess oder jenes gesehen oder gethan haben, und die Vorstellung, die man so in ihrem Gehirne erschafft, wird für sie zu einer lebenswahren Erinnerung, von der sie sich beherrschen lassen, die sie für unbestreitbare Gewissheit halten.

Da ist z. B. eine meiner Somnambulen, die bereits erwähnte Marie G., eine recht intelligente Person. Ich versenke sie in tiefen Schlaf und sage ihr dann: „Sind Sie in der Nacht aufgestanden? — Sie antwortet: „Nein." — Ich fahre aber fort: „Sie sind viermal in der Nacht aufgestanden, um auf den Abort zu gehen, beim vierten Mal sind Sie auf die Nase gefallen. Das steht fest, und Sie werden nach dem Erwachen so fest daran glauben, dass Niemand Sie vom Gegentheil überzeugen können wird." — Nach ihrem Erwachen frage ich sie: „Wie geht's?" — „Gut," antwortet sie, „nur diese Nacht habe ich Diarrhöe gehabt. Ich musste viermal gehen und beim vierten Mal bin ich sogar gefallen und habe mir an der Nase weh gethan." — Darauf sage ich: „Das haben Sie geträumt; gerade zuvor haben Sie mir kein Wort davon erzählt, es hat Sie auch keine von den Kranken hinausgehen gesehen." Aber sie bleibt bei ihrer Versicherung, sie hat nicht geträumt, sie weiss bestimmt, dass sie hinausgegangen ist, während alle anderen Kranken schliefen; sie ist überzeugt, dass es sich wirklich so zugetragen hat.

Ein andermal befrage ich sie im Schlafe, wo sie wohnt, und welche Personen noch in demselben Hause wohnen. Ich erfahre so, dass der erste Stock von einer Familie bewohnt wird, die aus Vater, Mutter und mehreren kleinen Töchtern besteht, und dass ein alter Junggeselle bei diesen Leuten lebt. Darauf sage ich der Schlafenden Folgendes: „Am 3. August (vor $4\frac{1}{2}$ Monaten) sind Sie um 3 Uhr Nachmittags in Ihre Wohnung gegangen. Als Sie im ersten Stocke waren, hörten Sie aus einem der Zimmer einen Hilferuf. Sie haben durch's Schlüsselloch durchgeschaut und gesehen, wie der alte Herr das jüngste von den kleinen Mädchen nothzüchtigte. Sie haben gesehen, wie das Mädchen sich wehrte, und wie es blutete, als er ihm einen Knebel in den Mund steckte. Sie haben das Alles gesehen und waren davon so erschüttert, dass Sie auf Ihr Zimmer gegangen sind und nicht gewagt haben, irgend wem ein Wort davon zu sagen. Sie werden nicht mehr daran denken, wenn Sie erwacht sind. Es ist aber kein Traum oder eine Vision gewesen, die ich Ihnen im magnetischen Schlaf eingegeben habe, ich habe Ihnen gar nichts davon gesagt; es ist die reine Wahrheit und Sie werden auch die Wahrheit sprechen, wenn später einmal eine Untersuchung über das Verbrechen angestellt wird." Darauf wechsle ich den Gegenstand, erwecke ihr Suggestionen von heiterer Natur und mache auch nach dem Erwachen keine Anspielung auf jene Geschichte. Drei Tage später bitte ich meinen Freund, den bekannten Advocaten Grillon, die Frau in der Rolle eines Untersuchungsrichters zu verhören. Zunächst in meiner Abwesenheit. Sie erzählt ihm den Vorgang mit allen seinen Einzelheiten, giebt ihm die Namen des Opfers und des Thäters, die Zeit des Verbrechens an, sie hält ihre Aussage mit Nachdruck aufrecht; sie wisse wohl, welches die Bedeutung ihrer Zeugenschaft sei; sie würde auch die Wahrheit sagen, wenn man sie vor Gericht rufen würde, weil sie dieselbe sagen muss, so tief sie diese Aussage auch erschüttert; sie ist bereit, vor Gott und den Menschen einen Eid darauf abzulegen. Nun rief mich der Advocat in seiner Rolle als Untersuchungsrichter vor ihr Bett und liess sie die Aussage vor mir wiederholen. Ich fragte sie, ob das auch wirklich die Wahrheit sei, ob sie nicht geträumt hätte, ob das nicht eine Vision gewesen wäre, wie ich sie ihr während ihres Schlafes einzugeben pflegte; ich forderte sie auf, sich mit mehr Kritik zu behandeln. Vergebens, sie blieb in unerschütterlicher Ueberzeugung bei ihrer Aussage.

Nun schläferte ich sie von Neuem ein, um diese Suggestion wieder aufzuheben. „Alles, was Sie dem Untersuchungsrichter gesagt haben, ist nicht wahr. Sie haben nichts am 3. August gesehen, Sie wissen nichts mehr von der ganzen Angelegenheit; ja, Sie erinnern sich nicht mehr, dass Sie mit dem Untersuchungsrichter gesprochen haben, er hat Sie um nichts gefragt, und Sie haben ihm nichts erzählt." Nach ihrem Erwachen frage ich sie: „Was haben Sie eben dem Herrn da erzählt?" — „Ich habe nichts erzählt." — „Wie können Sie sagen, dass Sie nichts erzählt haben?" fragt der Richter. „Haben Sie nicht von einem Verbrechen gesprochen, das in Ihrem Hause am 3. August vorgefallen ist? Haben Sie nicht den Herrn X. gesehen, wie er u. s. w.?" Marie G. blieb starr vor Schrecken. Sie war entsetzt über die Mittheilung des Verbrechens, sie hatte niemals etwas darüber gehört. Als nun der Richter weiter in sie drang und behauptete, dass sie selbst die Anzeige gemacht habe, war sie fassungslos, und verfiel in eine heftige Erregung bei dem Gedanken, vor Gericht Zeugenschaft ablegen zu müssen. Es blieb mir zu ihrer Beruhigung nichts übrig, als sie von Neuem einzuschläfern und die ganze Scene, die sich mit einer wahrhaft beängstigenden Naturwahrheit abgespielt hatte, aus ihrem Gedächtnisse zu verwischen. Als sie diesmal erwachte, war die Erinnerung an die ganze Angelegenheit ohne Wiederkehr dahin, und als ich Tags darauf das Gespräch auf die Leute lenkte, die in ihrem Hause wohnten, erzählte sie mir von ihnen ganz unbefangen, als ob zwischen uns niemals die Rede von ihnen gewesen wäre.

Ja, noch mehr! Wir haben gesehen, dass manche hypnotisirbare Personen durch einfache Behauptung im wachen Zustande den mannigfaltigsten Sinnestäuschungen und Hallucinationen unterworfen werden können, ohne dass man sie hierfür neuerdings zu hypnotisiren braucht. Solche Personen können ebensowohl rückwirkende Hallucinationen annehmen, und man kann so mit einer erschreckenden Leichtigkeit, durch einfache Behauptung, bei manchen Personen die Phänomene künstlich erzeugen, welche unter pathologischen Verhältnissen Wahnsinnige zeigen, die sich einbilden, bei einem gewissen Ereigniss dabei gewesen zu sein, eine bestimmte Handlung, einen Mord oder Diebstahl begangen zu haben, und nun alle Details des Verbrechens schildern, dessen Helden oder Zuschauer sie gewesen sein wollen.

Einem meiner Somnambulen, Sch., sage ich: „Sie haben in dieser Nacht meinen Assistenten Dr. G. neben Ihrem Bette stehend gesehen. Er war unwohl, musste sich übergeben. Sie haben ihm sogar Ihr Taschentuch geliehen, um sich abzuwischen." Er glaubte fest und steif daran, dass dies geschehen war. Als er eine Stunde später Dr. G. begegnete, sagte er zu ihm: „Ich habe Sie diese Nacht gesehen; Sie waren recht elend." — „Wie können Sie mich gesehen haben? Ich war ja gar nicht im Spital." — „Ganz gewiss habe ich Sie gesehen; es waren fünf Minuten nach vier Uhr; Sie waren unwohl, aber Sie können ja nichts dafür, Sie hatten sich den Magen verdorben."

Ein anderes Mal sage ich ihm: „Sie haben heute Früh das Krankenzimmer verlassen und sind an der Kapelle vorbeigegangen. Sie haben zufällig durch's Schlüsselloch geblickt und gesehen, wie zwei Männer sich darin rauften u. s. w." Er hatte es gesehen; als ich ihn Tags darauf in mein Zimmer rufen liess, um vor einer Person, die sich als Polizeicommissär gerirte, eine Aussage abzulegen, erzählte er diese Begebenheit und gab eine Personsbeschreibung der beiden Arbeiter. Dem Einen war dabei der Arm gebrochen worden; er hatte gesehen, wie er auf einer Tragbahre in den Operationssaal gebracht wurde; es war derjenige, welcher die Rauferei begonnen hatte. Er erklärte sich bereit, vor Gericht seine Aussage zu wiederholen und den Eid darauf zu leisten. Der angebliche Commissär legte ihm in meiner Abwesenheit nahe, es könnte vielleicht nur eine Sinnestäuschung, eine von mir suggerirte Vorstellung sein; darüber gerieth er in Aerger und vertrat energisch, dass er es gesehen habe und nur sage, was er gesehen habe. Ich füge hinzu, dass dieser Mann im Vollbesitze seiner geistigen Fähigkeiten ist; er hat eine durchaus ehrbare Vorgeschichte und dient jetzt, nachdem er von seiner Krankheit geheilt ist, als Aushilfswärter im Spitale.

Solche Thatsachen stehen keineswegs vereinzelt da. Herr Liégois hat gleichzeitig mit mir zahlreiche Versuche derselben Art an anderen hypnotisirbaren Personen im Wachen wie in der Hypnose angestellt, und ist zu den nämlichen Ergebnissen gekommen. Das gibt zu ernsten Erwägungen Anlass! Aber ist das meine Schuld? Kann ich die Wahrheit unterdrücken?

Der Einfall, solche Versuche anzustellen kam mir aus Anlass eines Processes, welcher in jüngster Zeit die Gemüther in lebhafte Erregung versetzt hat.

Ich meine die bekannte Begebenheit von Tisza-Eslar. Ein junges Mädchen von 14 Jahren, der reformirten Religion angehörig, verschwindet plötzlich. Neunzehn jüdische Familien wohnen in diesem ungarischen Dorfe. Alsbald verbreitet sich das Gerücht, dass die Juden das Mädchen getödtet haben, um sein christliches Blut bei der Bereitung ihrer ungesäuerten Osterbrode zu gebrauchen; es war eben Ostern. Man fischt zwar einige Tage später eine Leiche aus der Theiss, die sechs Personen als die des jungen Mädchens anerkennen, aber die Mutter ist nicht zu überzeugen, und andere von ihr ausgewählte Zeugen verweigern gleichfalls die Agnoscirung. Der Judenhass war einmal rege geworden, Ueberzeugungen waren bald geschaffen. Dreizehn unglückliche Juden wurden verhaftet. Der Untersuchungsrichter, ein grosser Feind Israels, wirft sich mit wüthender Energie auf den Beweis der Beschuldigung, die ihm sein blinder Hass eingegeben. Der Tempeldiener hat einen 13jährigen Knaben, den er vorladen lässt. Das Kind weiss zwar nichts von einem Mord, aber der Richter, der sich in den Kopf gesetzt hat, die Wahrheit von dem zu erweisen, was er glaubt oder wünscht, übergiebt ihn einem Beamten, welcher in der Erpressung von Geständnissen einige Uebung hat. Dieser nimmt ihn mit sich nach Hause, und einige Stunden später hatte das Kind ein Geständniss abgelegt. Sein Vater hatte das Mädchen an sich gelockt und es dann zur Synagoge geschickt. Er — Moritz — habe einen Schrei gehört, war hinausgeeilt, um das Auge an das Schlüsselloch der Tempelthüre zu legen, hatte Esther auf der Erde liegen gesehen; drei Männer hielten sie, und der Schächter zapfte ihr das Blut vom Halse und fing es in zwei Schüsseln auf!

Drei Monate lang von den Seinigen abgetrennt und einem Wächter übergeben, der ihn nie aus den Augen liess, hielt der Knabe seine Angaben auch vor dem Gerichtshof aufrecht. Nicht der Anblick seines unglücklichen Vaters und der zwölf Stammesgenossen, deren Leben durch den Urtheilsspruch bedroht war, nicht die flehentlichsten Bitten, doch die Wahrheit zu sagen, weder Thränen noch Verwünschungen konnten ihn erschüttern. Er wiederholte, ohne zu ermüden, dieselben Versicherungen in denselben Worten: „Ich habe es gesehen." Wie bekannt, hat endlich doch die Gerechtigkeit den Sieg davongetragen; alle Freunde Ungarns und der Civilisation athmeten damals auf.

Wie soll man die Geständnisse des Knaben erklären? Es bieten sich zwei Möglichkeiten. Vielleicht haben gewaltthätige Einschüchterung und Drohungen ihm zuerst eine lügenhafte Aussage erpresst, und man weiss ja, wie leicht sich Kinder und selbst Erwachsene in eine Lüge verbeissen können, blos darum, weil sie wochenlange in der Gewohnheit dieser Lüge gelebt haben. Dazu kämen noch die Schmeicheleien, welche die Drohungen ablösten, und das Versprechen einer rosigen Zukunft, welche das standhafte Festhalten an der aufgezwungenen Lüge belohnen würde. Ich sage, das ist möglich; aber es fällt mir schwer, an eine so entsetzliche und so rasch entwickelte Verworfenheit bei einem Kinde zu glauben, welches bisher keine bösen Triebe verrathen hatte.

Es liegt ja in der Natur der Dinge, dass ein nicht sehr gestählter Charakter sich aus Furcht ein falsches Geständniss abringen lässt. Aber dass ein Kind vor seinem flehenden und leidenden Vater, taub gegen all seine Bitten, mit Bewusstsein eine Angabe aufrecht erhält, von der es weiss, dass sie das Leben des Vaters bedroht, dass dieses Kind all den Seinigen zum Trotz und zum Schaden stets von Neuem dieselbe Geschichte vorträgt, die es selbst als erfunden und erlogen kennt; das ist doch ein seltener Fall von Hartnäckigkeit der moralischen Verderbtheit.

Darum ziehe ich die andere Erklärung vor: Das Kind wird vor den Untersuchungsrichter geführt; verschüchtert, in armseligen gedrückten Verhältnissen aufgewachsen, steht es zitternd vor der hohen Persönlichkeit, in der sich die Macht und das Recht verkörpern. Dann wird es dem Sicherheitscommissär überliefert, und das arme, haltlose, vereinsamte Wesen lässt sich von ihm überwältigen; es hört ihn im Tone der Ueberzeugung erzählen, dass die Juden eine verfluchte Rasse sind, der es als frommes Werk gilt, Christenblut zu vergiessen, die mit diesem Blute den Teig zu ihrem ungesäuerten Osterbrod befeuchten. Esther ist nicht der erste Fall dieser Art; in glühenden, zuversichtlichen Worten schildert ihm der Mann alle Einzelheiten des Hergangs bei früheren solchen Morden. Die Phantasie des armen, nervösen und vom Schreck gebannten Kindes wird mächtig angeregt; es reisst die Augen auf, es ist ganz Ohr, sein Vernunft erlahmt in der Erregung. Die Worte des Mannes machen einen tiefen

Eindruck auf sein schwaches Gemüth, und dieser Eindruck, immer
mehr verstärkt, setzt sich allmählich in Sinnesempfindung um. Unter
dem Einflusse dieser überwältigenden Suggestion arbeitet sich das
arme hypnotisirte Gehirn den ganzen Vorgang aus, den ihm der
Beamte geschildert, nun fehlt nichts mehr; das Kind sieht das Opfer
am Boden liegen, von drei Personen gehalten, sieht den Schächter
sein Messer in den Hals des Opfers senken und das Blut ausströmen.
Das Kind hat das alles gesehen, die rückwirkende Hallucination, wie
man sie im tiefen Schlaf experimentell erzeugen kann, ist entwickelt,
und die Erinnerung an das Truggebilde so lebhaft, dass das Kind
sich ihrer Herrschaft nicht mehr entziehen kann. Wie eine vom Dichter
mit kräftigen Strichen gezeichnete dramatische Scene setzt sich die Suggestion in der Phantasie fest mit aller Schärfe des wirklich Erlebten.

Ich weiss nicht, ob diese Hypothese die richtige ist. Aber schon
die Thatsache, dass der Knabe unter der geschickten Bearbeitung
seiner Anstifter sich so rasch bekehren liess, scheint ein für Suggestionen empfängliches Gehirn bei ihm zu verrathen. Ein psychologisches Studium dieses Zeugen durch eine Commission von Aerzten,
welche mit diesen Verhältnissen vertraut sind, hätte gewiss gestattet, die
Suggestionsfähigkeit seines Gehirns zu ermessen, hätte festgestellt, ob
er hypnotisirbar ist, und hätte vielleicht die Wahrheit zu Tage gefördert.

So weit reichten die Ausführungen über diesen Gegenstand in
der ersten Auflage dieses Werkes. Ich bin nun in der Lage, einige
neue Beobachtungen zum weiteren Erweise heranzuziehen:

Franz Josef S., 22 Jahre alt, früher Setzer in der Druckerei
von Berger-Levrault, ist wegen einer Ischias, die vor acht Tagen
begonnen hatte, auf meine Klinik aufgenommen worden. Ich erkannte,
dass er leicht hypnotisirbar, hallucinationsfähig und der Suggestion
im Wachen zugänglich sei, und heilte ihn in einer Sitzung von seiner
Ischias durch Suggestion.

Er ist von lymphatischer Anlage, fast bartlos und wurde seinerzeit wegen allgemeiner Schwäche vom Militärdienst befreit. Doch ist er
sonst wohlgebildet, war niemals ernstlich krank und hat niemals Anfälle von spontanem Somnambulismus oder andere nervöse Symptome
gezeigt. Er ist ziemlich intelligent und gebildet, arbeitsam und in
seiner Lebensführung vorwurfsfrei; die Schulen absolvirte er bei den
Franciscanern, im Jahre 1882/83 besuchte er zweimal wöchentlich
die Vorlesungen über Chemie an der Fortbildungsschule, seit 7 Jahren
arbeitet er als Setzer in der Druckerei und hat es zuletzt zu einem
täglichen Erwerb von 3½ Francs gebracht; er hat weder im Alkohol
noch in Venere excedirt. Sein Vater, ein Schuhmacher, ist 60 Jahre
alt, und bei guter Gesundheit, ebenso seine gleichalterige Mutter;
seine zwei Brüder sind gesund und kräftig; seine einzige Schwester
29 Jahre alt, ebenfalls gesund und kräftig, ist Mutter von drei
blühenden Kindern. Er weiss nichts von dem Vorkommen nervöser
Krankheiten in seiner Familie zu erzählen.

Am 21. März vorigen Jahres sage ich zu ihm (ohne ihn einzuschläfern und ohne ihn jemals früher eingeschläfert zu haben) im
Beisein des Dr. Schmitt, Agrégé an unserer Facultät: „Sehen Sie
sich diesen Herrn hier an; Sie haben ihn gestern auf der Strasse

getroffen, er sprach gerade mit mehreren Anderen. Als Sie vorbei-
giengen, kam er auf Sie zu, versetzte Ihnen einige Stockschläge und
nahm Ihnen das Geld weg, das Sie in der Tasche hatten. Erzählen
Sie mir jetzt, wie sich das zugetragen hat." Er begann sofort:
„Gestern ging ich um 3 Uhr Nachmittags über den Akademieplatz.
Dieser Herr stand dort und unterhielt sich laut mit mehreren Personen. Plötzlich kommt er, ich weiss nicht warum, auf mich zu, giebt
mir einige Schläge mit seinem Stock, steckt die Hand in meine Tasche
und nimmt das Geld weg, das ich in ihr habe!" — „Ist das auch
wahr?" frage ich ihn. „Habe ich Sie nicht soeben aufgefordert, das
zu sagen?" — „Es ist die reine Wahrheit." — „Sie wissen aber, dass
ich die Macht habe, Sie zu magnetisiren und Ihnen Suggestionen einzugeben?"—„Das ist keine Suggestion, das ist die Wahrheit." — „Was ist
Ihr Beruf?" frage ich darauf. — „Ich arbeite in der Druckerei Berger-
Levrault; ich habe die Revue médicale de L'Est zu setzen." —
„Nun gut, wissen Sie, wer dieser Herr ist?" — „Nein, ich kenne ihn
nicht." — „Es ist der Dr. Schmitt, Redacteur der Revue médicale
de l'Est. Sie wollen doch nicht behaupten, dass ein solcher Mann im
Stande ist, einen armen Teufel wie Sie zu schlagen und zu berauben?"
— „Das ist ganz richtig, ich weiss nicht, warum er's gethan hat, aber
ich kann nichts Anderes sagen, als was wahr ist." — „Merken Sie
auf! Sie sind ein anständiger Mensch und glauben an Gott, nicht
wahr?" — „Ja, Herr Professor." — „Sie wissen, dass man Niemanden
anklagen darf, wenn man seiner Sache nicht vollkommen sicher ist.
Was werden Sie aussagen, wenn man Sie vor den Polizeicommissär
stellt?" — „Ich werde die Wahrheit sagen; er hat mich geschlagen
und mir das Geld weggenommen." — „Würden Sie das auch beschwören?
Fühlen Sie sich sicher genug, um es zu beschwören? Geben Sie wohl
Acht! Vielleicht ist es doch nur eine Einbildung, ein Traum von
Ihnen?" — „Ich kann es vor dem Sacrament beschwören." — „Vielleicht ist es Jemand, der dem Herrn hier nur ähnlich sieht?" — „Nein,
es ist dieser Herr selbst, ich weiss es ganz gewiss."

Während dieser Unterhaltung befanden sich in unserer Nähe
drei Kinder: Das eine davon, der 14jährige Adrien V., ist tuberculös
und hat feuchte Rasselgeräusche in beiden Lungenspitzen. Er wird
seit fünf Jahren jeden Winter von Katarrhen geplagt, hat aber niemals an nervösen Erscheinungen gelitten oder Anfälle von spontanem
Somnambulismus gezeigt.

Er ist sehr leicht suggerirbar und im Wachen wie im Schlafe
hallucinationsfähig. Er ist recht intelligent, kann lesen, schreiben und
rechnen, hat ein vorzügliches Gedächtniss und hat sich durch sein
bescheidenes und braves Wesen, so lange er auf der Klinik ist, zum
Liebling der Wärterinnen und der Kranken gemacht.

Sein Vater ist ein Trinker, er hat im letzten September seine
Familie verlassen. Seine Mutter wie seine Geschwister sollen gesund
sein und keines von ihnen an einer Nervenkrankheit leiden.

Dieses Kind frage ich jetzt: „Nicht wahr, Du hast gehört, wie
dieser junge Mann Dir heute Morgens diese Geschichte erzählt hat?"
Der Knabe erwidert, ohne einen Moment zu zögern: „Ja, Herr Professor." — „Was hat er Dir erzählt?" — „Dass ihn ein Herr
geschlagen und ihm sein Geld weggenommen hat." — „Wo?" — „Im

Spitale." — „Du irrst Dich, das kannst Du nicht gehört haben, denn er hat uns eben erzählt, dass es auf dem Akademieplatze war." — Ohne in Verlegenheit zu gerathen, sagt der Kleine: „Ich erinnere mich nicht mehr, wo sich das zugetragen hat, aber ich weiss, dass er mir erzählt hat, er sei geschlagen und beraubt worden." — „Wann hat er Dir das erzählt?" — „Heute Früh, um halb acht Uhr." — Ich stelle mich jetzt böse: „Du darfst mich nicht anlügen, mein Kind. Es ist gar nicht möglich, dass er Dir etwas erzählt hat, Du hast es gerade jetzt von mir gehört. Du bist ja sonst ein braver und frommer Junge; man darf nicht aus Gefälligkeit Geschichten erfinden." — „Aber, Herr Professor, glauben Sie mir doch, er hat es mir wirklich heute Früh erzählt." — „Was würdest Du sagen, wenn Dich der Commissär darum fragen würde?" — „Ich würde sagen, dass er's mir erzählt hat." — „Kannst Du's beschwören?" — „Ich kann's beschwören."

In der Nähe liegt ein anderes Kind, der 14jährige Josef L., ein Knabe von zarter Gesundheit, mit Kinderlähmung behaftet, aber sonst nicht nervenkrank; seine Eltern und seine Schwester sind gesund. Er ist ziemlich intelligent, liest und schreibt vortrefflich. Er ist im Wachen wie im Schlafe leicht suggerirbar.

Ich wende mich an ihn: „Du warst dabei, wie dieser Herr erzählt hat, dass er geschlagen und beraubt worden ist?" — Ohne Zögern: „Ja, Herr Professor." — „Wann hat er's erzählt?" — „Heute Früh, um halb acht Uhr." — Du, Du brauchst es nicht wie ein Papagei zu wiederholen, weil Du es jetzt von dem Anderen gehört hast. Ich will wissen, ob Du es selbst heute aus dem Munde dieses Herrn gehört hast?" — „Ja, heute früh, um halb acht Uhr." — „Kannst Du's beschwören?" — „Ich kann's beschwören."

Endlich befindet sich im Bette daneben ein Kind von neun Jahren, reconvalescent nach einer Pleuritis, ohne nervöse Zustände in seiner Vorgeschichte, sonst normal. Seine Eltern sind gesund, ebenso zwei Schwestern und ein Bruder. Dieses Kind ist gleichfalls sehr suggerirbar, aber doch in nicht so hohem Grade wie die beiden anderen.

„Hast Du die Erzählung auch mitangehört?" frage ich. — Es zögert: „Ich erinnere mich nicht genau." — „Erinnere Dich nur genau; er hat es heute früh vor Dir erzählt. Genir' Dich nicht und fürchte Dich nicht. Du darfst es sagen, wenn Du es weisst." Es bedenkt sich einige Augenblicke und sagt dann: „Richtig, ich habe es gehört." — „Wann?" — „Heute Früh, um halb acht Uhr." — „Was?" — „Dass ein Herr ihn geschlagen und ihm sein Geld weggenommen hat." — „Bist Du ganz sicher, dass Du dies gehört hast? Vor Kurzem hast Du Dich nicht daran erinnern können. Du hast es jetzt gerade erzählen gehört, aber nicht heute Früh." — „Ganz gewiss, Herr Professor, ich bin ganz sicher."

Am nächsten Tage verlässt S. das Spital. Vor seinem Weggehen rufe ich ihn in mein Zimmer und setze ihm dort unter vier Augen zu: „Jetzt sagen Sie mir die Wahrheit, mein Lieber! Sie haben gestern den Dr. Schmitt beschuldigt, dass er Ihnen Stockschläge gegeben und Ihr Geld geraubt hat. Gestehen Sie, dass dies nicht wahr ist, und dass Sie sich blos einen Scherz gemacht haben. Sie haben geglaubt, mir einen Gefallen zu thun, wenn Sie auf das ein-

gehen, was ich Ihnen vorsage. Jetzt sind wir unter uns, geben Sie
nur zu, dass das alles nicht wahr ist." — Er antwortet: „Ich
schwöre Ihnen, dass es wahr ist. Ich bin über den Akademieplatz
gegangen, da kam er mit dem Stock auf mich zu, schlug auf mich
los und nahm mir das Geld aus der Tasche. Ich hatte keine Börse,
sondern nur zehn Sous in kleiner Münze, die habe ich jetzt nicht
mehr." — „Wie kommt ein Arzt dazu, einem armen Jungen wie Sie
seine paar Sous wegzunehmen. Das ist doch nicht zu glauben!" — „Ja,
ich weiss auch nicht, warum er's gethan hat, aber er hat's gethan…"

Ein anderes Beispiel:

Es handelt sich um den 37jährigen, seit 1872 tuberculös erkrankten Louis V.; subacuter Beginn der Affection, Infiltration beider
Lungenspitzen, keine bemerkenswerthe nervöse Vorgeschichte. Er
müsste Jedem, der ihn untersucht, den Eindruck eines gewöhnlichen
Phthisikers von noch ziemlich gutem Allgemeinbefinden machen;
weiter nichts. Er befand sich auch schon durch mehrere Wochen auf
der Klinik, als mir eines Tages Herr Prof. F o r e l aus Zürich, der
rühmlichst bekannte Psychiater, die Ehre seines Besuches schenkte,
um auf meiner Klinik die Frage des Hypnotismus zu studiren. Ich
wollte vor meinem Gaste bisher noch nicht gebrauchte Personen zu
den Versuchen verwenden, gerieth auf den Kranken V. und fand an
ihm einen ausgezeichneten Somnambulen, der im Schlafe wie im
Wachen gleich gut suggerirbar ist.

Einige Zeit später, am 8. April des letzten Jahres, kam mein
geehrter College Herr Victor P a r i s o t auf Besuch. Ich wende mich
an den Kranken, ohne ihn einzuschläfern, und frage ihn: „Sie kennen
diesen Herrn?" — „Nein, Herr Professor." — „Sind Sie nicht gestern
Sonntag ausser dem Spital gewesen?" — „Ja." — „Also erinnern
Sie sich doch; Sie haben diesen Herrn auf der Strasse begegnet,
haben ihn etwas unsanft mit dem Ellbogen gestossen, und da hat
er Ihnen einen Schlag mit dem Stocke versetzt. Erinnern Sie sich
jetzt?" — Nach einigen Augenblicken: „Ja, ja, das war in der Strasse
Jean-Lamour, wie ich eben in meine Wohnung gieng; der Herr hat
mir einen Schlag gegeben, den ich gespürt habe." — „Wissen Sie
das gewiss? Ich habe es Ihnen eben in den Mund gelegt." — „Nein,
es ist ganz richtig. Ich erkenne den Herrn." — „Das ist eine Suggestion, ein Traum, den ich Ihnen eingegeben habe." — „Nein, Herr
Professor, es ist die reine Wahrheit, ich habe den Schmerz im Fusse
verspürt und spüre ihn noch jetzt." — Er lässt sich nicht irre machen.

In demselben Krankenzimmer, dem V. gegenüber, liegt der
34jährige Nicolaus T., seines Berufes Gypsbrenner, seit zwei Jahren
wegen einer Mitralinsufficienz auf der Klinik, gar nicht nervenleidend,
im Schlaf wie im Wachen sehr gut suggerirbar. Ich frage ihn aus
der Ferne: „Ist es wahr, dass V. Ihnen das schon gestern Abends
erzählt hat?" Ohne Zaudern erwidert er: „Ja, gestern Abends erzählte
er mir, als er vom Ausgang zurückkam, er habe in der Strasse Jean-
Lamour einen Schlag mit dem Stocke von einem Herrn bekommen." —
„Von was für einem Herrn?" — „Das sagte er nicht; er war ihm
unbekannt." — Nun gehe ich auf sein Bett zu und sage ihm: „Lieber
Freund, Sie brauchen mir nichts zu sagen, was Sie nicht ganz gewiss
wissen. Machen Sie keine Angaben aus Gefälligkeit. Der V. hat über-

haupt keinen Schlag bekommen, das ist nur eine Suggestion, die ich
ihm eingegeben habe." — „Aber er hat es mir doch gestern Abends
erzählt." — „Um welche Zeit?" — „Um halb fünf; er überbrachte
mir dabei ein Osterei." Und er zeigt mir das Osterei, welches er in
einer Lade aufbewahrt hatte. V. giebt in der That an, dass er dem
T. ein Osterei gebracht hat; er hatte deren zwei gekauft, und zieht
aus seiner eigenen Lade das gleichfarbige Gegenstück zu dem
geschenkten hervor. Seltsames Zusammentreffen! Die bei T. erzeugte
rückwirkende Hallucination hatte sich so mit einem wirklichen Ereigniss associirt; seine Zeugenaussage war jetzt durch die eine unbe-
strittene Thatsache, die Gegenwart dieses Eies, bekräftigt. Man
denke nur, wie sehr dadurch die Aussage vor Gericht an Bedeutung
gewinnen würde!

Ein anderes Beispiel:

Im November des letzten Jahres, als ich nach der Ferialunter-
brechung wieder auf meine Klinik kam, fiel mir ein grosses dickes
Mädchen auf, wie ich hörte, eine 25jährige Dienstmagd Josefine T.,
von ziemlich stumpfem Geist, an Gelenksrheumatismus erkrankt und
in keiner Weise nervenleidend. Sie lag neben der 54jährigen Frau G.,
einer Wäscherin, die an Ataxie locomotrice leidet, sehr intelligent und
in vorzüglicher Weise suggerirbar ist. Meine Aerzte sagten mir, auf
die erstere Kranke deutend: „Die ist eine ebenso gute Somnambule
wie ihre Nachbarin."

Ich spreche sie an und frage sie, ohne sie einzuschläfern, ohne
weitere Vorbereitungen zu machen: „Was haben Sie denn heute Früh
mit Ihrer Nachbarin gehabt? Sie hat Ihnen ihre Krücken in's Gesicht
geworfen und hat Sie an der Nase getroffen. Erinnern Sie sich?" —
Sie macht zuerst ein erstauntes Gesicht, aber ich wiederhole die
Sache ein zweites Mal, und dann sagt sie endlich nach einigen Augenblicken: „Ja, ja, das war nach dem Frühstück, ich hab' sie ein Bischen aufgezogen, und da wird sie plötzlich wüthend und wirft mir
ihre Krücken in's Gesicht. Sie hat mir sehr weh gethan, ich hab'
noch jetzt eine Beule davon." — „O, Sie Närrin," sage ich, „das
haben Sie geträumt. Die ganze Geschichte habe ich eben jetzt
erfunden." — „Nein, Herr Professor, ich hab's nicht geträumt, ich
bin keine solche, die sich etwas ausdenkt. Sie hat mir die Krücken
in's Gesicht geworfen! Ich hab' ihr aber gleich gesagt, ich werd's
Herrn Bernheim sagen." — „Sie haben geträumt." — Das macht
sie ärgerlich. „Nein, nein, ich weiss, was ich sage, ich bin keine Som-
mabule. Alle Kranken haben's gesehen und können's bezeugen." —
Sie ruft der Reihe nach alle ihre Nachbarinnen zur Zeugenschaft auf.
Der Krankensaal wiederhallt von deren Gelächter. Die Nachbarin G.
windet sich vor Lachen, die T. wird wüthend, droht ihr mit der
Faust, ruft ihr Schimpfworte zu. So geht es 20 Minuten lang fort.

Jetzt sage ich der G.: „Warum lachen Sie eigentlich?" — Sie
zeigt auf ihre Nachbarin. — „Hat sie vielleicht nicht Recht? Haben
Sie schon daran vergessen? Erinnern Sie sich doch!" — Jetzt macht sie
ein ernstes Gesicht, eine Erinnerung, die ihr peinlich ist, spiegelt
sich in ihren Zügen: „Ja, das ist wahr. Aber warum hat man es
immer darauf abgesehen, mich zu ärgern? Ich gestehe, dass ich einen
Augenblick in Wuth gerathen bin und mich nicht bemeistert habe.

Ich habe ihr die Krücken an den Kopf geworfen..." — „Und ihr ein recht arges Schimpfwort dazu gesagt." — „Richtig, das hatte ich vergessen. Ich habe ihr gesagt * * *, ich bitte Sie schön um Verzeihung. Sie dürfen mir nicht böse sein darum. Hast Du es Herrn Bernheim wirklich sagen müssen?" — „Beruhigen Sie sich," sage ich, „die ganze Geschichte ist nicht wahr, ich habe Ihnen eine Suggestion gegeben, das ist alles." — „Aber nein, Herr Professor, das ist wahr." Sie bleibt bei ihrer Behauptung und zeigt sich so vollkommen von deren Wahrheit überzeugt, dass sie unruhig wird, sobald ich Miene mache wegzugehen, und die Furcht äussert, die T. könnte sie in ihrem Zorne schlagen, um sich zu rächen. „Fürchten Sie nichts," sage ich. „Ich werde sie einschläfern und ihr die Erinnerung an die Geschichte wegnehmen." Sie beruhigt sich erst, nachdem ich dies gethan habe.

Ich könnte die Reihe dieser Beobachtungen reichlich vermehren, will aber mit folgendem Versuch schliessen, den ich am 8. April angestellt habe. Ich habe auf der Klinik einen 20jährigen italienischen Maurer Carl R. wegen einer tuberculösen Pleuritis in Behandlung; er ist ein wenig lymphatisch, war aber nie nervenkrank, übrigens ist er in hohem Grade suggerirbar. Diesen jungen Mann frage ich: „Waren Sie gestern im Hof dabei, wie die beiden betrunkenen Wärter mit einander gerauft haben? Dem Einen ist das Bein gebrochen worden, er musste auf die chirurgische Abtheilung transportirt werden, der Andere hat Nasenbluten bekommen." Er antwortet mir: „Ich weiss nichts davon, ich war nicht dabei." — „Erinnern Sie sich nur! Sie haben mir's ja selbst heute Früh erzählt. Sie waren gestern um drei Uhr im Hof drunten." Ich wiederhole ihm nochmals die ganze Geschichte und verweile ausführlich bei den Einzelheiten. Nach etwa zwei Minuten hat die hallucinatorische Erinnerung in seinem Gehirn Fuss gefasst. Er hat es mitangesehen, es waren die beiden Wärter von der chirurgischen Abtheilung; der das Bein gebrochen hat, ist der ältere, er hatte aber auch den Streit angefangen. Sie haben sich Schimpfworte zugerufen: Schweinkerl u. a. m., endlich ist die Polizei gekommen u. s. w.

Ich frage um seinen Namen, damit ich ihn dem Polizeicommissär nennen kann, welcher die Zeugen dieses Vorfalles in's Verhör nehmen wird. Er erklärt sich bereit, auszusagen, was er gesehen, und den Eid darauf zu leisten.

Ich habe Sorge getragen, diese Versuche so anzustellen, dass eine Suggestion durch Nachahmung ausgeschlossen war. Jeder Versuch war ganz unabhängig vom anderen und spielte in einem anderen Krankensaal, keine meiner Versuchspersonen war vorher Zeuge eines ähnlichen Versuches gewesen.

Ich hebe ferner hervor, dass ich es bei all diesen Einredungen vermieden habe, gewaltsam vorzugehen; ich habe zumeist gar nicht angestrebt, der Versuchsperson mit meiner Erzählung zu imponiren, und wenig für die Erzielung einer zustimmenden Antwort gethan. Einige meiner Personen gaben sich der Suggestion ohne Zögern gefangen, bei anderen brauchte es einige Augenblicke, höchstens zwei Minuten, bis dass die hallucinatorische Erinnerung in's Leben gerufen

war. Nachdem die Behauptung von ihrer Seite erfolgt war, setzte ich
alle Mühe ein, sie von ihrem Irrthum zu überzeugen, ich that, als ob
ich ärgerlich würde, vergebens; sie hielten an der falschen Aussage
fest, weil sie zu sehen glaubten, weil sie unter der Herrschaft der
rückwirkenden Hallucination standen.

Einige meiner Versuchspersonen brachten einen unglaublichen
Reichthum von Einzelheiten in ihren Erzählungen. Mit unerschütterlicher Kaltblütigkeit und mit der Miene der gesichertsten Ueberzeugung erfanden sie Thatsachen rechts und links wie Lügner von
Profession. Ihre Phantasie lieferte ihnen alle Einzelheiten des Schauspiels, welches sie ihnen in die Erinnerung gezaubert hatte. Sie
erinnerten an jene scheinbar klaren Geisteskranken, welche tausend
Verleumdungen erfinden, Zank und Zwietracht ausstreuen, wo sie
können, und mit grösster Sicherheit und einem imposanten Reichthum
von Details Geschichten über alle möglichen Leute erzählen, an denen
kein wahres Wort ist. Man hält dieses Benehmen für Bosheit oder
für moralische Verderbtheit, während zumeist nur Irresein vorliegt.
In den schwachen Köpfen dieser Kranken bilden sich auf Grund der
durch die Krankheit verderbten Triebe rückwirkende Hallucinationen,
welche ihnen als Wahrheit gelten; man kann von ihnen ebenso wenig
wie von unseren Versuchspersonen sagen, dass sie lügen; sie werden
vielmehr durch ihren Wahn irre geführt.

Man wird mich vielleicht fragen, welche Bürgschaft ich für die
Wahrhaftigkeit meiner Versuchspersonen habe, woher ich denn weiss,
dass sie nicht mir zu Gefallen aussagen? Ich antworte, dass ich dafür
keinen sicheren Beweis habe, aber ich habe solche Versuche an einer
grossen Anzahl verschiedener Personen angestellt, welche mir während
ihres Aufenthaltes auf der Klinik als rechtschaffen und wahrheits-
liebend bekannt geworden sind. Die Aufrichtigkeit ihrer Ueberzeugung
gab sich in ihrem Gesichtsausdruck, ihren Geberden, in ihrem Tonfall
und in ihrer Art und Weise zu erzählen kund.

Dr. Motet hat kürzlich ganz ähnliche Fälle mitgetheilt; er hat
die Aufmerksamkeit der Akademie der Medicin auf die falschen Zeugenaussagen der Kinder vor Gericht gelenkt und dabei der Affaire von
Tisza-Eslar Erwähnung gethan, welche er übereinstimmend mit mir
aufklärt; er hebt dabei hervor, dass diese Kinder unter der Herrschaft der Autosuggestion in gutem Glauben handeln. Herr Motet
hat meine Beobachtungen ohne Zweifel nicht gekannt, da er sie nicht
citirt; um so mehr Werth lege ich darauf, dass seine Ansichten meinen
eigenen so vollkommen entsprechen.

Ich habe auch gezeigt, dass nicht immer blos Kinder in gutem
Glauben und mit voller Aufrichtigkeit zu falscher Zeugenschaft gelangen
können, sondern dass dasselbe auch bei ernsthaften Männern und Erwachsenen geschehen kann, welche die Bedeutung ihrer Aussage sehr wohl
zu schätzen wissen und die nicht leichthin etwas auszusprechen pflegen.
Ich muss hier wiederholen, dass ihre Aussage ihnen von einer echten
rückwirkenden Hallucination eingegeben wird; sie haben in ihrem
Gehirn das Erinnerungsbild der betreffenden erdichteten Scene, sie
haben dieselbe geschaut, mit ihren eigenen Augen geschaut,
im vollen Sinne des Wortes!

Ich habe es wohl nicht nöthig, die Bedeutung, welche meinen Experimenten vom Gesichtspunkte der Rechtspflege und der socialen Interessen zukommt, besonders zu betonen. Diesen Gegenstand studiren, heisst die Rechtspflege aufklären, heisst die Gesellschaft gegen schwere Irrungen der Justiz schützen, zu welchen Unkenntniss dieser Verhältnisse führen kann. Denn zumeist verhält es sich so, dass die Wahrheit nicht schwer zu entdecken ist, sobald man einmal die Phänomene der Suggestion in Betracht gezogen hat.

Um die Gemüther zu beruhigen, welche durch meine Enthüllungen peinlich berührt sein mögen, will ich auf einige Punkte aufmerksam machen, welche zur Unterscheidung der wahren Zeugenaussage von einer durch Suggestion gefälschten dienen können:

1. Ich habe den Eindruck bekommen, dass die durch Suggestion gefälschten Zeugen oder Ankläger in ihrem Benehmen von den echten abweichen. Die Erinnerung an den suggerirten Vorfall scheint mir bei ersteren nicht jederzeit die gleiche Deutlichkeit zu besitzen. Die Beschäftigung mit demselben ist eine minder anhaltende, die Erinnerung an die Suggestion verdunkelt sich oder wird latent, sobald man sie nicht wachruft. Da ist z. B. ein junger Mann, dem ich die Suggestion eingegeben habe, eine Person des Diebstahls zu beschuldigen. Wenn ich ihn ausfrage, vertritt er seine Angabe mit Nachdruck und Ueberzeugung. Aber wenn dieser Mann im Laufe des Tages die Person, die ihn angeblich geschädigt hat, begegnet, fällt es ihm nicht ein, sie zu beschuldigen, ihr den Diebstahl vorzuwerfen und sie der Polizei anzuzeigen, wenn nicht etwa eine besondere Suggestion in diesem Sinne ergangen ist. Man könnte sagen, dass die rückwirkende Hallucination für gewöhnlich, im normalen Zustand latent bleibt und erst erwacht, wenn sie durch das Verhör wecke. Das Verhör spielt geradezu die Rolle der Suggestion, welche die Hallucination hervorruft, indem sie jenen besonderen Zustand des Bewusstseins entwickelt, in dem die Person zur Wahrnehmung der Hallucination befähigt ist.

2. Der Richter sollte das Zeugenverhör so leiten, dass er keinen Druck auf den Zeugen ausübt, dass er ihn nicht auf eine Spur leitet, oder ihn seine eigene Ansicht errathen lässt, kurz, ohne etwas von dem Seinigen hinzuzuthun. Man hat gegen den Missbrauch der Hypnose gedonnert, man hat mit Recht den Gedanken abgewiesen, die hypnotische Suggestion zur Hilfe zu nehmen, um die Angeklagten zum Geständniss zu bringen. Denkt der Richter aber auch immer daran, dass er sich der Gefahr aussetzt, die bei gewissen Personen erschreckend nahe liegt, ohne sein und ohne ihr Wollen Suggestionen zu erzeugen?

3. Auch die Zeugen können einander suggestioniren. Wenn der Eine von ihnen in Gegenwart der Anderen den Hergang auf seine Weise anschaulich und mit dem Tone der Ueberzeugung schildert, können dadurch Einige der Anderen so beeinflusst werden, dass sie sich diese Erzählung zu eigen machen und sich ein Bild des Herganges schaffen, welches mit dem ihnen vorgetragenen übereinstimmt. Darum sollte jeder Zeuge für sich allein ausgefragt werden, und darum muss festgestellt werden, dass in dem früheren Verkehr der Zeugen mit ein-

ander keine Gelegenheit zur Ertheilung einer Suggestion gegeben
war. Die Uebereinstimmung mehrerer Zeugen über die Einzelheiten
des Vorfalles ist nicht immer ein guter Beweis für die Wirklichkeit
ihrer Behauptungen, selbst dann nicht, wenn die Zeugen als wahrheits-
liebend bekannt sind. Es kann auch sein, dass der eine die Suggestion
ertheilt, und die anderen sie angenommen haben. Es ist nichts weniger
zutreffend als das Sprichwort: Vox populi, vox dei.

4. Ein kundiger Richter hat es in seiner Hand, die Suggerirbarkeit eines verdächtigen Zeugen durch geschickte Fragestellung
zu erweisen. Er wird thun, als ob er dessen Aussage glaublich finde,
wird bei Einzelheiten verweilen und dabei aus Eigenem Züge hin-
zusuggeriren, deren Annahme natürlich die Suggerirbarkeit des Zeugen
verräth. Er sagt z. B.: „Sie haben erwähnt, dass der X., als er Ihnen
das Geld wegnahm, ein Goldstück fallen liess und es dann wieder
aufhob. Erinnern Sie sich noch an dieses Detail?" Lässt sich der
Ankläger in dieser Schlinge fangen und bejaht die Frage, so ist
schon dadurch die Sache entschieden.

5. In der Mehrheit der Fälle wird, meiner Meinung nach, die ärztliche Untersuchung der betreffenden Person durch einen mit dem Gegenstand vertrauten Arzt die Entscheidung gestatten, ob man es mit einem
unter der Herrschaft der Suggestion stehenden Menschen zu thun hat.
Alle Personen, bei denen mir solche Versuche geglückt sind, zeigen sich
(nach unserer Methode) leicht hypnotisirbar und sind im Schlafen wie
im Wachen suggestionsfähig; bei Vielen darunter kann man durch blosse
Behauptung Katalepsie, bei Einigen auch Hallucinationen erzeugen.

Diess sind die Thatsachen, die ich der Beurtheilung meiner
Fachgenossen unterzubreiten mir erlaube; ich habe sie ohne Voreingenommenheit studirt und mich dabei bemüht, nirgends die Grenzen
einer gewissenhaften Beobachtung zu überschreiten.

Das Studium der Suggestion eröffnet neue Gesichtspunkte für
die Medicin, die Psychologie und die Sociologie. Die arme menschliche
Phantasie steht eben allen guten oder schlechten, heilsamen oder
verderblichen Einflüssen offen! Nicht alle Verbrecher sind auch
Schuldige, nicht alle Unwahrheiten Lügen; es giebt Leute, die Andere
foppen und wieder solche, die sich foppen lassen, ohne es zu merken,
es giebt auch Leute, die sich selbst betrügen; es giebt viele Menschen
die — wenn ich mich einer populären Wendung bedienen darf —
glauben, que c'est arrivé.[1]

Wer wissenschaftlich denkt, wird meine Enthüllungen gewiss
nicht eher annehmen, als bis er sie einer Prüfung unterzogen hat.
Wer aber aus Voreingenommenheit sich weigert, diese Prüfung anzustellen, weil diese Thatsachen nicht zu den Vorstellungen a priori
in seinem Kopfe stimmen wollen, wer aburtheilt, ohne gesehen zu
haben, oder ohne gewollt zu haben, es zu sehen, wer so viel Vertrauen
zu seiner eigenen Weisheit hat, dass er glauben kann, seine Vorstellungen seien ohne Weiteres das Abbild der Wirklichkeit, und die
Thatsachen müssten sich vor ihnen beugen, von dem gilt dasselbe,
was ich eben gesagt habe, auch der glaubt, „dass es so zugegangen ist".

---

[1] Ein Ausdruck zur Bezeichnung der Leichtgläubigkeit, den zu übersetzen mir
nicht gelungen ist.   Uebers.

Ich möchte jedem, der so denkt, die Worte von Claude Bernard zurufen: „Die Leute, welche auf ihre Theorie oder auf ihre Vorstellungen allzugrosses Gewicht legen, sind nicht nur sehr ungeeignet, Neues zu entdecken, sondern machen auch zumeist schlechte Beobachtungen... Man muss die Ergebnisse der Erfahrung hinnehmen, wie sie sind, mit dem Ueberraschenden und dem anscheinend Zufälligen, das ihnen anhaftet".

Ich habe zu zeigen gesucht, dass die Hypnose in keinem Sinne einen neuen Zustand schafft, dass im künstlichen Schlaf nichts vorgeht, was nicht auch ausser demselben — bei Vielen nur andeutungsweise, bei Einigen aber fast ebenso deutlich — im Wachen sich ereignen kann. Es giebt auch Personen, welche sich, von Natur aus suggerirbar, normaler Weise, was ihr Seelenleben anbelangt, in dem Zustand befinden, den wir Hypotaxie oder Berückung genannt haben, und die dadurch in ihrer Lebensführung beeinträchtigt sind, indem dieser Zustand ihre moralische Widerstandsfähigkeit schwächt oder aufhebt. Es sind oft Männer, die in vielen Stücken ausgezeichnet sind, eine besondere künstlerische oder intuitive Begabung besitzen, und die sich sonst wie grosse Kinder benehmen, als ob ihre ganze geistige Kraft zur Ausstattung von einem oder von zwei imaginativen Fähigkeiten verwendet worden wäre. Alle Welt kennt solche Wunderkinder, z. B. Rechenkünstler, wie Mondeux und Inaudi, welche in Folge einer angeborenen Fähigkeit der Abstraction die verwickeltsten Rechenexempel im Kopfe lösten, sonst aber jeder anderen geistigen Leistung unfähig waren. In solchen Fällen findet sich wenigstens ein ungewöhnliches Talent, das an's Geniale streifen kann, als Entschädigung für die gestörte Harmonie der Geisteskräfte; in anderen Fällen aber bleibt ein solcher Ersatz aus.

Wer kennt nicht solche unselige Menschen, denen es nicht an Intelligenz fehlt, — sie sind wohl im Stande, sich die landläufigen Vorstellungen anzueignen, können selbst in einem Salon glänzen und dort die Welt über ihren Werth täuschen, können ihre gesellschaftlichen Pflichten entsprechend erfüllen, wenn sie gut geleitet werden, — die aber in Wahrheit aller Initiative und Willenskraft ermangeln, und ohne moralische Widerstandsfähigkeit sich drehen, wie der Wind, d. h. wie die Suggestion sie treibt? Ich möchte sagen, solche Personen leiden an „Instinctschwäche".

Die Irrenärzte beschreiben als folie instinctive, folie des actes, folie morale, folie lucide, manie raisonnante, moralisches Irresein „einen krankhaften Zustand, der sich weniger durch intellectuelle Zerrüttung, durch Unordnung in den Vorstellungen und Strebungen verräth als durch die Absonderlichkeit der Gefühle und Handlungen, welche instinctiven, automatischen, unüberlegten Antrieben zu entspringen scheinen, ohne dass Vernunft und Ueberlegung wie bei vollsinnigen Menschen dabei zum Eingreifen gelangt wären"(A. Foville).— „Solche Kranke sind irre," sagt Trélat, „aber sie erscheinen nicht so, weil sie im Stande sind, sich mit voller Klarheit auseinanderzusetzen. Sie sind mehr irrsinnig in ihren Handlungen als in ihren Worten. Sie haben Aufmerksamkeit genug, um auf alles zu achten, was um sie her vorgeht, um nichts ohne Antwort zu lassen, was sie hören, häufig um keinen Schritt bei der Erfüllung einer Absicht zu ver-

11*

säumen.... Ihr Irrsinn ist in ihrem Inneren zu suchen und macht sich nicht nach aussen Luft. Es giebt Personen unter ihnen, in ziemlich grosser Zahl, die abwechselnd für Verbrecher und für Geisteskranke gegolten und mehrmals das Irrenhaus mit dem Gefängniss vertauscht haben".

Man kann solche Personen begegnen, die in der Discussion eine seltene Gewandtheit entfalten, die der Gabe der Dialektik theilhaftig sind, und auch beständig nach Gelegenheit suchen, ihren Geist glänzen zu lassen. „Manche dieser Kranken," sagt Gueslain, „sind im Stande, einen starken Logiker aus dem Sattel zu heben. Ihre Reden leisten das Aeusserste an glänzendem Witz. Ich erinnere mich an eine Dame, die für mich wie für alle Personen in der Anstalt eine wahre Qual war. Jedesmal so oft ein Gespräch zu Stande kam, hatte ich von den Angriffen ihres Witzes zu leiden. Alle ihre Antworten hatten die Feuerprobe der Analyse durchgemacht und zeugten von einer Tiefe der Anschauung, welche alle Welt in Erstaunen versetzte."

Diesem „Instinctirresein" stelle ich die „Instinctschwäche" an die Seite und rechne zu dieser Kategorie jene Personen, von denen ich oben gesprochen habe, Personen, die nicht irrsinnig sind, die von selbst keine widersinnige Handlung begehen, die keinen monomanischen Antrieb haben. Es ist ein lichter Schwachsinn; sie sprechen gut, schliessen richtig, benehmen sich vernünftig, sogar glänzend im Gespräch, sie können guten Verstand und sogar Scharfsinn aufbieten, wo es sich um die Erreichung eines Zieles handelt; aber der instinctive Theil ihres Seelenlebens, die Gefühle und Strebungen, welche die Handlungen unseres Lebens lenken, sind gleichsam verkümmert. Sie besitzen keine moralische Selbstständigkeit sie wissen nicht, wie sich zu benehmen, sie gehorchen wie die Somnambulen ohne Sträuben allen Suggestionen und unterwerfen sich jeder fremden Beeinflussung. Dieser psychische Zustand kennt übrigens verschiedene Abstufungen, von der einfachen instinctiven Schwachheit bis zur absoluten instinctiven Idiotie. Diese armen, des moralischen Sinnes beraubten Wesen können unter guter Leitung ein glückliches und glückspendendes Leben führen, unter anderen Verhältnissen gehen sie im Elend der Gesellschaft oder vor dem Stuhl des Strafrichters unter.

Da ist z. B. ein junges Mädchen, welches in den besten Grundsätzen aufgezogen und von Allen für sanftmüthig und brav gehalten worden ist. Sie heiratet, ihre ersten Jahre sind glücklich, sie scheint eine zärtliche Gattin und gute Mutter. Später nimmt ein junger Mann ihre Phantasie gefangen; von ihrem Gatten, der mit den Schwierigkeiten des Lebens zu ringen hat, vernachlässigt, giebt sie sich diesem jungen Manne hin. Einige Zeit nachher sinnt der Gatte auf Rache gegen den jungen Mann, welcher nicht nur seine Frau verführt, sondern auch ein Concurrenzgeschäft gegründet hat, welches aufblüht, während sein eigenes Geschäft kränkelt. Um seine Rache zu befriedigen, nähert er sich von Neuem seiner Frau, redet ihr ein, dass jener Nebenbuhler allein die Ursache ihres Unglückes sei, giebt ihr zu verstehen, dass jener Mann getödtet werden müsse, und dass er ihr um diesen Preis die eigene Schuld verzeihe. Sie ergiebt sich dieser Suggestion, weicht gehorsam den Drohungen ihres Mannes, giebt ihrem früheren Geliebten ein Rendezvous und liefert ihn, unter dem Vorwande, die alten Beziehungen wieder anzuknüpfen, ohne Leidenschaft und Aufregung, ihrem Manne aus, der ihn ermordet. Kein Bedauern, kein Gewissensvorwurf regt sich in ihr, sie scheint die Grösse ihres Verbrechens nicht zu ahnen.

In ihrer früheren Lebensgeschichte findet sich nichts, was eine solche moralische Entartung voraussehen liesse. Die Lehrerin des Institutes, in dem sie ihre Erziehung genossen, sagt vor der Jury aus, dass sie die fügsamste, besterzogene Schülerin gewesen ' ist. Nur ein Zeuge, der aber von der Zuhörerschaft ausgelacht wird, weil man ihn nicht zu würdigen weiss, äussert sich über sie: „Sie war wie ein weicher Teig, zur Tugend gerade so gut zu kneten wie zum Laster." Das heisst in der Sprache der Psychologie: Sie hatte ein suggerirbares Gehirn, sie fügte sich allen Suggestionen, und ihr moralischer Sinn, muss ich hinzufügen, konnte der masslosen Suggerirbarkeit kein Gegengewicht bieten. Es handelte sich vielleicht weniger um eine Entartung als um ein Fehlen des moralischen Sinnes, es war ein Fall von Instinctschwachheit.

Ich beanspruche nicht, dass meine Auffassung die richtige sei, es genügt mir, wenn sie blos annehmbar erscheint. Es liegt mir übrigens ferne zu vertreten, dass alle Verbrecher Irre oder im Bewusstsein Getrübte sind. Man muss jeden Fall für sich nach seinen Umständen, seinen Ursachen, Vorbedingungen und nach der moralischen Beschaffenheit des Thäters beurtheilen. Denn es wird wohl Niemand die Behauptung wagen, dass der Grad des Verschuldens bei einem Verbrechen einzig und allein an der Schwere der That zu ermessen ist.

Hier mache ich Halt! Ich wollte nichts weiter, als an ein Problem streifen, welches die ernstesten Interessen der Gesellschaft und der Rechtspflege angeht, und muss es tauglicheren Beurtheilern überlassen, in die Frage tiefer einzudringen und weitere Schlüsse zu ziehen. Ich habe geglaubt, dass das experimentelle Studium der hypnotischen Erscheinungen auch auf das noch so dunkle Gebiet der moralischen Verantwortlichkeit einiges Licht werfen kann. Es ist ein gefährlicher Boden, auf dem man sich nur mit Zagen und Vorsicht bewegen darf; ich habe meine Bedenken und Zweifel ausgesprochen, ich getraue mich nicht, meinen Ueberzeugungen Ausdruck zu geben!

Dieser erste Theil meines Buches, der (abgesehen von zahlreichen Zusätzen) bereits im Jahre 1884 veröffentlicht worden ist, hat eine Reihe von Kritiken hervorgerufen. Ein hervorragender Denker, Herr Paul Janet, hat in der „Revue politique" eine Reihe von Aufsätzen drucken lassen, in denen er der Schule von Nancy mehrere Fehler der Methode zum Vorwurf gemacht hat. Ich füge hier die Antwort an, welche ich Herrn Janet schuldig zu sein glaubte. [1]

---

[1] Diese Erwiderung auf die Artikel von Janet, welche in der Revue politique et littéraire veröffentlicht worden sind, war ursprünglich für die nämliche Zeitschrift bestimmt. Aber der Herausgeber verweigerte die Aufnahme der Arbeit, nachdem er sie Herrn Janet zur Begutachtung unterbreitet hatte; er fand sie „zu trocken, zu sehr fachlich-physiologisch" für eine literarische Zeitschrift. Ich sandte dann einen einfachen, kurzen und höflichen Brief, der jeder detaillirten wissenschaftlichen Ausführung ermangelte und sich darauf beschränkte, die Einwürfe zu beantworten, die gegen meinen Aufsatz „Die Suggestion in der Hypnose und im Wachen" in der Revue gerichtet worden waren. Der Herausgeber anerkannte wohl mein Bedürfniss, eine Antwort zu geben, konnte sich aber nicht entschliessen, mir die Spalten seiner Zeitschrift zu öffnen.

„Als Herr Liégeois der Académie des sciences morales et politiques seinen Aufsatz „Ueber die Beziehungen der hypnotischen Suggestion zum bürgerlichen und Strafrecht" vorlegte, entstand im Schosse dieser Versammlung, welche bisher solchen Studien fern geblieben war, eine lebhafte Erregung. Die Einen Ihrer Collegen verhielten sich ablehnend und vertraten die Meinung, dass der Nancyer Forscher durch die Künste von Simulanten getäuscht worden sei. Andere liessen sich durch die Furcht bestimmen, dass die aus solchen Thatsachen ableitbaren Schlüsse ihren vorgefassten Meinungen widersprechen würden, und schreckten darum vor der Prüfung dieser Thatsachen zurück.

Doch muss man zur Ehre dieser gelehrten Körperschaft sagen, es fanden sich auch viele helle Köpfe, — darunter Sie, mein Herr — die sich getrauten, das Problem mit kühlem Blut in's Auge zu fassen, und die eine Reihe von Thatsachen als wahr annahmen, welche übrigens auch von anderen und ansehnlichen medicinischen Gewährsmännern anerkannt worden waren.

Sie haben, geehrter Herr, einige der neueren Arbeiten über diesen Gegenstand gelesen, einige Versuche an der Salpêtrière mitangesehen, Sie haben einige Auskunft mündlich erhalten. Aus diesen Elementen haben Sie sich eine eigene Ansicht über das Problem des Hypnotismus gebildet, und dann, ohne sich über die Frage gründlich genug aufgeklärt, ohne sich, wie nothwendig, in sie vertieft zu haben, ohne in Würdigung zu ziehen, was ausserhalb Ihrer nächsten Umgebung auf diesem Gebiete gearbeitet worden ist, gehen Sie hin und geben Ihr Urtheil ab, sagen, was nach Ihrer Meinung richtig, und was nach ihrer Meinung zweifelhaft ist, belehren uns, welche Methode der Forschung wir verfolgen sollten, und haben die Güte, den Beobachtern der Schule von Nancy die Fehler nachzuweisen, welche die von uns eingeschlagene Methode zeigt.

Gestatten Sie mir, auf einige Ihrer Ausstellungen zu antworten. Ich werde es mit all der Hochachtung thun, die Ihr Charakter und Ihr Talent fordern dürfen, aber auch mit all dem Freimuth der Ueberzeugung, welchen mir die Liebe zur Wahrheit und kein anderes Motiv eingiebt.

Sie schenken allen Arbeiten, die aus der Schule der Salpêtrière kommen, ein Vertrauen ohne Schranken; Sie setzen Allem ein gewisses Misstrauen entgegen, was von anderer Seite stammt. Dort erscheint Ihnen Alles erwiesen; dank einer wahrhaft wissenschaftlichen Methode ist einer Kritik jeder Anhalt entzogen: „Man geht (in der Salpêtrière) von den einfachsten und elementarsten Thatsachen aus, um sich von ihnen zu den complicirteren und schwierigeren Fragen zu erheben; man steigt von den physischen und klar daliegenden Thatsachen auf zu den versteckteren und schwieriger zu erklärenden Thatsachen psychologischer Natur." In Nancy dagegen, darf man Sie verstehen, setzen wir die elementaren, gröberen, physischen Phänomene zurück und streben darnach, vor Allem die aussergewöhnlichen und der Phantasie auffälligen Erscheinungen in den Vordergrund zu drängen; wir treiben wahrscheinlich die Suggestion zu weit, und vielleicht hat auch die Phantasie des Arztes einen guten Antheil an den therapeutischen Erfolgen, die wir zu erzielen, oder an den psychologischen Phänomenen, die wir zu erzeugen glauben.

Ich wende mich gegen diesen Haupteinwand, in dem mir die leitende Idee Ihres Aufsatzes enthalten scheint.

Niemand kann den Arbeiten der Schule der Salpêtrière bereitwilliger Gerechtigkeit widerfahren lassen als ich; ich bin zu sehr Schüler Charcot's, ich danke ihm einen zu grossen Theil meiner medicinischen Bildung, um nicht diesem hervorragenden Meister, dessen Name der französischen Medicin für alle Zeiten zur Ehre gereicht, die ihm gebührende Achtung zu erweisen.

Aber muss ich darum blindlings an alle wissenschaftlichen Behauptungen glauben, welche von irgend einem seiner Schüler ausgehen, die sich auf diesem reichen Beobachtungsgebiete ablösen? Thut dies der Meister selbst? Die Wissenschaft schreitet langsam inmitten unermesslicher Schwierigkeiten vor; neue Thatsachen werden täglich an's Licht gebracht, welche aufheben oder in Frage stellen, was Tags zuvor als sicher galt, und die Wahrheit reinigt sich nur langsam von den Schlacken, die sie trüben und dem Blick entziehen.

Wenn ich nicht als Ausgangspunkt meiner Studien die drei Phasen des hysterischen Hypnotismus, wie sie Charcot beschreibt: Lethargie, Katalepsie und Somnambulismus, angenommen habe, so geschah es, weil ich durch meine Beobachtungen nicht die Existenz dieser verschiedenen Zustände als besonderer Phasen feststellen konnte.

Ich musste, wie ich's in der Mittheilung an die Société de Biologie ausgesprochen habe, die Suggestion, d. h. das Eindringen der Vorstellung des betreffenden Phänomens in das hypnotisirte Gehirn auf dem Wege des Wortes, der Geberde, des Gefühles oder der Nachahmung, für den Schlüssel zum Verständniss aller von mir beobachteten hypnotischen Erscheinungen ansehen. Die angeblich physischen oder physiologischen Erscheinungen machten mir zum grössten Theile oder in ihrer Gesammtheit den Eindruck von psychischen Vorgängen. Ich beanspruche nicht, die Thatsachen, welche andere Beobachter gefunden haben, durch die Suggestion zu erklären, ich will blos an der Behauptung festhalten, dass ich dergleichen Phänomene niemals ohne Hilfe der Suggestion hervorrufen konnte. Hätte ich also, als Ausgangspunkt meiner Untersuchungen, jene elementaren, physischen und, wie Sie sagen, klar daliegenden Thatsachen nehmen sollen, die für mich keine Thatsachen sind? Bin ich darum von der echt wissenschaftlichen Methodik abgewichen, weil ich nur aus dem Folgerungen zog, was ich selbst gesehen hatte?

Ich will aber zugeben, dass diese rein physischen oder physiologischen Thatsachen richtig beobachtet und constant sein mögen! Ist es richtig zu behaupten, dass sie einfacher und elementarer, leichter aufzuklären sind als die psychologischen Thatsachen, die wir beobachtet haben? Ist es richtig, dass man sich von ihnen als den einfacheren zu den anderen, den complicirteren und schwierigeren, erheben kann? Keineswegs, denn es sind Thatsachen von grundverschiedener Natur.

Die suggestiven Erscheinungen finden im normalen und im krankhaften Leben ihre Gegenstücke, die Natur erzeugt dergleichen spontan. Die Lähmungen, Contracturen, Anästhesien, Sinnesfälschungen und Hallucinationen verwirklichen sich im natürlichen Somnambulismus,

in der Hysterie, im Alkoholismus und bei anderen Intoxicationen,
sie verwirklichen sich bei uns Allen im natürlichen Schlaf; denn wenn
wir auf natürliche Weise eingeschlafen sind, sind wir Alle suggerirbar
und hallucinationsfähig durch unsere eigenen inneren Sinneseindrücke
und durch Eindrücke, die uns von aussen kommen. Herr Alfred Maury
hat den sogenannten hypnagogischen Hallucinationen, die in der
Periode des Einschlafens auftreten, seine Aufmerksamkeit geschenkt;
es giebt Personen, welche auch unmittelbar nach dem Erwachen daran
leiden.

Wir erzeugen durch die Hypnose blos künstlich, was auch eines
spontanen Auftretens fähig ist.

Aber weit entfernt, in diesen Verhältnissen etwas Wunderbares zu
suchen, habe ich mich vielmehr bemüht, zur Analogie alle Thatsachen
heranzuziehen, die sich im physiologischen Leben beobachten lassen. Ich
habe auf das automatische Element in der Thätigkeit des Alltagslebens
hingewiesen, auf die reflectorischen und instinctiven Handlungen, die
allgemeine Gläubigkeit, die Nachahmung, auf den Einfluss der Vorstellung
auf das Handeln. Ich habe mich von der Suggestion im normalen
Zustand zur Suggestion in der Hypnose erhoben, und wenn Sie sich
die Mühe nehmen wollen, Capitel VIII meines Aufsatzes (und dieses
Buches) wieder zu lesen, werden Sie darin alle die Gedanken finden,
welche Sie selbst, nach mir, in andere Worte gekleidet, vorbringen.

Nehmen Sie dazu, dass die psychischen Erscheinungen, die wir
beobachtet haben, die Herr Richet und Andere beobachtet haben,
von allen Seiten bestätigt worden sind. Niemand bestreitet diese,
während die angeblichen physischen Phänomene von uns in Abrede
gestellt werden.

Für letztere findet sich im normalen und pathologischen Leben
nichts Analoges. Niemals hat noch eine Verletzung oder eine Einwirkung auf die behaarte Kopfhaut eine Contractur, Lähmung oder
einen somnambulen Zustand in dem Körpertheil erzeugt, welcher von
der unter der Stelle der Einwirkung liegenden Gehirnrindenpartie
in seiner Innervation abhängt! Ist das etwa eine einfache, leicht zu
erklärende Thatsache, wenn durch eine Berührung der Haut eine
Wirkung erzielt werden soll, die sich durch Haut, Haar, Knochen
und Meningen bis zum Gehirn fortsetzt, um sich dann auf der Gehirn-
partie zu localisiren, welche der äusseren Berührungsstelle entspricht?

Es giebt hierfür keine Erklärung nach dem gegenwärtigen Stande
der Wissenschaft. Wenn sich diese Angabe bewahrheiten sollte, müsste
man auf die Annahme eines Flüidums zurückgreifen, welches von der
Hand des Arztes ausströmt und im Stande ist, die häutigen und
knöchernen Hüllen des Schädels zu durchdringen; man müsste den
Mesmerismus wieder aufnehmen und im Hypnotismus zwei von einander
grundverschiedene Erscheinungsreihen gelten lassen; suggestive
Phänomene, die leicht zu verstehen sind, und fluidistische Phänomene,
deren Erklärung unmöglich ist, und deren Existenz uns für das
Verständniss der ersteren nicht das Mindeste leisten könnte. Wir in
Nancy haben uns blos mit dem Studium der suggestiven Erscheinungsreihe abgegeben.

Ein zweiter methodischer Fehler, dessen wir uns schuldig
gemacht haben sollen, und zwar, wie Sie behaupten, in der Absicht,

grösseres Aufsehen beim Publicum zu erregen, bestünde darin, dass wir nicht in irgend einer angebbaren Weise kranke, sondern gesunde Menschen zu unseren Versuchen benützt haben. Dieser Vorwurf muss alle wissenschaftlich Denkenden überraschen. Meines Wissens fällt es den Physiologen nicht ein, kranke Thiere auszuwählen, wenn sie den Verrichtungen des lebenden Organismus nachspüren wollen, oder den Psychologen, die Analyse der Fähigkeiten des menschlichen Geistes an kranken Gehirnen zu beginnen. Und warum hätten wir, die die Erscheinungen des provocirten Schlafes studiren wollten, uns dafür Hysterische aussuchen sollen, welche die Symytomatologie der normalen Hypnose durch abnorme oder pathologische Reactionen entstellen können? Wenn eine Hysterische, wie ich es oft gesehen habe, in der Hypnose von allgemeinen Krämpfen oder von einer vereinzelten Contractur z. B. einem Trismus befallen wird, wenn sie, wie ich es gleichfalls erlebt habe, aus dem hypnotischen Schlaf in den hysterischen übergeht, der ganz andere Eigenthümlichkeiten besitzt, glauben Sie, dass dann die Untersuchung der Phänomene, welche der Hypnose zukommen, durch die Zuthat der Symptome, welche der Hysterie angehören, erleichtert wird? Die Hypnose und der hysterische Anfall sind ja grundverschiedene Dinge! Aber damit habe ich einen Punkt berührt, der Ihnen am meisten am Herzen liegt!

Sie beugen sich vor der Macht der Thatsachen insoferne, als Sie die Realität der hypnotischen Suggestionen anerkennen; aber ein gewisser Gedankengang nöthigt Sie anzunehmen, dass die Suggestion nur bei nervösen Personen hervorgerufen werden kann, dass die Hypnose eine der Hysterie nahestehende Neurose ist, welche sich zwar in verkümmertem Massstab und ausnahmsweise auch bei gewöhnlichen Menschen erzeugen lässt, die aber zur Entfaltung aller ihrer Charakterzüge einen hysterischen oder neuropathischen Boden erfordert. Sie scheinen zu glauben, dass wir der Wahrheit ein wenig Gewalt anthun, wenn wir behaupten, wir hätten es nicht mit hysterischen oder neuropathischen Menschen zu thun gehabt; — natürlich sagen wir dies, um nicht mehr blos Aufsehen, nein, um Entsetzen zu erregen. Sie bemühen sich zu zeigen, dass die einzigen meiner Beobachtungen, welche etwas Bestimmtes ergeben haben, an Nervenkranken angestellt worden sind, während Sie allen anderen die Bezeichnung „wenig ausgeprägt, schlecht charakterisirt" verleihen.

Ich antworte auf diesen Ihren subjectiven Einwand, dass es allerdings richtig ist, dass viele meiner Beobachtungen sich auf Nervenkranke beziehen, weil ich nämlich solche Kranke vor allen Anderen einer systematischen Hypnotisation zu therapeutischen Zwecken unterziehe. Ich pflege keineswegs alle Kranken ohne Auswahl zu hypnotisiren, ich suche mir die heraus, denen ich durch die Hypnose zu nützen hoffe, und darum sind unter meinen Fällen die Nervenkranken in der Mehrheit. Aber ich kann Sie versichern, dass eine recht grosse Zahl von Beobachtungen Nichtnervenkranke angeht. Eines Tages habe ich im Beisein von Dr. Liégeois fast ein ganzes Krankenzimmer eingeschläfert, zumeist Phthisiker, Emphysematöse und Rheumatiker in Reconvalescenz; nur zwei von den Zwanzig waren Hysterische.

Sie erwähnen unter meinen Beobachtungen einen früheren Unterofficier, jetzt Eisenarbeiter, der im Treffen von Patay durch einen

Granatsplitter am Schädel verwundet worden war, und sprechen von
ihm als einem „schwer Nervenkranken". Ich sage freilich von ihm,
„dass seine Intelligenz gut ist, dass er von keinerlei nervöser Störung
in seiner Vorgeschichte berichtet, und dass er nicht an Anfällen von
spontanem Somnambulismus gelitten hat". Aber was nützt das? Sie
schreiben ihm doch ein schweres Nervenleiden zu, das nur in Ihrer
Phantasie existirt. Sie erklären auch einen meiner Kranken, den ich
als magenleidend bezeichne, für nervenkrank, weil ich seiner
Rhachialgie Erwähnung thue, und dabei übersetzen Sie „Rhachialgie"
mit „Schmerz im Rückenmark", was nicht richtig ist. Die „Rhachis"
ist eben so wenig das Rückenmark, wie der Schädel das Gehirn ist; das
Wort bedeutet Wirbelsäule, und alle Aerzte wissen, dass Magenleiden
von Wirbelempfindlichkeit begleitet sind, ohne dass dieses Symptom
auf ein Leiden des Rückenmarkes hindeutet; in der That hatte unser
Mann kein solches.

Wenn ich von einem früheren Matrosen, jetzt Eisenbahnbeamten
spreche, der an chronischem Gelenksrheumatismus leidet, wenn ich
hinzufüge: „Er ist ein intelligenter, durchaus nüchterner Mann, ziemlich
gebildet, keineswegs nervös und gar nicht leichtgläubig," wenn ich
dann erzähle, dass ich diesen Mann in tiefen Somnambulismus versetzen und ihm hypnotische sowie posthypnotische Hallucinationen
eingeben konnte, so glaube ich damit eine gut charakterisirte, deutlich ausgeführte Beobachtung wiedergegeben zu haben. Ich hätte
allerdings mehr Details mittheilen, den Zustand seiner Gelenke beschreiben und der Entwickelung seines Leidens nachgehen können,
aber damit hätte ich blos Züge hinzugefügt, welche für meine Absicht
vollkommen überflüssig sind. Ich habe auch ohne diess gesagt, was ich
zu sagen hatte.

Ein anderes Mal berichte ich „von einem gesunden, durchaus
nicht nervösen und sehr intelligenten Manne in hoher socialer Stellung",
dem ich während des Schlafes erfolgreich eine posthypnotische Geruchs-
hallucination eingegeben; oder ich erzähle die Erfolge der Suggestion
im Schlafe und im Wachen, die ich an einem lymphatischen 14jährigen
Jungen erzielt, welcher sich in der Reconvalescenz einer katarrhalischen
Nephritis befand, und den ich als „lymphatisch, intelligent, von guter
Schulbildung und in keiner Weise nervenkrank" charakterisire. Ich
hätte noch hundert andere Beobachtungen dieser Art mittheilen können,
aber sie wären alle für Sie „unvollständig beobachtet und wenig klar"
gewesen. Und doch rechne ich darauf, dass Sie mir zumuthen, ich wüsste
die Störungen des Nervensystems zu erkennen, und besässe wissenschaftlichen Freimuth genug, um nicht an der Wahrheit zu mäkeln.

Gewiss haben wir Alle ein Nervensystem und einen gewissen
Grad von nervöser Beeinflussbarkeit. Die hypnotische Suggestion
bedarf, um auf das seelische Leben einwirken zu können, einer gewissen Disposition, einer gewissen Empfänglichkeit des Gehirns; die
Versuchsperson muss es verstehen, sich zu sammeln und sich gleichsam mit der Vorstellung des Schlafes zu durchtränken. Aber diese
besondere Disposition, welche vielen Personen in einem gewissen
Masse eigen ist, ist durchaus nicht das ausschliessliche Vorrecht
neuropathischer und hysterischer Menschen. Es ist sehr richtig, dass
sie sich häufig bei Hysterischen ausserordentlich ausgebildet findet,

dass Hysterische durch einen Hauch somnambul gemacht werden können. Aber das ist keineswegs constant. Es giebt, wie Sie selbst sagen, Hysterische, die schwer zu hypnotisiren sind, es giebt Widerspenstige unter den Neuropathen; alle Irren, Melancholischen und Hypochonder, alle Personen mit leicht beweglicher Phantasie, die ihre Aufmerksamkeit nicht einzustellen verstehen, die von der Erregung übermannt werden, oder solche, deren Gehirn von mannigfaltigen Vorstellungen in Anspruch genommen ist, alle diese Personen bringen der Suggestion einen bewussten oder unbewussten moralischen Widerstand entgegen. Der Wille einzuschlafen oder die Vorstellung des Schlafes wird unbedingt erfordert. Ich habe Leute aus dem Volke, alte Militärs, Handwerker, kurz Personen, die an passivem Gehorsam gewöhnt sind, die gelehrige Gehirne haben, am tauglichsten für die Aufnahme der Suggestion gefunden. Intelligente, wohl ausgeglichene Menschen von lymphatisch-sanguinischem Temperament, die ihre Aufmerksamkeit ohne Voreingenommenheit und ohne Hintergedanken einzustellen verstehen, schlafen, wenn sie es wollen, viel besser ein als gewisse Neuropathen, deren erregte Gehirnthätigkeit an keinem Punkte eine Zeit lang stille halten kann.

Der hypnotische Schlaf ist im Grunde vom natürlichen Schlaf nicht wesentlich verschieden. Es wird nur erfordert, dass Jemand, der willentlich vor mir in natürlichen Schlaf verfällt, seine Gedanken auf meine Person eingestellt halte, damit er meinem Einfluss unterworfen bleibe. Kürzlich traf ich auf meiner Klinik eine arme phthisische Kranke schlafend, ich hatte sie niemals hypnotisirt. Ich berühre sanft ihre Hand und rufe ihr zu: „Wachen Sie nicht auf! Schlafen Sie weiter! Sie werden nicht aufwachen können!" Zwei Minuten später bleiben ihre aufgehobenen Arme kataleptisch stehen. Von ihrem Bette weggehend, trage ich ihr auf, nach drei Minuten zu erwachen. Ich komme einige Zeit nach ihrem Erwachen, das ungefähr zum angegebenen Termin stattfand, zurück, um mit ihr zu sprechen; sie weiss nichts von unserem Verkehr. Das war also ein Fall, in welchem ich mich während des natürlichen Schlafes in Rapport mit der Schlafenden setzen konnte, und das machte auch allein die Hypnose aus! Wie konnte sich dabei der Rapport herstellen? Ich vermuthe, dass die Kranke im Begriffe war zu erwachen, dass aber mein Befehl, weiter zu schlafen, das Erwachen abgebrochen hat; sie schlief nun von Neuem ein, diesmal im sogenannten hypnotischen Schlaf, d. h. im Rapport mit mir. Oder eine Mutter findet ihr Kind schlafend, sie spricht mit ihm, bekommt Antwort, giebt ihm zu trinken, das Kind trinkt, fällt dann in seine Betäubung zurück und hat beim Erwachen Alles vergessen. Das Kind war in Wirklichkeit hypnotisirt, d. h. im Rapport mit seiner Mutter. Ich glaube, dass alle Menschen hypnotisirbar sind, aber wir kennen nicht die Methoden, die erforderlich sind, um sie alle zu hypnotisiren. Wenn es einmal gelungen sein wird, ein sicher und constant wirkendes Schlafmittel zu entdecken, welches rasch Schlaf erzeugt, ohne aber die psychische Disposition ungeeignet zu machen, so dass also die schlafende Person ihre Gedanken auf die Person des Arztes gerichtet halten kann, dann wird vielleicht Niemand unserer suggestiven Beeinflussung entgehen können, so wie jetzt Niemand den hallucinatorischen Suggestionen entgehen kann,

welche ihm die eigenen Empfindungen während seines natürlichen
Schlafes eingeben.

Sie gehen so weit, zu vermuthen, dass der Erfolg der Versuche
von Liébault eine Art von suggestiver Epidemie in Nancy hervorgerufen hat, wie auf ähnliche Weise spiritistische, magnetische und
mesmeristische Epidemien entstanden sind. Und Sie bringen zur Unterstützung dieser Ansicht vor, dass der pathologische (spontane) Somnambulismus in den Spitälern von Paris sehr selten ist, während er
in letzter Zeit in den Spitälern von Nancy sehr viel häufiger angetroffen wurde. Diese Angabe ist nicht richtig. Der spontane Somnambulismus ist in Nancy ebenso selten, wie in Paris. Ich habe ihn
in unseren Spitälern niemals gesehen und meine Collegen hier waren
nicht glücklicher. Unsere Hypnotisirten leiden niemals an Anfällen
von spontanem Somnambulismus.

Was aber den künstlich provocirten Schlaf betrifft, so erzeugt
ihn Herr Charles Richet in Paris ebenso leicht, wie wir in Nancy,
und Herr Dr. Brémaud ebenso leicht in Brest. Ich selbst habe
kürzlich in einer Gesellschaft in Paris gelungene Versuche an einem
jungen Mann von zwanzig und an zwei Männern von vierzig Jahren
angestellt, die durchaus nicht neuropathisch waren, und doch glaube
ich nicht, dass ich den Bacillus dieser Epidemie von Nancy nach
Paris verschleppt habe. Der eine dieser Versuche verdient wegen
seines besonderen Interesses eine genauere Berichterstattung. Es
handelte sich dabei um einen prächtigen jungen Mann, gross und
schön, von ungewöhnlicher Begabung, von positiver Gedankenrichtung,
der der Erste seiner Classe in einer unserer höheren Unterrichts-
anstalten war. Er zeigte sich begierig nach einer Aufklärung in der
Frage der Hypnose, und verlangte darum selbst hypnotisirt zu werden,
wobei er versprach, sich mit allem Ernst und ohne Widerstand zu
benehmen. In weniger als zwei Minuten zeigte er Zufallen der Augenlider, suggestive Katalepsie, Contracturen und automatische Bewegungen. Nach seinem Erwachen behauptete er, alles gehört und
sich von allem Rechenschaft gegeben zu haben; da er aber ver-
sprochen hätte, ohne Widerstand zu gehorchen, hätte er gehorcht.
„Hätten Sie denn Widerstand leisten können?" fragte ich. „Wären Sie
im Stande gewesen, den erhobenen Arm zu senken trotz meiner
Versicherung, dass Sie es nicht können?" „Ich glaube ja," sagte er,
„bin aber nicht sicher. Einen Moment lang fing ich auch an, den
Arm zu senken (wie man in der That beobachten konnte). Aber
unterwegs befiel mich ein Bedenken, ich sagte mir: Nein, ich darf
den Arm nicht senken, und hob ihn wieder in die Höhe." War das
etwa nur Gefälligkeit?

Der junge Mann wusste es selbst nicht zu entscheiden. Neugierig
und von lebhaftem Wunsche beseelt, sich darüber aufzuklären, bat
er mich eine halbe Stunde später, ihn von Neuem zu hypnotisiren.
Er brauchte jetzt keine ganze Minute. Ich hob seine Arme und Beine
in die Höhe, sie behielten die Stellung. Jetzt sagte ich ihm: „Nun
machen Sie den Versuch! Bemühen Sie sich, Ihre Arme und Beine
zu senken; wenn Sie es können, wenn Sie noch Willenskraft haben,
wenden Sie sie an. Ich sage Ihnen aber vorher, dass es Ihnen nicht
gelingen wird." Er machte vergebliche Versuche und konnte trotz

all seiner sichtlichen Anstrengungen die den Gliedern gegebene Stellung nicht verändern. Ich drehe seine Arme um einander und sage dabei: „Versuchen Sie nur, die Arme aufzuhalten, Sie werden es nicht können." Er konnte der automatischen Drehung in der That nicht Einhalt gebieten. Nach seinem Erwachen war er überzeugt, dass es sich nicht blos um Gefügigkeit, sondern um eine materielle Unmöglichkeit, der Suggestion zu widerstehen, gehandelt habe. Ich habe diesen Versuch bei einer grossen Reihe von Personen mit gleichem Erfolge wiederholt. Charles Richet giebt bei der Erzählung ähnlicher Beobachtungen eine gute Beschreibung dieses seltsamen psychischen Zustandes. Es giebt viele Personen, die sich einbilden, sie seien nicht beeinflusst gewesen, weil sie sich erinnern, alles gehört zu haben, sie halten sich wirklich für Simulanten, und man hat alle Mühe, sie davon zu überzeugen, dass sie nicht die Freiheit besassen, nicht zu simuliren.

Diese Abschweifung kommt der Folgerung zu Hilfe, zu der ich gelangen will: Die Hypnose ist keine Abart der Hysterie, sie ist kein krankhafter Zustand, der auf dem Boden der Neuropathie erspriesst. Sie ist vielmehr ein physiologischer Zustand in gleicher Weise wie der natürliche Schlaf, aus dem sie entstehen kann; sie ist endlich bei der grössten Mehrzahl der Menschen zu erzeugen. Ihr höchster Grad, der tiefe Somnambulismus, ist weder selten anzutreffen, noch schwierig herbeizuführen.

Ist aber der Schluss gerechtfertigt, dass diese Enthüllungen geeignet sind, das Entsetzen im Volke zu erregen, dass die grosse Masse von nun ab der Hallucination verfallen ist, und dass es genügt, auf den harmlosen Spaziergänger einen Blick zu werfen, um ihn zu hypnotisiren? Das ist eine Uebertreibung, vor welcher Sie selbst als Denker und Lehrer der Moral das Publicum zurückzuhalten sich bemüht haben.

Es giebt keinen Magnetiseur und kein magnetisches Fluidum. Weder Donato noch Hansen können sich besonderer hypnotischer Kräfte rühmen. Der provocirte Schlaf hängt nicht vom Hypnotiseur, sondern vom Hypnotisirten ab; es ist sein eigener Glaube, der ihn einschlafen macht, es kann auch Niemand gegen seinen Willen hypnotisirt werden, welcher der Aufforderung widersteht. Ich schliesse mich gerne Ihnen an, um das Publicum wegen jeder unbegründeten Angst zu beruhigen, welche aus einer falschen Auslegung der Thatsachen entspringen könnte.

Damit soll aber nicht gesagt sein, dass die Sittenlehre und die Rechtspflege nicht von diesen Entdeckungen Kunde zu nehmen brauchen, dass alles erörtert, vorhergesehen und auf's Beste eingerichtet wäre — auch nicht in den besten Gesetzgebungen. Das hiesse wahrscheinlich aus Vorurtheil die Augen gegen eine an guten Neuerungen fruchtbare Wahrheit verschliessen. Sie haben sich auch nicht gescheut es auszusprechen, dass die Gesetzgeber und die Philosophen aus diesen Studien grossen Vortheil ziehen werden, und dass man Herrn Liégeois dafür Dank wissen muss, das Problem ungescheut vor die Schranken der Akademie gebracht zu haben.

Der künstliche Somnambulismus zeigt uns die extremen Fälle, in denen die suggerirte Handlung sich mit unwiderstehlicher Gewalt die Ausführung erzwingt. Aber im tiefen Schlaf geht nichts vor, was nicht sein Gegenstück, sein verkleinertes Analogon so zu sagen, im Wachen hätte. Der Schlaf steigert blos den physiologischen Automatismus, er erschafft ihn nicht von Neuem. Es kommen alle Uebergänge vor zwischen der unwiderstehlichen Suggestion und der vollkommen freien Willensentschliessung. Es ist auch ganz unmöglich, alle suggestiven Elemente abzuschätzen, welche sich ohne unser Wissen in Handlungen eindrängen, die wir der eigensten Initiative entsprungen glauben. Freier Wille und moralische Verantwortlichkeit: welch ernste und das Gemüth ergreifende Probleme! Wie peinlich bedrängen hier die philosophischen Bedenken das menschliche Gewissen!

Aber die Wahrheit ist niemals gefährlich! Nur die Unwissenheit ist schutz- und wehrlos. Sie sprechen von Massenhallucinationen! Nun wohl, diese bestanden, als man noch nichts von ihnen wusste, als man noch nicht ahnte, mit welch bemerkenswerther Leichtigkeit sich die Hallucination künstlich erzeugen lässt. Sie bestanden zur Zeit, als ein kindischer Glaube an Hexerei die besten Köpfe blendete, dem menschlichen Gehirn gleichsam eingepflanzt durch eine mehrhundertjährige Suggestion; als der Hexensabbath, die Zauberer, Succubi und Incubi, die Gnomen, bösen Geister, und all diese von der Phantasie erschaffenen Gespenster für Wahrheit und Wirklichkeit galten, als die zitternde Wissenschaft angesichts des brennenden Scheiterhaufens nicht wagen durfte, den allmächtigen Aberglauben niederzustrecken. Wie viel Verbrechen und Katastrophen, wie viel Justizmorde wären dem armen Menschengeschlechte erspart geblieben, wenn die wissenschaftliche Wahrheit früher an's Licht hätte dringen können! Die Geschichte des Teufels, der Besessenheit, der Hexenprocesse, des Zauberwesens, diese grossen, aus Suggestion erflossenen Massenhallucinationen lasten wie ein scheusslicher Alp auf den Jahrhunderten vor unserer Zeit. Und wieviel Aberwitz, von der Verblendung eines rohen Glaubens suggerirt, giebt es noch in unserer Zeit, der wie die Schatten vor dem Licht, vor der Fackel der wissenschaftlichen Wahrheit verschwinden wird!

Gestatten Sie mir, sehr geehrter Herr, diese allzu lang gewordene Erwiderung mit den Worten Baco's zu beschliessen, über die nachzudenken ich reichlich Gelegenheit hatte. „Der menschliche Geist empfängt die Aufklärung der Welt nicht mit Aufrichtigkeit, er mengt seinen Willen und seine Leidenschaften hinein; auf diese Weise schafft sich ein Jeder eine Wissenschaft nach seinem Geschmack, denn die Wahrheit, die ein Mensch am bereitwilligsten aufnimmt, ist die, die ihm gefällt!"

ZWEITER THEIL.

Die Heilwirkung der Suggestion.

Erstes Capitel.

Die Heilkraft der Phantasie. — Talismane und Amulette. — Bericht der Société royale de médecine über die Magnetotherapie des Abbé Lenoble. — Verfall und Wiedererhebung des medicinischen Magnetismus. — Verschiedenartige magnetische Proceduren in alter und moderner Zeit. — Die Heilkünstler. — Heilungen durch die Macht der Einbildungskraft. — Wunderheilungen von Lourdes. — Die therapeutische Suggestion. — Heilerfolge der alten Magnetiseure. — Lehre von Braid; dessen theoretische Ansichten über den Mechanismus der Heilungen. — Methode von Liébault, Suggestion durch die Rede. — Ueberschau der so erzielten Heilerfolge und der verschiedenen Verfahren der Suggestion — Missglücken in Folge der Krankheit oder der Versuchsperson. — Die Autosuggestionisten.

Die menschliche Phantasie, diese unübertroffene Wunderthäterin, ist es, welcher alle Talismane und Amulette ihre Heilkraft verdanken.

Hören wir, wie Charpignon[1]) sich hierüber äussert: „Von den Steinen an, die der hebräische Hohepriester auf seinem Brustschild und die Priester der Kybele am Gürtel trugen, bis zu den Scarabäen, Händen und Reifen aus Stein, welche alle Orientalen, Griechen und Römer um den Hals hängten, und bis zu den Anhängseln unserer modernen Damen, haben wir in all diesen Gegenständen nichts Anderes zu erblicken, als verschiedene Gestaltungen des magischen Talismans mit seiner uralten geheimnissvollen Zaubermacht."

„Paracelsus, dieser grosse Vertreter des Mysticismus", fügt derselbe Autor hinzu, „war offenbar nicht im Unklaren über die Wirkungsweise der Amulette und ähnlicher Dinge, wenn er nachstehende scharfsinnige Bemerkung niederschrieb: „Es ist gleichgiltig, ob Ihr an etwas Echtes oder an etwas Falsches glaubt, es wird Euch die gleiche Wirkung thun. Wenn ich an eine Statue des heiligen Petrus glaube, wie ich an den Heiligen selbst glauben würde, wird mir die Statue auch dieselbe Wirkung thun wie der heilige Petrus, nur dass dies ein Aberglauben ist. Es ist immer nur der Glaube, der diese Wunder thut, und ob er etwas Echtem oder etwas Falschem gilt, seine Zauberkraft ist dieselbe."

Diesen Worten können wir die Aeusserung eines Autors aus dem XVI. Jahrhundert, Peter Pomponazzi aus Mailand, die wir bei Hack Tuke[2]) citirt finden, an die Seite stellen." „Man kann sich leicht

---

[1]) Charpignon, Etudes sur la Médicine animique et vitaliste. Paris 1884, G. Baillière 1884.

[2]) Hack Tuke, Geist und Körper. Uebersetzung von Kornfeld. Jena 1888.

vorstellen, welch wunderbare Wirkungen das Zutrauen und die Erwartung der Kranken erzeugen können, zumal wenn Beides von den
Personen getheilt wird, welche auf die Kranken einwirken. Die
Wunderheilungen, welche man gewissen Reliquien zuschreibt, sind
nichts Anderes als ein Effect dieser vertrauensvollen Erwartung der
Phantasie: Ungläubige und Philosophen wissen sehr wohl, dass die
Kranken nicht minder ihre Gesundheit wiederlangen würden, wenn
man irgend ein anderes Skelet an die Stelle der heiligen Gebeine
brächte; sie müssten nur des Glaubens sein, dass sie die echten Reliquien vor sich haben."

Der Magnetstein, dessen sich die Aegypter bei der Bereituug ihrer
Schutzamulette bedienten, hat zu allen Zeiten Gicht-, Kopf- und Zahnschmerzen und Hysterien geheilt. Im vorigen Jahrhundert haben die
von dem berühmten Wiener Astronomen Pater Hell hergestellten
künstlichen Magneten, die als magnetische Armaturen angewendet
wurden, Krämpfe, Zuckungen und Lähmungen beseitigt. In der Form,
die ihnen der Abbé Lenoble gegeben, als dauernd zu tragende
Armaturen, haben sie sich nicht minder wirksam bei schweren Erkrankungen des Nervensystems erwiesen.

Wir wollen ein wenig bei der Magnetotherapie verweilen, weil
diese neben der Metallotherapie von Burcq wirklich die Vorläuferin
der hypnotischen Therapie gewesen ist. Wie der ärztliche Magnetismus des Paters Hell den animalischen Magnetismus von Mesmer
vorbereitet hat, so ist die moderne Magnetotherapie eine Vorbotin der
hypnotischen Suggestion gewesen.

Der Abbé Lenoble hatte es durch vervollkommnete Methoden
dahin gebracht, künstliche Magnete von einer bishin unbekannten Stärke
zu erzeugen, und deren therapeutische Wirkungen untersucht. Im Jahre
1771 eröffnete er in Paris eine Niederlage seiner Magneten und kündigte Stücke an, die für die Handgelenke, für die Brust u. dergl. bestimmt waren, er hatte ferner magnetische Armbänder und magnetische
Kreuze. Im Jahre 1877 wandte er sich an die Société royale de médecine mit dem Anfordern, die Richtigkeit seiner Angaben zu prüfen.
Die Gesellschaft beauftragte Andry und Thouret, seine Versuche
zu wiederholen, und diese beiden Forscher erstatteten hierüber einen
in die Denkschriften der Gesellschaft aufgenommenen Bericht, welcher
in jeder Zeile das Gepräge einer nüchternen Urtheilskraft und eines
streng wissenschaftlichen Geistes trägt.

Andry und Thouret berichten über achtundvierzig Fälle, in
denen von ihnen oder in ihrer Gegenwart der Magnet angewendet
wurde; es handelte sich in denselben um Zahnschmerzen, rheumatische
Schmerzen, nervöse Kopf- und Kreuzschmerzen, Gesichtsneuralgien,
Tic douloureux, Magenkrampf, krampfhaftes Schluchzen, Herzklopfen,
verschiedene Formen von Zittern, allgemeine Krämpfe, hysteroepilep-
tische Anfälle u. dergl.

Ein Theil der beobachteten Heilwirkungen trat unmittelbar nach
Anlegung des Magneten auf. So zeigten sich in mehreren Beobachtungen
heftige neuralgische Schmerzen jedesmal durch die Berührung des
Magneten beruhigt, spastische und krampfhafte Phänomene verschwanden sofort nach Anlegung desselben, ein nervöser Husten
wurde augenblicklich unterdrückt, um nicht wieder zu erscheinen.

In einem der Fälle wurden krampfhafte Bewegungen eines Armes sowie eine Contractur, welche die Gebrauchsfähigkeit einer Hand beeinträchtigte, während des betreffenden Tages aufgehoben oder doch merklich abgeschwächt. Rheumatische Schmerzen wurden unterdrückt, und wenn sie nach Abnahme des Magneten wiederkehrten, wichen sie doch von Neuem, sobald der Magnet wieder angelegt wurde. Bei einigen Personen traten Schmerzen ähnlicher Natur, wie die von einer Stelle durch den Magneten vertrieben worden waren, an anderen Körperstellen wieder auf; es genügte aber dann, einige Magnetstücke aufzulegen, um sie auch von dort zu vertreiben. Endlich brachte die Anwendung von Magneten mehrmals eine rasche und unverkennbare Linderung bei Zahnschmerzen hervor. Man konnte auch beobachten, dass es, wenn ein Magnet bei einer Person die Schmerzen oder sonstigen Störungen nicht beruhigt hatte, gegen welche er bei anderen geholfen hatte, blos einer längeren Dauer der Anwendung oder eines stärkeren Magneten bedurfte, um die Wirkung zu erzielen. Endlich ist noch anzuführen, dass der Magnet gelegentlich die krankhaften Zustände zu steigern oder solche selbst aus Eigenem hervorzurufen schien.

Einmal geschah es, dass der Anbringung einer magnetischen Binde Fieber und Kopfschmerz folgten, welche wieder verschwanden, als man den Apparat entfernte. Bei einer Epileptischen traten unablässige Ohnmachtszustände leichterer Natur auf, welche verschwanden, sobald man die magnetischen Stücke entfernte, auch schien die Heftigkeit der epileptischen Anfälle zuzunehmen. Auch eine zweite Kranke, die mit einer Lähmung nervöser Natur behaftet war, empfand kurze Zeit nach Anlegung des Magneten dieselben Ohnmachtsanwandlungen. Bei jeder Veränderung an den Armaturen beobachtete man Empfindungen verschiedener Art, Wärmegefühl in den betreffenden Körpertheilen. Schwindel, Ueblichkeit, Herzklopfen, Kopfschmerzen, Hautjucken, Ziehen und Zittern in den Gliedern, Unruhe der Eingeweide u. dergl. Kurz, die Beauftragten der Société royale de médecine gestanden dem thierischen Magnetismus, ohne in übermässigen Enthusiasmus zu verfallen, nur auf die unabweisliche Beobachtung des Thatsächlichen gestützt, einen realen Einfluss zwar nicht auf organische Nervenkrankheiten, wohl aber auf nervöse Störungen verschiedener Art zu, welcher Einfluss durch weitere Beobachtungen genauer festzustellen sei.

Nach Andry und Thouret haben noch verschiedene andere gute Beobachter, darunter Marcellin, Hallé, Laennec, Alibert, Cayol, Chomel, Récamier und Alexander Lebreton, die Wahrheit der grössten Zahl dieser Beobachtungen bestätigt. Trousseau äussert sich im Dictionnaire de Médecine von 1833 wie folgt über den Gegenstand: „Ich habe mich des Magneten zu wiederholten Malen bedient und muss, was meinen persönlichen Eindruck betrifft, versichern, dass dieses therapeutische Agens auf die Körpertheile, mit denen es in Berührung gebracht wird, einen Einfluss ausübt, den man unmöglich der Einbildung der Kranken zuschreiben kann. Ich habe gesehen, dass durch denselben neuralgische Schmerzen gelindert, Anfälle von nervöser Dyspnoë rasch unterdrückt wurden u. dgl. m. Ich weiss, dass Laennec des Magneten rühmend bei der Behandlung der Angina pectoris erwähnt. Ich habe selbst zwei Beobachtungen gesammelt, die mir beweisen, dass der Magnet zum Mindesten die Heftigkeit der Anfälle herabsetzt, wenn er auch nicht die Krankheit selbst heilt. Bei Rheumatismus sind mittelst des Magneten unzweifelhafte Heilungen erzielt worden, allerdings von kurzer Dauer, wie fast immer bei diesem Leiden; ich könnte zum Belege die Geschichte eines Marschalls von Frankreich anführen, dem bei seinen rheumatischen Schmerzen nur die magnetischen Armaturen Linderung brachten." Aber trotz dieser Parteinahme Trousseau's blieben alle diese Versuche vollkommen unfruchtbar. Dieselbe Missachtung, welche den thierischen Magnetismus getroffen hatte, der mit Mesmer in den Sumpf eines gefährlichen Charlatanismus gesunken war, anstatt dass er auf dem Boden der wissenschaftlichen Beobachtung reiche Früchte getragen hätte, dieselbe Missachtung scheint auch der Magnetotherapie zu Theil geworden zu sein. Der Magnet verlor seinen Platz im ärztlichen Heilschatz. Als vor nun 35 Jahren Dr. Burcq seine Lehre von der Metallotherapie dem ärztlichen Publicum vortrug, fand er nichts als Unglauben. Erst im Jahre 1876 erweckte seine Stimme ein Echo in der Salpêtrière. Nun feierten Metallo- und Magnetotherapie ihre Auferstehung; aber von den vielen Eigenschaften, die man den Metallen und den Magneten zugeschrieben hatte, wurde doch nur eine anerkannt und zweifellos gemacht, nämlich die ästhesiogene Wirkung. Der Magnet hat so wie auch die Metalle in vielen Fällen die Kraft, die verlorene Sensibilität wiederherzustellen.

Ich habe selbst eine Reihe von Versuchen angestellt, um den Werth der Magnetotherapie bei verschiedenen Nervenstörungen festzustellen. Dieselben sind in der Révue médicale de l'Est 1881 abgedruckt.

Ich fand, dass der Magnet bei manchen Personen in der That einen, obzwar nicht constanten, Einfluss auf verschiedene nervöse Störungen ausübt. Aber während ich mit diesen Arbeiten beschäftigt war, kam die Suggestionsmethode von Liébault zu meiner Kenntniss und lieferte mir therapeutische Erfolge von ganz anderer Constanz und Promptheit. Was der Magnet leisten kann, das leistet jedesmal auch eine einfache Suggestion, und ich fragte mich daher, ob die therapeutische Wirksamkeit der Metalle und Magneten nicht blos eine Wirksamkeit durch Suggestion sei. Eine meiner später mitzutheilenden Beobachtungen sprach in demselben Sinne. Ich möchte aber nicht behaupten, dass dies der wirkliche Sachverhalt sei; diese Entscheidung bleibe vielmehr späterer Beobachtung vorbehalten. Sicher ist nur, dass die Suggestion bei den Erfolgen, die man durch Magnetotherapie erzielt, eine sehr grosse Rolle spielt. Vielleicht ist die Heilung durch Magneten und Metalle wirklich nichts Anderes als eine Heilung durch Suggestion. Wenn Trousseau hätte sehen können, was die Einbildungskraft im hypnotischen Schlaf zu leisten im Stande ist, hätte er gewiss die therapeutische Wirkung des Magneten auf keinen anderen Mechanismus zurückgeführt.

Ich glaube, man wird jetzt ohne Weiteres verstehen können, wie die verschiedenartigsten Verfahren und Manöver von der Urzeit an bis auf unsere Tage einen Einfluss auf die Heilung von Krankheiten üben konnten. Denken wir an die Anrufungen der ägyptischen Priester, die für jedes Glied die Heilung von einer besonderen Gottheit, unter deren Schutz dieses Glied stand, erflehten, an die magischen Formeln, welche den Gebrauch der einfachen Heilmittel gegen die Krankheiten lehrten, das Heilverfahren der Nachkommen des Aesculap, welches in den Tempeln dieses Gottes geübt wurde. Denken wir ferner an das sympathetische Pulver des Paracelsus, an die metallischen „Tractoren" von Perkins und die pseudo-metallischen (hölzernen), aber ebenso wirksamen von Haygarth und Falconer, an die Homöopathie unserer Tage und an die Medicin des Conte Mattei. Bedarf es noch der Erwähnung, dass das „Toucher du Roi", die Wunderheilungen auf dem Grabe des Diakonus Pâris, die nicht minder wundersamen Heilungen von Knock in Irland und gar von Lourdes in Frankreich eben hierher gehören? Und dass das Gleiche von den zahlreichen Naturheilkünstlern gilt, von denen einige wie gewisse Magnetiseure im guten Glauben lebten, mit übernatürlichen Heilkräften ausgerüstet zu sein, und welche die Suggestion ausübten, ohne es zu wissen, wie der Irländer Greatrakes, der deutsche Priester Gassner, der Abbé Fürst y. Hohenlohe, der Pater Mathew, der Bauer aus der Umgebung von Saumur, der Zuave Jacob und so viele andere Leute, deren es an allen Orten giebt, und deren Ruhm nicht über die Gegend hinausreicht, in welcher sie ihre geheimnissvolle Kraft wirken lassen!

Darf die Suggestion nicht auch einen Antheil an der Wirksamkeit gewisser interner hydriatischer und elektrischer Curen für sich in Anspruch nehmen? Ich zweifle nicht daran. Hack Tuke schreibt: „Ein Dr. John Tanner rühmt ausserordentlich die Behandlung der hysterischen Aphonie durch Application eines Elektromagneten auf die blosse Zunge. Er berichtet, dass er sich dieser Methode in mehr als fünfzig Fällen bedient hat, ohne dass sie ihn ein einziges Mal im Stiche gelassen habe. Er hebt vier Fälle besonders hervor; im ersten Falle leitete sich die Wiederkehr der Stimme mit einem lauten Schrei ein, im zweiten kam die Stimme augenblicklich wieder, im dritten Falle kam die Stimme gleichfalls wieder, ging aber nach zehn Minuten neuerdings verloren und stellte sich dann auf neuerliche Anwendung des Elektromagneten endgiltig her; im vierten Falle erzielte er gleichfalls eine sofortige Heilung." Dr. Tanner fügt die folgende Bemerkung hinzu: „Es ist von höchster Wichtigkeit, vor Anwendung des Elektromagneten dem Kranken einzureden, dass er geheilt werden wird; gelingt es nicht, ihm diese Ueberzeugung beizubringen, so wird die Behandlung mit dem Magneten wahrscheinlich erfolglos bleiben."

Herr Dr. Lisle hat diese Beeinflussung des Physischen durch das Psychische in einer scharfsinnigen Studie auseinander gesetzt, welche er „Homéopathie orthodoxe" betitelt und in der „Union medicale" (24. und 26. October 1861) zum Abdruck gebracht hat. Den Lesern, welche eingehendere Studien über dieses Thema zu machen wünschen, empfehle ich noch die Lectüre des Artikels „Imagination" von Virey im Dictionnaire des sciences médicales (60 Bände), die Werke von Padioleau (Médecine morale) und von Charpignon (Études sur la médecine animale et vitaliste), das Buch von Liébault (Du Sommeil et des États analogues considérés surtout au point de vue de l'action du moral sur le physique), und vor allen das modernere Werk von Hack Tuke (Influence of the Mind upon the body in health and disease designed to elucidate the action of the imagination London 1884).

Ehe wir auf unseren eigentlichen Gegenstand, nämlich auf die hypnotische Suggestion, eingehen, wollen wir einige Beobachtungen von Heilungen vermittelst des Einflusses der Einbildungskraft nach den Berichten der Autoren anführen. Diese Thatsachen sind zwar allgemein bekannt, aber es ist gut, an sie von Neuem zu erinnern, da sie uns zeigen, dass zu allen Zeiten gethan worden ist, was wir nun thuen. Die Suggestionstherapie ist nichts Neues; neu ist blos ihre systematische Anwendung und ihre endgiltige Anerkennung von Seiten der täglichen medicinischen Praxis.

Sobernheim (citirt nach Charpignon) erzählt, dass ein Arzt einen Mann mit Zungenlähmung behandelte, bei dem keinerlei Heilverfahren anschlagen wollte. Der Arzt wollte nun bei ihm ein neues Instrument seiner eigenen Erfindung in Anwendung bringen, von dem er sich einen ausgezeichneten Erfolg versprach. Ehe er zu dieser Operation schritt, führte er ihm aber ein Taschenthermometer in die Mundhöhle ein. Der Kranke hält dieses für das heilbringende Instrument und bricht nach wenigen Minuten in den Freudenschrei aus, er könne die Zunge wieder frei bewegen.

Unter meinen eigenen Krankengeschichten wird man einige ganz ähnliche Beobachtungen finden. Auf meine Abtheilung wurde ein junges Mädchen aufgenommen, welches seit vier Wochen eine höchstgradige nervöse Aphonie hatte. Ich stellte die Diagnose und setzte meinen Schülern auseinander, dass die nervöse Aphonie mitunter einer elektrischen Durchströmung des Kehlkopfes augenblicklich weicht, und dass letztere dabei blos durch ihren suggestiven Einfluss wirkt. Ich lasse den Inductionsapparat holen, versuche aber vorher eine einfache Suggestion durch Behauptung. Ich lege also meine Hand auf den Kehlkopf der Kranken, rücke ein wenig mit demselben und sage: „So, jetzt können Sie wieder laut sprechen." Darauf lasse ich sie zuerst a, dann b, dann Marie nachsprechen; sie behält ihre gute Stimme bei, die Aphonie ist geschwunden.

„Die Bibliothèque choisie de médecine," erzählt Hack Tuke, „berichtet ein schlagendes Beispiel von der Wirkung, welche die Phantasie während des Schlafes auf die Thätigkeit der Gedärme ausüben kann. Die Tochter des hannoveranischen Consuls, ein achtzehnjähriges Mädchen, sollte am nächsten Morgen Rhabarber einnehmen, gegen welches Medicament sie eine besondere Abneigung hatte. In der Nacht vorher träumt sie, dass sie den abscheulichen Trank bereits eingenommen hat, und die Wirkung dieser imaginären Medication geht so weit, dass sie erwacht und fünf bis sechs flüssige Entleerungen bekömmt."

Dieselbe Wirkung berichtet Demangeon (De l'imagination, 1879): „Ein Mönch sollte am nächsten Morgen zum Abführen einnehmen. Er träumt in der Nacht vorher, dass er das Medicament bereits genommen hat, wacht folgerichtig auf, um dem Drange der Natur nachzugeben, und hat darauf acht reichliche Entleerungen."

Von all den Momenten aber, welche durch ihre Wirkung auf die Phantasie den cerebralen Mechanismus einer „Wunderheilung" auslösen können, kommt keines an Stärke der frommen Gläubigkeit nahe. Eine nicht geringe Anzahl der gut beglaubigten Wunderheilungen ist sicherlich dieser Einwirkung zuzuschreiben.

Eine Prinzessin Schwarzenberg litt seit acht Jahren an einer Paraplegie, um deren wegen die hervorragendsten Aerzte Deutschlands und Frankreichs vergebens zu Rathe gezogen worden waren. Endlich führte im Jahre 1821 der Prinz Hohenlohe (Priester seit 1815) der Prinzessin einen Bauern zu, welcher ihn von der Kraft des Gebetes für die Heilung von Krankheiten zu überzeugen gewusst hatte. Die Beiden nehmen der Kranken die mechanischen Apparate ab, welche ihr Dr. Heim vor Monaten angelegt hatte, um die Steifigkeit der Beine zu bekämpfen. Der Priester fordert die Gelähmte auf, ihren Glauben mit dem seinigen und dem des Bauern zu vereinigen. „Fühlen Sie sich schon geheilt?" fragt er. — „Ja, ich glaube es in aufrichtiger Frömmigkeit." — „Dann stehen Sie auf und gehen Sie." Nach diesen Worten stand die Prinzessin auf, ging im Zimmer hin und her und versuchte bereits die Treppen auf und ab zu steigen. Am nächsten Morgen begab sie sich in die Kirche. Sie hat seither den freien Gebrauch ihrer Gliedmassen behalten. (Nach Charpignon.)

Wie man sich leicht denken kann, handelte es sich in diesem Falle um eine jener Lähmungen neurotischer Natur, die so häufig vorkommen, so hartnäckig sein können und gelegentlich einer starken Gemüthserregung augenblicklich weichen.

Dasselbe kann bei hysterischen Contracturen geschehen. „Eine lebhafte Gemüthsbewegung," sagt Charcot, „ein Zusammentreffen von Umständen, welches der Phantasie einen starken Eindruck macht, das Wiederauftreten der Periode nach längerer Pause u. dgl. kann mitunter den Anlass zu einer dieser plötzlichen Heilungen geben."

In meinem Spitale habe ich drei Fälle dieser Art gesehen, über die ich kurz berichten will.

1. Im ersten Falle handelte es sich um eine Contractur eines Beines von mindestens vierjährigem Bestande. Die Unbotmässigkeit der Kranken nöthigte mich einmal, ihr eine tüchtige Strafpredigt zu halten und mit Entlassung zu drohen. Am nächsten Tage war ihre Contractur verschunden.

2. Im zweiten Falle handelte es sich gleichfalls um eine Frau, die an Contractur einer einzigen Extremität litt. Eigentliche hysterische Anfälle hatten sich bei ihr seit Langem nicht gezeigt. Diese Frau wurde des Diebstahls beschuldigt; unter der moralischen Erschütterung, welche diese Anklage hervorrief, löste sich plötzlich die Contractur, die seit mehr als zwei Jahren angehalten hatte.

3. Der dritte Fall betraf eine Contractur von hemiplegischer Ausbreitung, die rechte Seite war die befallene, der Arm am stärksten ergriffen. Die Heilung trat fast plötzlich achtzehn Monate nach Beginn der Erkrankung ein, und zwar in Folge eines heftigen Aergers.

Charcot erinnert bei einem solchen Anlasse an einen Aufsatz von Littré in der Revue de philosophie positive, betitelt: Un fragment de médecine rétrospective (Miracles de Saint Louis). In demselben findet man die Geschichte der Heilung mehrerer Lähmungen, welche sich nach einer Wallfahrt zum Grabe des heiligen Königs Louis IX. in Saint Denis vollzog[3]).

---

[3]) Charcot, Leçons sur les maladies du système nerveux. Paris 1872—1873.

Ich will im Folgenden auch eine kurze Darstellung von einigen Wunderheilungen geben, die sich in Lourdes vollzogen haben. Ich folge dabei dem Berichte des Herrn Henri Lasserre.

1. Katharina Latapie-Chouat war im October 1856 von einer Eiche herabgestürzt und hatte sich eine arge Verrenkung am rechten Arm, besonders an der Hand, zugezogen. Die Einrichtung gelang zwar, aber trotz aller erdenklichen Mühe blieben Daumen, Zeige- und Mittelfinger starr gebeugt, so dass man sie weder ausstrecken, noch die geringste passive Bewegung mit ihnen vornehmen konnte. Die Kranke kam auf den Gedanken, sich zur Grotte von Massabielle zu begeben, die 6 bis 7 *km* von ihrem Wohnorte entfernt war. Sie kam mit Tagesanbruch dort an, betete und tauchte ihre Hand in das wunderthätige Wasser. Sofort richteten sich ihre Finger auf, liessen sich einander nähern und von einander entfernen und zeigten dieselbe vollkommene Beweglichkeit wie vor dem Unfall.

Der Leser wird unter den Krankengeschichten dieses Buches ganz ähnliche Fälle finden, in denen eine Contractur der Hand, die einst auf organische Veränderungen begründet war, aber durch eine rein functionelle Nervenstörung unterhalten wurde, einer Suggestion augenblicklich nachgab.

2. Marie Lanou-Domengé, Bäuerin, 24 Jahre alt, litt seit drei Jahren an einer unvollständigen Lähmung der linken Seite; sie konnte keinen Schritt ohne Unterstützung machen. Eines Tages hörte sie von der Quelle von Massabielle sprechen und entschloss sich, einen Bekannten nach Lourdes zu schicken, um von der Quelle selbst ein wenig des heilkräftigen Wassers zu holen. Als das Wasser angelangt war, liess sie sich aus dem Bette heben und ankleiden; zwei Personen mussten sie stützen und bei den Schultern halten, während sie sich auf die Beine stellte. Nun streckte sie ihre Hand zitternd gegen das heilbringende Wasser aus, tauchte ihre Finger ein, machte ein grosses Kreuz über dasselbe, führte dann das Glas an die Lippen und trank den Inhalt langsam aus. Nachdem sie getrunken, richtete sie sich hoch auf, begann am ganzen Leibe zu zittern und stiess den Freudenschrei aus: „Lasst mich los! Lasst mich sofort los! Ich bin geheilt." Nun begann sie im Zimmer zu gehen, als ob sie nie gelähmt gewesen wäre.

Auch für diesen Fall bietet unsere Sammlung ein Gegenstück, die Beobachtung einer alten Frau, welche sich seit zwei Monaten nicht aufrecht zu halten vermochte und nach zweimaliger hypnotischer Suggestion gehen konnte.

3. Der fünfjährige Tambourné zeigte nach Angabe der Aerzte seit mehreren Monaten die Symptome einer beginnenden Coxitis: lebhafte Schmerzen am Knie, dumpferen Schmerz an der Hüfte, Wendung der Fussspitze nach aussen, anfänglich Hinken, später Unfähigkeit sich zu bewegen, ohne dabei heftigen Schmerz zu empfinden. Die Ernährung ging schlecht von Statten, Speisen wurden schlecht vertragen, in Folge dessen starke Abmagerung. Die Mutter trug das Kind auf ihren Armen zur Grotte und badete es im wunderthätigen Wasser. Das Kind verfiel in eine Art von Extase, hatte die Augen weit geöffnet und den Mund halb aufgerissen. „Was ist Dir denn?" fragte die Mutter. — „Ich sehe den lieben Gott und die heilige Jungfrau," erwiderte das Kind. Nachdem es zu sich gekommen war, rief es aus:

„Mutter, meine Krankheit ist geheilt. Ich habe keine Schmerzen mehr, ich kann wieder gehen." — Es ging zu Fuss nach Lourdes zurück und blieb geheilt.

Vor Kurzem hat sich Charcot in einer klinischen Vorlesung über die nervöse Coxalgie wie folgt geäussert: „Wir wissen aus den Beobachtungen verschiedener Forscher, dass diese psychischen Arthralgien, seien sie nun traumatischer oder anderer Herkunft, gelegentlich mit einem Schlage heilen, und zwar in Folge einer lebhaften Gemüthserregung oder einer religiösen Ceremonie, welche der Phantasie einen grossen Eindruck macht."

4. Frl. Massot-Bordenave aus Arras, 53 Jahre alt, hatte im Mai 1858 eine Krankheit durchgemacht, bei der ihre Hände und Füsse einen Theil ihrer Beweglichkeit und ihrer Kraft dauernd eingebüsst hatten. Die Finger standen in halber Beugung. Sie war nicht im Stande, sich selbst das Brod zu schneiden. Sie begab sich zu Fuss in die Grotte, wusch sich dort Hände und Füsse und ging geheilt von dannen. Ihre Finger hatten sich aufgerichtet und ihre Beweglichkeit wiedergewonnen.

5. Fräulein Marie Moreau, 16 Jahre alt, erkrankte im Januar 1858 an einem Augenleiden; es kam zur Amaurose, das eine Auge schien ganz verloren, das andere war sehr schlecht; alle Heilversuche waren gescheitert. Am 8. November begann die Kranke eine neuntägige Andacht. An demselben Abend um 10 Uhr tränkte sie eine Binde mit Wasser von Lourdes und bedeckte damit ihre Augen. Als sie am nächsten Morgen die Binde abnahm, war das erkrankte Auge genesen und das verloren geglaubte wieder sehtüchtig geworden.

Bekanntlich giebt es in der Hysterie Amblyopien und selbst vollkommene Amaurosen, auch unabhängig von hysterischen Anfällen. In unseren Krankengeschichten findet man auch Amblyopien, die auf Anwendung des Magneten — oder, wenn man will, auf Suggestion — sofort geheilt worden sind. Auch Braid berichtet über einen merkwürdigen Fall von neurotischer Amblyopie traumatischer Herkunft, welcher auf eine einzige hypnotische Sitzung fast geheilt wurde.

6. Fräulein v. Fontenay, 28 Jahre alt, litt seit sieben Jahren an einer Lähmung der Beine. Dieselbe war nach zwei unglücklichen Stürzen aus dem Wagen und vom Pferde, welche ihren Organismus erschüttert und ein Uterinleiden hervorgerufen hatten, entstanden. Die verschiedenartigsten Behandlungsmethoden, zwei Badecuren in Aix, Homöopathie, Hydrotherapie, Glüheisen u. A. hatten nichts gefruchtet. Mit Ende Januar 1873 vermochte sie sich nicht auf den Beinen zu halten. Ausserdem litt sie an heftigen innerlichen Schmerzen und an Anfällen von nervöser Verzweiflung. Sie begab sich am 21. Mai 1873 nach Lourdes; während einer neuntägigen Andacht stellten sich ihre Kräfte langsam wieder her; nach derselben, am 9. Juni, konnte sie zu Fuss in der Procession mitgehen. Aber ihre Lähmung kehrte am Tage nach Pfingsten wieder; vergebens, dass sie in Aix, Brides, la Bourboule Bäder nahm, sie kam schwach, gelähmt und entmuthigt nach Autun zurück. Unter dem Einflusse religiöser Suggestionen erhob sich dann ihre Phantasie zu einem neuen Aufschwung. Am 4. Mai 1874 hatte sie eine Erscheinung im Traume, welche ihr Genesung verhiess. Im Monate August begleitete sie den Abbé Musy, welcher

selbst von einer Paraplegie auf wunderbare Weise geheilt worden
war, nach Lourdes. Nachdem sie mehrere Male in den Teich getaucht
worden, wurde sie auf einem Wägelchen in die Grotte gebracht;. es
war der 15. August, der Jahrestag der Heilung des Abbé Musy, und
derselbe Ort, an dem auch er sie gefunden hatte. Während der Abbé
eine Messe las, verspürte sie ein schmerzhaftes Kriebeln in den Beinen.
Nach der Messe stand sie auf und war geheilt.

Dies ist wieder ein Beispiel von Heilung einer neurotischen
Paraplegie durch den Glauben. Die erste religiöse Suggestion hatte einen
nur zeitweiligen Erfolg. Die zweite wurde unter Verhältnissen angestellt,
welche geeignet waren, lebhaft auf die Phantasie zu wirken, sie fand einen
besser vorbereiteten Boden, eine bessere Entwickelung der psychischen
Empfänglichkeit, und darum blieb die Heilwirkung eine dauernde.

Es ist nicht meine Absicht, die Religion anzugreifen oder die
Gefühle der Gläubigen zu verletzen, indem ich diese glaubwürdigen
Berichte von Heilungen in Lourdes erzähle und im Namen der Wissenschaft den Versuch mache, sie ihres wunderbaren Charakters zu entkleiden. Ich gehe vielmehr blos darauf aus, die religiöse Suggestion
mit der hypnotischen Suggestion in Vergleich zu bringen. Es ist kein
Zweifel, dass alle diese Beobachtungen mit voller Wahrhaftigkeit gesammelt und von ehrenwerthen Männern geprüft worden sind. Die
Thatsachen sind richtig, deren Auslegung mag eine irrige gewesen
sein. Ich achte vom Herzen alle religiösen Ueberzeugungen und bin
der Ansicht, dass die wahre Religion über alle menschlichen Irrthümer
erhaben ist.

Ich wende mich jetzt zur Würdigung der hypnotischen Suggestion.
Wenn, wie wir gesehen haben, heftige Gemüthsbewegungen, ein starker
religiöser Glaube und alles Andere, was der Phantasie einen Eindruck
macht, im Stande ist, functionelle Störungen rückgängig zu machen
und Heilungen zu bewirken, so muss man doch sagen, dass die Therapie
unserer Tage diesen Fingerzeig der Beobachtung nur in geringem
Masse verwerthet. Bei vielen Menschen verhält sich die Phantasie
im wachen Zustande ablehnend gegen die suggestive Erschütterung
der Gemüthsbewegungen, und die vorhandene Gläubigkeit wird durch
die höheren Geistesfunctionen gemässigt. Die Hypnose aber hat wie
der natürliche Schlaf die Fähigkeit, die Einbildungskraft in ihrer
Thätigkeit zu steigern und das Gehirn der Suggestion zugänglicher zu
machen; es können ja auch die besten Köpfe den hallucinatorischen
Eingebungen ihrer Träume nicht widerstehen. Es ist ein physiologisches
Gesetz, dass der Schlaf das Gehirn in einen derartigen psychischen
Zustand versetzt, dass die Phantasie alle zu ihr gelangenden Eindrücke
annimmt und für wahr anerkennt. Die Aufgabe der hypnotischen
Therapie bestünde also darin, diesen besonderen psychischen
Zustand durch den Hypnotismus hervorzurufen und die so
künstlich herbeigeführte Steigerung der Suggerirbarkeit
zu Zwecken der Heilung oder Linderung von Leiden aus-
zubeuten.

Das unter der Herrschaft der Suggestion stehende Gehirn zeigt
die Tendenz, die ihm aufgetragenen Erscheinungen nach Möglichkeit
und mit einem je nach der Persönlichkeit wechselnden Betrage von

Energie der Verwirklichung zuzuführen. Bereits im wachen Zustande gefügig bei einigen Personen, wird es so fast allgemein, wenn ein Zustand von Hypnose oder ein der Hypnose analoger die höheren Fähigkeiten der Vernunft, des Urtheilsvermögens und der Kritik, welche sonst die Gehirnautomatie in Zügel halten, betäubt oder eingeschläfert hat. Das Gehirn empfängt dann einen weit tiefer gehenden Eindruck von dem ihm ertheilten Befehl, nimmt die ihm gebotene Vorstellung an und setzt sie in Handlung um. Wir haben ja gesehen, dass die hypnotische Suggestion Lähmungen und Contracturen, Anästhesien und Schmerzen, Husten und Erbrechen hervorruft, dass diese Wirkungen der Suggestion nach dem Erwachen bestehen bleiben oder (im Falle der posthypnotischen Suggestion) sich erst nach dem Erwachen äussern. Das Gehirn kann sich weigern, centripetale Eindrücke der Tastempfindung, der Sinnesorgane oder der Körpereingeweide wahrzunehmen, es kann hartnäckig ablehnen, die motorischen Zellen des Rückenmarkes, welche die Muskelbewegungen einleiten, in Thätigkeit zu versetzen; dies sind Hemmungsphänomene, und so entstehen die motorischen Lähmungen, Anästhesien, Blindheit und Taubheit psychischer Natur. Oder es kann im Gegentheile centripetale Eindrücke mit grösserer Schärfe wahrnehmen und den motorischen Zellen ein Uebermass von Erregung zusenden, und so entstehen Bahnungsphänomene (Dynamogénie), sensitive und sensorielle Hyperästhesie, gesteigerte Muskelleistung oder Contractur. Derselbe cerebrale Mechanismus der Hemmungen und Bahnungen kann auch durch andere Vorgänge (Gemüthsbewegungen) oder experimentelle Eingriffe (Versuche von Brown-Séquard) in Thätigkeit versetzt werden; dahin gehören z. B. das Versagen der Stimme in Folge des Schreckens (vox faucibus haesit) und die Entbindung von Muskelkraft durch den Zorn oder in Folge eines ungewohnten Reizes.

Wenn die Erfahrung so gezeigt hatte, welcher Leistungen eine einfache hypnotische Suggestion im Zustande der Gesundheit fähig ist, war es blos ein natürlicher Fortschritt, diese Thatsache auf das Gebiet der Pathologie zu übertragen und die Anhäufung der Nervenkraft durch die Suggestion zur Aufhebung krankhafter Phänomene zu benützen. Es lag nahe, sich zu sagen: Wenn man bei einer hypnotisirten Person nach Belieben Anästhesie, Contracturen, Schmerzen und Bewegungen hervorrufen kann, so muss es auch auf ähnlichem Wege gelingen, die von der Krankheit geschaffenen Anästhesien, Contracturen oder Lähmungen zu unterdrücken, die geschwächte Muskelkraft zu heben und den gestörten oder verschobenen Mechanismus einer Function im Sinne der Wiederherstellung zu beeinflussen, so weit natürlich der organische Krankheitszustand diese Wiederherstellung gestattet.

Aber so naheliegend diese Idee auch scheinen mag, so ist sie doch den ersten Aerzten, welche die Suggestion erkannt haben, nicht in den Sinn gekommen. Es hat viel Zeit gebraucht, bis sie sich Bahn gebrochen hat.

Schon in den ersten Zeiten des Mesmerismus kamen Heileffecte zur Beobachtung. Der Bericht Husson's sagt: „Einige Kranke wurden ohne jeden Nutzen magnetisirt. Andere verspürten eine mehr oder minder deutliche Besserung, nämlich der Eine die Unterdrückung alteingewurzelter Schmerzen, der Andere die Wiederherstellung seiner

früheren Kraft, ein Dritter einen Aufschub von mehreren Monaten
in seinen epileptischen Anfällen, und ein Vierter die Heilung einer
schweren und veralteten Lähmung." Mesmer, Puységur, Dupotet
und viele andere Magnetiseure erzielten Heilungen, ohne sich klar geworden zu sein, was sie gethan hatten. Rostan durfte der Akademie
zum Trotze sagen: „Diejenigen haben sich als Aerzte und Physiologen
ein Armuthszeugniss. ausgestellt, welche in Abrede stellen, dass der
Magnetismus fähig ist, Veränderungen im Organismus hervorzurufen
und einen merklichen Einfluss auf die Heilung von Krankheiten zu
üben."

So lange man die magnetischen Phänomene auf ein den Organismus beeinflussendes Fluidum zurückführte, schrieb man auch die
Heilungen diesem Fluidum zu. Der Magnetismus stellte die Harmonie
der Functionen durch seinen mystischen Einfluss auf das Lebensprincip wieder her, er war ein heilsames Agens wie Licht, Wärme
und Elektricität.

Seit Braid hat die Vorstellung eines magnetischen Fluidums
ihre Anhänger verloren; an die Stelle des Magnetismus ist die hypnotische Suggestion getreten; es ist erkannt worden, dass die Phantasie
des Hypnotisirten durch ihre eigene Thätigkeit all die betreffenden
Erscheinungen schafft. Aber sonderbar! Braid, der die Suggestionstheorie, welche Bertrand einen Moment lang geahnt hatte, auf un-
erschütterliche Grundlagen stützte, dachte selbst nicht daran, die einfachste Form der Suggestion, nämlich die Suggestion durch die Rede
anzuwenden, um die Hypnose und ihre Heilwirkungen hervorzurufen.
Er erzeugte den Schlaf durch Starren der Augen auf einen glänzenden Gegenstand und bediente sich besonderer Manipulationen zur
Erzielung seiner therapeutischen Absichten.

Sein Verfahren geht von der Beobachtung aus, dass die kataleptiforme Starre einer Extremität eine Beschleunigung des gleichzeitig
hart und klein gewordenen Pulses hervorruft. Diese Pulsbeschleunigung,
welche der Anstrengung entspricht, die Glieder fünf Minuten lang in
Streckung zu erhalten, soll in der Hypnose um Vieles erheblicher ausfallen, als wenn man dieselbe Leistung im gewöhnlichen Zustande
vollbringt. Wenn man dann noch während der Hypnose die Muskeln in
Erschlaffung sinken lässt, soll der Puls rasch auf die Frequenz herunter-
gehen, welche vor dem Versuch bestand, ja sogar noch unter dieselbe.

Von diesen Voraussetzungen ausgehend, passt Braid seine Manipulationen dem Zustande seiner Versuchsperson in folgender Weise
an: „Wenn man die Kraft der Circulation in einem Gliede verringern
und dabei die Empfindlichkeit desselben herabsetzen will, muss man
die Muskeln dieses Gliedes in Zusammenziehung versetzen, während
die anderen Muskeln erschlafft sind. — Wenn man Kraft und Sensibilität in einem Gliede erhöhen will, muss man es in Schlaffheit erhalten, während man die anderen kataleptisch macht. — Will man eine
allgemeine Depression erzielen, so lässt man ein oder zwei Extremitäten eine kurze Zeit ausgestreckt halten, bringt dieselben dann vorsichtig in eine Ruhelage und lässt darauf den ganzen Körper eine
Zeit lang ruhig. Wenn man eine allgemeine Erregung herbeiführen
will, so versetzt man alle Extremitäten in Katalepsie; daraus entsteht eine Einschränkung der Circulation in denselben, in Folge dessen

eine Steigerung der Herzthätigkeit, Vermehrung des Zuflusses zum Gehirn und Erregung der Nervencentren."

Ferner, wenn man ein einziges Organ zur Thätigkeit anregt' während die anderen ruhen, kommt es zu einer erheblichen Steigerung in dessen Leistungsfähigkeit in Folge der Concentration der nervösen Energie. Wenn man die anderen Organe in Thätigkeit versetzt und ein bestimmtes allzusehr gereiztes Organ dabei ruhen lässt, setzt man dadurch die Thätigkeit dieses einen Organes herab.

„Ob ich in meinen theoretischen Ansichten," setzt der Autor hinzu, „Recht oder Unrecht habe, auf keinen Fall darf man bezweifeln, dass ich in zahlreichen Fällen glückliche Anwendungen der Hypnose zu Heilzwecken gemacht habe, und die Erfolge meiner Eingriffe waren so rasch und so klar, dass die ursächliche Beziehung zwischen den einen und den anderen nicht verkannt werden konnte. Ich halte es demnach für erwiesen, dass der Erfolg zum grossen Theile von der Wirkung herrührt, welche eine Beeinflussung der Circulation mit sich bringt."

Braid führt etwa sechzig Fälle von Heilung oder Besserung in Folge seines Verfahrens auf. Seine Thatsachen bleiben bestehen, aber seine theoretischen Anschauungen sind gewiss irrthümlich. Es ist mir nicht gelungen, mich von der Richtigkeit seiner Behauptungen über die Veränderung der Herzthätigkeit durch die Katalepsie zu überzeugen. Aber selbst wenn man dieselben richtig wären, könnten doch solche Beeinflussungen des Pulses nicht für die Erklärung so plötzlicher Heileffecte, wie er sie beobachtet hat, ausreichend gefunden werden.

Es ist höchst auffällig, dass Braid nicht daran gedacht hat, seine Heilerfolge von psychischen Einflüssen abzuleiten, nachdem er doch so klar erkannte, dass die Einbildungskraft der Hypnotisirten die Quelle aller hypnotischen Erscheinungen ist, und dass diese letzteren sämmtlich psychischer Natur sind. Braid, der Schöpfer der Suggestionstheorie, hat hierbei den Grundgedanken seiner eigenen Lehre selbst vernachlässigt und hat, wie alle seine Vorgänger und wie noch heute viele seiner Nachfolger, Suggestion betrieben, ohne es selbst zu wissen. Seine Kranken wussten, dass sie in therapeutischer Absicht hypnotisirt wurden, und hielten diese Vorstellung in ihrem Schlafe fest; sie wussten, dass alle die Proceduren, die man mit ihnen vornahm, den Zweck hätten, sie von ihren Leiden zu befreien, und damit war das Material gegeben, aus welchem sich in ihrem Gehirn die therapeutische Suggestion bilden konnte.

Es scheint, dass Braid in seinem eigenen Vaterlande keinen Schüler gemacht hat. In Frankreich ist besonders Dr. Charpignon als einer von denen zu nennen, welche dem Einflusse des Glaubens und der Suggestion in der Hypnose ihre Aufmerksamkeit zugewendet haben. Aber ausser dem psychischen Einflusse lässt dieser Autor noch einen fluidistischen, magnetischen Einfluss gelten, dem das Bestreben innewohnen soll, das gestörte Gleichgewicht wieder herzustellen.

Man muss bis zum Jahre 1860 hinaufgehen, um endlich die Lehre von der Suggestion in voller Reinheit und befreit von den ihr fremden Beimengungen zu finden, welche sie noch bei Braid verdunkeln und verhindern, dass sie in ihrer einfachsten Form in der Therapie Anwendung finde. Bereits Durand de Gros hatte wie der Abbé Faria

die einfache Suggestion durch die Rede zur Hervorbringung der hypnotischen Erscheinungen angewendet; Liébault gerieth endlich auf
den Einfall, dieselbe Suggestion durch die Rede zu therapeutischen
Zwecken zu benützen.

Der Kranke wird durch Suggestion eingeschläfert, indem
man die Vorstellung des Schlafes in sein Gehirn einträgt; er wird
nun auch mit Suggestion behandelt, indem man die Vorstellung
der Heilung seinem Gehirne aufdrängt. Die Methode Liébault's besteht darin, wenn der Patient eingeschlafen ist, mit lauter Stimme
vor ihm das Aufhören der Symptome, welche er verspürt, zu
behaupten. Man sucht so in ihm die Ueberzeugung zu befestigen,
dass diese Symptome vergangen sind oder vergehen werden, dass der
Schmerz verschwindet, dass die Empfindung in den anästhetischen
Gliedern wiederkehrt, dass die Muskelkraft zunimmt und der Appetit
sich wieder einstellt. Man bedient sich der ganz besonderen psychischen
Zugänglichkeit, welche die Hypnose schafft, der Gehirngefügigkeit,
der gesteigerten Gläubigkeit, der ideo-motorischen, ideo-sensitiven und
ideo-sensoriellen Reflexsteigerung, um heilbringende Reflexe hervorzurufen, um das Gehirn aufzufordern, alles, was in seinen Kräften steht,
zur Umsetzung der gegebenen Vorstellung in Wirklichkeit beizutragen.

Dies ist die Methode der therapeutischen Verwerthung der
Suggestion, als deren Urheber Liébault zu nennen ist. Er hat zuerst klar dargethan, dass die Heilungen, welche die alten Magnetiseure
und ebenso die hypnotischen Proceduren von Braid erzielt hatten,
weder einem mysteriösen Fluidum noch physiologischen Einwirkungen
in Folge besonderer Eingriffe, sondern einzig und allein der Suggestion
zuzuschreiben sind. Die magnetische Therapie ist durchwegs nur psychische Therapie, sie versetzt die Phantasie durch die Hypnose in
einen Zustand, in welchem sie sich der Gewalt der Suggestion nicht
zu entziehen vermag.

Die Methode von Liébault blieb lange Zeit unbeachtet, selbst
bei den Aerzten von Nancy. Noch im Jahre 1884 konnte sich Charles
Richet begnügen zu sagen, dass der Magnetismus häufig eine vor-
theilhafte Wirkung hat, dass er nervöse Erregung zu beruhigen und
gewisse Formen von Schlaflosigkeit zu heilen oder zu bessern vermag.

Im Jahre 1882 begann ich zunächst ohne alles Zutrauen schüchterne
Versuche mit der suggestiven Therapie zu machen, welche ich Herrn
Liébault hatte anwenden sehen. Heute ist diese Methode auf meiner
Klinik gang und gäbe, ich übe sie vor meinen Schülern aus, und es
vergeht vielleicht kein Tag, an dem ich ihnen nicht zeigen kann, wie
irgend eine functionelle Störung, ein Schmerz, eine Muskelschwäche,
eine unangenehme Empfindung, Schlaflosigkeit etc. durch dieselbe
augenblicklich behoben oder gemildert wird.

Man bringt z. B. in meine Consultation ein Kind mit einem seit
vier oder fünf Tagen bestehenden rheumatischen Muskelschmerz im
Arm; der Arm ist auf Druck schmerzhaft, das Kind vermag ihn nicht
zum Kopf zu heben. Ich sage dem Kinde: „Mach' die Augen zu, Kleiner,
und schlafe." Nun drücke ich ihm die Augen zu und fahre fort: „Du
schläfst jetzt und Du wirst so lange schlafen, bis ich Dich aufwachen
heisse. Du schläfst sehr gut, so wie in Deinem Bette, Du fühlst Dich
ganz behaglich; Deine Arme und Beine, alles ist eingeschlafen und

Du kannst es nicht rühren." Ich ziehe nun meine Finger von seinen Lidern zurück, seine Augen bleiben geschlossen, ich hebe seine Arme auf, sie bleiben in der Luft stehen. Jetzt berühre ich seinen schmerzhaften Arm und sage: „Jetzt ist der Schmerz weg, es thut Dir gar nicht mehr weh, Du kannst den Arm ohne jeden Schmerz bewegen und wirst auch keinen Schmerz spüren, wenn Du erwachst. Er kommt auch nicht mehr wieder." Um die Kraft der Suggestion zu verstärken, sie sozusagen in einer concreten Empfindung zu verkörpern, suggerire ich nach dem Beispiele Liébault's ein Wärmegefühl loco dolenti und lasse dieses den Schmerz vertreten. Ich sage dem Kinde: „Du verspürst eine Wärme am Arm, die nimmt immer mehr zu und der Schmerz hört dafür auf."

Nach einigen Minuten wecke ich das Kind auf, es war in tiefem Schlaf gewesen, erinnert sich an nichts. Der Schmerz ist fast völlig verschwunden. Das Kind hebt den Arm mit Leichtigkeit über den Kopf. Ich sehe seinen Vater in den nächsten Tagen, es ist zufällig der Briefträger, der in mein Haus kommt, und er berichtet mir, dass der Schmerz auf Nimmerwiederkehr geschwunden ist.

Nun kommt ein kräftiger junger Mann von 26 Jahren, Hüttenarbeiter. Er verspürt seit einem Jahr von einer Anstrengung her, die er damals gemacht, eine Eisenstange zu biegen, eine schmerzhafte Spannung in einer Ausdehnung von 10 *cm* quer um die Mitte des Leibes und in der entsprechenden Region des Rückens. Diese Empfindung ist eine ununterbrochene und steigert sich, wenn er mehrere Stunden gearbeitet hat. Seit sechs Monaten kann er nur einschlafen, wenn er sich mit der Hand auf die Magengrube drückt. Ich hypnotisire ihn und erzeuge beim ersten Versuch blos eine einfache Betäubung, er wacht eigenmächtig auf, sein Schmerz besteht noch immer. Ich hypnotisire ihn darauf zum zweiten Mal, wobei ich ihm verkünde, dass er tiefer schlafen und sich nach dem Erwachen an nichts erinnern wird. Er wird nicht kataleptisch. Nach einigen Minuten wecke ich ihn auf; er weiss nicht, dass ich mit ihm gesprochen und dass ich ihm versichert habe, seine Schmerzen würden verschwinden. Letztere sind aber wirklich verschwunden, er fühlt auch keine Spannung mehr. Ich weiss nicht, ob sie wiedergekommen sind.

Hier ist ein Arbeiter von fünfzig Jahren, der die Klinik schon wiederholt besucht hat. Seine Krankengeschichte steht weiter unten. Er leidet seit mehreren Tagen an einer Entzündung des Ulnarnerven mit Beugecontractur der drei letzten Finger der Hand, absoluter Anästhesie im ganzen Bereich des Ulnaris, schmerzhaften Stichen längs des Nervenverlaufes, und Druckempfindlichkeit in der Knochenrinne am Ellbogen. Ich hypnotisire ihn; er verfällt nach wenigen Secunden in vollkommene Gliedererschlaffung, suggestive Katalepsie und Somnambulismus. Ich suggerire ihm zu wiederholten Malen die Lösung der Contractur an der Hand, die Wiederkehr der Empfindung und das Aufhören der Schmerzen. Ich prüfe die Empfindlichkeit seines Vorderarmes mit einer Nadel, nachdem ich ihm versichert habe: „Sie werden wieder alles verspüren." Nach einigen Minuten ist die Sensibilität in der That wiederhergestellt, die Finger sind ausgestreckt. Nach seinem Erwachen sind alle Symptome der Neuritis vergangen.

Diese Beispiele geben thatsächlich erfolgte Beobachtungen wieder; sie klingen sehr merkwürdig, aber sie sind wahr.

Die krankhaften Symptome weichen nicht immer in einer einzigen Sitzung. Mitunter bleibt der Schmerz bestehen oder wird blos abgeschwächt, er kann dann nach zwei oder mehreren Sitzungen allmählich verschwinden. Andere Male geschieht es, dass er, beim Erwachen abgeschwächt, von nun an immer mehr abnimmt und ohne weitere Hypnose ganz erlischt. Ist dies nicht der Fall, so kann eine neue Suggestion zum Ziele führen, besonders wenn ein tieferer Schlaf erreicht wird. Der für den Augenblick beseitigte Schmerz kann nach einigen Stunden oder nach einer längeren Zeit wiederkehren und erst nach einer verschieden grossen Anzahl von Sitzungen endgiltig verschwinden. Endlich kann es auch geschehen, dass von den Symptomen, über welche der Kranke klagt, nur einige nachgeben, während die anderen widerstehen. Wie man leicht begreift, hängt der erzielte Effect eben ab einerseits von der Suggerirbarkeit der Person und andererseits von der organischen Ursache, welche das betreffende Symptom erzeugt hat.

Muskelschmerzen, schmerzhafte Stellen bei Phthisikern, Anästhesien bei Hysterischen, ja mitunter die blitzähnlichen Schmerzen der Tabiker, manche dynamische Contracturen, selbst solche, die von organischen Leiden des Nervensystems abhängen, gewisse Bewegungen, die nach einer Chorea übrig bleiben, nächtliche Incontinenz bei Kindern, das alles weicht oft, wie durch einen Zauber, einer einzigen oder einer kleinen Reihe von Suggestionen.

Es bedarf für eine rasche Wirkung nicht immer eines tiefen Schlafes; bei manchen Personen reicht eine einfache Betäubung hin; andere sind schon im Wachen suggerirbar. Einer meiner Kranken z. B., dessen Geschichte weiter unten ausführlich erzählt werden soll, hatte von einer alten Hemiplegie eine Beugecontractur der Hand übrig behalten; er konnte dieselbe seit einem Jahre nicht öffnen und musste beim Schnupfen, was er leidenschaftlich gerne that, die Prise mit der linken Hand nehmen. Ich schläfere ihn ein und suggerire ihm, dass seine Hand wieder weich geworden ist, dass er sie öffnen und schliessen kann. Er versucht es im Schlafe und bringt es wirklich leicht dahin, seine Finger zu beugen und zu strecken. „Wenn das nur dauern möchte," meint er. Ich versichere ihm, dass dies dauern wird; und in der That war die Contractur auch nach dem Erwachen verschwunden. Er erinnerte sich aber an alles, was ich ihm gesagt und was er während des Schlafes gethan hatte; er meinte nicht geschlafen zu haben. Bei einer zweiten Sitzung, am nächsten Tage, gerieth er mir allerdings in tiefen Schlaf; er war somnambul, ohne Erinnerung nach dem Erwachen und vortrefflich suggerirbar.

Im Allgemeinen ist die Wirkung um so rascher und um so vollkommener, je tiefer der Schlaf ist. Im Somnambulismus erreicht die Suggestion die Höhe ihrer Macht; in diesem Zustande kommt es häufig zu anscheinend wunderbaren augenblicklichen Heilungen. Es giebt Personen, welche während zahlreicher Sitzungen widerspenstig bleiben, sie verfallen blos in Somnolenz, und die Wirkung, die man bei ihnen erzielt, ist geringfügig oder zweifelhaft. Wenn man Ausdauer hat, kann man einige von diesen Leuten nach kürzerer oder

längerer Zeit, nach mehreren Tagen oder selbst Wochen von wenig
ergiebiger Hypnotisation endlich in einen tieferen Schlaf bringen, und
die therapeutische Wirkung der Suggestion kann dann eine rasche
und dauerhafte sein.

Auch die Art und Weise der Suggestion muss mannigfaltig
abgeändert und der eigenthümlichen Suggerirbarkeit der betreffenden
Person angepasst werden. Die Rede allein reicht nicht immer hin, um
die gegebene Vorstellung fest einzupflanzen. Bei einigen Personen
wird es erforderlich, alle Künste der Ueberredung anzuwenden, und
zwar das eine Mal gewaltsam vorzugehen, bei anderen ihnen die Vorstellung sanft und milde aufzudrängen. Denn im Schlafen wie im
Wachen behält jeder Mensch seine psychische Individualität mit all
den Eigenthümlichkeiten seines Charakters, seiner Neigungen und
seiner besonderen Aufnahmsfähigkeit bei. Die Hypnose ist nicht im Stande,
alle Charaktere in eine Form zu giessen, aus allen Menschen blosse
Automaten zu machen, die nur der Wille des Hypnotiseurs in Bewegung setzt. Sie kann blos die Gehirngefügigkeit steigern, die automatische Gehirnthätigkeit gegen die willkürliche Thätigkeit stärken;
letztere bleibt aber in gewissem Masse erhalten, der Hypnotisirte
denkt, kritisirt, bestreitet, er nimmt etwas zwar leichter an als im
Wachen, aber er nimmt es doch nicht immer an, zumal auf den leichteren
Stufen des Schlafes. In solchen Fällen muss man den Charakter des
Kranken, die ihm besondere psychische Verfassung kennen, wenn man
auf ihn Eindruck machen will.

Berührungen und Reibungen, sowie Bewegungen, die man der
erkrankten Region mittheilt, die Suggestion von Wärmeempfindung
an solchen Stellen können häufig zum Erfolge wesentlich beitragen.
Ich habe einmal erfahren — und in einer der Krankengeschichten
verzeichnet —, dass die Elektrisirung der schmerzhaften Stelle, welche
die Suggestion durch eine neue Empfindung verkörperte, Erfolg brachte,
nachdem die blosse Behauptung sich unzureichend erwiesen hatte.
Andere Male gelangt man auf Umwegen zum Ziele. Eine meiner
Kranken, die eine gute Somnambule war, hatte eine unüberwindliche
Abneigung gegen Fleisch; es nützte gar nichts, dass ich ihr einredete,
sie würde es mit grosser Lust verspeisen; sie weigerte sich hartnäckig, die Suggestion anzunehmen, und wollte Fleisch nicht einmal
während des Schlafes verkosten. Nun liess ich sie die Persönlichkeit
wechseln; sie war eine Andere geworden und ass nun Fleisch mit
dem grössten Appetit. Allerdings kann man sich einer solchen Suggestion nur bei einer beschränkten Zahl von Personen, nämlich bei
den besten Somnambulen, deren es nicht Viele giebt, bedienen.

Es giebt Personen, bei denen es zur Unterdrückung der nervösen Gewohnheit eines kräftig zerstreuenden Eindruckes oder eines
energischen Herausreissens bedarf. Ich hatte z. B. eine hysterische
Dame, die sehr leicht in Somnambulismus verfiel, sich aber in diesem
Zustand häufig über Angst, Unbehagen und Athemnoth beklagte. Mitunter kam es dann bei ihr zu einem Anfall von hysterischem Schlaf
an Stelle des hypnotischen, wobei die Kranke den Rapport mit mir
verlor. Die blosse Behauptung zeigte sich unvermögend, diese, einen
Anfall vorbereitenden, Empfindungen zu unterdrücken. Ich half mir,
indem ich sie durch Musik zerstreute; ich liess sie durch Suggestion

ein prachtvolles Orchester hören. Da sie eine leidenschaftliche Musik-
freundin war, begann nun ihr Gesicht zu strahlen, sie folgte den eingebildeten Tönen mit Hand und Geberde, und ihr Unbehagen verschwand.

Eine andere neuropathische Dame klagte über Schmerzen in den
Beinen, die sie am Gehen hinderten. Die Suggestion im tiefen Schlafe
brachte zwar die Schmerzen zur Ruhe, aber wenn sie erwacht war,
fühlte sie sich doch zu schwach zum Gehen, und das Schmerzgefühl
machte sich wieder geltend. Nun versetze ich sie von Neuem in Somnambulismus und sage ihr: „Sie sind geheilt; Sie sind zu Hause. Auf,
rühren Sie sich, besorgen Sie Ihren Haushalt, nachdem Sie geheilt
sind.” Sie erhebt sich wirklich, geht vortrefflich, greift nach einem
Wischtuch und staubt im Zimmer ab, nimmt einen Besen, den man
ihr bringt, kehrt und vergisst an alle ihre Beschwerden. Nach dem
Erwachen kann sie jetzt sehr gut gehen. So ist es mitunter möglich,
die Wirksamkeit der Suggestion zu erhöhen, indem man ein mächtig
abziehendes Motiv einführt, oder indem man den passiven Somnambulismus in activen verwandelt.

Auf meiner Klinik befindet sich ein Mann, der mit einem schmerzhaften Tic convulsif in der Rückenlendenregion behaftet ist. Sein
Rumpf wird mehrere Male in der Minute von klonischen Zuckungen,
die ihn nach vorne stossen, erschüttert, so dass er absolut nicht gehen
kann. Das Leiden dauert schon Monate lang, ohne dass etwas dagegen
hälfe. Wenn er sich in Bewegung setzt, treten die Zuckungen mit
solcher Hartnäckigkeit auf, dass er stehen bleiben und sich anhalten
muss, um nicht umzufallen.

Ich hypnotisire ihn und bringe ihn nur bis zum dritten Grade
der Hypnose. Die blosse Suggestion kann seine Zuckungen nicht
immer unterdrücken; wenn ich ihn aber gehen lasse, sei es im Schlafen
oder im Wachen, während ich nachdrücklich behaupte, dass er keine
Zuckungen hat, wenn ich ihn ohne Rast und Ruhe im Zimmer
umhertreibe, verschwinden die Zuckungen, und er bringt es dahin,
Stunden lange herumzugehen, ohne eine Neigung zum Tic zu verspüren.

Der Zwang zur Thätigkeit vermittelst der Suggestion hatte in
diesem Falle durchgesetzt, was der einfachen Suggestion durch die
Rede nicht gelungen war.

Auch die suggestive Therapie, welche in einer so grossen Anzahl
von Fällen so glückliche Erfolge liefert, ist nicht unfehlbar. Sie kann
scheitern, selbst wenn sie mit Verständniss und Ausdauer geübt wird,
und die Schuld des Misslingens kann einerseits an der Krankheit,
andererseits an der Person des Kranken liegen.

Ich spreche nicht von den unheilbaren Leiden, von denen manche
Symptome immerhin eine günstige Beeinflussung durch die Suggestion
gestatten, sondern ich sage, die psychische Therapie vermittelst der
Hypnose scheitert mitunter auch bei wenig ernsten Erkrankungen, welche
man für blos functioneller Natur halten möchte, und obwohl der Kranke
sich als ganz gut suggerirbar erweist. So erinnere ich mich an einen
italienischen Maurer, welcher von einer Quetschung einen heftigen
Schmerz in der Lendengegend davongetragen hatte, der bereits seit
mehreren Wochen anhielt. Die Zeichen einer Quetschung waren nicht

mehr zu sehen, keine Verletzung aufzufinden, nur der Schmerz bestand
und zeigte sich widerspenstig gegen die Anwendung von Einreibungen,
Blasenpflastern und elektrischen Reizen. Auch eine durch lange Zeit
hartnäckig fortgesetzte hypnotische Behandlung brachte keinen Erfolg, obwohl dieser Mann leicht in tiefe Hypnose verfiel und der
Suggestion sehr zugänglich erschien.

Es kann der Fall vorliegen, dass eine Verletzung, wenn auch
nicht nachweisbar, doch wirklich besteht und ihren störenden Einfluss in so hohem Grade geltend macht, dass das Gehirn selbst unter
den günstigsten psychischen Bedingungen nicht im Stande ist, einen
Act von Hemmung oder Bahnung durchzusetzen. Der Reiz, welcher
die motorischen oder sensiblen Zellen ohne Unterlass angreift, erregt
eben die Contractur oder den Schmerz jedesmal von Neuem; das
Gehirn bemüht sich vergebens, die bestehende functionelle Störung
auszugleichen; die organische Ursache erweist sich stärker als die
Suggestion und hebt deren Wirkungen immer wieder auf.

Andere Male geht der Widerstand von der hypnotisirten Person
aus. Wir haben ja gehört, dass deren Willenskraft selbst im hypnotischen Schlaf nicht aufgehoben sein muss; es kann also geschehen,
dass sie sich weigert, die Suggestion anzunehmen, oder, wenn sie dieselbe zeitweilig annimmt, sich ihrem Einflusse bald wieder entzieht.
So sind alle Melancholischen und Hypochonder, sowie gewisse Neuropathen in der Regel widerspenstig gegen die hypnotische Beeinflussung. Es gelingt nicht, sie in Schlaf zu bringen; was man ihnen sagt,
bleibt ohne Eindruck auf sie, oder wenn die hypnotische Suggestion
bei manchen dieser Personen gelingt, so kann die therapeutische
Suggestion wirkungslos bleiben. Ich hatte z. B. kürzlich eine junge
hypochondrische Frau zu behandeln, die sich unter Anderem über
einen heftigen Schmerz im Leibe beklagte, den sie für das Anzeichen
eines Gebärmutterkrebses hielt, obwohl man ihr oft genug versichert
hatte, dass dieses Leiden nicht bestehe. Es gelang mir mehrmals, sie
in Schlaf, darunter einige Male in tiefen Schlaf zu versetzen. Ich
hypnotisirte sie an zehn Tagen hintereinander und brachte es allerdings dahin, ihren Schmerz durch eine nachdrückliche Versicherung
zu beschwichtigen. Nach dem Erwachen musste sie mir zugestehen,
dass sie nichts oder fast nichts mehr verspüre, aber sie beeilte sich
hinzuzufügen, dass er wiederkommen werde, und er kam in der That
immer wieder, da ihre kranke Einbildungskraft ihn immer wieder von
Neuem erweckte.

Im Spital Laennec auf der Abtheilung des Herrn Dr. Legroux
sah ich unlängst einen Mann, der seit mehreren Jahren an einer
schmerzhaften Reflexneurose der Beine litt. Wenn man seine Beine
und besonders die Sohlen berührte, erzeugte man krampfhafte Beuge-
und Streckbewegungen von grossem Umfange, welche sich ziemlich
rasch viele Male hintereinander wiederholten und mit solchen Schmerzen
verbunden waren, dass sie dem Kranken Schreie entlockten.

Es gelang Herrn Dr. Legroux, diese Schmerzhaftigkeit durch
einfache Behauptung im wachen Zustande aufzuheben. Wenn er dem
Kranken versichert hatte, dass seine Schmerzen geschwunden seien,
konnte er ihn an den Fusssohlen unbestimmt lange berühren und
reiben, ohne den leisesten Schmerz auszulösen. Aber Schmerzen und

13*

Zuckungen traten sofort wieder auf, wenn der arme Mann sich selbst
und seinen eigenen Suggestionen überlassen wurde. Mir gelang es,
den Mann, der seit langer Zeit nicht gegangen war, durch eine eindringliche hypnotische Suggestion zum Gehen zu bringen. Ich zwang
ihn trotz seines Sträubens aufzustehen und zu marschiren; vergebens,
dass er sich über Müdigkeit beklagte und die unwilligste Miene
machte, er musste trotzdem mehrere Minuten lang im Zimmer auf
und ab gehen. Nachher aber legte er sich wieder nieder, behauptete,
dass sein Leiden wiederkommen werde, dass es unheilbar sei, dass
er die ihm auferlegte Anstrengung schwer werde büssen müssen u. s. w.
Ich zweifle gar nicht daran, dass es in der That wieder gekommen ist.
Wäre es vielleicht möglich, einen solchen Zustand durch hartnäckig
fortgesetzte Suggestionen im Schlafe und im Wachen, durch einen
niemals ruhenden Zwang der Heilung zuzuführen? Es kann sein, aber
ich getraue mich nicht, es zu behaupten. Bei dieser Art von Kranken
ist die Autosuggestion stärker als die Suggestion eines Fremden.
Diese Kranken geben nur ihren eigenen Empfindungen Gehör, wecken
dieselben immer wieder auf, stehen nur mit sich selbst im Rapport;
kurz, es sind Autosuggestionisten.

Ich habe eben jetzt einen bemerkenswerthen Fall dieser Art auf
meiner Klinik, bei welchem ich meinen Misserfolg kurz erzählen werde.
Es handelt sich um einen schönen Fall von localer Hysterie: Ein
Mädchen von 26 Jahren wird wegen einer Verrenkung im Fussgelenk
auf die chirurgische Klinik aufgenommen. Mein College Herr Weiss
legt ihr einen starren Verband an und findet, als er denselben nach
einigen Wochen abnimmt, dass zwar der Fuss abgeschwollen, aber dafür die ganze Extremität steif und schmerzhaft ist. Er stellt mir die
Kranke vor, wir constatiren Contractur und ausserordentliche Hyperästhesie bei der leisesten Berührung und machen die Diagnose einer
hysterischen Contractur auf Grund von Trauma. Die Kranke zeigte
übrigens damals und auch späterhin keine anderweitigen hysterischen
Symptome.

Ich versuchte sie zu hypnotisiren, wozu sie sich aber sehr un-
willig hergab, indem sie behauptete, das nütze nichts. Es gelang mir
dennoch, sie zwei- oder dreimal in ziemlich tiefen Schlaf zu bringen,
aber die schmerzhafte Contractur bestand weiter, und die Kranke
pflegte mit einem gewissen Hohn vor den anderen Kranken der Abtheilung zu behaupten: das nütze nichts, es gehe ihr nur schlechter.
Später, nach einigen Sitzungen, gelang es mir nicht mehr, sie zu hypnotisiren, und sie bekam wieder einen Apparat. Drei Monate später
bekam sie ohne bestimmte Veranlassung, gleichsam nur zur Bestätigung
der Diagnose, eine Harnverhaltung, welche noch jetzt neben der
Contractur besteht. Sie muss regelmässig dreimal täglich sondirt
werden. Als ich von Neuem den Versuch machte, sie zu hypnotisiren,
simulirte sie den Schlaf, um meine Bemühungen zu vereiteln.

Unterdessen bildete sich in Folge der hartnäckigen Contractur
eine Schrumpfung der Achillessehne und eine Klumpfussstellung aus;
man musste den Fuss zu wiederholten Malen in der Narkose gerade
richten und endlich die Achillessehne durchschneiden. Die Contractur
im Knie gab von selbst nach, die im Unterschenkel und Fuss besteht
noch gegenwärtig und erfordert es, dass die Kranke einen starren

Apparat trägt. Gegen die Urinverhaltung habe ich die verschiedenartigsten Mittel, Einschüchterung, elektrische Behandlung u. A. m. vergebens in Anwendung gezogen. Es wollte nichts fruchten. In letzter Zeit bin ich mit Milde vorgegangen, ich habe die Kranke wiederum hypnotisirt, und sie liess es sich diesmal bereitwillig und ohne zu simuliren gefallen. Sie zeigte sich verzweifelt über ihre Lage, versicherte, dass sie gewiss gesund werden wolle, und wurde gekränkt, wenn man sie beschuldigte, dass sie die Krankheit mit ihrem eigenen Willen unterhalte. Im Monat März dieses Jahres suchte ich ihr in wiederholten Hypnosen die Vorstellung beizubringen, dass sie bald genesen würde; sie schien darauf einzugehen und bestimmte sogar in der Hypnose einen Tag, an dem sie wieder selbst werde uriniren können: es sollte ein Mittwoch in vierzehn Tagen sein. Diese Vorhersage traf aber nicht zu, die Harnverhaltung besteht vielmehr noch heute.

Kein Zweifel, dass es sich hier um eine psychische Contractur und eine psychische Lähmung handelt. Aber die unbewusste Autosuggestion, die diesen beiden Zuständen zu Grunde liegt, erwies sich als so stark, dass sie bisher durch keinen Einfluss entwurzelt werden konnte. Zu Beginn der Behandlung scheint sie bei sich festgesetzt zu haben, dass ihr die Hypnose nichts nützen werde. Wäre es möglich, dass der Halt, welchen diese Idee noch in ihrem Gehirne hat, jetzt alle unsere Bemühungen wie ihr eigenes Bestreben, gesund zu werden, zu Schanden macht?

Es ist mir daran gelegen, neben dem Erfolg auch das Missglücken, neben dem Licht den Schatten zu zeigen. Die psychische Therapie der Suggestion kann scheitern wie jede andere Therapie, aber sie glückt häufig in Fällen, in denen alle anderen therapeutischen Methoden gescheitert sind; sie giebt oft erstaunliche, um nicht zu sagen wunderbare Erfolge.

Ich werde im Folgenden eine ziemlich grosse Anzahl von Beobachtungen anführen, in denen die Suggestion therapeutisch verwerthet worden ist. Dieselben sind keineswegs in einer bestimmten Absicht ausgesucht worden. Ich hätte ein schöneres und eindrucksvolleres Bild entwerfen können, wenn ich mich auf den Bericht jener Fälle beschränkt hätte, in denen die Heilung zugleich rasch und gründlich war; aber ich habe die Absicht, mich strenge innerhalb der Grenzen der Wahrhaftigkeit zu halten und eine möglichst getreue Darstellung von den Erfolgen zu geben, die man nach dem heutigen Stande unseres Wissens der Suggestionstherapie nachrühmen darf. Demnach zeigen auch die einen meiner Krankengeschichten eine augenblickliche und vollkommene Heilung, während andere nur von einer langsamen und allmählichen berichten können; in den einen sieht man, dass die Suggestion nur einzelne Symptome des Leidens zu unterdrücken vermochte; und andere Beobachtungen endlich zeigen den langwierigen Kampf der Suggestion mit hartnäckigen Störungen, welche, kaum beeinflusst, wieder von Neuem ihr Haupt erheben; in diesem erbitterten und langwierigen Ringen zwischen Geist und Körper bleibt einmal der eine, das andere Mal der andere Sieger.

Bis zum heutigen Tage ist die Zahl der Aerzte, welche sich der Schule von Nancy in ihren Versuchen, die Suggestion nach der Methode von Liébault therapeutisch zu verwerthen, angeschlossen

haben, noch sehr gering. Ich erwähne Herrn August Voisin, der auf
den Congressen von Blois und von Grenoble Beispiele von Anwendung dieser Methode in der Behandlung von Geisteskranken mitgetheilt hat. So hat er z. B. eine sehr aufgeregte Hysterische durch hypnotische Suggestion beruhigt und wenigstens für kurze Zeit moralische
Empfindungen und Gefühle von Zuneigung bei ihr wiedererwecken
können. Drei neue Beobachtungen ähnlicher Art hat derselbe Autor
im Bulletin général de thérapeutique (15. April 1886) veröffentlicht:
        1. Hysteroepilepsie; erotische Delirien mit Gesichts- und Gehörs-
hallucinationen. Behandlung mit hypnotischer Suggestion. Heilung.
        2. Melancholie; Gesichts- und Gehörshallucinationen, Nahrungs-
verweigerung. Heilung durch hypnotische Suggestion.
        3. Hysterie; hysterischer Wahnsinn, Gesichts- und Gehörs-
hallucinationen, Selbstmordgedanken, Hemianästhesie und halbseitige
Farbenblindheit. Heilung durch hypnotische Suggestion.
        Derselbe Autor hat später einige neue Beobachtungen dieser Art
in der Revue de l'hypnotisme veröffentlicht. — Ich erwähne ferner eine
interessante Beobachtung von erfolgreicher Anwendung der suggestiven
Therapie von Séglas (Archives de Néurologie, November 1885) und
eine andere von Lombroso (Sperimentale, November 1885).
        Auch den Herren Desplats in Lille, Bérillon, Debove und
Delboeuf haben eine ziemlich grosse Anzahl hierher gehöriger Fälle
veröffentlicht. Die Herren Fortan, Professor in Toulon, und Ségard,
Assistent an derselben Universität, haben in ihren Eléments de médecine suggestive 99 der interessantesten Krankengeschichten publicirt,
welche die Behauptungen der Schule von Nancy auf's Glänzendste
bestätigen.
        In Deutschland berichtete Berger[1] (Breslauer Zeitschrift 1880)
von der Heilung einer hysterischen Contractur der Finger in der
Hypnose. Preyer (Hypnotismus, Berlin 1882) giebt an, dass sein
Assistent Dr. Creutzfeld Neuralgien mittelst der Hypnose erfolgreich
bekämpft hat. Dr. Fischer (Der sogenannte Magnetismus oder Hypnotismus, Mainz 1883) hat ähnliche Erfolge erzielt. Rieger (Der Hypnotismus, Jena 1884) erzählt, dass er sich dieses Mittels mit vor-
trefflichem Erfolge bedient habe, besonders bei einem sehr aufgeregten
und an Contracturen leidenden jungen Mädchen.
        Dr. Wiebe, dessen Arbeit die vorstehenden Angaben entlehnt
sind, hat auf der Klinik Bäumler's in Freiburg viermal die Hypnose als therapeutisches Agens in Anwendung gezogen, und zwar
mit folgendem Effecte (Berliner klinische Wochenschrift 1884, Nr. 3):
In drei Fällen erzielte die Hypnose eine rasche und dauerhafte
Heilung, im vierten zwar keine Heilung, aber doch eine entschieden
günstige Einwirkung. Im ersten Falle heilte er eine Anästhesie, im
zweiten eine Neuralgie, im dritten klonische Krämpfe, im vierten Falle
handelte es sich gleichfalls um klonische Krämpfe, die erheblich gebessert wurden.
        Ich entnehme diese Angaben einer Revue über den Hypotismus,
welche Prof. Lépine in der Revue mensuelle (1884, p. 829) veröffentlicht hat.

---

[1] Diese Citate sind vom Uebersetzer nicht verificirt worden.

Unter den Aerzten, welche die Hypnose als Heilmittel angewendet haben, ist noch zu erwähnen Prof. Achille de Giovanni (Clinica medica della Universita di Padova 1882). Ich gebe eine kurze Darstellung seiner Heilerfolge nach der Revue de médecine 1883 wieder:

1. Hartnäckige Rachialgie bei einer schwächlichen, nervös veranlagten Kranken. Vorhergegangen war eine Contractur der unteren Extremitäten, welche durch Massage geheilt worden war. Die Hypnose war leicht zu erzielen, wurde eine Woche lang jeden Tag eingeleitet. Die Rachialgie besserte sich zunächst und verschwand später. Gleichzeitig Besserung des allgemeinen Nervenzustandes.

2. Achtzehnjährige Frau. Sie litt zuerst an heftigen Hautschmerzen im Unterschenkel nebst Rachialgie, später an hartnäckigem Erbrechen, das ein- bis zweimal täglich auftrat und sich nur vorübergehend besserte. Die Hypnose wurde mit Ausschluss jeder anderen Medication angewendet; sie war anfangs schwer herbeizuführen, aber nach einer Reihe von Sitzungen sah man das Erbrechen zuerst abnehmen, dann völlig schwinden. Die Heilung hielt wenigstens einen Monat lang nach Aussetzen der Behandlung an.

3. Achtzehnjährige Frau, an einem nervösen Zustande leidend, den der Autor von Hysterie trennen möchte. Nach einem Anfall von intermittirendem Fieber, welche Diagnose aber der Autor selbst in Frage stellt, entwickelt sich Arthralgie mit Contractur ohne sichtbare krankhafte Veränderung im rechten Arm und Unterschenkel. Diese Contractur bessert sich und schwindet später völlig auf elektrische Behandlung der symmetrischen Muskelgruppen der anderen Seite. Fieberanfälle ohne bekannte Ursache. Unvollständige rechtsseitige Anästhesie, Zungenneuralgie, Lippen-, Kehlkopf-, Gaumenlähmung, ein hysteroepileptischer Anfall, Neuralgie an der Schulter mit Blasen- und Furunkelbildung daselbst und Drüsenschwellung. Die ersten hypnotischen Versuche erzeugten keinen Schlaf, sondern Zittern an Händen und Füssen, bei der dritten Sitzung Hypnose ohne Zitteranfälle. Von diesem Zeitpunkte an rasch und stetig fortschreitende Besserung, Heilung nach vierzehn Tagen bei mehrmals täglich wiederholter Hypnose.

4. Kranke mit Alopecia areata, grosser Muskelschwäche, Schmerzen im Knie und anderen nervösen Symptomen. Die Kranke wurde hypnotisirt, um ihr ein zur mikroskopischen Untersuchung bestimmtes Hautstück auszuschneiden. Die Operation konnte ausgeführt werden, ohne dass die Kranke davon Kenntniss hatte oder Schmerz verspürte.

5. Ein junger Mann an einer acuten Coxalgie mit Schmerz am Knie leidend, der so empfindlich war, dass man das Glied nicht bewegen oder| berühren durfte. In der Hypnose konnte man ihn sehr gut untersuchen. und nach dem Erwachen gab er an, dass der Knieschmerz verschwunden sei.

Trotz dieser vereinzelten Erfolge darf man behaupten, dass die Suggestionstherapie noch sehr wenige Anhänger zählt. Ich werde mich glücklich schätzen, wenn die Beobachtungen, die nun folgen, beitragen können, dieser neuen von Liébault eingeführten Methode Beachtung in weiteren Kreisen zu verschaffen.

I.

Organische Erkrankungen des Nervensystems.

Beobachtung I. — Seit einem Jahre bestehende linksseitige Hemiplegie mit sensitiver und sensorieller Hemianästhesie. — Transitorische rechtsseitige Hemiplegie. — Herde in beiden Hemisphären. — Posthemiplegisches Zittern beiderseits, welches multiple Sklerose vortäuscht. — Beiderseitige Reflexzuckungen und Contractur der linksseitigen Gliedmassen. — Heilung der Hemianästhesie, des Zitterns und der Zuckungen durch eine einzige Anwendung des Magneten im Gesichte. — Wiedererscheinen der Contractur der linksseitigen Gliedmassen mit Flexion der Hand; zwanzig Monate später Heilung der Contractur durch hypnotische Suggestion. — Erleichterung der Athemnoth. — Der Kranke lebt noch drei Jahre. — Sectionsbefund.

Im December vorigen Jahres befand sich auf meiner Abtheilung ein Mann, der anscheinend mit multipler Sklerose behaftet war. Sobald er eine Bewegung ausführen wollte, trat in den betreffenden Gliedern heftiges Zittern ein, das um so stärker wurde, je mehr sich die intendirte Bewegung ihrem Ziele näherte. Bei näherer Untersuchung ergab sich aber das Vorhandensein einer linksseitigen sensitiver und sensoriellen Hemianästhesie und stellte sich heraus, dass nicht multiple Sklerose, sondern posthemiplegisches bilaterales Zittern vorliege. Die Krankengeschichte ist folgende:

H...., Käser, 64 Jahre alt, gegenwärtig durch die Krankheit herabgekommen, mit Emphysem und Katarrh der Athmungswege behaftet, war früher in vollkommen gesundem Zustande, bis er in der Nacht des 3. December 1879 sich mit einem leichten Gefühl von Unwohlsein niederlegte und um 3 Uhr Morgens, als er aufstand, um die Kühe zu melken, von einem Schwindel ergriffen wurde, die Empfindung hatte, dass sich alles um ihn herumdrehe, und bewusstlos niederstürzte. In das Spital Saint-Nicolas-du-port gebracht, erwachte er erst nach vier Tagen aus seinem Koma, behaftet mit linksseitiger Hemiplegie, Verziehung im Gesichte und Erschwerung der Sprache. Beiläufig am 15. Januar wurde sein linker Arm steif, und es zeigte sich an diesem ein Zittern, welches bald auch auf das linke Bein übergieng und seither an Intensität fortwährend zugenommen hat.

Am 18. Januar war der Kranke, der bei einer Arbeiterfamilie untergebracht worden war, noch an's Zimmer gefesselt; die Hemiplegie war um ein Geringes gebessert; er konnte einige Worte sprechen. An diesem Tage, er sich eben zu Bett begeben wollte, trat wieder ein Schwindelanfall und die Empfindung ein, dass sich alles um ihn drehe. Aus Angst vor dem Hinstürzen setzte er sich auf den Boden und streckte sich auf den Dielen aus. Nach einigen Augenblicken hatte er das Bewusstsein verloren. In's Bett gebracht kam er nach drei Stunden wieder zum Bewusstsein, konnte aber vier Tage lang kein Wort aussprechen; gleichzeitig trat Lähmung des rechten Armes ein. Diese rechtsseitige Hemiplegie war aber nur von kurzer Dauer. Das Zittern des linken Armes blieb bestehen, und am 26. wurde der rechte Arm, der zuerst in mässigem Grade steif gewesen war, von dem gleichen Zittern ergriffen. Die Aphasie dauerte ohne nennenswerthe Besserung bis Anfangs März an und verschwand dann ziemlich rasch. Die linksseitige Hemiplegie blieb bis zu einem gewissen Grade bestehen. Der Kranke führte beim Gehen eine Bewegung aus, die dem Gang der Sense beim Mähen glich; er schleppte das linke Bein nach und liess die ganze Fusssohle über den Boden gleiten. Er hatte dabei eine Empfindung, als ob er auf Watte gienge, und fühlte an seiner linken Körperhälfte die Bekleidung nicht. Sein Gesichtssinn nahm ab und auf dem linken Ohre war Taubheit eingetreten. Das Zittern hatte alle vier Extremitäten ergriffen und war noch im Zunehmen begriffen. Mitunter traten convulsivische Zuckungen in den Gliedern auf. Die körperlichen Functionen blieben im Uebrigen ungestört. Im November des vorigen Jahres wurde der Kranke, der sich seit zwei Jahren über Kurzathmigkeit beim Ersteigen von Treppen beklagt hatte, von Husten mit Auswurf und Athemnoth befallen und in's Spital aufgenommen, wo er durch vierzehn Tage an Bronchitis behandelt wurde.

Am 26. December 1880 wurde folgender Befund constatirt: Allgemeines Zittern an allen vier Extremitäten, rechts merklicher als links, an den Armen intensiver als an den Beinen. Bei Ausführung willkürlicher Bewegungen nehmen diese rhythmischen Contractionen, besonders am Ende der Gliedmassen, um so mehr zu, je complicirter die intendirte Bewegung ist. Im Ruhezustande hören diese Contractionen auf, werden aber durch Gemüthsbewegungen und peripherische Reize ebenso provocirt wie durch willkürliche Bewegungen.

Die linke Hand ist geschlossen, kann nicht vollkommen geöffnet werden. Drei Finger sind fast im rechten Winkel gegen die Handfläche gebeugt, Daumen und kleiner Finger einander genähert. Die Zwischenräume der Handknochen sind an der Rückenfläche deutlicher ausgeprägt. Der Daumen- und Kleinfingerballen treten weniger hervor. Der Kranke kann diese Hand nicht gebrauchen und keinen Gegenstand damit festhalten. Die Streckung des Armes gelingt nicht vollständig; die Bewegungen der Schulter sind steif. Rechtsseitig gehen alle Bewegungen glatt von statten. Der Kranke kann mit der rechten Hand Gegenstände kräftig anfassen, er kann aber ein Glas erst nach einer Reihe von weit ausgreifenden Zickzackbewegungen zum Munde führen.

An den unteren Extremitäten ist das Zittern weniger merklich. Der Kranke führt anbefohlene Bewegungen richtig, ohne Ataxie aus und geht ohne Coordinationsstörung und Zittern. Nur die Bewegungen im linken Kniegelenk sind etwas steif. Sehnenreflexe gesteigert. Eine rasch ausgeführte Flexion des Fusses löst Reflexzuckungen aus, die etwa eine Minute dauern und mit einer plötzlichen Streckung des Fusses enden. Auf Percussion der Patellarsehne tritt das gleiche Phänomen ein. Linksseitig ist diese Erscheinung am Fusse deutlicher, und nach einigen Augenblicken treten gleichzeitig Zuckungen geringerer Intensität am entgegengesetzten Fuss ein, dann auch am rechten Arm; endlich verbreitet sich die Erscheinung manchmal auf alle vier Extremitäten.

An der linken Körperhälfte ist die Sensibilität aufgehoben sowohl für einfache Berührung, als auch für Schmerz und Temperaturunterschiede. Rechtsseitig ist sie, wenn auch etwas ab-

gestumpft, vorhanden. An dieser Körperhälfte werden die Berührungen mit zwei Spitzen des Zirkels bei den nachstehend angeführten
Entfernungen der Spitzen getrennt wahrgenommen.

Am Oberarm bei 3·5^m. — Vorderarm 4^m. — Hand: Fläche 1·5^m;
Rücken 2·5^m; Fingerspitzen 1^m. — Oberschenkel, Vorderseite 4·5^m. —
Wade 8^m. — Fussrücken 9·5^0. — Sohle 3^m. — Brust 5·5^m. — Bauch 3^m. —
Wange 2·5^m. — Stirne 1·5^m. — Ausserdem besteht auf dieser Seite
ein leichter Grad von Analgesie. Linksseitig ist das Muskelgefühl
(Empfindung der jeweiligen Stellung des Gliedes) aufgehoben.

Specielle Sensibilität der Sinnesorgane: Das linke Auge unterscheidet nur mehr hell und dunkel. Keine Wahrnehmung der
Formen und Farben. Gesichtsfeld = Null. Die Untersuchung mit dem
Augenspiegel ergiebt: Staphyloma posticum geringen Grades. Im
unteren Theile der Papille einige pigmentirte Flecken. Das rechte Auge
hat ein normales Sehfeld; Formen und Farben werden wahrgenommen;
Kurzsichtigkeit durch Staphylom verursacht. (Die Untersuchung
der Augen wurde von Herrn Professor Charpentier vorgenommen.)

Vom linken Ohre wird das Ticken einer an die Muschel
angelegten Uhr nicht gehört. Die linke Hälfte der Zunge ist anästhetisch; der Geschmack von Coloquinten wird nicht empfunden. Die
Schleimhaut der linken Nasenhöhle reagirt nicht auf den Geruch von
Essigsäure. Rechtsseitig sind Gehör, Geschmack und Geruch erhalten.

Die Intelligenz ist ungetrübt; weder Kopfschmerz noch Schwindel,
noch abnorme Gefühle in den Gliedmassen vorhanden. Die Worte
werden gut articulirt.

Der Kranke leidet an starken Athembeschwerden. Der Thorax ist
vorgewölbt, der Percussionsschall beiderseits neben dem Sternum
abnorm hell. Vorne: Inspiration rauh und trocken, Exspiration verlängert
und pfeifend. Rückwärts: Percussionsschall sonor, pfeifende und bass-
geigenähnliche Geräusche von variabler Frequenz und Localisation.

Diagnose: Doppelter, symmetrisch gelegener, rechtsseitig
grösserer hämorrhagischer oder nekrobiotisch erweichter Herd, an
welchem die Capsula interna besonders mit ihrem hinteren Drittel
betheiligt ist, Reizung der Pyramidenbündel. In Folge dessen gesteigerte Sehnenreflexe und posthemiplegisches Zittern. Lungenemphysem und Bronchitis.

Am 25. December wurde ein stabförmiger Magnet an der Aussenseite des Beines mit dem negativen Pol nach oben applicirt und
24 Stunden belassen. Patient hat dabei keinerlei besondere Empfindung.

Am 28. December wird constatirt, dass die Sensibilität des
Beines für Berührung, Wärme und Schmerz, wenn auch noch sehr
gering, wiedergekehrt ist. Zweite Anwendung des Magneten durch
24 Stunden. Während der Nacht durch vier Stunden Gefühl von
Ameisenkriechen im Beine.

Am 29. December wird ein Nadelstich an der Fusssohle
empfunden und löst Reflexbewegungen aus. Sensibilität am Unterschenkel gering, am Oberschenkel noch schwächer. An den übrigen
Partien bleibt die Anästhesie unverändert. Während des Tages einige
Male lancinirende Schmerzen in der Wade und grossen Zehe.

Während des 30. December bleibt die erreichte geringe Sensibilität der unteren Extremität bestehen.

Am 31. December dritte Anwendung des Magneten. Der Stab wird an der linken Gesichtshälfte applicirt, der negative Pol an die Schläfe, der positive am Thorax in der Höhe der dritten Rippe, durch einen Verband fixirt. Nach einigen Minuten erklärt Patient stechende Schmerzen in der Stirngegend und in den Augen, besonders links, zu empfinden und im Gesichtsfeld gelbe Lichtstrahlen und schwarze Punkte wahrzunehmen. Um 4 Uhr Morgens, im Momente, wo der Saal beleuchtet wird, constatirt der Kranke, dass das Auge Gegenstände unterscheidet.

Am 1. Januar, bei der Visite, wird constatirt, dass die gesammte Sensibilität der linken Körperhälfte zurückgekehrt ist. Das Auge sieht. Das linke Ohr hört das Ticken einer Uhr in einer Entfernung von 17 Centimetern bei 26 Centimeter rechts. Geschmack und Geruch sind auch links wieder vorhanden.

Am 2. Januar bleibt dieses Resultat erhalten. Die beiden Spitzen des Zirkels werden am linken Arme in einer Entfernung von 3 Centimeter, am rechten Arme bei einer solchen von 18 Millimeter getrennt empfunden; am linken Bein bei 2 Centimeter, an der Vorderseite des Oberschenkels bei 18 Millimeter getrennte Empfindung. An der Brust und am Rücken ist die Sensibilität der beiden Seiten des Körpers die gleiche. Das Sehfeld des linken Auges wird von Professor Charpentier gemessen und beträgt 50 zu 75 Centimeter, gleichwie das des rechten Auges.

Am 3. Januar ganz geringe Schmerzen im linken Beine. Einige Pusteln von Jodakne (seit 26. December wird 1 Gramm Jodkali pro die gegeben). Das Zittern der oberen Extremitäten hat sehr merklich abgenommen. Der Kranke kann die linke Hand langsam, aber vollkommen öffnen. Er kann mit ihr ein Glas ergreifen und zum Munde führen, was ihm seit Februar 1880 nicht möglich war. Er kann sich beim Ankleiden dieser Hand bedienen, was gleichfalls nicht möglich war.

Am 4. Januar dauert die vollkommene sensitive und sensorielle Sensibilität an. Das Zittern ist seit gestern noch schwächer geworden. Die Hand führt ein Glas geradenwegs und in einem Zuge zum Munde, manchesmal fast ohne Zittern, andere Male leicht zitternd, kurz bevor der Mund erreicht wird. Rechtsseitig ist das Zittern fast ganz verschwunden. Die Muskelkraft beider Hände hat bedeutend zugenommen. Die Parese der unteren Extremitäten ist noch vorhanden. Der Kranke geht noch mit kleinen Schritten und lässt die ganze Sohle über den Boden gleiten. Die Sehnenreflexe treten noch gesteigert auf, verbreiten sich aber nicht mehr.

Am 5. Januar Anwendung des Magneten am linken Beine von 5 Uhr Abends bis zum nächsten Morgen. Ameisenkriechen im Ober- und Unterschenkel. Schmerzen in Hüfte und Knie, die rasch wieder verschwinden. Die Sehnenreflexe treten auch jetzt noch gesteigert auf, aber in geringerem Grade. Rechtsseitig kein Fussphänomen mehr. Kniereflex gering. Linksseitig bleiben die Reflexe auf das Glied localisirt.

Die linke Hand ist functionsfähig, öffnet und schliesst sich zwar langsamer als die rechte Hand und mit einiger Steifheit, kann aber jede Bewegung ausführen, einen Knopf in's Knopfloch einführen und

aus demselben lösen etc. Das Zittern dauert noch an, aber in sehr
geringem Grade und ohne irgend eine Verrichtung mehr zu stören. Die
Sensibilität ist überall vorhanden. Das ist noch gegenwärtig (15. April
1881) der Zustand des Patienten. Leider dauern Emphysem und
Athemnoth an. Im Thorax nehmen die röchelnden, pfeifenden und
rasselnden Geräusche überhand und es steht zu befürchten, dass
Patient in kurzer Zeit seiner im Fortschreiten begriffenen Lungen-
erkrankung erliege.

Am 5. Juni ist der Patient noch auf der Abtheilung. Die emphy-
sematische Dyspnöe hält an. Deren Anfälle werden mit Vesicatoren,
trockenen Schröpfköpfen und Jodkali bekämpft. Die erreichte Heilung
der Hemianästhesie bleibt bestehen. Die linke Körperhälfte und deren
Sinnesorgane haben ihre wiedererlangte Sensibilität behalten. Das
Zittern ist an allen Gliedern fast verschwunden.

Nur die Contractur der Muskeln hat seit einem Monat wieder
zugenommen. Die linke Hand ist deformirt, die ersten Phalangen sind
im stumpfen Winkel gegen die Mittelhand gebeugt, die anderen Phalangen
ausgestreckt, die Finger auseinandergespreizt; der Kranke kann die
Hand nur langsam und mit Anstrengung vollständig öffnen und
schliessen. Wenn ein Anderer diese Hand öffnen oder schliessen
will, so fühlt er einen Widerstand. Trotzdem kann der Patient sich
dieser Hand bedienen, z. B. ohne Schwierigkeit ein Glas ergreifen
und zum Munde führen. Beugung und Streckung des Ellbogens
werden mit Steifheit ausgeführt. Beim Gehen wird das linke Bein
etwas nachgeschleppt. Bei passiven Bewegungen im Kniegelenk ist
auch ein Widerstand, aber in geringerem Grade, zu constatiren. Die
Aufrichtung der Fussspitze löst kein Zittern aus. Die Percussion
der Patellarsehne ruft das Kniephänomen ganz deutlich hervor. Das
linke Bein wird dabei in viel weiterem Bogen geschleudert als das
rechte, wie die vergleichshalber angestellte Percussion der rechten
Patellarsehne ergiebt.

Im Ganzen darf man sagen, dass die durch die Wirkung des Magneten erzielte Heilung der sensitiven und sensoriellen Hemianästhesie, des
Zitterns und der Reflexzuckungen nach Ablauf von 5 Monaten noch
andauert. Nur die Contractur einer oberen Extremität, abhängig von
der secundären Degeneration und progressiven Sklerose der Pyramidenbündel, ist wieder erschienen. Die Muskeln der rechten Körperhälfte functioniren vollständig normal, ohne Contractur und ohne
Zuckungen.

Der Kranke wird seines Lungenemphysems wegen im Spitale
behalten. Sein Zustand bleibt so ziemlich stationär. Ich übergehe den
weiteren Lauf der Krankengeschichte, der für unsere gegenwärtige
Betrachtung nichts Interessantes bietet, und nehme sie mit dem
22. October 1882 wieder auf:

Die Contractur der Hand ist wieder vollständig, namentlich die
der Adductoren der Finger. Die ersten Phalangen sind auf die
Handflächen herabgezogen, die übrigen Phalangen stehen in halber
Flexion. Der Kranke kann die Hand nicht mehr spontan öffnen. Ein
Anderer kann sie mit Ueberwindung eines Widerstandes öffnen, aber
losgelassen schliesst sie sich sofort wieder wie eine zuschnappende
Feder. Am Ellbogen und an der Schulter ist gleichfalls Contractur

vorhanden, wenn auch in geringerem Grade. Dumont bedient sich dieses Armes nicht mehr. Die rechte Hand functionirt gut; er kann mit dieser leicht ein Glas an den Mund führen, aber es tritt wieder ein leichtes Zittern an dieser Hand auf, welches sich etwas steigert, je näher die Hand den Lippen kommt. Dieses Zittern ist jedoch so gering, dass das Trinken nicht behindert und nicht einmal ein Tropfen verschüttet wird. Die Gelenke der unteren Extremitäten sind gleichfalls etwas steif. Die wiederhergestellte Sensibilität hat sich aber erhalten. Seit 14 Tagen ist dem Kranken das Gehen mühsam, beinahe unmöglich. Nur mit Anstrengung kann er sich eine kurze Strecke weit schleppen. Die Anfälle von Dyspnöe werden intensiver. Schleimrasseln und pfeifende Geräusche in beiden Lungen.

Die Erfolge, die ich bei Liébault gesehen hatte, und die ich am selben Tage bei einem anderen Kranken meiner Abtheilung erzielt hatte (siehe Beobachtung II), bestimmten mich, es mit der Hypnose zu versuchen. Ich schläferte ihn durch Suggestion ein, und er verfiel bald in das zweite Stadium. Hierauf suggerirte ich ihm, dass seine Hand geheilt sei, dass die Bewegung derselben ganz leicht geworden sei, dass das Zittern in der rechten Hand aufgehört habe, zugleich dass seine Dyspnöe geringer sei, dass er leichter athmen könne. Während der Hypnose forderte ich ihn auf, die Hand zu öffnen und zu schliessen; er öffnete und schloss sie abwechselnd mit steifen Bewegungen. Nach und nach nimmt die Geschmeidigkeit zu und Flexion wie Extension gehen mit grösserer Leichtigkeit von statten. „Wenn es nur so bleiben möchte!" sagte er in der Hypnose. Ich versicherte ihm, dass es so bleiben würde. Bei seinem Erwachen aus der Hypnose erinnerte er sich an alles, was ich ihm gesagt hatte. Die wiederhergestellte Beweglichkeit bleibt erhalten, die Hand wird mit der grössten Leichtigkeit geöffnet und geschlossen. Die rechte Hand zittert während der Bewegung beinahe gar nicht mehr, und die linke Hand führt ohne zu zittern ein Glas zum Munde. Der Zeiger des Dynamometers geht beim Drucke der linken Hand auf 36, bei dem der rechten auf 40.

3. October. Die erreichte Besserung hält an. Nach der gestrigen Sitzung hat der Kranke auf einen Stock gestützt ohne Schwierigkeit gehen können. Die rechte Hand zittert gar nicht mehr, die linke hat ihre Beweglichkeit beibehalten. Die Druckkraft der Hände hat zugenommen; am Dynamometer ergiebt sich für die linke Hand 47, für die rechte 50. Wiederholung der hypnotischen Suggestion. Diesmal geräth der Kranke in Somnambulismus ohne Erinnerung nach dem Erwachen. Das Dynamometer zeigt wieder 47 und 50. Dumont erklärt, jetzt geringere Athemnoth zu empfinden.

Am 4. October derselbe Zustand. Patient empfindet fast gar keine Athemnoth. Während der beiden letzten Nächte hat er ungestört geschlafen, während die vorhergehenden Nächte ganz schlecht waren.

Am 5. October derselbe Zustand. Die Hand bleibt beweglich. Die Schulter ist noch etwas steif. Er hat von 6 Uhr bis Mitternacht geschlafen, keine Athemnoth empfunden, die pfeifenden Geräusche in der Lunge sind schwächer geworden. Das Dynamometer ergiebt 38 für die linke Hand Das linke Bein ist im Knie- und Hüftgelenke etwas steif. Beim Gehen wird das linke Bein fast gestreckt gehalten, in

den Gelenken fast gar nicht gebeugt. Zittern am linken Bein wahrnehmbar. Er kann auf diesem Bein allein nicht stehen. Beim Gehen
tritt einigermassen die „Sensenbewegung" ein. Gesteigerte Sehnenreflexe vom Knie und vom Fusse aus.

Hypnostische Suggestion. Nach dem Erwachen ist der Zustand des Beines beiläufig derselbe. Knie- und Fussphänomen im Gleichen.

6. October. Die Steifheit der unteren Extremität hat anscheinend
etwas nachgelassen. Gesteigerte Sehnenreflexe dauern an. Das Bein
wird beim Gehen noch immer steif gehalten. Er kann trotzdem auf
diesem Bein allein sich aufrecht erhalten, wenn er dabei eine Hand
auf sein Bett stützt, was früher nicht möglich war. Zum ersten Male
hat er gestern Nachmittags ohne Stock gehen können. Hat gut
geschlafen, ohne Athemnoth.

Hypnotische Suggestion; Somnambulismus. Ich suggerire ihm die
vollständige Lösung der Contractur seines Beines, Verschwinden des
Zitterns und der Beklemmung. Die während der Hypnose ausgelösten
Sehnenreflexe nehmen auf Befehl ab und hören nach etwa zehn
Zuckungen auf. Nach dem Erwachen kann er etwa eine Secunde
lang ohne Unterstützung auf dem linken Beine allein stehen
und ohne Stock gehen. Die gesteigerten Sehnenreflexe persistiren.

7. October. Hat gut und ohne Beklemmung geschlafen, ist gestern
ohne Stock herumgegangen. Hand und Schulter beweglich. — Suggestion.

Die Sehnenreflexe sind geringer, treten aber auf Einwirkung der
Kälte wieder heftig auf. Der Kranke erklärt jetzt besser gehen zu
können, die Beine sind aber noch immer etwas steif, und die Zehen
verbleiben in Extensionsstellung.

Während der folgenden Tage schreitet die Besserung fort.

Am 12. October sind die Sehnenreflexe fast nicht mehr stärker
als normal, und der Kranke geht besser.

Am 16. October geht er fast den ganzen Tag herum und klagt
nicht mehr über Athemnoth. Der Kranke, der wegen seiner Athembeschwerden vier Wochen lang zu Bette war, ist jetzt gänzlich
davon befreit und bleibt tagsüber ausser Bett.

Am 20. October befindet er sich noch immer wohl; hat keine
Erstickungsanfälle mehr und schläft gut. Die Sehnenreflexe sind
ganz normal geworden.

Die erreichte Heilung der von der Gehirnläsion abhängigen Erscheinungen bleibt bestehen. Zwei Jahre lang geht Dumont herum,
fast ohne das Bein nachzuschleppen. Wir behalten ihn auf der Klinik
wegen seines Emphysems.

Wir glaubten, dass er bald erliegen müsse; er hat noch bis
zum 4. April 1885 gelebt. Ich bin fest überzeugt, dass er dieses verlängerte Dasein der hypnotischen Suggestion verdankte. Die häufigen
Anfälle von Athemnoth wurden ausnahmslos auf diesem Wege beseitigt. Wenn er eine Nacht wegen Orthopnöe nicht schlafen
konnte, so wurde er am nächsten Tage von mir hypnotisirt und in
Folge der Suggestion waren die folgenden Nächte ungestört, die
Dyspnöe auf ein Minimum reducirt. Aber die organische Entwickelung des Emphysems führte allmählich zu immer stärkerer Athemnoth
mit permanenter Cyanose. — Vom September 1884 an bis zu seinem
Tode konnte der Kranke das Bett nicht mehr verlassen.

Sectionsbefund. Ausgedehntes Lungenemphysem mit Verdichtung der unteren Lappen. – Dilatation des rechten Herzens. – Atherom der Aorta. – Venöse Hyperämie der Leber und der Nieren. Gehirn. Ziemlich bedeutendes subarachnoideales Oedem.

Linke Hemisphäre. Ein leicht ockerfarbig tingirter erweichter Herd von 12 *mm* Breite, 18 *mm* Länge (von vorn nach hinten) auf der Convexität des Hinterhauptlappens dicht hinter der Furche, welche diesen vom unteren Scheitelläppchen trennt.

Rechte Hemisphäre. Es werden Horizontalschnitte ausgeführt. Sobald damit das Niveau der oberen Fläche des corpus striatum erreicht wird, wird eine sphärische Höhlung eröffnet, welche seröse Flüssigkeit enthält und von einer Pseudomembran ausgekleidet ist, die ockerfarbig, glatt und serös ist und sich leicht ablösen lässt. Diese Höhle hat 25 *mm* Länge von vorne nach hinten, 30 *mm* Breite und 20 *mm* Höhe. Auf diesem Querschnitt gesehen, liegt der Herd unmittelbar nach hinten vom hinteren Ende des Sehhügels in der Region der inneren Kapsel. Nach aussen zu reicht er mit seinem vorderen Ende bis an den oberen Rand des rückwärtigen Theiles der Insel. Dieser Theil ist verschmälert und weist eine Oeffnung von 3 *mm* Durchmesser auf, welche in eine Höhlung führt, die wir auf den folgenden Schnittflächen wiederfinden.

Ein zweiter Horizontalschnitt, ungefähr 1 *cm* tiefer geführt, zeigt Sehhügel und Streifenhügel (sammt dem zwischenliegenden Theile der Capsula interna) in ihrem hinteren Drittel im Zustande der Erweichung. Die Länge des erweichten Herdes beträgt auf dieser Schnittfläche 4 *cm*. Auf einer Länge von 1·5 *cm* ist die ursprüngliche Färbung erhalten, weiterhin ist das Gewebe schlaff, zerfasert und ockerfarbig. Die Erweichung in der Capsula interna erstreckt sich über 1·8 *cm* von vorne nach hinten.

Auf einem dritten Horizontalschnitt, wieder ungefähr 1 *cm* tiefer geführt, sieht man, wie die Höhlung sich im hinteren Dritttheile der Capsula externa und in der Vormauer ausbreitet. Ihre äussere Wandung wird hier von der grauen Substanz des rückwärtigen Theiles der Insel gebildet. Die Länge der Capsula externa beträgt in diesem Niveau 5½ *cm*, wovon der Herd 2·3 *cm* ergriffen hat. In diesem Niveau ist von dem äusseren Gliede des Linsenkernes fast die ganze hintere Hälfte zerstört; die beiden inneren Glieder sind von ihrem hinteren Ende aus auf eine Länge von 7 *mm* ockerfarbig tingirt. In die Capsula interna dringt die Höhlung, auf diesem Niveau betrachtet, am Anfange ihres hinteren Dritttheiles ein. Das Gewebe ist hier nur in einer Ausdehnung von 5 *mm*, von vorn nach hinten gemessen, erweicht. Die Zerstörung erreicht den äusseren Rand des Sehhügels und dringt in diesen 4 bis 5 *mm* tief ein. Ein vierter Horizontalschnitt, etwas tiefer geführt, zeigt uns nichts mehr.

Brücke, verlängertes Mark und Rückenmark sind intact. Von absteigender Sklerose der Pyramidenbahnen ist nichts zu sehen.

In mehrfacher Beziehung ist dieser Fall geeignet, unser Interesse zu erwecken. Es liegt hier ein Erweichungsherd im Centralorgan vor, der eine unvollständige linksseitige Hemiplegie, ferner vollständige sensitive und sensorielle Hemianästhesie, posthemiplegisches Zittern und secundäre Contractur herbeigeführt hat.

Der Magnet, der nach einjähriger Dauer der Hemianästhesie an der linken Gesichtshälfte applicirt wurde, hat in wenigen Stunden die Sensibilität der Körperoberfläche und der specifischen Sinne wiederhergestellt. Während der folgenden Tage wird die Sensibilität immer vollkommener, die Muskelkraft nimmt bedeutend zu, die Steifheit der Muskeln ist momentan verschwunden, das Zittern, das den Gebrauch der Arme erschwerte, nimmt so beträchtlich ab, dass die verloren gegangene Fähigkeit, Gegenstände zu erfassen, wieder hergestellt ist, und verschwindet endlich ganz. Nur die Contractur verbreitet sich nach vier Monaten wieder allmählich über die Muskeln des Armes, und die Hand schliesst sich von Neuem. Zwanzig Monate später werden diese wieder eingetretenen Contracturen sowie die gesteigerten Sehnenreflexe durch hypnotische Suggestion definitiv beseitigt.

Die erste Frage, welche auftaucht, ist diese: Ist dem Magneten eine specielle Heilkraft zuzuschreiben? Oder hat er nur als Instrument einer Suggestion gewirkt? Wir haben ja im Vorigen gesehen, dass der Kranke, selbst im wachen Zustande, der Suggestion im höchsten Grade zugänglich war. Hat der Glaube an die Wirksamkeit des Magneten, hat die Erwartung und die auf die Vorgänge des eigenen Körpers mit Spannung gerichtete Aufmerksamkeit des Kranken ihm die Wiederkehr der Sensibilität suggerirt und den cerebralen Mechanismus der Heilung in Gang gesetzt? Diese Frage scheint mir noch keiner endgiltigen Lösung fähig zu sein.

Wie aber können wir uns auf dem einen oder anderen Wege, entweder durch specielle Heilwirkung des Magneten oder mittelst psychischer Wirkung der Suggestion, erklären, dass so hartnäckige Erscheinungen wie Hemianästhesie, Zittern, gesteigerte Sehnenreflexe, Contractur wieder verschwunden sind, Phänomene, welche uns zunächst als unmittelbar abhängig von einer organischen Läsion erscheinen?

Hat die centripetale Leitungsfähigkeit für sensible Eindrücke, welche durch den hauptsächlich im hinteren Dritttheile der Capsula interna gelegenen Herd unterbrochen war, auf anderen Wegen wieder hergestellt werden können, oder ist das allein mittelst der noch intacten Faserzüge dieser Region geschehen, die wir auf unserem dritten Horizontalschnitte, nahe an der Hirnbasis, gesehen haben? Vielleicht war ein Theil der Fasern der sensiblen Bahnen im Carrefour sensitiv zwar in ihrer Substanz erhalten, in ihrer Function aber beeinträchtigt. Durch Wirkung auf diese Fasern könnte die Application des Magneten, sei es durch Suggestion, sei es auf anderem Wege, den Tast- und den Muskelsinn wieder hergestellt haben. Dieser Fall wäre wenigstens möglich.

Wir müssen uns auch gegenwärtig halten, dass die vorderen Partien der Capsula interna nicht zerstört waren, und dass die Faserbündel des verlängerten Markes nicht von secundärer absteigender Degeneration ergriffen waren. Für diese Faserbündel hat also die in ihrer Nähe erfolgte Läsion der Hirnsubstanz nur die Wirkung einer rein dynamischen Irritation gehabt. Wir wissen übrigens, dass, wie Charcot sehr richtig bemerkt, die secundäre Contractur nicht eine unmittelbare Function der Pyramidenbündel ist. Läsion oder Reizung dieser Pyramidenbündel findet jedoch in den motorischen Zellen der

Vordersäulen ihren Widerhall vermöge der directen anatomischen Beziehung, die zwischen ihnen besteht. Auf diesem Wege entsteht die Contractur und die Steigerung des Muskeltonus, die Erhöhung der Reflexthätigkeit des Rückenmarkes, die in der Steigerung der Sehnenreflexe ihren Ausdruck findet. — Wenn dieser Reizungszustand durch Diffusion auf andere gangliöse Elemente dieser Region übergeht, so wird eine allgemeine Steigerung der Erregbarkeit des motorischen Systems eintreten. Jeder Bewegungsimpuls, der vom Gehirn einer Gruppe motorischer Zellen mitgetheilt wird, kann, statt localisirt zu bleiben, durch Irradiation auf benachbarte Gruppen übergehen. Die Folge davon ist, dass mit den intendirten Bewegungen gleichzeitig unregelmässige Mitbewegungen erfolgen. So entsteht das hemiplegische Zittern oder die Hemichorea, je nach dem höheren oder geringeren Grade, den die Reizung des Rückenmarkes erreicht, und je nach dem individuell verschiedenen Reactionsmodus. Zittern, Contractur und Reflexzuckungen sind also drei Erscheinungen, die der Ausdruck eines gemeinsamen pathogenen Mechanismus sind, der sich als Reizung der mit den Pyramidenbündeln in Beziehung stehenden gangliösen grauen Substanz des Rückenmarkes charakterisirt.

Hat nun der anfangs angewandte Magnet, der diese Erscheinungen gleichzeitig mit der Anästhesie zum Verschwinden gebracht hat, direct auf das Rückenmark eingewirkt und dessen gesteigerte Reizbarkeit herabgesetzt? Ich bin nicht dieser Ansicht. Zittern und Contractur sind erst nach der Wiederherstellung der Sensibilität verschwunden, und ich möchte behaupten, dass das Verschwinden jener Symptome zur Wiederherstellung des Tast- und Muskelsinnes in Beziehung steht. Durch welchen Zusammenhang liesse sich das erklären?

Die Physiologen schreiben dem Gehirn einen mässigenden Einfluss auf die Reflexthätigkeit des Rückenmarkes zu. Das Gehirn hat durch die Eindrücke, die es empfängt, stets Kenntniss davon, was in jedem Muskel und in jedem in Bewegung befindlichen Organ vorgeht, von der jeweiligen Stellung der Glieder, vom Grade der Contraction der Muskeln, von der Geschwindigkeit einer ausgeführten Bewegung etc. Dadurch ist es im Stande, wenn ich so sagen darf, mit voller Sachkenntniss zu handeln, wenn es an der Coordination der Bewegungen theilnimmt, obwohl dieser Vorgang sich ohne Bewusstsein vollzieht und selbst auf einem reflectorischen Mechanismus beruht. Im gesunden Organismus mit normal functionirendem Rückenmark werden die complicirtesten Bewegungen, wie das Ergreifen von Gegenständen, das Gehen etc., freilich durch den Mechanismus des Rückenmarkes allein, gewissermassen automatisch besorgt, nachdem dieses sich den Vorgang durch tägliche Wiederholung eingeprägt und so zu sagen assimilirt hat. Da ist weder für bewusstes noch für unbewusstes Eingreifen des Gehirns Veranlassung. Die Sache verhält sich aber anders, sobald das Rückenmark nicht mehr normal functionirt, sobald durch eine abnorme Erregbarkeit seiner grauen, gangliozellenführenden Substanz die Regelmässigkeit und Präcision seiner excitomotorischen Functionen gestört wird. Dann erscheinen die Bewegungen sofort verwirrt, indem nervöse Centra, welche mit der intendirten Bewegung nichts zu schaffen haben, durch Irradiation in Erregung gerathen und den gewollten Act mit zwecklosen Nebenbewegungen begleiten. So entsteht das Bild des allgemeinen Zitterns und das der Chorea.

Unter so veränderten Bedingungen ist das Eingreifen des Gehirns in den Mechanismus der Bewegung wieder nützlich. Es setzt die excitomotorische Energie des Rückenmarks herab, es regelt die Bewegungen, welche das Mark, sich selbst überlassen, nicht mehr richtig zu lenken im Stande ist, es corrigirt so, wenigstens bis zu einem gewisen Grade, den unvollkommen gewordenen spinalen Mechanismus. Diese Correction kann das Gehirn aber nur dann vornehmen, wenn es in der Lage ist, von den Muskelbewegungen einen Eindruck zu empfangen. Wenn diese Wahrnehmungen ausgefallen sind, wenn das Sensorium von der Stellung der Glieder, deren Contraction oder Erschlaffung, Flexion oder Extension nichts weiss, wenn die Nervenbahnen unterbrochen sind, auf welchen die Bewegungsorgane die Mittheilungen über ihr Thun und ihre Bedürfnisse unausgesetzt zum Centrum senden; dann ist das Gehirn nicht mehr in der Lage, die Störungen der Motilität ausgleichen zu können, und das Rückenmark bleibt sich selbst überlassen. Wenn aber die sensiblen Bahnen wieder eröffnet und das Gehirn mit den peripherischen Organen der Sensibilität an der Hautoberfläche und innerhalb der Muskeln in Verbindung gesetzt ist, wird das Gehirn Ordnung schaffen und, soweit es das vermag, die durch das Rückenmark in Verwirrung gebrachte Harmonie der Bewegungen wieder herstellen. Jetzt haben wir eine Erklärung für die therapeutische Wirkung des Magneten. Indem er Tast- und Muskelsinn wieder herstellt, schafft er für das Gehirn die Möglichkeit, die Störungen in der Reizbarkeit des Rückenmarkes, die sich durch Zittern, Reflexzuckungen und Chorea ausdrücken, zu corrigiren.

Wie der Magnet durch diesen Vorgang Reflexzuckungen und Hemichorea eingeschränkt zu haben scheint, so kann er auch durch einen analogen Vorgang die Steifheit der Muskeln verringert haben. Die Hirnganglien vermögen ja auch jene Steigerung der spinalen Reflexthätigkeit einzuschränken und zu corrigiren, welche den Tonus der Muskeln in Contractur umwandelt. Durch die centripetalen Nerven des Muskelsinnes wird das Gehirn von dem jeweiligen Grade der Contraction eines Muskels in Kenntniss gesetzt, und ohne unser Vorwissen regelt es den Grad dieser Contraction, führt eine übermässig gesteigerte nach Möglichkeit zur Norm zurück und stellt das physiologische Mass des Muskeltonus wieder her.

Auf diesem Wege würde sich zur Noth erklären lassen, wie eine einzige Wirkung der Magnetotherapie, nämlich die ästhesiogene Wirkung (durch Vermittlung einer Suggestion oder ohne solche), welche Tast- und Muskelsinn wiederhergestellt hat, gleichzeitig die drei Erscheinungen des Zitterns, der Reflexzuckungen und der posthemiplegischen Contracturen günstig beeinflusst hat, drei spinale Erscheinungen, welche von einer functionellen Steigerung der excitomotorischen Reflexthätigkeit der grauen Marksäulen abhängen.

Aber bei unserem Kranken ist die Contractur später wieder aufgetreten, obgleich bei ihm die wiederhergestellte Sensibilität anhalten geblieben ist. Es lässt sich allerdings begreifen, dass die erdauernde, durch die Pyramidenbahnen vermittelte Reizung der motorischen Centren des Rückenmarkes einen so hohen Grad erreichen kann, dass die im Gehirn liegenden Centra, selbst bei vorhandener Unterstützung durch den Muskelsinn, nicht mehr im Stande sind, deren Wirkung zu corrigiren.

In diesem Stadium ist die Suggestion mit Erfolg angewendet worden. Es ist gelungen durch Untersagung, also auf rein psychischem Wege, speciell die Contractur und die Reflexzuckungen zu beeinflussen, Erscheinungen, welche im vorliegenden Falle rein dynamischer Natur waren und deren Heilung der Zustand der betreffenden Organe nicht unmöglich machte.

Es giebt eine Thatsache, deren Bedeutsamkeit man nicht stark genug betonen kann. Bei den Erkrankungen des Centralnervensystems reicht die functionelle Störung oft weit über das Gebiet der anatomisch nachweisbaren Läsion hinaus. Durch diese wird ein Anstoss, eine dynamische Reizung gesetzt, welche in die Functionen benachbarter Gebiete eingreift. Hier nun, wo nur ein geänderter Dynamismus der Function ohne materielle Veränderung vorliegt, kann die Wirkung der Psychotherapie eine unbegrenzte sein. Diese bleibt aber unwirksam oder hat doch nur vorübergehende und eingeschränkte Wirkung, falls die functionelle Störung direct von einer materiellen Läsion abhängt. Ich habe oft den Versuch gemacht, mit der Suggestion gegen Contracturen anzukämpfen, die sich spät in Folge von absteigender Sklerose eingestellt hatten; ich habe manchesmal ziemlich auffällige, aber immer vorübergehende Resultate erreicht, manchesmal gar keine. Die Suggestion kann so wenig wie der Magnet ein zerstörtes Organ wieder herstellen; sie stellt die Function wieder her, so weit das bei den jeweiligen anatomischen Zustande des Organes möglich ist.

Die vorstehenden Betrachtungen zeigen uns, wie bedeutend die Rolle ist, welche dem functionellen Dynamismus bei Erkrankungen der nervösen Centralorgane zukommt. Sie zeigen uns, nach meiner Ansicht, den Weg, auf welchem die Suggestion, welche sich, um den gestörten Dynamismus wieder herzustellen, zunächst an die Psyche wendet, eine ganze Reihe schwerer und hartnäckiger Krankheitssymptome günstig beeinflussen kann, die unmittelbar nur auf einer functionellen Veränderung beruhen, obwohl sie in einer mittelbaren Abhängigkeit von einer organischen Läsion stehen.

Beobachtung II. In der Zeit vom 1. September 1882 bis 15. Februar 1884 vier heftige apoplektiforme cerebrospinale Anfälle. Der erste hat Paraplegie mit stärkerer Betheiligung des linken Beines zur Folge, die anderen Lähmung des linken Beines, Neuritis des Ulnaris, Gürtelschmerzen, Kopfschmerzen etc. — Zahlreiche einzelne minder heftige Anfälle von Neuritis des linksseitigen Ulnaris. — Erfolgreiche Anwendung der Suggestion. — Vollkommene Heilung nach einer Reihe von hypnotischen Sitzungen.

Franz P., Arbeiter beim Eisenhammer zu Pompey, tritt am 3. September 1882 in das Spital ein. Er ist von kräftiger Constitution, war im Allgemeinen meistens gesund, hat niemals Syphilis acquirirt, ist kein Trinker. Er giebt an, im Alter von elf Jahren in Folge eines Schrecks beim Anblick eines Bären epileptiforme Anfälle gehabt zu haben, die sich durch 36 Tage täglich wiederholten. Dann ver-

14*

schwanden diese Anfälle und kehrten erst 1856 wieder, in seinem
27. Lebensjahre. Durch 14 Jahre litt er dann drei- bis viermal täglich
an solchen Anfällen. Er stürzte zusammen, ohne dass Schmerz oder
irgend ein Vorgefühl eingetreten wäre. Seit 1870 haben die Anfälle
aufgehört. Hat niemals an Kopfschmerzen gelitten.

Seit zwei oder drei Jahren empfindet er in langen Zwischenräumen
Schmerzen in der Lendengegend, die eine bis zwei Stunden dauern
und ihn niemals an der Arbeit gehindert haben.

Am 28. August 1882, um 5 Uhr Abends, fiel er plötzlich bewusstlos zu Boden und kam erst nach 12 Stunden im Spitale von
Pompey wieder zu sich. Er empfand beim Erwachen grosse Steifheit
und Ermüdungsgefühl in den Armen und Beinen und einen drückenden
Schmerz hinter den Augenhöhlen. Am 30. August konnte er aufstehen,
am 1. September verliess er das Spital und am 3. ging er, sich vollkommen wohl fühlend, zu Fuss nach Nancy (12 Kilometer).

Hier, im Sprechzimmer des Gefängnisses, wo er Jemand auf-
gesucht hatte, empfand er plötzlich einen heftigen Schmerz in den
Beinen und stürzte wieder bewusstlos zusammen.

Eine Stunde später wurde er auf unsere Abtheilung gebracht
und war wieder bei Bewusstsein.

Am 4. September wurde constatirt: Temperatur normal, Puls
langsam und regelmässig, Atherom der Arterien, Herztöne regelmässig, Bewusstsein klar. Giebt an, in den Beinen heftige Schmerzen
zu empfinden, die er mit Hundebissen vergleicht. Ausserdem Gefühl
von Brennen in der Magengrube. Hat eine Empfindung, als ob ihn
am Dornfortsatz des siebenten Brustwirbels Hammerschläge träfen.
Wird in der Gegend des siebenten, achten und neunten Brustwirbels
und der entsprechenden Intercostalräume ein Druck ausgeübt, so
empfindet er heftigen Schmerz. In den Händen hat er ein Gefühl,
als ob sie in Werg gewickelt wären. Ausserdem besteht ein drückender
Kopfschmerz hinter den Augenhöhlen. Es besteht Paraplegie. Er
kann im Bette die Knie beugen, aber die Beine nicht in die Höhe
heben. Anästhesie und Analgesie der Beine bis zu einer Horizontal-
linie, welche um eine Fingerbreite oberhalb des Schamberges quer
über den Körper verläuft. Weder Contractur noch Reflexzuckungen
vorhanden. Die Urinentleerung ist erschwert; es dauert 6 bis 11 Minuten, bis Patient 300 g entleert hat; während der Nacht hat er zum
ersten Male unwillkürliche Urinentleerung gehabt, kein Appetit,
starker Durst. (Vier blutige Schröpfköpfe am Rücken und ein Glas
Seidlitzer Wasser.)

5. September. Der Kopfschmerz hält an. Die Schmerzen im
Rücken und in der Magengrube sind verschwunden. Gegen Druck
auf die Brustwirbel und Intercostalräume ist noch Empfindlichkeit
vorhanden. Stechende und reissende Schmerzen in den Beinen, besonders in den Knien und bis in die Füsse ausstrahlend. Bei Druck
auf die Schenkel Gefühl von Ameisenkriechen.

Extension der Beine ruft lancinirende Schmerzen hervor, des-
gleichen Bewegungen im Fussgelenk. Jeder Druck auf die Bein-
musculatur wird schmerzlich empfunden.

Die Analgesie reicht noch bis 9 cm oberhalb der Gelenkköpfe
der Unterschenkelknochen. Von hier an ist die Sensibilität vorhanden,

aber abgestumpft, bis zur Leistenfalte, wo sie normal wird. In den Armen ist die Schmerzempfindlichkeit sehr abgestumpft. An den Händen ist noch immer das Gefühl vorhanden, als ob sie in Werg stecken würden.

Die Paraplegie dauert an. Dem Kranken fällt es heute schwerer als gestern, den Unterschenkel gegen den Oberschenkel zu beugen. In der Nacht von 10 bis 3 Uhr hat er Ohrensausen und heftigen Kopfschmerz gehabt. Am Morgen ist das Gehör am rechten Ohre geschwächt. Das Ticken einer Uhr wird rechts auf eine Entfernung von 6 *cm* gehört, vom linken Ohr auf eine solche von 18 *cm*. (Untersuchung des Ohres ergiebt nichts Abnormes.) Reichlicher Schweiss, starker Durst. (Vier blutige Schröpfköpfe. 1·20 Ergotin Bonjean.)

6. September. Der Zustand des rechten Beines hat sich gebessert. Der Kranke kann es 5 *cm* hoch in die Höhe heben. Die Sensibilität ist am ganzen Oberschenkel zurückgekehrt und am Unterschenkel bis zu einer Linie, die drei Fingerbreiten oberhalb der Fussknöchel liegt. Das linke Bein bleibt gelähmt und kann nicht gehoben werden. Die Analgesie besteht hier noch bis 4 *cm* oberhalb des Gelenkkopfes des Unterschenkels.

Die rechte Hand ist gebessert. Das Gefühl in Werg zu stecken ist verschwunden, nur Steifheit zurückgeblieben. Die linke Hand hat das Gefühl in Werg zu stecken behalten. Ausserdem hat hier die Analgesie zugenommen und ist vollständig bis drei Finger breit oberhalb der Handwurzel. Am Dynamometer ergiebt diese Hand einen Ausschlag von 10, die andere von 60.

7. September. Er beklagt sich ausserdem über lancinirende Schmerzen, die vom linken Ellbogen bis zu den Fingern ziehen. (Application des Magneten.)

9. September. Die Anwendung des Magneten an der linken Körperseite wird fortgesetzt. Motilität und Sensibilität sind rechtsseitig zurückgekehrt. Links keine Veränderung.

11. September. Gleichbleibender Zustand trotz Anwendung des Magneten. Reichlicher Schweiss; Schlaflosigkeit.

12. September. Gleicher Zustand. Die Anästhesie der linken Hand reicht bis 20 *cm* oberhalb der Handwurzel. Das Dynamometer ergiebt für die linke Hand 13, für die rechte 67.

Die Situation bleibt ziemlich unverändert bis zum 20. September. Die Anwendung des Magneten, die seit dem 14. September unterbrochen worden war, wird wieder aufgenommen.

Unter dem Einfluss des Magneten, der an der Fussohle applicirt wird, kehrt die Sensibilität zuerst im Oberschenkel, dann im Knie zurück. Zwei Tage später ist sie bis zur Höhe des Knorrens der Tibia wiederhergestellt.

Am 24. September reicht sie bis zur Spitze der Fussknöchel herab, während der Fuss noch empfindungslos bleibt. Seit 6 Uhr Abends des vorhergehenden Tages beklagt sich der Kranke über lancinirende Schmerzen in der Fusssohle, die längs des inneren Sohlenmuskels bis zum Fussknöchel ausstrahlen. Ausserdem wird an drei Fingern der linken Hand eine Contractur in Flexionsstellung constatirt, nur Daumen und Zeigefinger haben ihre normale Beweglichkeit behalten. Die drei von der Contractur ergriffenen Finger sind auch vollkommen anästhetisch; an den beiden anderen ist die Sensibilität abgestumpft. Ebenso besteht Anästhesie der inneren Fläche und der Rückenfläche der Hand bis zum Raume zwischen drittem und viertem Mittelhandknochen. Am Handgelenk ist die Empfindung nur an der Radialseite in einer Breite von 2 *cm* erhalten. Endlich ist die ganze Ulnarseite des Unterarmes anästhetisch bis 10 *cm* oberhalb des Handgelenks. Im Uebrigen ist die Sensibilität am Arme vollkommen. Druck auf den Ulnaris in der Ellbogenrinne ist sehr schmerzhaft. (Application eines Blasenpflasters am Erbsenbein.)

25. September. Die Sensibilität ist an der Fusssohle zurückgekehrt bis zu den Köpfen der Mittelfussknochen. Zustand der Hand unverändert.

26. September. Vollkommene Sensibilität des ganzen Fusses.

Am 28. September Abends empfindet der Kranke plötzlich einen heftigen Schmerz längs des Verlaufes des Ulnaris, vom Ellbogen bis zu den drei letzten Fingern, darauf anhaltende lancinirende Schmerzen, die ihn zum Schreien bringen.

30. September. In Folge der gestrigen Anwendung des Magneten erscheint die Sensibilität des Unterarmes, die bis 10 *cm* oberhalb der Handwurzel aufgehoben war, 2·5 *cm* oberhalb derselben wieder. Der Zustand der Hand bleibt unverändert.

Am 1. October erscheint die Sensibilität 2 *cm* oberhalb der Handwurzel. (Fortsetzung der Anwendung des Magneten.)

Am 2. October steigt die Sensibilität bis zu den zweiten Fingergliedern herab.

Der Kranke wird hypnotisirt. Er verfällt nach einigen Secunden in tiefen Schlaf, ohne Erinnerung beim Erwachen. Ich suggerire ihm mit Nachdruck, dass die Sensibilität und Motilität in den Fingern wiedergekehrt sei. Sofort verschwindet die Contractur. Der Patient bewegt mit vollkommener Leichtigkeit Finger und Handgelenk. Die Sensibilität der beiden letzten Fingerglieder ist wiedergekehrt. Am Dynamometer ergiebt die linke Hand 20, die rechte 60.

Am 3. October hält das erreichte Resultat an. Es bleibt noch eine Parese des linken Beines. Der Gang ist langsam und schwerfällig; der Kranke schleppt das Bein nach und kann sich auf den linken Fuss nicht stützen. Wiederholte Hypnotisation: Ich suggerire dem Kranken, dass er ganz gut gehen könne.

Zehn Minuten nach dem Erwachen geht der Kranke mit raschen Schritten, das Bein nur wenig nachschleppend.

Er steht drei Secunden lang auf dem linken Fuss allein. Er beklagt sich nur mehr über ein Gefühl von Schwere im Bein. Das Dynamometer ergiebt 30 für die linke Hand.

Am 4. October ergiebt sich für die linke Hand 32 bis 34, für die rechte 63. Zustand des Beines unverändert.

Die hypnotische Suggestion wird wiederholt. Darauf ergiebt die linke Hand 40, die rechte 70. Das Gefühl von Schwere im linken Bein ist kaum mehr halb so stark wie früher; der Kranke steht 5 Secunden lang auf diesem Bein.

Am 5. October ergiebt die linke Hand 51, die rechte 70. Er hebt den Fuss 20 *cm* hoch. Nach einer weiteren Suggestion verschwindet das Gefühl der Schwere gänzlich. Der Kranke geht fast ohne Sensenbewegung, hebt die Fusssohle bis zu einer Höhe von 45 *cm*, hält sich 5 bis 6 Secunden lang auf einem Fuss. Die linke Hand ergiebt 52.

Am 6. October ergiebt die linke Hand 55, die rechte 64. Er kann 7 Secunden lang auf dem linken Fuss stehen, die Sohle 58 *cm* hoch heben, auf dieser Seite wie auf der anderen. Beklagt sich seit einigen Tagen über Thränen der Augen. Wiederholung der Suggestion.

Am 7. October dauert das Wohlbefinden an. Er kann laufen; bleibt 12 Secunden lang auf einem Bein stehen. Das Thränen der Augen ist verschwunden. An den vorhergehenden Tagen waren die Augen des Morgens nach dem Erwachen einige Stunden lang verklebt, und während des Tages trat das Thränen bei der geringsten Anstrengung ein, z. B. beim Bücken. Heute Morgens waren die Augen nicht mehr verklebt.

Der Kranke, den ich seit dem 7. October nicht mehr hypnotisirt habe, befindet sich stets vollkommen wohl. Er läuft, ohne das Bein nachzuschleppen und ohne jede Empfindung von Schwere in demselben. Die Hand bleibt beweglich. Am 12. October ergiebt das Dynamometer links 50, rechts 72. Das Thränen ist ganz verschwunden.

Am 14. October verlässt der Patient das Spital und nimmt seine Arbeit wieder auf. Er arbeitet ununterbrochen bis zum 25. October, erscheint aber am 26. October wieder zur Consultation. Er erklärt, seit einigen Tagen ein Gefühl der Kälte im linken Fusse zu empfinden, welches bis zum Knie aufsteigt, auf Anwendung von Wärme aber wieder verschwindet; ausserdem Gefühl von Schwere in der linken Hand. Am Abend vor der Consultation hat er plötzlich einen lancinirenden Schmerz von den Fingern bis zum linken Ellbogen empfunden. Darauf trat Krampf und Contractur der Hand in Flexionsstellung ein, welche 10 Minuten dauerte. Gleichzeitig hat er während 5 Minuten blitzartige Schmerzen im linken Bein gespürt, welche an der Aussenfläche des Ober- und Unterschenkels bis zur Fussspitze ausstrahlten, verbunden mit Gefühl von Schwere, aber ohne Krampf. Dieser „wie aus der Pistole geschossene" Anfall hat ihm einen so mächtigen Eindruck gemacht, dass er nach dessen Ablauf ganz stumpfsinnig und sprachlos war. Seit 4 oder 5 Tagen thränen die Augen wieder und sind auch geröthet.

Heute Morgens sind diese Symptome spontan verschwunden. Das Dynamometer ergiebt für die linke Hand 52, er hat nur mehr die Empfindung von Schwere in dieser Hand. Er wird in tiefen Schlaf versetzt. Nach der entsprechenden Suggestion und dem Erwachen ist diese Empfindung von Schwere verschwunden, und das Dynamometer ergiebt 61.

P. nimmt seine Arbeit wieder auf und bleibt von allen Beschwerden frei bis Ende März 1883.

Am 1. April (Ostersonntag) erscheint er wieder zur Consultation. Seit drei oder vier Tagen wird seine linke Hand immer schwächer, ohne Schmerzempfindung.

Das Dynamometer ergiebt für diese Hand 24, für den Druck der rechten Hand 65. Nach einer hypnotischen Suggestion steigt die Druckkraft der linken Hand von 24 wieder auf 60, und P. kann seine Arbeit wieder aufnehmen.

Er wird aber schon am 5. April wieder in's Spital gebracht. Am Tage vorher, dem 4. April. hat er plötzlich stechende Schmerzen im linken Bein vom Knie bis zum Fussknöchel empfunden. immer sechs oder acht Stiche unmittelbar nacheinander während 2 oder 3 Secunden. Diese Schmerzen haben $^3/_4$ Stunden lang gedauert, dann blieb das Bein schwerfällig und schwach. Er hat noch versucht, die Arbeit fortzusetzen, hat es aber um $3^1/_2$ Uhr aufgeben müssen und ist nach Hause gegangen, das Bein nachschleppend. Des Morgens ist er mit der Eisenbahn nach Nancy zur Consultation gekommen. Auf dem Wege vom Bahnhof zum Spital auf der Place Saint-Léandre hat er wieder einen wie aus der Pistole geschossenen Anfall gehabt. Er hat plötzlich lancinirende Schmerzen im linken Bein und linken Arm empfunden und ist bewusstlos zusammengestürzt. Er ist von Vorübergehenden aufgehoben worden, nach einer halben Stunde wieder zu sich gekommen und dann in's Spital getragen worden, weil er nicht im Stande war zu gehen.

Er klagt, dass er seit seinem Hinstürzen fortwährende lancinirende Schmerzen im linken Fussknöchel, im Knie, in der Leistengegend empfinde. Das Bein ist bis zur Leiste vollkommen paralytisch und anästhetisch. Der Kranke kann nur die drei ersten Zehen ein wenig beugen. An der oberen Extremität wird eine Contractur der geschlossenen linken Hand constatirt; sie lässt sich mit Mühe öffnen, schnappt aber dann wie eine Feder wieder zu. Lancinirende Schmerzen von der Hand bis zum Ellbogen. Schmerzen in der Epitrochlearrinne spontan und auf Druck. Analgesie der drei äusseren Finger und der ganzen Streckseite des Armes. Ameisenkriechen in den Fingern, das bis 7 Uhr Abends andauert. Ausserdem auf Druck Schmerz an der linken Hinterbacke an der Austrittstelle des Ischiadicus. Es ist noch hinzuzufügen, dass P. seit zwei Monaten über Sausen und Taubheit im rechten Ohre klagt.

Des Morgens verhindern heftige Schmerzen jede Suggestion. Am Abend gelingt es, den Kranken zu hypnotisiren. Nach der hypnotischen Suggestion kann er die Hand öffnen und die Finger ausstrecken. Die lancinirenden Schmerzen im Arm verschwinden nach $^3/_4$ Stunden, jene im Bein nach 3 Stunden. Während der Nacht schläft er nur wenig.

Am 6. April öffnet er die drei ersten Finger unvollkommen, die zweiten Phalangen bleiben gegen die ersten im rechten Winkel gestellt. Druck in der Epitrochlearrinne ist noch schmerzhaft. Die Sensibilität der Finger ist wiedergekehrt. Das Dynamometer ergiebt links 10, rechts 64. Die Beweglichkeit des Beines ist fast gänzlich aufgehoben. Hypnotische Suggestion. Die Hand wird besser geöffnet; am Dynamometer ergiebt sie 17. Einige geringfügige Bewegungen in den Zehen. An der Aussenseite des Fusses und des Beines kehrt die Sensibilität zurück.

Um 2 Uhr Nachmittags Anfall von gürtelförmig unter dem Thorax sich verbreitenden brennenden Schmerzen. Um 6 Uhr lässt sich Druckempfindlichkeit im fünften, sechsten und siebenten Intercostalraum und an den drei letzten Brustwirbeln constatiren. Die lancinirenden Schmerzen in den Gliedern sind nicht wieder aufgetreten. Die Sensibilität ist am ganzen Fuss und an der Aussenseite des Beines vollkommen. Lang ausgedehnte hypnotische Suggestion mit Auflegung der Hand auf die kranken und schmerzhaften Körpertheile. Beim Erwachen sind spontane Schmerzen und Druckempfindlichkeit verschwunden. Patient kann die Hand vollkommener öffnen. An der ganzen unteren Extremität ist die Sensibilität vollkommen. Er hebt mit Leichtigkeit den Fuss bis zu 5 cm Höhe und hält ihn so 3 Secunden lang.

7. April. Während der Nacht unruhiger Schlaf mit Träumen. Die erreichten Resultate erhalten sich. Die wieder hergestellte Sensibilität hält an. Der Kranke bewegt Finger und Zehen, öffnet die Hand fast vollkommen, drückt das Dynamometer bis auf 16, beugt das Knie, hebt ein wenig das Bein. Die Empfindlichkeit der Epitrochlearrinne ist noch vorhanden; ebenso das Gefühl von Schwere im Bein. Abends hypnotische Suggestion.

8. April. Die Hand ergiebt am Dynamometer 20, öffnet und schliesst sich leichter. Er hebt den Fuss höher und hält ihn einige Secunden lang frei in der Luft. Beklagt sich noch immer über Sausen und Taubheit im linken Ohr. Vormittags hat er ein Gefühl von Schwindel in der linken Hälfte des Kopfes und im Auge, das bis 11 Uhr Abends anhält. Keine Suggestion.

9. April. Die linke Hand hat eine Druckkraft von 25 erreicht. Der Fuss wird 10 cm hoch gehoben und 4 Secunden lang so gehalten. Schmerzhaftigkeit der Epitrochlearrinne noch vorhanden.

10. April. Gleicher Zustand. Abends abermalige hypnotische Suggestion, nach welcher die Hand die Nadel des Dynamometers bis auf 25 treibt und der linke Fuss 5 Secunden lang in einer Höhe von 30 cm gehalten werden kann. Um 9 Uhr Abends abermals lancinirende Schmerzen längs des Verlaufes des Ulnaris. Diese dauern immer einige Secunden lang und wiederholen sich in Abständen von 5 Minuten. Dabei schliesst sich jedesmal die Hand.

Am 11. April kann er die Hand nicht gänzlich öffnen. Schmerzen längs des Ulnaris. Die Sensibilität ist nicht aufgehoben. Die Suggestion bewirkt Aufhören der Schmerzen.

Am 12. April kann der Kranke die Finger noch nicht vollkommen ausstrecken. Dynamometer 17 bis 20.

Schmerzen längs des Ulnaris wieder vorhanden, aber geringer, Zustand des Beines unverändert. Um 6 Uhr Abends wird noch Schmerz bei Druck auf den Ulnaris constatirt. Nach einer Hypnotisation verschwindet er, und die Finger werden mit Leichtigkeit geöffnet. Das Ohrensausen ist verschwunden.

Um 10 Uhr Abends empfand der Kranke Hunger und ass etwas Brot. Um 11 Uhr bekam er eine Suppe und wurde darauf von einem Gefühl von Zusammenschnürung des Magens befallen, welches 3 Stunden andauerte. Gegen 1 Uhr war er eine halbe Stunde lang bewusstlos. Seither hat die Zusammenschnürung aufgehört; er empfindet aber jetzt ein schmerzhaftes Prickeln an der Stirne, der Nase und in den Augen.

Am 13. April. Kopfschmerz mit Gefühl von Prickeln. Keine Schmerzen längs des Verlaufes der Nerven. Ausfluss aus der Nase. Guter Zustand der Extremitäten. Die Hand ergiebt am Dynamometer 20. Heftiger Schmerz am 7. und 8. Halswirbel. Durch Suggestion werden die prickelnden Schmerzen sehr gemildert, aber der Schmerz am Rückgrat hält an. Am Abend wird die Suggestion wiederholt und bewirkt gänzliches Verschwinden der ersteren, ist aber auf den letzteren ohne Einfluss.

Es gelingt auch mittelst einer subcutanen Einspritzung von 1·5 cg (2 Procent) Morphium nicht, diesen heftigen Schmerz im Rückgrat zu besänftigen. Der Kranke stöhnt die ganze Nacht. Gegen Mitternacht kalter Schweiss und Verlust des Bewusstseins auf eine halbe Stunde.

Am 14. April. Gefühl von Schwere in der Stirn- und Schläfengegend, besonders links. Schmerzen im Rückgrat dauern an, besonders an den Dornfortsätzen des sechsten, siebenten und achten Brustwirbels und den entsprechenden Intercostalräumen. Gürtelförmiges Zusammenschnüren mit Druck am unteren Ende der Brust. Die Hand (Dynamometer 22) und das Bein sind in gutem Zustande.

Hypnotische Suggestion: Der Kopfschmerz ist verschwunden. Die Empfindlichkeit der Wirbelsäule hält an. Abends Injection von 1 cg Morphium loco dolenti. Der Schmerz verschwindet. Hierauf nochmals hypnotische Suggestion.

15. April. Der Kranke hat nicht geschlafen, hat aber keine spontanen Schmerzen gehabt. Morgens sind die Empfindlichkeit der Wirbelsäule und der Druck auf den Thorax noch vorhanden, aber sehr gemildert.

Hypnotische Suggestion: Das Druckgefühl ist verschwunden, die Empfindlichkeit der Wirbelsäule gemildert.

16. April. Abends wiederholte hypnotische Suggestion, worauf die Rachialgie gänzlich verschwindet. Während der Nacht zwei Stunden lang Empfindung, als ob Hammerschläge auf die Rückenfläche der Hand geführt würden. Diese Empfindung strahlt bis in die Finger aus.

Am 17. April wird Steifheit in den Fingern constatirt, welche nicht vollkommen gestreckt werden können. Die Sensibilität ist vorhanden. Kein Schmerz im Ulnaris. Das Dynamometer ergiebt 15. Der Kranke geht ziemlich gut, aber der Contact der Fusssohle mit dem Boden ruft ein prickelndes Gefühl hervor (zwei Tage lang keine Suggestion).

Am 19. April kann er die Hand noch immer nur mühsam öffnen und die Finger nicht vollkommen strecken. Er geht mühsam und klagt über Schmerzen in der Fusswurzel. Seit einigen Tagen ist die Urinentleerung schwierig und von Schmerzen in der Unterbauchgegend begleitet, welche aufhören, sobald der Harn zu fliessen beginnt. Die Empfindlichkeit der Wirbelsäule ist nicht wieder aufgetreten.

21. April. Gleiche Symptome. Urinentleerung anfangs schmerzhaft. Schleppt das linke Bein nach, kann die Finger nicht gestreckt halten. Das Dynamometer ergiebt links 23, rechts 60. Nach einer Suggestion ergiebt das Dynamometer links 28 und der Kranke geht etwas besser.

23. April. Die Hand ist noch immer steif und vollkommene Extension der Finger unmöglich. Er schleppt das linke Bein nach und empfindet beim Gehen Schmerzen in der Leistengegend, am Knie, in der Fusswurzel. Nach einer Suggestion erscheinen die Steifheit der Hand und die Schmerzen am Knie und in der Fusswurzel sehr gemildert. Die Schmerzen in der Leistengegend persistiren.

Am 24. April. Gleicher Zustand. Abermalige Suggestion. Der Schmerz in der Leistengegend hält an, mildert sich aber spontan während der Nacht.

25. April. Die Steifheit der Hand hält an. Er geht etwas besser, schleppt aber das Bein nach, hat eine Empfindung von Schwere in demselben und kann sich nicht darauf stehend erhalten. Nach einer Suggestion ist diese Empfindung von Schwere bedeutend herabgesetzt, tritt aber rasch wieder auf.

27. April. In Folge einer Suggestion, die am Tage vorher vorgenommen wurde, wird im Bein heute Morgens viel weniger Schwere empfunden. Patient hinkt weniger, kann eine Secunde lang auf dem linken Fusse stehen. Der Schmerz in der Leistengegend ist nicht wieder aufgetreten. Suggestion. Die Steifheit in den Fingern hält an und weicht in Folge der Suggestion nur auf kurze Zeit.

28. April. Das Bein in gutem Zustande. Die Finger bleiben gekrümmt. Nach einer lange fortgesetzten hypnotischen Suggestion kann der Kranke sie vollkommen strecken, sie sind beweglich geworden. Gegen 3 Uhr Morgens tritt die Steifheit wieder ein.

Am 29. April Morgens wird diese Steifheit durch die hypnotische Suggestion von Neuem gelöst. Die Hand ist beweglich; aber um 4 Uhr Morgens stellt sich die Steifheit wieder ein.

Am 30. April erklärt er ausserdem, beim Schliessen der Hand eine Empfindung zu haben, als ob er Werg oder zerknittertes Papier anfassen würde. Er kann nicht mit Benützung der drei letzten Finger eine Nadel aufheben. Hypnotische Suggestion. Die Steifheit verschwindet und gleichzeitig auch die Empfindung, Werg zu berühren. Er kann jetzt mit Hilfe der drei letzten Finger die Nadel aufheben.

Am 1. Mai ist die Steifheit der Hand nicht wiedergekehrt. Am Dynamometer ergiebt die linke Hand 30 und 25, die rechte 80. Er erhält sich zwei Secunden lang auf dem linken Bein allein stehend. Nach einer Suggestion kann er sich drei Secunden lang darauf stehend erhalten und das Dynamometer ergiebt links 36, rechts 70.

Am 2. Mai macht Patient Wege ausserhalb des Spitals und geht lange herum. Am Abend klagt er über eine leichte Empfindung von Müdigkeit im Bein und Steifheit im Handrücken. Diese Symptome verschwinden nach einer Suggestion, und die linke Hand ergiebt 40 am Dynamometer.

Am 3. Mai ergiebt sie 38. Der Kranke kann das linke Bein bis zu einer Höhe von 5 Centimeter hoch heben. Letzte Suggestion. Das Bein ist vollkommen beweglich und functionirt ganz wie das gesunde. Druckkraft der linken Hand 63.

Am 4. Mai Morgens ergiebt die linke Hand 56, die rechte 62. Der Kranke ist gestern den ganzen Tag herumgegangen, ohne irgend welche Beschwerden zu empfinden. Das Gehör ist auf beiden Ohren vollkommen. Am 5. Mai verlässt er geheilt das Spital.

Am 1. Juli 1883 stellt er sich bei der Consultation wieder ein. Bisher ist er gesund geblieben, aber seit vier Tagen haben sich die Symptome der Neuritis des linken Ulnaris wieder eingestellt. Er kann die drei letzten Finger nur sehr unvollkommen ausstrecken. Das Dynamometer ergiebt 24. Anästhesie in der Region des Ulnaris. Schmerz in der Epitrochlearrinne.

Hypnotische Suggestion: Alle Symptome verschwinden. Die Sensibilität ist vollkommen wieder hergestellt. Die Epitrochlearrinne nicht mehr schmerzhaft. Der Kranke kann die Hand beliebig öffnen und schliessen. Das Dynamometer ergiebt 46. Er kehrt in seine Werkstätte zurück.

Am 15. Juli erscheint er wieder bei uns. Vor fünf Tagen Mittags sind plötzlich die stechenden Schmerzen vom Ellbogen bis zu den Fingern wieder aufgetreten und haben seither angedauert. Zu gleicher Zeit haben sich die drei letzten Finger plötzlich wieder zusammengekrümmt. Die Neuritis des Ulnaris ist also noch vorhanden.

Ich wende diesmal die Suggestion ohne Einschläferung an. Ich berühre die Hand des Kranken und versichere ihm, dass die stechenden Schmerzen verschwinden, dass die Hand sich öffnen wird, dass die Sensibilität wiederkehrt. Nach und nach hören die Schmerzen auf. Die Sensibilität erscheint wieder, erst am Vorderarm, dann in der Hand, langsam öffnen sich die Finger und werden beweglich. Binnen 10 Minuten ist alles vorüber. Alle Erscheinungen sind zur Norm zurückgekehrt. Es bleibt nur die Schmerzempfindung auf Druck in der Epitrochlearrinne übrig. Am Dynamometer ergeben drei aufeinanderfolgende Griffe 28, 31, 40.

Nachdem dieses Resultat erreicht ist, wiederhole ich die Suggestion, aber diesmal im hypnotischen Zustande. Beim Erwachen ist die Schmerzhaftigkeit in der Epitrochlearrinne verschwunden; es bleibt nur Empfindlichkeit bei starkem Druck zurück. Das Dynamometer ergiebt links 60 bis 67, rechts 67. Der Patient wird geheilt entlassen.

Am 25. October 1883 stellt sich der Patient wieder bei uns ein. In der Zwischenzeit war er von allen Störungen befreit.

Vor 14 Tagen hat sich eine Bindehautentzündung mit Thränenfluss eingestellt. Sie wurde mit Auflegung von Blasenpflastern behandelt, was Oedem der Augenlider und Kopfschmerz ober den Augenhöhlen zur Folge hatte.

In der Nacht vom 22. auf den 23. October waren neuerdings wie Blitzschläge die lancinirenden Schmerzen (3 Stiche in jeder Secunde) im linken Ellbogen aufgetreten und mit ihnen die anderen Symptome der Neuritis des Ulnaris. Am folgenden Morgen kam er zur Consultation in's Spital. Es wurde zunächst die Suggestion im wachen Zustande versucht. Diese misslang. Dann wandte ich die Suggestion im hypnotischen Zustande an, welche Contractur, Anästhesie und lancinirende Schmerzen in der Region des Ulnaris, die bis dahin angedauert hatten, zum Verschwinden brachte.

Zwei Stunden später war die Contractur der drei Finger wieder erschienen, und der Kranke konnte die Bewegung, die Finger zu strecken, nur zum dritten Theile ausführen.

Am 25. October Morgens tritt blitzartig eine Empfindung von Zusammenschnüren und Brennen an der Basis des Brustkastens auf. Sie hält immer 3 bis 4 Secunden lang an und wiederholt sich den ganzen Tag und die ganze Nacht über in kurzen Pausen.

Am 26. October wird constatirt: Die Bindehautentzündung ist geheilt. Es ist Thränenfliessen und Empfindlichkeit in der Gegend ober den Augenhöhlen zurückgeblieben. Die gewöhnlichen Symptome der Neuritis des Ulnaris sind sehr deutlich. Schmerz in der Wirbelsäule, Empfindlichkeit auf Druck in der Höhe des sechsten, siebenten und achten Brustwirbels. Empfindung von Schmerz im linken Bein. Hypnotische Suggestion: Beim Erwachen sind die Symptome der Neuritis des Ulnaris, Schmerz im Ellbogen, lancinirende Schmerzen im Vorderarm, Anästhesie, Contractur der Finger verschwunden. Die Druckempfindlichkeit der Wirbelsäule ist geblieben.

Des Abends um 8 Uhr wird der Patient bewusstlos. Der Kopf hängt aus dem Bette heraus. Dieser Zustand dauert etwa 6 Minuten. Während des Tages waren blitzartige Schmerzen im Rücken aufgetreten.

Am 27. October ist die Neuritis des Ulnaris nicht wieder aufgetreten. Die Schmerzhaftigkeit der Wirbelsäule dauert an. Sie reicht vom siebenten bis zum zehnten Dornfortsatz und verbreitet sich auch in den entsprechenden Intercostalräumen.

Hypnotische Suggestion, während welcher sich Patient über sehr heftige lancinirende Schmerzen beklagt. Beim Erwachen sind diese etwas gemildert, treten aber während des Tages sehr intensiv wieder auf. Um 6 Uhr Abends eine Morphiuminjection.

Am 28. October ist die Schmerzhaftigkeit der Wirbelsäule verschwunden. Suggestion: Die Empfindung von Schwere im Beine ist geringer. Die Rinne des Ulnaris ist etwas empfindlich.

Am 29. October. Hypnotische Suggestion. Die Empfindung von Schwere im Bein und im Kopf ist verschwunden. Tagsüber Wohlbefinden. Bei Nacht wird er durch das Geschrei eines anderen Kranken aus dem Schlaf geschreckt und empfindet sofort ein Gefühl von Brennen im Rücken und an der linken Seite.

Am 30. October ergiebt das Dynamometer 34 für die rechte Hand, 13 für die linke. Schmerzen vom achten bis zehnten Brustwirbel. Druck auf diese Gegend während des hypnotischen Zustandes ruft den Schmerz hervor.

Am Abend wird dieser Schmerz fast gänzlich durch eine Suggestion im wachen Zustande beseitigt.

Am 3. October befindet sich Patient wohl, bis auf eine Empfindung von Schwere im Kopf und Schmerz in der Rinne des Ulnaris. Am Abend um 5 Uhr vertreibt die Suggestion im wachen Zustande auch diesen. Aber gegen 8 Uhr Abends treten wieder zwei oder drei Stiche im Arm auf, vom Ellbogen bis in die Finger fahrend, und die Hand schliesst sich wieder.

Am 1. November besteht die Schmerzempfindlichkeit des Ulnaris noch. Die Hand kann die Oeffnung nur zu drei Viertheilen bewerkstelligen, die Finger sind anästhetisch. Am Dynamometer ergiebt die linke Hand 19, die rechte 60.

Eine Suggestion im wachen Zustande beseitigt in wenigen Minuten die Contractur und den Schmerz des Ulnaris.

Eine zweite Suggestion im hypnotischen Zustande giebt den Fingern ihre Sensibilität wieder. Eine dritte steigert die Muskelkraft der Hand.

Drei Griffe am Dynamometer ergeben nach einander 24, 26, 27. Gegen 2 Uhr Nachmittags schliesst sich die Hand wieder, nachdem Patient zwei Stiche empfunden hat.

Am 2. November kann Patient die Hand mit Anstrengung bis zu vier Fünftheilen öffnen, aber sie schliesst sich sofort wieder. Druck auf den Ulnaris ist sehr schmerzhaft. Keine Anästhesie vorhanden. Die Suggestion im wachen Zustande bringt alle Symptome zum Schwinden. Um 11 Uhr treten wieder zwei Stiche im Ellbogen auf und die Hand schliesst sich wieder. Patient beklagt sich ausserdem noch über Schmerzen im Bein. Eine abermalige Suggestion im wachen Zustand lässt Contractur und Schmerz verschwinden.

Dann wird eine dritte Suggestion, diesmal in der Hypnose, angewendet, worauf der Schmerz im Bein aufhört. Um 2 Uhr tritt aber die Contractur der Hand und die Schwere im Bein wieder ein. Nachts starkes Schwitzen am Kopfe.

Am 3. November hat Patient keine Schmerzempfindungen, kann aber die Hand nur zu drei Viertheilen öffnen.

Durch Suggestion im wachen Zustande wird vollständiges Oeffnen der Hand bewirkt, und diese bleibt beweglich. Das Dynamometer ergiebt links 19, rechts 58 und nach einer abermaligen hypnotischen Suggestion links 22.

Um 1½ Uhr tritt die Steifheit der Hand wieder ein, diesmal ohne vorhergehende Empfindung von Stichen. Empfindlichkeit in der Rinne des Ulnaris. Die Suggestion im wachen Zustande hebt Steifheit und Empfindlichkeit auf.

Am 4. November ist noch eine geringe Empfindlichkeit bei Druck auf die Rinne des Ulnaris vorhanden. Er kann die Finger nicht vollkommen ausstrecken. Dies alles verschwindet durch eine Suggestion im wachen Zustande.

Am 5. November Wohlbefinden. Geringer Grad von Steifheit in der Hand. Am 6. November vollkommenes Wohlbefinden. Patient klagt über gar nichts mehr. Das Dynamometer ergiebt 61 für die rechte Hand, 50 für die linke. P. verlässt das Spital am 7. November und bleibt gesund bis zum 19. Februar 1884.

An diesem Tage um 3 Uhr Nachmittags empfindet er plötzlich einen lancinirenden Schmerz im linken Fuss. Dieser verbreitet sich von unten nach oben und erreicht um 10 Uhr Abends das Knie. Während der ganzen Nacht wiederholen sich diese Stiche in Zwischenräumen von drei Minuten.

Am nächsten Tage, dem 20. Februar, kam er nach Nancy. Auf dem Wege vom Bahnhof in's Spital stürzte er wieder bewusstlos zusammen. Wie lange die Bewusstlosigkeit dauerte, hat nicht ermittelt werden können. Nach dem Erwachen dauerten die Stiche im Bein

noch an. Ausserdem war die Neuritis des Ulnaris auch wieder aufgetreten und verursachte sehr intensive lancinirende Schmerzen und
Ameisenkriehen in der Region des Ulnaris.

Im Spital wird constatirt: Ein halbgürtelförmiger Schmerz in
den drei letzten Intercostalräumen der linken Seite; lancinirende
Schmerzen im Vorderarm, welche in Zwischenräumen von einer Minute
auftreten und klonische Zuckungen verursachen. Während dieser
Zuckungen strahlt der Schmerz bis in die Schulter aus. Ausserdem
besteht Lähmung und Anästhesie des Beines, bis zum mittleren Drittel
des Oberschenkels hinaufreichend. Die Hypnotisation misslingt wegen
allzu heftiger Schmerzen. Suggestion im wachen Zustande bewirkt
Lösung der Contractur der Hand.

Am 21. Februar kann P. die Hand öffnen, aber nur unvollständig.
Es ist noch eine Flexion der Phalangen vorhanden, und die Finger
kehren nach der Oeffnung sofort wieder bis zu einem Abstand von
2 oder 3 cm von der Handfläche zurück. Sehr heftiger Schmerz bei
Druck auf die Ellbogenrinne. Gestern hat der Kranke den Fuss nicht
in die Höhe heben können, heute hebt er ihn bis zur Höhe von 6
oder 7 cm, kann aber die drei letzten Zehen fast gar nicht bewegen,
weder im Knie noch im Fussgelenk Bewegungen ausführen. Gefühl
grosser Schwere im Bein, die Anästhesie ist verschwunden. Patient
kann nicht aufrecht stehen bleiben, hält das eine Bein steif. Am Fuss
ist jedoch weder Contractur noch Steigerung der Reflexe vorhanden
(letztere war niemals nachweisbar). Empfindlichkeit der Wirbelsäule
auf Druck am vierten und sechsten Brustwirbel, Druckempfindlichkeit
zwischen den Schulterblättern und am linken Schulterblatt.

Eine Suggestion im wachen Zustand (zwei Minuten lang
fortgesetzt) bewirkt fast vollständiges Verschwinden der Steifheit der Hand und vollständiges Aufhören der Schmerzen im
Bereich des Ulnaris. Der Kranke kann die Finger gestreckt halten.

Eine zweite Suggestion im wachen Zustande (fünf Minuten lang fortgesetzt) mildert die Parese des Beines bedeutend. Der Kranke kann das Bein über das Niveau des Bettes heben
und es in den Gelenken beugen. Er steht auf und geht, ein wenig
hinkend und das Bein nachziehend, herum.

Eine dritte Suggestion im wachen Zustand (2 Minuten
lang fortgesetzt) bewirkt gänzliches Verschwinden der
Schmerzen in der Wirbelsäule und der gürtelförmigen
Schmerzen. Die schmerzlichen Zuckungen sind verschwunden. Das
Resultat bleibt tagsüber erhalten.

Am 22. Februar. Um 1 Uhr Morgens ist Patient durch die Sensation von drei Stichen im Ulnaris aufgeweckt worden, und die drei
Finger sind wieder in Contractur gerathen. Heute stehen diese drei
Finger im rechten Winkel gegen die Mittelhand; keine Anästhesie
vorhanden. Das linke Bein bleibt gestreckt. Patient kann sich nicht
darauf stützen. Leichte Schmerzhaftigkeit bei Druck auf die Intercostalräume. Hypnotische Suggestion. Die Schmerzen im Ulnaris und
in den Intercostalräumen verschwinden; die Hand bleibt vollkommen geöffnet und beweglich; Patient kann viel besser gehen.

23. Februar. Hat gut geschlafen. Heute Morgens klagt er über
die Empfindung, als ob er eine Stange trüge, welche vom inneren

Fussknöchel bis zur Mitte des Unterschenkels reicht. Diese Stange scheint tiefer hinabzusteigen, wenn er den Fuss hebt, und höher hinaufzurücken, wenn er ihn niedersetzt, sie ist dem Kranken beim Gehen hinderlich. Am Dynamometer erreicht die linke Hand 17, die rechte 68. Hypnotische Suggestion. Das Gefühl der Stange ist vermindert, aber nicht verschwunden; die linke Hand ergiebt 25.

24. Februar. Zustand unverändert. Eine Suggestion im wachen Zustande bringt das Gefühl der Stange zum Verschwinden. Patient erklärt, nur mehr eine Empfindung von Schwere im Bein zu haben. Er geht gut, wobei er nur in geringem Grade hinkt.

25. Februar. Zustand unverändert. Die linke Hand ist beweglich, hat aber ein Gefühl der Berührung von Werg; am Dynamometer 17 bis 23. Nach einer hypnotischen Suggestion ist dieses Gefühl verschwunden. Das Dynamometer ergiebt 27. Die Empfindung von Schwere im Bein ist vermindert.

26. Februar. Zustand unverändert. Am Dynamometer 25. Hypnotisation. Das Dynamometer ergiebt 50. Die Empfindung von Schwere im Bein um die Hälfte vermindert.

Am 27. Februar ergiebt die linke Hand 43, die rechte 56. Nach einer Hypnotisation erreicht die linke Hand 59, und der Kranke erklärt, fast gar keine Empfindung von Schwere mehr im Bein zu haben.

Am 28. Februar hält das Wohlbefinden an. Das Dynamometer ergiebt links 54 und nach einer neuerlichen Hypnotisation 57. Der Kranke kann nunmehr sehr gut gehen. Er unternimmt Spaziergänge ausserhalb des Spitals. Um 2½ Uhr tritt die Empfindung von Schwere im Bein wieder auf.

Am 29. Februar erreicht die linke Hand am Dynamometer 61. Durch Hypnotisation wird die Empfindung der Schwere im Bein beseitigt.

Am 1. März empfindet er die Schwere im Bein fast gar nicht. Er kann aber nicht länger als eine Minute auf das linke Bein gestützt stehen. Wenn der Fuss den Boden berührt, empfindet Patient wieder jenes Stangengefühl, jetzt nur bis zum unteren Drittttheil des Unterschenkels reichend. Nach einer Hypnotisation verschwindet dieses Stangengefühl vollständig.

Der erreichte günstige Zustand ist jetzt von Dauer. Die am Dynamometer gemessene Druckkraft der linken Hand übersteigt stets 50. Am 4. März legt Patient drei Meilen zu Fuss zurück, ohne Beschwerden zu empfinden. Am 5. März 1884 kehrt er zu seiner Arbeit zurück.

Am 3. März 1885 erscheint er wieder bei mir zur Consultation. Er berichtet, dass er sich bis vor drei Monaten gesund gefühlt hat; seither empfindet er wieder einen Schmerz in der Ellbogenrinne. Dieser ist continuirlich und weckt ihn oft aus dem Schlaf; er empfindet aber, wenn der Arm im Ruhestande ist, keine Stiche. Er kann die Hand öffnen und schliessen; wenn er aber eine Anstrengung macht, um einen Gegenstand fest anzupacken oder zu heben, so stellen sich schmerzliche Stiche vom Ellbogen bis zu den Fingern ein. Der Ellbogen ist beweglich. Der Schmerz sitzt nur in der Ellbogenrinne, bei der Streckung des Armes nimmt er zu und strahlt in die Finger aus. Auf Druck heftiger Schmerz in der Ellbogenrinne. Vor 36 Tagen hat er sich mit einem Eisenspan in das letzte Glied des rechten Mittelfingers gestochen. In Folge dessen trat eine Entzündungsgeschwulst auf der Rückenfläche der Hand ein, die nach 10 Tagen durch den Spitalsarzt von Pompey geöffnet wurde; die Eiterung dauerte bis vor 14 Tagen an. Seither ist der Abscess vernarbt, es ist aber Schwellung und Röthe nebst gesteigerter Empfindlichkeit auf der Rückenfläche der Hand und des Mittelfingers zurückgeblieben. Pronation und Supination sind ausführbar, aber alle Bewegungen im Handgelenk sind schmerzhaft. Die ausgestreckten Finger können nicht gebeugt werden, ohne dass Schmerz entsteht.

Nach einer Suggestion ist der Schmerz im linken Ulnaris vollkommen verschwunden. P. kann mit dieser Hand Gegenstände fest anpacken und ein Scheit Holz aufheben, ohne dass in Folge dieser Anstrengung Schmerzen entstehen.

Die rechte Hand schmerzt nicht mehr. Er kann spontan das Handgelenk bewegen, was früher nicht möglich war, und die Finger ohne Schmerzempfindung ein wenig beugen, so weit es die Schwellung zulässt.

Der Patient erscheint am 20. Mai wieder bei mir. Die linke Hand ist gesund geblieben. Die rechte Hand ist noch empfindlich und geschwollen. Die Finger sind noch steif und können nicht gebeugt werden. Nach einer Suggestion verschwindet die Empfindlichkeit. Die Steifheit in Folge der Schwellung ist noch vorhanden.

Am 9. April 1886 besucht er mich nochmals. Es ist in Folge der Entzündungsgeschwulst nur ein geringer Grad von Steifheit in der rechten Hand zurückgeblieben; die ersten Phalangen verharren in leichter Flexionsstellung gegen die Mittelhand. Der Mann hat aber kein Symptom von Neuritis des Ulnaris und auch keine anderen Beschwerden mehr gehabt. Ich habe noch am 13. Mai von ihm gehört. Sein Wohlbefinden hält an.

Ich habe diesen Fall in detaillirter Ausführung erzählt, weil er sehr geeignet ist, uns zu demonstriren, in welcher Weise die Suggestion ihre Wirkungen äussert, wie sie gegen schwere functionelle Störungen ankämpft, und diese trotz ihrer Hartnäckigkeit immer wieder zurückdrängt und endlich besiegt.

Dieser Fall zeigt uns auch, wie der vorhergehende, die bedeutsame Rolle, welche der functionelle Dynamismus in den Krankheiten des cerebrospinalen Nervensystems spielt.

Der erste Anfall, in dessen Gefolge Paraplegie, Schmerzen der Wirbelsäule, gürtelförmige Schmerzen und blitzartige Schmerzen in den Extremitäten auftraten, schien auf eine acut eingetretene Meningo-Myelitis hinzuweisen. Das rasche Verschwinden dieser Symptome in Folge der Suggestion bewies aber, dass diese Erkrankung nicht vorliegen könne.

Die vollständige Wiederherstellung, die auf jeden einzelnen Anfall folgte, das durch die Suggestion bewirkte sofortige Verschwinden der Neuritis des Ulnaris nach ihrem jedesmaligen Wiederauftreten zeigen uns klar, dass alle diese Störungen nicht die Folge einer schweren, diffusen Läsion des cerebrospinalen Systems waren, wie die Symptome es anfänglich vermuthen liessen.

Ich bin der Meinung, dass es sich hier um eine localisirte Läsion handelte, die vielleicht in der Gegend des Rückenmarkursprunges des linken Ulnaris gelegen war, möglicher Weise um einen gutartigen Tumor, der ja latent und inoffensiv bleiben kann, wie selbst manche Tumoren im Gehirn. Von Zeit zu Zeit können sich von diesem Tumor aus functionelle Reizungen über die cerebrospinale Achse verbreitet haben. Je nachdem diese Ausbreitung mehr oder weniger weit reichte, kann sie die Veranlassung gewesen sein entweder für die Neuritis des Ulnaris allein oder zugleich für die blitzartigen Schmerzen, die Lähmung und Anästhesie des linken Beines, oder für die Paraplegie, oder für die gleichzeitige Lähmung aller vier Extremitäten, oder endlich für die Hirnsymptome: Kopfschmerz, Thränenfluss, Prickeln im Gesicht und apoplektiforme Anfälle. In gleicher Weise kann ein Tumor im Gehirn, der lange Zeit keine Symptome hervorruft, von Zeit zu Zeit apoplektiforme und epileptiforme Anfälle mit verschiedenartigen Lähmungen bewirken. Solche durch grössere Zeiträume getrennte Zufälle, denen wir in der Nervenpathologie so häufig begegnen, legen uns grosse Zurückhaltung in Betreff der topischen Diagnostik der Läsion auf.

Wir haben gesehen, wie nützlich sich hierbei die Suggestion erweist, und wie sie alle Störungen aufzuheben vermag, die nicht durch eine unwiderrufliche materielle Veränderung der in Betracht kommenden Organe veranlasst sind. Wir sahen auch, wie in diesen Fällen die Suggestion dazu beiträgt, die Diagnose zu erleichtern und zu sichern, indem sie gewissermassen die Erscheinungen der functionellen Störungen von denen der organischen Erkrankung scheidet.

Beobachtung III. Seit acht Tagen bestehende unvollständige linksseitige Hemiplegie. — Rasche Besserung durch Suggestion. — Fast gänzliche Heilung innerhalb dreier Wochen.

Louis C., 60 Jahre alt, Anstreicher, tritt am 7. November 1886 in's Spital ein. Er ist von kräftiger Constitution und war stets gesund. Vor sechs Tagen hat er plötzlich gefühlt, dass sein linkes Bein gelähmt ist. Er hat noch seine Wohnung erreichen können. Zwei Stunden später trat der gleiche Zustand im linken Arm mit Gefühl von Ameisenkriechen ein und hält noch immer an. Er hat damals noch gehen können, wenn er sich längs der Mauer stützte. Abends, beim Versuche aufzustehen, hat er sich auf das linke Bein nicht stützen können.

Am 8. November wird constatirt: Kein Fieber, Puls regelmässig und gleichmässig. Die Arterien fühlen sich hart an, sind atheromatös. Die Züge des Gesichtes sind merklich nach rechts verzogen und auf dieser Seite mehr ausgeprägt. Patient hebt den linken Arm langsamer und weniger hoch als den rechten, auch ermüdet dieser Arm rascher. Uebrigens können mit demselben alle Bewegungen ausgeführt werden. Das Dynamometer ergiebt für beide Hände 35 bis 40. Patient kann nicht auf seinen Füssen stehen. Im Bett erhebt er das linke Bein ein wenig, kann es aber nicht länger als vier bis fünf Secunden frei schwebend erhalten. Er beugt die Zehen nach einigem Zögern, kann aber das Fussgelenk nicht bewegen. Die Reflexe scheinen rechtsseitig etwas stärker ausgeprägt. Die Sensibilität ist normal. Das Herz ist nicht hypertrophirt, dessen Töne sind rein; die Respiration ist normal. Das Bewusstsein ist klar. Seit vier Tagen besteht Stuhlverhaltung. Behandlung: Abführendes Klystier, welches eine Stuhlentleerung bewirkt.

Am 9. November wird der Kranke mit Leichtigkeit in tiefe Hypnose versetzt. Nach dem Erwachen kann er das Bein 10 Secunden lang in die Höhe halten und die Zehen leichter bewegen. Das Fussgelenk bleibt aber noch steif.

Am 11. November kann er das Bein nur vier Secunden lang in die Höhe halten.

Am 16. November. Suggestion. Der Zustand bleibt unverändert.

Am 17. November wiederhole ich die Suggestion. Nach derselben kann er allein stehen und mit geringer Unterstützung herumgehen, was früher nicht möglich war.

Am 19. November nach einer Suggestion kann er allein stehen und ganz ohne Unterstützung bis an's Ende des Saales gehen, wobei er das Bein etwas nachschleppt. Die schwierigste Bewegung für ihn ist die Dorsalflexion im Fussgelenk. Liegend kann er das Bein beliebig lang in die Höhe halten und langsam wieder sinken lassen. Die Sehnenreflexe sind etwas gesteigert.

Am 20. November erhält sich dieser Zustand. Die Suggestion wird täglich wiederholt.

Am 23 November dauert der gute Zustand noch an. Patient geht allein und hat keine gesteigerten Sehnenreflexe mehr. Er kann den Fuss jetzt ganz gut in die Höhe heben.

Die Besserung schreitet fort. Am 2. December kann er die Treppen hinabsteigen und schleppt das Bein fast gar nicht mehr nach. Alle Bewegungen sind ausführbar. Die Dorsalflexion des Fusses kann vollkommen ausgeführt werden. Sehnenreflexe nicht mehr gesteigert.

Er bleibt noch bis Januar auf der Abtheilung. Sein Zustand bleibt unverändert. Er kann gut gehen, klagt aber noch über ein Gefühl von Schwere im Bein und im Arm, welches ihn verhindert, wie früher die Leiter zu besteigen und mit dem Pinsel zu hantiren.

Beobachtung IV. Gehirnerschütterung. — Geheilte Fractur der Wirbelsäule. — Subacuter Gelenksrheumatismus. — Epileptische Anfälle traumatischen Ursprungs. — Langsame Beseitigung der Schmerzen auf dem Wege der Suggestion. — Durch Suggestion wird ein epileptischer Anfall im Entstehen coupirt und vollständige Genesung herbeigeführt.

M. Sch., Pappenarbeiter, 40 Jahre alt, wird am 21. December 1882 auf die Klinik aufgenommen.

Im Januar 1881 fiel er aus einem Dachraum durch eine Lücke im Boden 5 Meter hoch auf das Pflaster des unteren Raumes herab. Er wurde bewusstlos und mit einer Wunde am Kopf in's Spital St. Léon gebracht. Dort kam er erst nach 10 Tagen wieder zu Bewusstsein und brauchte zwei Monate, bis er wieder stehen konnte. Er hatte Schmerzen in der Seite und an den letzten Brustwirbeln bis nach vorne ausstrahlend, Schmerzen in beiden Schultern und im rechten Bein, das er nicht beugen konnte. Es war Schwindel mit Neigung nach links zu fallen vorhanden, Schwierigkeiten bei Wendungen des Kopfes, Unmöglichkeit, den Körper zu beugen, um einen Gegenstand

vom Boden aufzuheben, Schmerz um die Augenhöhlen fast einen
Monat lang nach dem Anfall, Kopfschmerz in der Stirn- und
Schläfengegend; Schwerhörigkeit und Ohrensausen acht Tage lang.
Das Gesicht war namentlich linksseitig geschwächt und undeutlich;
subjective Lichtempfindungen traten öfters auf. Ausserdem Stottern
und schwer bewegliche Zunge, so dass seine Sprache fast unverständlich
war. Letzteres Symptom nahm von Tag zu Tag ab, verschwand aber
erst nach fünf Monaten. Die Schluckbewegungen waren fast unmöglich,
wenigstens für feste Nahrung. Vier oder fünf Tage lang musste er
mittelst der Sonde ernährt werden, und die Schluckbeschwerden verschwanden gänzlich erst zwei Monate nach seinem Sturz. Keine Störung
in der Urinentleerung, aber Obstipation während des ersten Monats.
Nach zweimonatlichem Aufenthalt im Spital St. Léon kehrte er zu
seinem Arbeitgeber zurück, war aber zu schwach auf den Beinen,
um ordentlich arbeiten zu können. Ausserdem traten vierzehn Tage
nach seinem Austritt aus dem Spital schmerzhafte Anschwellungen
an Fussgelenken und Knien auf, dann auch an Hand-, Ellbogen- und
Schultergelenken. Er kehrte im April in's Spital (Saal St. Sebastian)
zurück und blieb diesmal zwei Monate in Behandlung. Es lag jetzt
subacuter Gelenksrheumatismus vor. Schon sechs oder acht Jahre vor
seinem Fall hatte er an polyarticulärem Rheumatismus gelitten,
der sechs Monate lang angedauert hatte. Seither war derselbe in zahlreichen, aber leichten Anfällen wieder aufgetreten. Nach zwei Monaten
konnte er diesmal das Spital wieder verlassen; aber er war nicht im Stande,
viel zu arbeiten. Seit sechs Wochen leidet er wieder an Schmerzen
der Ellbogen-, Schulter-, Knie- und Fussgelenke. Es sind lancinirende
Schmerzen von ein- bis zweistündiger Dauer, bald in diesem, bald in
jenem Gelenk. Knie- und Fussgelenke waren drei Wochen lang geschwollen, rechter Ellbogen und rechtes Handgelenk vierzehn Tage
lang. Patient war aber immer im Stande zu gehen. Seit zwei Monaten
hat er weder Kopfschmerz noch Schwindel, noch Ohrensausen mehr.
Gehör, Gesicht und Schlaf sind in Ordnung. Es ist noch zu erwähnen,
dass Patient im verflossenen Monat Mai im Spital zwei epileptiforme
Anfälle gehabt hat. Diese traten an aufeinanderfolgenden Tagen ein,
und es schloss sich an sie eine fünftägige Bewusstlosigkeit.

Im August hatte er in der rue Jeanne d'Arc einen neuen Anfall und blieb sechs Stunden bewusstlos. Im October neuer Anfall in
Champigneulles.

Status praesens. Mann von schlaffer Constitution und geringer
Intelligenz, Arbeiter in einer Pappenfabrik, wo er stets der Feuchtigkeit
ausgesetzt ist. Brust links etwas stärker gewölbt als rechts. Wirbelsäule
etwas nach rechts gebogen und auf eine Länge von 20 *cm* nach rückwärts vorspringend vom sechsten oder siebenten Brustwirbel bis zur
Mitte der Lendenwirbel. Diese höckerförmige Erhebung soll sich nach
dem Sturz entwickelt haben.

Gegenwärtig klagt Patient über Schmerzen in den Lenden und
in der Wirbelsäule, in der Gegend des höckerförmigen Vorsprungs.
Diese Schmerzen sind ziemlich heftig, treten sowohl spontan als auch
auf Druck auf und hindern ihn, sich beim Gehen gerade aufzurichten.
Das rechte Knie ist auf Druck empfindlich, ebenso die Kniekehle
und die Wade bis zur Achillessehne. Lancinirende Schmerzen beim

Sitzen auf einem Stuhl und beim Gehen. Beide Fussgelenke sind geschwollen und auf Druck empfindlich, aber beweglich. Kann vier Secunden lang auf dem linken Bein stehen, auf dem anderen kaum zwei Secunden lang. Letzteres ist auch zum Gehen minder tauglich, kann nur mit Mühe gebeugt werden. Sehnenreflexe normal. Die oberen Extremitäten sind in ziemlich guter Verfassung; nur das rechte Handgelenk ist etwas geschwollen. Die Bewegungen der Hände sind etwas ataktisch. Kann mit dem Finger die Nasenspitze erst nach einer Reihe von schwankenden Bewegungen erreichen. Rechtsseitig ist die Sensibilität für Schmerz und Berührung sehr abgeschwächt, besonders am rechten Bein, wo nur einige umschriebene Stellen intacter Sensibilität übriggeblieben sind, so am oberen Ende des Oberschenkels, an der Innenseite der Kniescheibe und an der Aussenseite des Fussgelenkes. Am linken Bein ist im Gegentheil die Anästhesie auf einige kleine Stellen beschränkt. Das Gehör ist linksseitig sehr vermindert. Patient hört das Ticken einer Uhr rechts auf 90 *cm* Entfernung, links kaum auf 2 *cm*. Die übrigen Functionen sind normal.

Also: Symptome von Gehirnerschütterung, von Compression des Rückenmarkes in Folge von Bruch der Wirbelsäule. Gelenkssymptome in Folge von rheumatischer Diathese.

Im Januar 1885 bleibt der Zustand ziemlich unverändert. Schmerzen in den Lenden und ım rechten Bein. Seit 7 Uhr Morgens klagt er über Schmerzen in der Präcordialgegend. Er hat Anwandlungen von Schwindel gehabt, welche heute Morgens spontan verschwunden sind.

Patient wird hypnotisirt und zeigt sich für Suggestionen sehr empfänglich (Somnambulismus). Beim Erwachen ist der Schmerz in der Präcordialgegend verschwunden, die Schmerzen im rechten Bein sind sehr gemindert. Diese Schmerzen kehren während der Nacht wieder, aber in viel geringerer Intensität.

Am 5. Januar wiederholte Suggestion, tagsüber Wohlbefinden.

Am 6. Januar klagt er wieder von Beginn des Tages an über Schmerzen im Knie, der rechten Wade und an den Enden der rechtsseitigen Rippen. Diese verschwinden nach einer Suggestion fast vollkommen.

Am 7. Januar, um 4 Uhr Nachmittags, hat Patient einen neuerlichen Anfall gehabt. Dieser charakterisirt sich durch ein leichtes Zittern ohne Convulsionen. Kein Schaum vor dem Munde. Augenlider geschlossen, Augen in Schielstellung nach unten. Schläffheit der oberen und etwas Steifheit der unteren Extremitäten. Gesichtsfeld verdunkelt (er kann vorgehaltene Finger nicht zählen). Er kann die Hand schliessen, aber keinen Druck mit derselben ausüben. Das Bewusstsein bleibt ungetrübt. In der Magengrube Gefühl von schmerzhafter Zusammenschnürung, welches um 11 Uhr Abends aufhört. An dessen Stelle treten lancinirende Schmerzen, welche bis 3 Uhr Morgens dauern.

Am 8. Januar ist der Anfall vorüber. Patient klagt nur mehr über einen Schmerz an den Enden der rechtsseitigen Rippen und ein prickelndes Gefühl im Knie. Er kann mit beiden Händen einen kräftigen Druck ausüben. Der Tag verläuft gut.

Gegen 7 Uhr Abends treten die lancinirenden Schmerzen ın der Präcordialgegend auf, welche 2½ Stunden lang andauern, heute

aber zu geringerer Intensität entwickelt sind. Seit 4 Uhr Nach-
mittags war ein Schmerzgefühl an der oberen inneren Region des
Schienbeines unter der Kniescheibe vorhanden gewesen, welches beim
Eintritt der Schmerzen in der Präcordialgegend verschwunden ist.
Gleichzeitig Schmerzen in der Lendengegend und in der Umgebung
der Rückgratsverkrümmung.

Am 9. Januar Morgens ist der Schmerz in der Präcordialgegend
verschwunden. Der Schmerz in der Lendengegend hält an sowie der
an den Enden der rechtsseitigen Rippen und im Knie (diese beiden
letzteren seit 4 Uhr Morgens). Er fühlt sich schwach auf den Beinen,
kann sich auf dem rechten Bein allein gar nicht aufrechthalten, auf
dem linken allein nur mit grosser Anstrengung.

Nach einer Hypnose verschwinden die Schmerzen und
der Kranke kann mit Leichtigkeit gehen; der Schmerz in der
Lendengegend kehrt aber nach einer Stunde zurück.

Am 10. Januar beklagt er sich über einen Schmerz an der
Innenseite des rechten Knies, der gestern Abends aufgetreten ist und ihn
während der ganzen Nacht nicht schlafen liess. Durch eine Suggestion
wird dieser Schmerz behoben, kehrt aber während des Tages wieder.

Am 12. Januar. Hat nach einer Suggestion gut geschlafen; aber
um 2 Uhr Morgens haben ihn lancinirende Schmerzen im Knie und
in der Wade geweckt, und des Morgens beklagt er sich über eine Empfindung von Schwindel im Kopf. Nach einer neuerlichen Suggestion
empfindet er tagsüber nur mehr sehr geringe Schmerzen im Knie.
Die Schmerzen im Fussgelenk treten aber wieder auf.

Ich werde diese Krankengeschichte nicht Tag für Tag wiedergeben. Sie nimmt ihren weiteren Verlauf bis Anfangs März ohne
wesentliche Aenderungen. Die Schmerzen im linken Bein im Knie,
in der Wade, im Fussgelenk und in der Lendengegend werden durch
die Suggestion jedesmal behoben oder doch wesentlich gebessert,
kehren aber nach einigen Stunden oder im Verlauf der nächsten
Nacht immer wieder zurück.

Inzwischen wird der Kranke immer empfänglicher für die Suggestion. Wenn man ihm den Befehl ertheilt, nicht aufzuwachen, so
schläft er durch ganz unbegrenzte Zeiträume fort. Einmal haben wir
ihn 15 Stunden nach einander schlafen lassen. Alle Hallucinationen
lassen sich bei ihm sowohl im Schlafe, als auch im wachen Zustande
verwirklichen. Durch einfache Behauptung, dass es so sei, kann man
bei ihm vollständige Analgesie erzeugen.

Während die Empfänglichkeit für die Suggestion so zunimmt,
kehren die Schmerzen in immer grösseren Pausen nach der Suggestion
wieder. Sie verschwinden jetzt durch blosse Behauptung ihres Ver-
schwindens mit gleichzeitiger Berührung der betreffenden Stelle ohne
Hypnose. Die wiedererscheinenden Schmerzen werden jetzt gleich bei
ihrem Auftreten sofort unterdrückt.

Anfangs März vergehen schon acht Tage, ohne dass Patient
Schmerzen empfindet, weder im Knie noch in der Lendengegend. Er
geht mit Leichtigkeit, kann sogar laufen und hilft bei der Bedienung
der anderen Kranken.

Am 13. April Nachmittags wird er zwischen 1 und 3 Uhr von
einer Reihe heftiger epileptiformer Anfälle heimgesucht.

Am 17. April tritt trotz der täglichen Suggestion zur selben Stunde eine gleiche Reihe von Anfällen ein. Diesen Anfällen geht eine Aura vorher. Der Kranke fühlt es vom Morgen an, dass ihm ein Anfall bevorsteht.

Am 21. April Morgens fühlte er Kopfschmerzen, Trübung des Gesichtsfeldes, Zuckungen in den Gliedern. Das sind Vorboten eines Anfalles.

Ich hypnotisire ihn um 10 Uhr Vormittags und suggerire ihm, bis 5 Uhr Nachmittags ruhig und ohne Convulsionen zu schlafen. Wirklich schläft er bis zur bestimmten Stunde. Um 2 Uhr treten während des Schlafes einige heftige Zuckungen in Armen und Beinen auf. Patient deckt sich im Bett auf. Das Ganze dauert aber nur einige Secunden, der Anfall kommt nicht zum Ausbruch, er ist wie im Keime erstickt.

Seit jenem Tage hat er weder Anfälle mehr gehabt noch Zuckungen, welche die Wiederkehr von Anfällen befürchten lassen könnten. Wir behalten ihn noch ein ganzes Jahr auf der Abtheilung. Er arbeitet im Spital und klagt nicht mehr über Schmerzen. Hie und da tritt in Folge einer Anstrengung noch Schmerz in den Lenden ein, verschwindet aber immer sofort auf eine Suggestion. Eines Tages zog ihm mein erster Assistent fünf Zahnwurzeln aus, wobei er 20 Minuten lang mit Zange und Schlüssel gequält werden musste. Vor der Operation versicherte ich ihm, dass er nichts fühlen und dass er während derselben lachen werde. Wirklich gab er während der Operation kein Zeichen von Schmerz von sich und spuckte das Blut lachend aus. Ich bemerke noch, dass er im normalen Zustande durchaus nicht analgisch war.

Ich habe Sch. in diesem Winter (1885) noch einmal gesehen. Er kam einmal in's Spital, um sich einen neuerlichen Schmerz im Bein „fortnehmen" zu lassen. Er kann jetzt bei seiner Arbeit bleiben, befindet sich vollkommen wohl und hat keinen epileptiformen Anfall mehr gehabt.

Es ist fraglich, ob sich in diesem Falle nicht die Epilepsie traumatischen Ursprungs ohne Anwendung der Hypnose beim Kranken festgesetzt hätte. In eingewurzelten Fällen von Epilepsie, wenn das Nervensystem gewissermassen sich die Krankheit assimilirt hat, ist Heilung meistens unmöglich.

Ich habe die hypnotische Suggestion in mehreren Fällen von schon lange bestehender idiopathischer Epilepsie angewendet; es ist mir aber nicht gelungen, die Frequenz der Anfälle in merklicher Weise herabzusetzen. In zwei Fällen glaubte ich schon ein Resultat erzielt zu haben. Die Anfälle schienen seltener aufzutreten; aber trotz der fortgesetzten Suggestionen wurde kein bleibender Gewinn erzielt.

Beobachtung V. Hemiplegie mit Hemianästhesie organischen Ursprungs. — Anwendung des Magneten ohne Suggestion bleibt erfolglos. — Heilung durch Anwendung des Magneten mit gleichzeitiger Suggestion im wachen Zustande.

Jean R., 62 Jahre alt, Bergwerksarbeiter in Maxeville, ist am 5. Juli auf die Abtheilung gekommen. Seit dem vorhergehenden Tage ist eine linksseitige Hemiplegie mit linksseitiger Hemianästhesie vorhanden. Der Anfall hat Prodromalerscheinungen gehabt. Es liegt eine

Embolie einer opto-striären Arterie vor mit einem Erweichungsherd in der Capsula interna oder in deren Nachbarschaft. Die Hemianästhesie ist am linken Arm vollkommen ausgebildet; am Stamm, am Arm und im Gesicht ist nur Hemianalgesie vorhanden.

Ich übergehe die Details des Falles, die zu unserem Gegenstande keine Beziehung haben.

Am 11. Juli waren Anästhesie, Analgesie und Abwesenheit des Muskelsinnes in der oberen Extremität vollkommen. Die Sensibilität war am Bein wieder in geringem Grade vorhanden, aber sehr abgestumpft. Mit diesem Glied konnten schon einige leichte Bewegungen ausgeführt werden. Ebenso waren Vorderarm und Hand einiger leichter Bewegungen fähig.

Es wird auf die Dorsalfläche der Hand und des Handgelenkes ein Magnet applicirt und drei Tage lang, den 11., 12. und 13. Juli, belassen. Anästhesie und Lähmung bleiben unverändert.

Während der folgenden Tage leidet der Kranke an einer Infraorbitalneuralgie, welche mit schwefelsaurem Chinin bekämpft wird, und erst am 20. wieder schwindet. Die Anästhesie bleibt unverändert. Die Lähmung ist gebessert; Patient kann den Arm im rechten Winkel heben und den Ellbogen beugen. Er hebt das Bein 25 cm hoch.

Am 22. Juli wird der Magnet neuerlich applicirt und liegen gelassen.

Am 24. Juli wird constatirt, dass trotz der Anwendung des Magneten die Anästhesie unvermindert geblieben ist. Es wird mit der Anwendung des Magneten fortgefahren; jetzt wird aber gleichzeitig dem Patienten versichert, dass der Magnet die Rückkehr der Sensibilität bewirken werde, dass Patient seine Hand fühlen und deren Stellung wahrnehmen werde.

Am 25. Juli erklärt er, mehr Gefühl in seinem Arme zu empfinden. Die Sensibilität wird untersucht, aber zweifelhaft gefunden. Die Suggestion im wachen Zustande wird wiederholt.

Am 26. Juli ist das Tastgefühl erwacht, obwohl noch sehr stumpf. Auf Nadelstiche äussert sich ein geringer Grad von Sensibilität. Das Muskelgefühl ist nicht wiedergekehrt. Die Suggestion im wachen Zustande wird wiederholt.

Am 28. Juli sind das Tastgefühl, die Schmerzempfindlichkeit und das Muskelgefühl (Empfindung von der jeweiligen Stellung) am ganzen Arme wieder in vollkommener Deutlichkeit vorhanden. Die Sensibilität am Bein und am Rumpf ist gleichfalls viel besser geworden. Der Magnet wird entfernt und das erreichte Resultat erhält sich.

Aus dieser Krankengeschichte scheint hervorzugehen, dass im vorliegenden Falle der Magnet nur als materielles Hilfsmittel einer Suggestion gewirkt hat. Gleichwohl will ich mir jetzt, auf diesen einzigen Fall gestützt, noch kein abschliessendes Urtheil erlauben. Es müssen noch weitere Beobachtungen angestellt werden, um die Frage einer etwaigen directen Wirkung des Magneten zu klären.

Beobachtung VI. Diffuse rheumatische Myelitis. — Bedeutende Besserung der Symptome durch wiederholte Suggestion. — Stillstand der Krankheit.

Michael A., 46 Jahre alt, Taglöhner, wird am 24. Februar 1883 in's Spital aufgenommen.

Vor zwei Monaten hat Patient, der bis dahin gesund war, im linken Vorderarm einen drückenden Schmerz und ein Gefühl von Lähmung empfunden. Diese Empfindungen sind seither unverändert geblieben. Wenn Patient irgend eine Bewegung ausführen will, z. B. einen Gegenstand erfassen, so befällt ihn ein kurz dauernder Krampf, der die Finger in Extensionsstellung festhält, und er muss den Gegenstand fallen lassen. Wegen dieser Krämpfe ist er kaum mehr im Stande sich allein aus- und anzukleiden.

Seit 14 Tagen ist auch die rechte Hand ergriffen, aber in viel geringerem Grade. Eines Tages, vor ungefähr einem Monat, hat der Kranke beim Gehen plötzlich einen drückenden Schmerz in beiden Füssen empfunden. Die Beine wurden steif und unbeweglich, und beim Versuche, seinen Weg fortzusetzen, stürzte er auf das Trottoir hin. Er raffte sich wieder auf, fiel aber nach etwa hundert Schritten wieder zu Boden. Nachdem er sich eine Weile ausgeruht hatte, konnte er seinen Weg fortsetzen und mit grosser Anstrengung seine Wohnung erreichen. An den folgenden Tagen war ihm das Gehen sehr schwierig und ermüdend. Oft mussten ihn seine Wohnungsnachbarn unterstützen, um ihn in sein Zimmer im zweiten Stockwerke zurückzubringen.

Die Anamnese ergiebt, dass er vor 7 oder 8 Jahren Schmerzen in den Lenden, manchmal auch in den Schultern empfunden hat. Seither wird er von rheumatischen Schmerzen öfters befallen, hat aber immer seine Arbeit fortsetzen können Er giebt an, seit zwei oder drei Jahren ein bischen kurzathmig zu sein, hat aber dabei immer schwere Lasten tragen können.

Ist nie syphilitisch gewesen, kein Trinker.

Am 25. Februar wird constatirt: Kräftige Constitution, Puls voll, hüpfend, regelmässig. Leichte Insufficienz der Aorta ohne Herzhypertrophie. Leichte diastolische Geräusche. Athmungstöne rein, kein Rasseln.

Patient kann sich nur mit Mühe vom Bett erheben, geht mühsam, mit auseinandergespreizten Beinen, langsam, mit kleinen Schritten, den Boden mit der ganzen Fusssohle berührend. Dabei beugt er wohl die Knie, aber die Fussgelenke fast gar nicht. Stillestehen und Umdrehen geht ziemlich leicht von statten. Er kann mit geschlossenen Augen stehen, verliert aber sofort das Gleichgewicht, wenn er dabei Gehversuche macht. Kann auf Einem Fusse höchstens eine Secunde lang stehen. Er erklärt, in den Beinen ein Gefühl von Kälte zu empfinden, aber weder Ameisenkriechen noch Gefühl von Eingeschlafensein. Wenn er sich auf den Boden niederkauert, kann er nur mit Mühe wieder aufstehen. Im Bette liegend, kann er das rechte Bein nur mit Mühe 15 cm hoch heben und kann es nicht erhoben halten. Das Knie kann nur mühsam gebeugt werden, wobei die Ferse über das Bett gleitet. Das linke Bein kann er leicht in die Höhe heben, aber auch nicht erhoben halten. Die Bewegungen der Zehen gehen leicht von statten. Die Sensibilität ist normal. Die Sehnenreflexe scheinen etwas geschwächt zu sein.

Im den Armen ist Sensibilität und Motilität ziemlich intact, bis auf die Krämpfe und das Gefühl von Ameisenkriechen, wovon Patient hie und da ergriffen wird. Die Bewegungen werden mit Leichtigkeit ausgeführt.

Das Dynamometer ergiebt 25 für die linke und 30 für die rechte Hand. Weder Kopfschmerz noch Empfindlichkeit der Wirbelsäule vorhanden.

Seit zwei oder drei Jahren soll sein Gesicht abgenommen haben. Gegenwärtig erscheint seine Sehschärfe auf die Hälfte der normalen reducirt. Hat keine Diplopie gehabt. Im vorigen Sommer hat er mehrmals Zusammenschnürung des Thorax empfunden.

Diagnose: Diffuse subacute Myelitis der Vorderstränge.

Therapie: Ein Gramm Jodkalium pro die.

28. Februar. Der Patient kann liegend das linke Bein leichter in die Höhe heben und fünf bis sieben Secunden lang erhoben halten. Er kann aber das rechte nicht so heben. Beugung der Kniee gelingt besser. Die linke Hand wird mühsam geöffnet, besser die rechte. Das Dynamometer ergiebt links 23, rechts 31. Er giebt an, in den letzten zwei Tagen öfters vorübergehend Diplopie gehabt zu haben.

Abends Hypnotisation. Erreicht nur den zweiten Grad. Suggestion.

1. März. Jodschnupfen. Kann besser gehen, bleibt ungefähr eine Secunde auf jedem Beine stehen. Die linke Hand wird leichter geöffnet und geschlossen. Am Dynamometer ergiebt sich links 34, rechts 33.

Dieses Resultat erhält sich nicht. Am 3. März ergiebt die linke Hand 22, die rechte 27. Patient geht aber noch ziemlich gut.

Am 6. März ergiebt die linke Hand 20, die rechte 19. Er kann seine Beine in die Höhe gehoben erhalten, das linke vier Secunden lang, das rechte nur eine Secunde. Er kann sich weder allein auf sein Bett setzen, noch auf einem Fusse stehen.

8. März. Seit einer neuerlichen hypnotischen Suggestion, welche gestern Morgens vorgenommen wurde, hat die Kraft in den Armen zugenommen. Die linke Hand ergiebt 34, die rechte eben so viel. Das Gehen ist nicht gebessert worden. Er kann nicht auf Einem Fusse stehen. Am 9. März ergeben beide Hände 32.

Der Zustand des Kranken verbessert sich langsam. Die Suggestion wird von Zeit zu Zeit wiederholt.

Am 20. März nach einer neuerlichen Hypnose ergiebt die linke Hand 41, die rechte 47. Der Kranke geht besser und erhält sich ungefähr zwei Secunden lang auf dem einen oder anderen Beine. Liegend kann er beide Beine drei bis fünf Secunden lang in die Höhe gehoben erhalten.

Am 2. April kann A., der fast alle Tage hypnotisirt wird (zweiter Grad der Hypnose), ganz gut gehen, manchesmal eine Viertelstunde ohne Unterbrechung. Sein Gang ist regelmässig, nur schleppt er ein wenig das linke Bein nach und fühlt noch Schwäche in demselben. Er kann auf jedem Bein allein drei Secunden lang stehen. Seit vier oder fünf Tagen kann er mit Leichtigkeit die Treppen auf und ab steigen. Am Dynamometer ergiebt die linke Hand 45, die rechte 48. Die Hand wird ohne Anstrengung geöffnet und geschlossen, wenn auch mit etwas Steifheit.

Am 3. April hat sich die Besserung erhalten. Der Kranke kann mit Leichtigkeit gehen, die Beine hoch heben, die Kniee beugen. Er setzt

sich allein auf sein Bett, legt sich ohne Hilfe nieder, muss sich aber
der Mithilfe seiner Hände bedienen, um seine Beine in's Bett zu bringen.
Die weiteren Hypnotisationen ändern an diesem Zustande nichts
mehr. Die erreichte Besserung hält an.

Am 2. August verlässt Michael A. das Spital. Seit einem Monat
ist er nicht mehr behandelt worden.

Er geht jetzt ganz gut. Beim Gehen sowie beim Bücken erklärt
er, noch einen Schmerz in den Lenden zu empfinden. Wenn er sich,
nachdem er sich gebückt hat, wieder aufrichtet, empfindet er in den
Beinen bis zu den Füssen ein Gefühl von Schwäche und gleichzeitig
ein Kältegefühl. In der linken Hand hat er stets eine leichte Empfindung von Kälte und, wenn er mit derselben einen Gegenstand
trägt, von Steifheit. Die Muskelkraft der Hand ist aber vollkommen
wiederhergestellt.

Ich habe die suggestive Methode in einer Reihe von Fällen
unheilbarer Myelitis angewendet. Bei mehreren ataktischen Kranken
habe ich blitzartige Schmerzen, Magenbeschwerden und Blasen-
krampf zum sofortigen Verschwinden gebracht. Bei Einem habe
ich den Gang in sehr merklichem Grade auf einige Zeit gebessert;
der Kranke, der sich nicht mehr aufrecht halten konnte, wurde in den
Stand gesetzt, ohne Stock zu gehen. Diese Resultate sind aber nur
vorübergehende. Die organische Erkrankung setzt unerbittlich ihren
Weg fort und bringt die functionellen Störungen von Neuem hervor.

Bei mehreren Kranken, die von spastischer Spinallähmung oder
von multipler Sklerose mit rigider Paralyse ergriffen waren, ist es
mir gelungen, durch die Suggestion auf einige Zeit die gesteigerten
Sehnenreflexe herabzusetzen und die Contracturen zu lösen. Es ist
mir aber niemals gelungen, die Entwickelung der Krankheit für immer
abzuschneiden.

Solche Fälle von Myelitis, welche an sich heilbar sind oder spontan zum Stillstand kommen, wie der vorangehende, bleiben dabei ausser
Betracht. Ist aber Ataxie locomotrice, multiple Sklerose, Muskel-
atrophie vorhanden, krankhafte Veränderungen, die ihrer Natur nach
progressiv und unheilbar sind, so kann man von der Suggestion
nicht mehr erwarten als Milderung der functionellen, dynamischen
Störungen auf eine kurze Frist. Als ein Beispiel merkwürdiger Besserung bei solcher Sachlage führe ich den folgenden Fall an.

Beobachtung VII. Symptome von multipler cerebrospinaler Sklerose. —
In Folge einiger hypnotischer Sitzungen bedeutende Besserung und Stillstand der
Krankheit durch sechs Monate.

D., 29 Jahre alt, Taglöhner, befindet sich auf der Abtheilung
meines Collegen Spillmann. Am 9. October 1884 werde ich ersucht,
den Kranken anzusehen. Er giebt an, seit drei Monaten krank zu
sein, seither sind seine Beine sehr schwach. Er empfindet heftige
Schmerzen, die er mit Peitschenhieben vergleicht. Seine allgemeine
Schwäche hat seither zugenommen, die Hände haben zu zittern angefangen. Seit drei Monaten hat er seine Arbeit einstellen müssen.

D. ist ein junger Mann von kräftiger Constitution, war früher
niemals krank, hat in keiner Beziehung excedirt. Seine Intelligenz

ist ziemlich beschränkt. Er kann weiter keine bestimmten Angaben machen.

Bei der Aufnahme wird constatirt:

1. Sehr deutliches Zittern beider Arme, dem Zittern bei multipler Sklerose entsprechend. Es nimmt zu, so oft er eine Bewegung intendirt, z. B. ein Glas zum Munde führen will.

2. Sehr merkliche Steifheit beider Beine und Steigerung der Sehnenreflexe: Knie- und Fussphänomen in's Endlose andauernd. Patient geht mühsam, wankend, langsam, mit steifen Beinen.

3. Endlich klagt Patient über Schwindel, und es lässt sich erschwerte Articulation der Sprache constatiren.

Die Sensibilität ist normal. Die Ausleerungen gehen normal von statten.

Am 9. October hypnotisire ich ihn. Er verfällt in den zweiten Grad. Ich suggerire Verschwinden des Zitterns und der Steifheit.

Nach dem Erwachen zittert die Hand nicht mehr. Patient führt ein Glas zum Munde, ohne einen Tropfen zu vergiessen; auch geht er jetzt leichter und rascher. Die Steigerung der Sehnenreflexe hält an, aber in geringerem Grade.

10. October. Die Besserung hält an. D. ist gestern den ganzen Tag über weit besser gegangen. Er kann sich seither noch immer seiner Hand bedienen, ohne zu zittern. Am Dynamometer gemessene Kraft 28 bis 32. Neuerliche hypnotische Suggestion. Nach dem Erwachen geht er umher, noch immer mit etwas steifen Beinen und wankend, aber in weit geringerem Grade als vor der hypnotischen Behandlung.

11. October. Giebt an, keinen Schwindel mehr zu empfinden, zittert nicht mehr, geht gut, aber noch etwas steif. Suggestion.

Am 13. October hält die Besserung an. Weder Schwindel noch Zittern mehr vorhanden. Patient kann mit Leichtigkeit einen Stuhl in die Höhe heben, indem er ihn bei der Rücklehne anpackt.

Ich versetze ihn in Somnambulismus. Der Schlaf ist tief, aber mit Erinnerung beim Erwachen. Nach dem Erwachen fühlt er sich kräftiger. Er kann jetzt den Stuhl, bei einem Beine anpackend, in die Höhe heben. Die Intensität der Sehnenreflexe hat sehr abgenommen.

Am 14. October arbeitet der Kranke schon auf der Abtheilung, indem er sich an den häuslichen Verrichtungen betheiligt.

19. October. Das Wohlbefinden hält an. Giebt an, gestern und vorgestern etwas Kopfschmerz und hie und da Störungen des Gesichtssinnes gehabt zu haben. Er sieht dann die Gegenstände wie vergrössert und verschwommen. Diese Störung ist vorübergehend, dauert nur ungefähr fünf Minuten an, ist gestern einmal, vorgestern zweimal vorgekommen. Er geht gut, giebt aber an, noch etwas an den Beinen zu zittern. Keine gesteigerten Sehnenreflexe mehr. Er giebt an, dass seit vorgestern hie und da die Hand zu zittern beginnt und er den Inhalt eines Glases verschüttet. Das Dynamometer ergiebt 48 rechts, 18 links. Hypnotische Suggestion.

23. October. Seit dem 19. Wohlbefinden, hat weder Kopfschmerzen noch Sehstörungen mehr gehabt. Hat kein Zittern mehr gehabt; keine gesteigerten Sehnenreflexe. Das Sprechen geht noch langsam von statten.

24. October. Wohlbefinden. Im linken Bein ist noch eine gewisse Steifheit zu constatiren. Dieses kann nicht über eine gewisse Höhe gehoben werden, auch kann er auf diesem Bein allein nicht stehen. Sehnenreflexe ein wenig gesteigert. Neuerliche hypnotische Suggestion. Nach dem Erwachen kann er das linke Bein bis zur gleichen Höhe wie das rechte heben und kann einige Secunden lang auf dem linken Bein allein stehen.

Die suggestive Behandlung wird ausgesetzt. Die erreichte Besserung erhält sich. D. ist so weit hergestellt, dass er den Dienst als Krankenwärter versehen kann. Sechs Monate lang habe ich ihn täglich beobachtet, wie er geschäftig hin- und herlief und das Essen der Kranken von der Küche in die Säle trug. Dabei ging er stets ordentlich, und es war kein Zittern bemerkbar.

Nach Ablauf dieser sechs Monate aber traten nach und nach Steifheit und Zittern wieder ein. Er wird wieder als Patient auf die Abtheilung eines meiner Collegen aufgenommen. Die Suggestion wird nicht mehr angewendet.

Seit einigen Monaten befindet er sich auf der Abtheilung für chronische Krankheiten (Spital Saint-Julien). Dort habe ich ihn am 15. April gesehen. Die Symptome der multiplen Sklerose sind jetzt deutlich ausgeprägt: Zittern der Hände, Steifheit der Beine, bedeutende Steigerung der Sehnenreflexe, sehr langsame, monotone und stockende Sprache u. s. w.

Beobachtung VIII. Nervöse Störungen im linksseitigen Plexus brachialis, auf die Nerven der Brust und des Herzens irradiirend. — Anfallsweise Ameisenkriechen, Lähmungen der Glieder, Contracturen, Zusammenschnürung und Schmerzen. — Die Suggestion beseitigt jedesmal den Anfall sofort. beugt aber seiner Wiederkehr nicht vor.

F. Br., 34 Jahre alt, Schuster, wird am 11. Mai 1883 auf die Abtheilung aufgenommen.

Er hat in Senegambien, wo er sich bis 1878 aufhielt, an Intermittens gelitten; seit seiner Rückkehr hat er jedes Jahr einen Fieberanfall. Vor anderthalb Jahren hat er an rechtsseitiger Brustfellentzündung gelitten, war zweieinhalb Monate bettlägerig und noch mehrere Monate später arbeitsunfähig. Seither ist er schwächlich und kurzathmig.

Am 25. December fühlte er im Bette liegend seine linke Hand gelähmt mit Ameisenkriechen in derselben, als ob er darauf gelegen wäre. Dieses Ameisenkriechen dauerte aber den ganzen Tag an und stieg gegen 6 Uhr Abends bis zur Schulter, verbreitete sich dann von der Achselhöhle aus über die Körperseite bis zur Hüfte.

Am nächsten Morgen war sein Hals steif. Er hatte die Empfindung einer steifen Stange auf der linken Seite des Nackens.

Das Ameisenkriechen dauerte drei Tage lang an, mit Parese und Anästhesie des linken Armes verknüpft. Nach drei Tagen verschwand das Ameisenkriechen und nach fünf oder sechs Tagen war auch die Empfindung wieder vollkommen zurückgekehrt.

Während der folgenden Tage beständiges leichtes Zittern, auch im Ruhezustande; dieses hält bis zum Monate März an. Dann erschienen Anfälle; es trat Lähmung und Empfindungslosigkeit zunächst in der Hand ein, dann durch den Arm aufsteigend an der ganzen linken

Seite des Thorax; dabei traten Contracturen des Vorderarmes in
Flexionsstellung, der Hand in Pronation, der Finger in Flexion mit
heftigen Schmerzen in diesen Partien ein. In der Präcordialgegend
Zusammenschnürung und Athembeklemmung. Diese Krampfanfälle
dauerten etwa fünf Minuten und hinterliessen stets ein Gefühl
äusserster Ermattung.

Im Ganzen hat Patient seit dem Monat März vier Anfälle ge-
habt, den letzten vor zwölf Tagen. In den intervallären Zeiten ist der
Arm gesund; nur tritt fünf- bis sechsmal im Tage ein Gefühl von Ein-
geschlafensein in irgend einem Theile desselben, Hand-, Ober- oder
Vorderarm, ein und dauert jedesmal etwa fünf Minuten. Seit Ende
April tritt auch mehrmals täglich Zittern und Ameisenkriechen im
Arm auf.

Patient ist ein verheirateter Mann, fleissiger Arbeiter, war nie
syphilitisch, ist kein Trinker. Er ist von guter Constitution, aber sehr
anämisch. Temperatur normal. Auf der ganzen rechten, nicht ge-
schrumpften, Seite der Lunge lässt sich Dumpfheit des Percussions-
schalles constatiren, ferner Abschwächung des Athemgeräusches und
Fehlen des Stimmfremitus. Das pleuritische Exsudat scheint unverändert fortzubestehen.

Herztöne normal. Keine Empfindlichkeit bei Druck auf die Brust
oder auf den Plexus brachialis. Appetit gut. Verdauung normal.

Diagnose: Läsion von unbekannter Natur längs des
Verlaufes oder an den Wurzeln des Plexus brachialis,
welche durch Irradiation functionelle Störungen verursacht(?).

13. Mai. Hat gestern mehrere krampfartige Anfälle gehabt,
einen in der Schulter localisirt, den anderen von der linken Brust
ausgehend und von da über den ganzen linken Arm bis zu den
Fingerspitzen ausstrahlend. Diese Anfälle treten blitzartig auf, dauern
etwa fünf Minuten und sind dann noch von fünf Minuten dauerndem
Zittern gefolgt. Hypnotisation (zweiter Grad). Suggestion. Die
linke Hand ergiebt am Dynamometer 38 vor der Suggestion,
nach derselben aber 41.

Am 13. und 14. Mai bleiben die Anfälle aus. Seit Beginn der
Krankheit ist keine so lange Pause gewesen.

Am Morgen des 15. Mai aber treten plötzlich im Deltamuskel
zwei Erschütterungen auf wie elektrische Schläge. Abends hypnotische Suggestion.

Am 16. Mai Morgens. Empfindung von Kneipen im Deltamuskel.
Tagsüber zweimal Gefühl von elektrischen Entladungen in der linken
Schulter. Abends hypnotische Suggestion; darauf anfallsfreie
Zeit bis zum 18. Mai Morgens.

Am 18. Mai Morgens wieder ein Anfall mit fünf Minuten lang
andauernder Contractur der linken Hand. Die Lähmung des ganzen
Armes und der Hand dauert aber bis 6 Uhr Abends an. Zu dieser
Stunde wird sie durch hypnotische Suggestion beseitigt.

Am 19. Mai um 4 Uhr Morgens rhythmisches Zittern und Lähmung, aber ohne Ameisenkriechen. Diesem Anfall ist eine Empfindung
eines elektrischen Schlages von der Brust bis in die Hand vorausgegangen. Bei der Morgenvisite waren diese Erscheinungen wieder
verschwunden. Jetzt tägliche Suggestion.

Patient hat jetzt Ruhe bis zum 22. Mai Morgens, wo ein neuer Anfall eintritt. Krampf und Ameisenkriechen von den Fingern bis zum Ellbogen.

Ruhe bis zum 25. Mai. An diesem Tage im linken Arm Ameisenkriechen und Hitzegefühl. Darauf den ganzen Tag anhaltendes Zittern des Armes, welches erst Abends nach einer Suggestion verschwindet.

Am 28. Mai, gegen 2 Uhr Nachmittags, Zittern im linken Arm, welchem lancinirende Schmerzen vorangehen und folgen. Der Schmerz hat fünf Minuten gedauert, das Zittern eine halbe Stunde. Um 6 Uhr Abends hypnotische Suggestion. Um 7 Uhr neuerliches Zittern, aber ohne Schmerz, welches Patienten nicht hindert, einzuschlafen und bis Mitternacht zu schlafen.

Um 4 Uhr Morgens am 29. Mai Zittern. Um 6 Uhr Gefühl von Lähmung in der Hand, die er jetzt nicht gut schliessen kann. Während der Visite Empfindung von Zusammenschnüren in der Gegend des Deltamuskels. Das Zittern tritt namentlich dann auf, wenn der Arm gebeugt ist. Die heftigen Schmerzen werden von Schweissausbrüchen in der Achselhöhle begleitet. Druck auf den Plexus brachialis ist auch während des Anfalles nicht schmerzhaft. Nach einer Suggestion verschwinden alle Symptome.

Am 30. Mai Morgens. Leichtes Gefühl von Zusammenziehung unter der linken Achsel mit Ameisenkriechen im Arm. Wird Abends durch eine Suggestion beseitigt.

Am 31. Mai, um 2 Uhr Nachmittags, heftige Schmerzen in der Hand, welche dann auf den Ellbogen, die Achselhöhle und die linke Hälfte des Kopfes ausstrahlen. Diese dauern einige Minuten an. Dabei ist der Arm von Krampf in Flexionsstellung ergriffen. Hierauf folgt eine Ohnmacht von fünf bis sechs Minuten Dauer, nach welcher ein Zustand äusserster Erschöpfung zurückbleibt. Abends hypnotische Suggestion. Gegen 7 Uhr lancinirende Schmerzen und Zittern der Hand.

Am 1. Juni Morgens. Schmerzhafte Vertaubung in der Gegend des Deltamuskels und in der Achselhöhle mit Schweissausbruch daselbst. Um 11 Uhr Suggestion: Verschwinden aller Symptome. Mittags aber neuerliches Auftreten von schmerzhafter Vertaubung im Handgelenk, dann an der Hand, dem Arm und in der Gegend des Deltamuskels, welche erst um 6 Uhr Abends nach einer neuerlichen hypnotischen Suggestion verschwinden. Patient schläft gut.

Am 2. Juni Morgens. Neuerlich Gefühl von Zusammenschnüren mit leichtem Ameisenkriechen im Handgelenk. Druck auf die Ellbogenrinne ruft einen Schmerz hervor, welcher auf den ganzen Vorderarm ausstrahlt. Um 11 Uhr wird durch eine Suggestion alles zum Verschwinden gebracht. Um 12 Uhr aber neuerlich Zusammenschnüren und Steifheit im Handgelenk, welche bis 6 Uhr Abends andauern und dann durch Hypnotisation beseitigt werden. Ruhiger Schlaf bis 4 Uhr Morgens.

3. Juni. Beim Erwachen um 4 Uhr gleicher Zustand. Der Kranke kann den steifen Ellbogen weder beugen noch strecken. Durch Suggestion im wachen Zustande wird diese Steifheit binnen 3·5 Minuten beseitigt.

Ich werde diese Krankengeschichte nicht im Detail weiter erzählen. Die nervösen Erscheinungen werden durch die Suggestion

entweder im wachen Zustande oder in der Hypnose immer zum Verschwinden gebracht, treten aber immer wieder von Neuem auf.
    Am 25. Juni z. B. ist der Kranke Morgens am ganzen Arme
gelähmt, von der Schulter bis zu den Fingerspitzen. Wenn er den
Versuch macht, einen Gegenstand zu ergreifen, so geräth der Arm
in langsame, regelmässige Schwingungen, welche so lange andauern,
bis Patient einen Stützpunkt gefunden hat. Nach der Suggestion sind
Lähmung und Zittern vollkommen verschwunden.
    Der Kranke wird am 26. Juni ungeheilt entlassen.
    Die Einwirkung der Suggestion auf die nervösen Symptome,
die hauptsächlich vom Plexus brachialis ausgehen, ist in diesem Falle
unbestreitbar; aber der Umstand, dass die Suggestion nicht im Stande
ist, die Wiederkehr jener Symptome zu verhindern, legt den Gedanken nahe, dass die functionelle Störung hier von irgend einer
organischen Läsion abhängt, welche die Anfälle immer wieder
hervorruft.

    Beobachtung IX. Parese der Handmuskeln traumatischen Ursprungs. — So-
fortige Wiederherstellung der Beweglichkeit durch Suggestion.

    Ch., 20 Jahre alt, Aufseher bei den Arbeiten in Remiremont,
consultirte mich am 8. Januar 1887. Vor drei Monaten hatte er sich
an der Hand in der Gegend des Erbsenbeines verletzt. Darauf
trat zunächst ein leichter Grad von Anästhesie in der ganzen
Sphäre des Ulnaris ein, welcher aber wieder verschwunden ist.
Seit jener Verletzung aber hat Ch. diese Hand nicht mehr gebrauchen
können. Er kann die Finger nicht von einander entfernen,
die Hand nicht spontan öffnen und schliessen. Dr. Guyon in
Remiremont vermuthete eine Läsion des Ulnaris und schickte den
Mann zu meinem Collegen Professor Weiss, welcher Letztere mir
den Kranken zeigte.
    Wir haben ihn sofort hypnotisirt. Er verfiel in den dritten
Grad der Hypnose. Ich suggerire ihm, dass er die Hand öffnen
und schliessen, die Finger von einander entfernen kann. Gleichzeitig mit der Suggestion nehme ich die entsprechenden Manipulationen vor. Nach zehn Minuten lasse ich ihn erwachen. Ch. kann
jetzt die Hand öffnen und schliessen, die Finger von einander entfernen und wieder nähern. Er kehrte noch am selben
Abend nach Remiremont zurück, obwohl ich sehr gewünscht hätte,
ihn noch einige Tage zu behalten, um die Heilung zu sichern. Ob
sich das sofort erreichte Resultat erhalten hat, weiss ich nicht.
Jedenfalls würde es im Falle einer Recidive sicherlich gelingen,
mittelst wiederholter Suggestion die gestörte Function definitiv
wiederherzustellen.

    Beobachtung X. Chronische Bleivergiftung. — Seit mehr als fünf Monaten
bestehende Lähmung der Extensoren der Hand. — Anästhesie des Handrückens. —
Heilung der Anästhesie durch Suggestion im wachen Zustande. — Bedeutende Besserung der Lähmung der Extensoren schon in der ersten Sitzung; nach und nach vollkommene Heilung derselben. — Günstige Wirkung der Suggestion gegen Kopfschmerz
und Erbrechen.

    Eugen S., 39 Jahre alt, Anstreicher, tritt am 23. Juli 1886 zum
zweiten Male in's Spital ein.

Während der letzten zwölf Jahre hat er sechsmal Anfälle von Bleikolik gehabt. Seit sechs Monaten weist er alle Symtome chronischer Bleivergiftung mit allgemeiner Kachexie auf. Ich will hier nicht die ganze Krankengeschichte, sondern nur eine Episode derselben wiedergeben.

Seit November oder December 1885 leidet er an hartnäckigem Kopfweh und nächtlichem Deliriren, seit April ist die Sehkraft in Folge einer hämorrhagischen Retinitis getrübt. Ferner ist allgemeines Zittern vorhanden, Muskelschmerzen in den Gliedern, Hypertrophie des linken Herzens mit blasenden Mitralgeräuschen, interstitielle Nephritis mit Albuminurie.

Endlich besteht seit Ende März 1886 ununterbrochen Lähmung der Extensoren der rechten Hand. Wiederholt hat man Anästhesie und Analgesie des rechten Vorderarmes bei ihm constatirt. Nur diese Symptome werden uns hier beschäftigen.

Am 7. August ist der Zustand unverändert. J. kann das rechte Handgelenk heben, bis die Hand in die Verlängerung der Vorderarmachse zu stehen kommt, aber weiter kann diese Bewegung nicht fortgesetzt werden. Die Finger sind im stumpfen Winkel gegen die Mittelhand gebeugt und können nicht aufgerichtet werden. Dieser Zustand ist vorhanden, seitdem wir den Kranken zum ersten Male gesehen haben, d. h seit dem 15. Mai 1886. Am 5 Juni ist angemerkt worden, dass die Lähmung der Extensoren der Hand noch andauert. Die Extensoren des kleinen Fingers und des Daumens contrahiren sich auf Einwirkung des faradischen Stromes. Die anderen Finger aber bleiben unbeweglich, wenn ihr gemeinsamer Extensor, der nicht mehr reagirt, faradisirt wird.

Der Kranke ist an beiden Vorderarmen hyperästhetisch. Adductoren und Extensoren sind gegen Druck äusserst empfindlich. Drückt man auf die Ränder beider Vorderarmknochen, so schreit Patient vor Schmerzen auf. Endlich existirt eine circumscripte Anästhesie und Analgesie auf der Rückenfläche der Hand bis etwas oberhalb des Handgelenkes. Die Innenseite der Hand und die Finger sind sensibel, ebenso der Vorderarm. (Am 23. Juli war am rechten Vorderarm Anästhesie und Analgesie constatirt worden.) Sehr merkliches Zittern beider Hände. Kein Gefühl von Eingeschlafensein oder Ameisenkriechen im Arme.

Die eigenthümliche Verbreitung dieser Anästhesie über die Rückenfläche der Hand, während oberhalb und unterhalb Vorderarm und Finger, welche doch zu denselben Leitungsbahnen in Beziehung stehen, sensibel bleiben, lässt mich annehmen, dass diese Anästhesie nicht organischen Ursprungs ist, dass sie weder von einer Affection eines nervösen Centralorganes, noch von einer Läsion eines peripherischen Nerven abhängt. Ich glaube, die Anästhesie ist nur dynamischer Natur, vielleicht unbewusst durch Einbildung des Kranken entstanden und mit der Vorstellung von der Lähmung der Extensoren verknüpft. Der Kranke hat die Vorstellung, die Muskeln auf der Rückenfläche der Hand und des Handgelenkes nicht in Bewegung setzen zu können. Dort localisirt seine Vorstellung die motorische Lähmung, dort hat die Vorstellung allein auch eine Empfindungslähmung zu Stande bringen können. Dagegen ist der Kranke wohl im Stande,

die Phalangen zu beugen und zu strecken; hier besteht keine motorische Lähmung, hier ist aber auch die Sensibilität intact.

Von dieser Anschauung ausgehend, versuche ich nun mittelst
der Suggestion im wachen Zustande die Wiederherstellung der
Sensibilität auf dem Rücken der Hand zu bewerkstelligen. Ich berühre
die Hand des Kranken und versichere ihm, dass Empfindung eintreten
wird. Gleichzeitig untersuche ich mit einer Nadelspitze die Sensibilität, und nach zwei oder drei Minuten constatire ich, dass die Sensibilität wiederhergestellt ist. Der Patient empfindet auf der
oberen Hälfte des Handrückens ganz deutlich die Stiche als schmerzhaft, auf der unteren Hälfte werden sie etwas weniger, aber noch
immer deutlich empfunden. Hierauf hypnotisire ich den Patienten.
Er lässt sich in tiefen Schlaf versenken, und ich nehme die Suggestion vor, dass er geheilt sei.

9. August. Die wiederhergestellte Sensibilität erhält sich.
Der Kranke meint, dass er jetzt die Finger leichter ausstrecken und
bewegen kann. Schmerz ist noch vorhanden im Vorderarm, sowohl in
den Muskeln als an den Kanten der Knochen. Auch im linken Vorderarm
ist Schmerz vorhanden längs der Extensoren und der Knochen. Suggestion.

Am 10. August findet der Kranke, dass er seit der gestrigen
Suggestion leichter die Hand öffnen kann. Das Zittern ist
viel geringer geworden. S. kann seinen Namen schreiben,
was ihm früher nicht möglich war.

Bei Druck auf die Muskeln und Knochen des Vorderarmes tritt
kein Schmerz mehr ein. Nur am Ellbogen noch etwas Empfindlichkeit. Das Handgelenk kann jetzt offenbar viel leichter gestreckt
werden. Ich versetze S. wieder in Somnambulismus. Dies gelingt
jedesmal durch einfaches Schliessen der Augen; aber nach zehn Secunden empfindet er immer wieder eine heftige Erschütterung und
erwacht. Deshalb hypnotisire ich ihn nunmehr, ohne ihm die Augen zu
schliessen, und versetze ihn in Somnambulismus. Jetzt suggerire ich
ihm die vollkommene Heilung seiner Arme. Nach dem Erwachen
kann er sämmtliche Bewegungen ausführen. Den Arm horizontal in
Pronationsstellung haltend, gelingt es ihm, das Handgelenk vollkommen
zu strecken, was früher nicht möglich war. Die Finger kann er aber
noch nicht vollkommen strecken.

12. August. Das erreichte Resultat erhält sich. Die Sensibilität
ist wiederhergestellt, das Handgelenk kann gestreckt werden, die
Schmerzen sind verschwunden, der Daumen ist vollkommen beweglich.
Die Finger können aber noch nicht vollkommen über die
Handfläche ausgestreckt werden.

Ich nehme eine vierte Suggestion vor. — Der Kranke verlässt
das Spital.

Am 7. November wird er wieder aufgenommen. Seit acht Tagen
hat er Anfälle von Convulsionen, welche zwei Stunden lang andauern,
mit Erinnerungsausfall. Er klagt über häufigen Kopfschmerz in der
Stirngegend und am| Hinterkopf. Seit acht Tagen leidet er auch
an Erbrechen, Schlaflosigkeit, Unruhe, Ohrensausen, Schwindel etc.

Jene Besserung des Zustandes aber, welche durch die Suggestion bewirkt worden war, hat sich erhalten und sogar Fortschritte

gemacht. Der Patient kann das Handgelenk beugen und strecken, er kann die Finger vollkommen über die Handfläche ausstrecken. Am Dynamometer ergiebt die rechte Hand 15, die linke 27. Die Sensibilität der Hand ist normal.

Es ist bei diesem Kranken gelungen, mittelst der hypnotischen Suggestion auch andere Symptome im günstigen Sinne wesentlich zu beeinflussen. Nach drei oder vier Sitzungen gelingt es durch entsprechende Suggestionen, die Hypnose unbegrenzte Zeit währen zu lassen, ohne dass die früher empfundenen Erschütterungen und das spontane Erwachen eintreten. Der heftige Kopfschmerz, das Gefühl der Schwere im Kopf werden in jeder Sitzung bedeutend gebessert und nach zehn Tagen definitiv beseitigt. Auch das Erbrechen ist nach zwei oder drei Sitzungen verschwunden, und der nächtliche Schlaf ist wiedergekehrt. Die geistige Thätigkeit, die unter dem heftigen Kopfschmerz gelitten hatte, und das Gedächtniss sind wiederhergestellt. Der Patient ist wie vom Tode erstanden und erhält sich in diesem gebesserten Zustande bis Ende November. Da entsteht in Folge seiner interstitiellen Nephritis Entzündung der Bronchien und der Lunge. Es kommt zur Gangrän der Lunge, welche am 24. December zum Tode führt.

Aus dieser Krankgeschichte ergiebt sich, dass selbst chronischen und unheilbaren Krankheiten gegenüber die suggestive Therapie nicht ganz machtlos ist. Wir sehen hier eine durch Bleivergiftung entstandene Lähmung der Extensoren der Suggestion weichen. Man darf freilich aus diesem Falle nicht den Schluss ziehen, dass alle auf diese Art entstandenen Lähmungen durch Suggestion heilbar sind. In anderen derartigen Fällen ist diese Methode vergeblich versucht worden. Wenn einmal der Ulnaris vollkommener Degeneration verfallen ist, ist die Suggestion machtlos. Aber es sind Fälle möglich, wo der Nerv nur zum Theile materiell verändert ist, während ein anderer Theil seiner Fasern intact geblieben ist; ferner Fälle, wo der Nerv wieder restaurirt ist, die Function aber nicht wiederhergestellt, dynamisch gestört geblieben ist. Die dynamogene Kraft der Suggestion ist in solchen Fällen der Anreiz, der den Nerven veranlassen kann, die Contractilität der Muskeln wieder in's Spiel zu setzen.

Andere functionelle Störungen, wie Kopfschmerz, Sehstörung, Schlaflosigkeit und die daraus hervorgehende Behinderung der geistigen Thätigkeit, sind bei unserem Kranken mit Erfolg beeinflusst worden.

II.
Hysterische Affectionen.[1])

Beobachtung XI. Hystero-Epilepsie bei einem jungen Manne. — Sensitive und sensorielle Hemianästhesie. — Durch intermittirende Magnetisation und hypnotische Suggestion werden erhebliche Resultate in der Wiederherstellung des Gesichtssinnes erzielt. — Die Magnetisation hat nur suggestive Wirkung (?).

Am 28. Februar 1883 stellte Herr Prof. Spillmann der medicinischen Gesellschaft einen mit Hystero-Epilepsie behafteten Kranken vor. Es handelt sich um einen jungen Mann von 18 Jahren; derselbe hatte 17 Brüder und Schwestern, welche niemals nervöse Symptome gezeigt haben, die Mutter ist neuropathisch. Als Kind hat er schon Symptome von Somnambulismus dargeboten. Er stand des Nachts auf und ging im Dorfe umher und wurde stets durch Andere nach Hause gebracht.

Vor drei Jahren hat L. Syphilis acquirirt und hat jetzt syphilitische Ausschläge auf der Kopfhaut, der allgemeinen Körperdecke und an den Schleimhäuten.

Er wurde am 4. November 1882 in das Siechenhaus aufgenommen. Seine Intelligenz ist unter der durchschnittlichen. Er kann kaum lesen und schreiben. Sein Glied ist entzündet und vergrössert und zeigt auf der Hautdecke zwei tiefe Geschwüre von der Grösse eines Francstückes; angeborene, sehr hochgradige Phimosis Eiteriger, gelblicher, stinkender Ausfluss aus dem Orificium (Quecksilberbehandlung).

Einen Monat nach seiner Aufnahme hatte L. ohne bekannte Ursache einen Anfall, welcher mit Zähneknirschen, Schreien, Verlust des Bewusstseins, Convulsionen und Delirium begann und nach der Lösung in Koma überging. Diese Anfälle wiederholen sich jetzt fast täglich. Die Quecksilber- und Jodkalieinreibungen bleiben ohne Resultat. Die Untersuchung des Kranken ergiebt, dass Hystero-Epilepsie vorliegt. Die Anfälle beginnen mit der Empfindung einer aufsteigenden Kugel, welche von der Spitze des Gliedes ausgeht, in die linke Lendengegend aufsteigt und von da um das Darmbein herum auf die Rückseite des Stammes übergeht, dann die Wirbelsäule erreicht und an dieser bis zum sechsten Brustwirbel aufsteigt. In diesem Momente entsteht ein Gefühl von Hitze und Schwindel, und Patient verliert das Bewusstsein etc.

Patient bietet eine ganze Reihe von Störungen der Sensibilität dar. Vollständige Anästhesie der Haut und der Muskeln der rechten Körperseite, linksseitig Hyperästhesie; die Sensibilität der Schleimhäute der Nasenhöhle ist rechtsseitig abgestumpft; auf dieser Seite ist der Geruchsinn aufgehoben. Auch die Zunge ist rechts weniger sensibel und Töne werden rechts weniger deutlich gehört. Die Augen werden am 27. December durch Herrn Stöber untersucht. Das linke Auge nimmt vier Finger wahr in der Entfernung von ungefähr 1 m, jedoch ohne sie zählen zu können; das rechte Auge sieht die Hand deutlich

---

[1]) Der Uebersetzer hat die vom Autor gegebene Anordnung seiner Fälle nicht ä ändern wollen, obwohl er dieselbe als keineswegs unanfechtbar erkannt hat.

in der Entfernung von 3 m. Das linke Auge hat keine Wahrnehmung für das Relief und die Farben der Dinge. Die Farben werden ganz undeutlich wahrgenommen.

Das Gesichtsfeld ist beiderseits eingeschränkt, links beträgt der Umfang desselben 30⁰ nach aussen und 20⁰ nach innen, nach

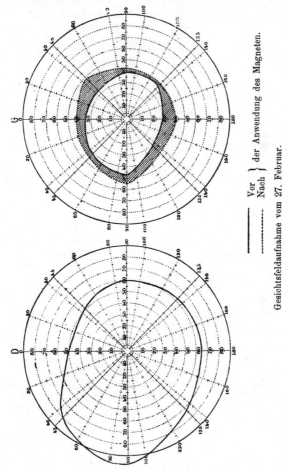

oben und unten 40⁰; rechtsseitig ist die Einschränkung geringer. Im Ophthalmoskop zeigt sich links Neuroretinitis, getrübte Papille mit erweiterten Venen.

Der Patient hat zwischen den beiden Schulterblättern in der Höhe des fünften und sechsten Brustwirbels eine Stelle in der Grösse von zwei Fünffrancsstücken, welche für Berührung und Nadelstich

unempfindlich ist. Ein mässig stark fortgesetzter Druck auf diese
Stelle bewirkt sofort einen Anfall (hysterogene Zone).

Am 22. Januar wird eine Incision in die Vorhaut gemacht, und
es werden ungeheure Wucherungen, die mit stinkenden Secreten bedeckt sind, mittelst des Thermokauters entfernt. Von dieser Operation an bis zum 28. Februar, an welchem Tage Herr Professor
Spillmann den Patienten der medicinischen Gesellschaft vorstellte, hat
er keine spontanen Anfälle gehabt, und jene Anfälle, welche durch
Druck auf die hysterogene Zone ausgelöst werden, sind von kurzer Dauer.

Der Patient ist zu wiederholten Malen hypnotisirt worden und
wird leicht in Somnambulismus versetzt.

Am 27. Februar untersucht Herr Prof. Charpentier die
Augen. Es ergiebt sich rechts normale Sehschärfe, links auf ein
Drittel reducirte Sehschärfe (Optometer von Badal).

Rechtsseitig normales Gesichtsfeld; linksseitig ist dasselbe eingeschränkt, und zwar nach der Prüfung mittelst des Perimeters von
Landolt auf 47° nach innen, 40° nach aussen, 35° nach oben und
30° nach unten. (Das Gesichtsfeld hat sich also seit der Untersuchung
vom 27. December durch Herrn Stöber erweitert.)

Das Gesichtsfeld für Farben ist linksseitig noch weiter eingeschränkt, blau wird nur auf 10° nach innen und 5° nach aussen
wahrgenommen; grün wird auf 12° nach innen und 11° nach aussen
erkannt; roth auf 18° nach innen und 15° nach aussen.

Herr Prof. Charpentier hat hierauf das Mass der Sehschärfe
für Farben bestimmt, indem er mittelst eines eigenthümlichen Apparates den geringsten Grad der Sättigung feststellte, welchen eine
Farbe noch haben muss, um durch das untersuchte Auge eben noch
erkannt zu werden. Die Prüfungen ergaben:

Wahrnehmung von gelb, rechts normal, links $^6/_{100}$,

grün „ „ „ $^5/_{100}$,

blau „ „ „ $^4/_{100}$.

Lichtempfindlichkeit linksseitig eingeschränkt auf $^8/_{100}$ der normalen. Die Untersuchung mittelst des Augenspiegels bestätigt das
Vorhandensein der Neuroretinitis, welche schon von Herrn Stöber
constatirt wurde.

Nach Constatirung dieser Phänomene ging Herr Prof. Charpentier dazu über, die therapeutische Einwirkung des intermittirenden Magnetismus zu versuchen. Er gab dem Kranken einen
Magnetstab, der mit einer Planté'schen Säule in Verbindung gesetzt
war, in die Hand und forderte ihn auf, das Ende dieses Magnet-
stabes aus weichem Eisen an dem äusseren Winkel der Augenlid-
spalte der linken Seite anzusetzen.

Der Patient wurde 15 Minuten lang der Wirkung dieser Magnetisation unterworfen, nach welcher Zeit eine neue Untersuchung
der Augen vorgenommen wurde.

Rechtsseitig ist die Sehschärfe normal geblieben; linksseitig
ist sie der des rechten Auges jetzt gleich geworden. Sie ist
jetzt normal, ihr Werth also verdreifacht. Linksseitig hat sich
das Gesichtsfeld ganz bedeutend erweitert. Es reicht jetzt
bis 55° nach innen, 42° nach aussen, 40° nach oben, 42° nach unten,
rechtsseitig ist es normal geblieben. (Siehe Aufnahme vom 27. Februar.)

Auch die Wahrnehmung der Farben hat sich jetzt im Gesichtsfelde ausgebreitet. Blau wird erkannt auf 20⁰ nach innen und nach aussen, grün auf 10⁰ nach innen und 18⁰ nach aussen, roth auf 20⁰ nach innen und 21⁰ nach aussen. Die bedeutendste Ausdehnung hat das Gesichtsfeld für die blaue Farbe gewonnen, für welche es jetzt fast verdreifacht ist.

Der exact bestimmte Werth der Farbenempfindlichkeit ist rechtsseitig normal, linksseitig ist er jetzt für die rothe Farbe $^{32}/_{100}$ der normalen, für die gelbe $^{14}/_{100}$, für die grüne $^{25}/_{100}$, für die blaue $^{21}/_{100}$. Die Wahrnehmung der grünen und blauen Farbe ist also fünfmal schärfer als vor der Magnetisation, die Wahrnehmungs-

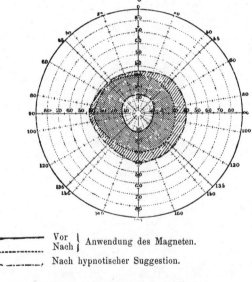

Vor ⎫
Nach ⎭ Anwendung des Magneten.

Nach hypnotischer Suggestion.

Gesichtsfeldaufnahme vom 10. März.

fähigkeit für roth hat sich vervierfacht, die für gelb ist 2¹/₂mal besser.

Die intermittirende Magnetisation hat also auf eine sehr merkliche Weise alle Functionen des Gesichtssinnes beeinflusst.

Diese Resultate wurden der medicinischen Gesellschaft von Nancy mitgetheilt.

Am 9. Mai nimmt Herr Prof. Charpentier die Behandlung dieses Kranken wieder auf und giebt die Fortsetzung seiner Beobachtungen. Die Gesichtsschwäche, welche am 21. Februar nach Anwendung der intermittirenden Magnetisation so gebessert wurde, ist einige Tage später wieder eingetreten, nachdem eine neue Excision von Wucherungen der Vorhaut vorgenommen worden war. Am 10. März war die Sehschärfe des linken Auges auf ein Sechstel der normalen reducirt, die Wahrnehmungsfähigkeit für Farben nach der Methode Prof. Charpentier's untersucht, beträgt $^7/_{100}$ für roth, $^{25}/_{100}$ für gelb, $^{16}/_{100}$ für grün und $^{14}/_{100}$ für blau. Das Gesichtsfeld war sehr eingeschränkt und erstreckte sich auf allen Meridianen höchstens über 12° oder 15°. Die Untersuchung mit dem Augenspiegel liess im linken Auge die unveränderte Neuroretinitis erkennen, im rechten Auge eine etwas getrübte Papille mit erwei-

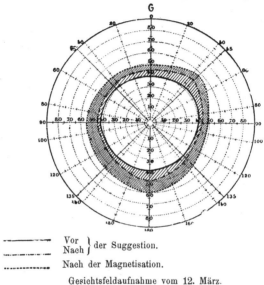

Vor } der Suggestion.
Nach }

Nach der Magnetisation.

Gesichtsfeldaufnahme vom 12. März.

terten Venen. Der Kranke wurde wieder eine Viertelstunde lang der intermittirenden Magnetisation unterworfen. Hierauf wurde constatirt: 1. Sehschärfe linksseitig wieder normal geworden, sowie die rechtsseitig. 2. Wahrnehmungsfähigkeit für Farben normal für grün und für die anderen Hauptfarben $^{36}/_{100}$ bis $^{49}/_{100}$. 3. Das Gesichtsfeld erstreckt sich auf 38° nach innen und 30° nach aussen etc. Auf allen Meridianen hat dasselbe um 20 bis 25° zugenommen. Der Augenspiegelbefund bleibt unverändert.

Prof. Bernheim, der gegenwärtig war, wollte jetzt versuchen, ob die hypnotische Suggestion die erreichte Besserung steigern würde.

Er schläferte den Kranken ein und suggerirte ihm, dass seine Gesichtswahrnehmung sich nach allen Seiten erweitern werde. Nach dem Erwachen war das Gesichtsfeld vergrössert bis zu 42° nach innen, 40° nach aussen; es hatte also durchschnittlich auf jedem Meridian 8 bis 10° gewonnen. (Vgl. die Aufnahme vom 10. März.)

Patient stellte sich zwei Tage später, am 12. März, wieder vor. Die Besserung, welche in Bezug auf Sehschärfe und Weite des Gesichtsfeldes erzielt worden war, hatte sich erhalten.

Die Wahrnehmung der Farben war noch schwach, für roth $^{40}/_{100}$, gelb $^{16}/_{100}$, grün $^{25}/_{100}$, blau $^{25}/_{100}$. Prof. Bernheim hypnotisirte

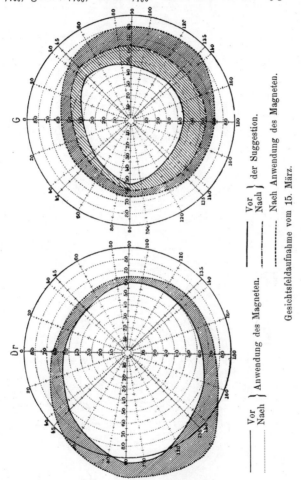

den Patienten und suggerirte ihm während des Schlafes eine neuerliche Besserung.

Nach dem Erwachen war die Sehschärfe normal, das Sehfeld hatte 2 bis 10 Grade nach allen Richtungen gewonnen. Die Wahrnehmung der Farben war für grün normal geworden; für roth erreichte sie jetzt $^{34}/_{100}$, für gelb $^{33}/_{100}$, für blau war sie noch

sehr schwach. Die intermittirende Magnetisation wurde jetzt 33 Minuten lang angewendet und nach Ablauf dieser Zeit liess sich eine
neue Erweiterung des Gesichtsfeldes constatiren, sowie auch
eine merkliche Besserung in der Wahrnehmung der Farben.
Das Gesichtsfeld hatte wieder 5 bis 12⁰ auf allen Meridianen ge-

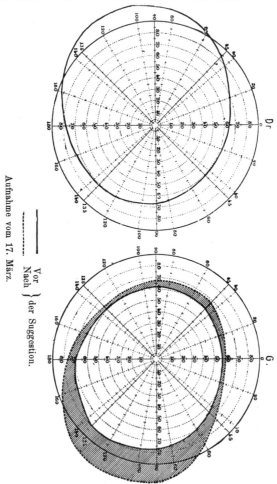

wonnen. (Vgl. die Aufnahme vom 12. März). Die Wahrnehmung für grün
und blau war normal, die für gelb erreichte $^{60}/_{100}$ und die für roth $^{70}/_{100}$.
    Drei Tage später erschien der Kranke wieder, am 15. März.
Die erreichte Besserung ist wieder erhalten geblieben, selbst die in
Bezug auf die Wahrnehmung der Farben. Diese ist nur mehr für roth

und blau etwas geschwächt. Prof. Charpentier hypnotisirte den Patienten und constatirte nach dem Erwachen eine neue Erweiterung des Gesichtsfeldes. Dieses hatte auf allen Meridianen 5 bis 20⁰ gewonnen. Die Wahrnehmung der Farben war nicht modificirt. Die intermittirende Magnetisation, die jetzt an der linken Schläfe 30 Minuten lang vorgenommen wurde, bewirkte eine neue Erweiterung des Gesichtsfeldes, welches jetzt noch um ' 16⁰ nach aussen, 6⁰ nach innen zugenommen hatte, so dass das Gesichtsfeld jetzt fast normal geworden war mit Ausnahme seiner äussersten Partien nach aussen und unten. Die Wahrnehmung der Farben war normal. Merkwürdiger Weise hatte das Gesichtsfeld des rechten Auges, welches als normal betrachtet worden war, da es früher schon nach aussen 95⁰ und nach innen 60⁰ ausgedehnt war, an der im linken Auge erzielten Verbesserung theilgenommen. Es erreichte jetzt nach innen 65⁰, nach aussen 110⁰, nach oben und unten 100⁰, was ein ganz ausserordentlich grosser Umfang ist. (Vgl. die Aufnahme vom 15. März.)

Zwei Tage später, am 17. März, hatte Patient auf seinem rechten Auge dieses ungeheure Gesichtsfeld noch immer. Linksseitig waren jetzt die Sehschärfe und die Wahrnehmung der Farben normal mit Ausnahme der von roth und blau. Das Gesichtsfeld hatte an seiner Ausdehnung seit der letzten Sitzung nichts eingebüsst. Jetzt wollten die Herren Professoren Bernheim und Charpentier einen Versuch anstellen, welchen Effect eine unbewusste Suggestion mit Hilfe einer simulirten Magnetisation auf den Patienten ausüben würde. Der Magnet wurde also wie früher auf die linke Schläfe applicirt, ohne dass jedoch der elektrische Strom geschlossen worden wäre. Der Magnet wurde 35 Minuten lang belassen, und nach Ablauf dieser Zeit hatte das Gesichtsfeld des linken Auges die gleiche Ausdehnung wie jenes des rechten Auges erreicht, also eine Ausdehnung, welche grösser ist als jene, die gewöhnlich als normal bezeichnet wird. Es hatte nach innen um 7⁰, nach aussen um 25⁰, nach unten um 20⁰ zugenommen; die Wahrnehmung für Farben war normal. (Vgl. die Aufnahme vom 17. März.)

Also hatte diese simulirte Magnetisation auf die Steigerung des Gesichtssinnes eben so stark eingewirkt wie die effective Magnetisation und die hypnotische Suggestion.

Aus dieser interessanten Krankengeschichte ergiebt sich, in wie hohem Grade die Suggestion, ohne dass der Kranke und oft selbst der Arzt darum wissen, sich mit vielen therapeutischen Massregeln verbindet. Sie ist also ein Element, mit welchem man rechnen muss, bevor man über manche Medicationen ein Urtheil fällt.

Beobachtung XII. Hysterie. — Schwankende sensitive und sensorielle Anästhesie. — Die Suggestion im wachen Zustande und in der Hypnose bewirkt vorübergehendes Verschwinden der Symptome oder Transfert. — Es gelingt nicht, die Symptome durch Suggestion definitiv zum Verschwinden zu bringen.

L., Dienstmädchen, 17 Jahre alt, kommt am 27. März 1883 auf die Abtheilung. Am Charfreitag hatte sie sich eine Luxation der Schulter zugezogen, welche eingerichtet worden war. Am Tage darauf trat ein nervöser Anfall ein, und seit diesem Tage ist sie solchen Anfällen unterworfen.

Sie ist von mässig starker Constitution, ziemlich intelligent, beklagt sich über Schmerz im linken Arm, vorne links auf der Brust, links am Rücken in derselben Höhe und im Bereiche der Dornfortsätze der Brustwirbel. Anästhesie des linken Armes.

28. März. Hypnotische Suggestion (Somnambulismus) stellt die Sensibilität des Armes wieder her. Sie hat eine gute Nacht.

29. März. Die Schulter ist noch schmerzhaft; die Anästhesie ist im Arme wieder aufgetreten und wird durch Suggestion wieder aufgehoben. Der Schmerz hält aber an und leistet auch einer zweiten Hypnose Widerstand.

Des Abends wird eine vollständige rechtsseitige sensitive und sensorielle Hemianästhesie und Abwesenheit des Muskelsinnes constatirt; Schmerzen im Vorderarm und in der linken Hand. Nach der ersten Hypnotisation verschwindet der Schmerz. Die Anästhesie bleibt bestehen; eine zweite Hypnotisation bringt die Hemianästhesie zum Verschwinden. Nur der Schmerz in der Schulter ist zurückgeblieben.

Am 30. März ist die Sensibilität an der rechten Körperseite erhalten; aber links ist die Hand und der Vorderarm anästhetisch. Auf derselben Seite ergiebt sich Abschwächung des Gehörs und Aufhebung des Geruchs und des Geschmacks, Verminderung der Gesichtsschärfe (auf ein Drittel reducirt). An den Beinen ist die Sensibilität erhalten. Die einfache Suggestion, unterstützt durch Application eines Diachylumpflasters auf die linke Hand, bewirkt keine Aenderung. Die hypnotische Suggestion stellt die Sensibilität in der linken Hand und im Vorderarme wieder her. Gleichzeitig aber mit dieser Wiederherstellung der Sensibilität hat ein (nichtsuggerirter) Transfert stattgefunden. Es besteht jetzt eine vollständige sensitive und sensorielle Anästhesie rechts. Nach einer neuen Suggestion wird die rechte Seite, mit Ausnahme des Vorderarmes wieder sensibel.

Des Abends um 5 ½ Uhr wird constatirt: Rechtsseitige Anästhesie des Gesichtes, des Armes, des Thorax, des Rückens bis zum zehnten Brustwirbel, ferner sensorielle Anästhesie; dagegen erhalten Sensibilität der unteren Extremitäten und der Bauchgegend; linksseitige Anästhesie des Gesichtes und des Armes; die Schultern und die Brust sind schmerzhaft; die Sensibilität der unteren Extremitäten und der Bauchgegend ist erhalten. Das Gesicht ist für das linke Auge getrübt. Mit diesem Auge kann sie auf 30 cm Entfernung lesen (Sehschärfe ein Fünftel), Geschmack und Geruch aufgehoben.

Die Kranke hat einen kleinen, acht Minuten lang andauernden Anfall gehabt. Ein kleiner Stab von weichem Eisen, der 25 Minuten lang auf die Rückenfläche der Hand und auf den linken Vorderarm applicirt wird, bleibt ohne Wirkung. Hierauf wird dieser durch weitere 25 Minuten durch einen Magneten ersetzt und zum Schlusse dieser Application eine Suggestion im wachen Zustande vorgenommen. Patientin klagt über Schmerzen in den Fingern und der Hand. Sensibilität ist jetzt am Vorderarm vom mittleren Drittel angefangen nach oben wieder hergestellt. Gesicht und Sinnesorgane bleiben anästhetisch.

Jetzt nehme ich eine neue Suggestion im wachen Zustande vor, welche die Rückkehr der Sensibilität an der rechten

Seite bezweckt. Dabei halte ich die rechte Hand der Kranken zwischen meinen beiden Händen. Plötzlich erklärt die Patientin, am Arme einen schmerzhaften Stich zu empfinden Die Sensibilität ist jetzt im rechten Arme bis zum Handgelenke wiederhergestellt. Die Hand bleibt anästhetisch, Thorax und Hals sind sensibel, das Gesicht bleibt anästhetisch. Jetzt ist aber wieder der linke Arm anästhetisch geworden; der Geruchssinn ist noch immer aufgehoben. Durch eine Suggestion mit gleichzeitiger Berührung des rechten Nasenloches wird der Geruchssinn wiederhergestellt.

Endlich hypnotisire ich die Patientin und wiederhole die Suggestion fünf Minuten lang. Beim Erwachen ist die Sensibilität auf beiden Seiten wiedergekehrt. Das Ticken einer Uhr wird in einer Entfernung von 30 cm rechts, 10 cm links wahrgenommen. Die Gesichtsschärfe ist jetzt drei Achtel statt ein Fünftel, der Geruchssinn ist auf beiden Seiten wiederhergestellt, nur der Geschmackssinn bedarf noch einer weiteren, eine Minute andauernden Hypnotisation, um vollständig wieder hergestellt zu sein. Das so erreichte Resultat erhält sich jedoch nicht. Die Anästhesie tritt wieder ein.

Die Suggestion sowohl im wachen Zustande als in der Hypnose stellt die Sensibilität stets wieder her, meist aber, wenn Hemianästhesie vorhanden ist, nur in der Weise, dass sie einen Transfert auf die andere Seite bewirkt. In früheren Partien dieses Buches haben wir einige Experimente wiedergegeben, welche wir an diesem jungen Mädchen mittelst Suggestion im wachen Zustande wiederholt vorgenommen haben. Ich werde auf diese Experimente hier nicht wieder zurückkommen und werde die Details dieser Krankengeschichte, die Tag für Tag aufgezeichnet wurden, hier nicht weiter verfolgen. Eines Tages, am 14. April, war eine Lähmung der Extensoren der linken Hand mit Anästhesie derselben und Contractur des Armes aufgetreten, welche durch hypnotische Suggestion rasch beseitigt wurde.

20 Minuten nach dem Erwachen empfand sie wieder einen Stich und der ganze Arm war wieder in Extensionsstellung contracturirt. Auch diese Contractur wurde durch hypnotische Suggestion wieder gelöst.

Es gelingt aber nicht, mit der Suggestion, obwohl diese täglich wiederholt wird, dauernde Resultate zu erreichen. Die Anästhesie tritt immer wieder auf, meist als Hemianästhesie, gewöhnlich der linken, seltener der rechten Körperseite. Manchmal erstreckt sie sich auch über den ganzen Körper oder drei Extremitäten. Von Zeit zu Zeit treten hysterische Anfälle ein. Vom Monate Juni an hat die Patientin keine Anfälle und keine Schmerzen mehr. Alle Symptome sind bis auf diese veränderliche Anästhesie verschwunden. Sie fühlt sich jetzt gesund, aber ihr Charakter ist unbotmässig geworden; sie hat häufig Streitigkeiten mit der geistlichen Schwester und wird am 27. Juli entlassen.

Beobachtung XIII. Hysterische Hemiplegie mit linksseitiger Hemianästhesie. — Durch Magnetisation wird die sensorielle Anästhesie aufgehoben, durch Elektrisation und Suggestion die sensitive Hemianästhesie und die Hemiplegie rasch beseitigt.

L. F., 41 Jahre alt, verheiratet und Mutter, kommt am 30. November 1882 auf die Abtheilung. Die Regeln sind bei ihr mit ihrem

17. Lebensjahre eingetreten, durchschnittlich drei Tage lang, ziemlich reichlich. Sie hat ihr erstes Kind mit 19 Jahren rechtzeitig geboren. Seit jener Zeit ist die Menstruation unregelmässig geworden, gewöhnlich verfrüht; die zweite Entbindung trat ohne bekannte Ursache vorzeitig nach 7 ½ monatlicher Schwangerschaft ein, dann kamen innerhalb 17 Monaten drei Fehlgeburten, nach zwei-, fünf- und sechsmonatlicher Schwangerschaft, die letzte im Jahre 1870; seither bestehen Fluor und Metrorrhagie. Menstruation sehr unregelmässig und in langen Zwischenräumen bis October1881. Acute Erkrankungen haben niemals stattgefunden. Vor zwei Monaten hat sie 17 Tage im Spital zugebracht, wo sie an Spinalirritation und hysteriformen Schmerzen, jedoch ohne Kugelgefühl und Anfälle, behandelt wurde. Von ihrem Austritte bis zum 23. November ist sie gesund gewesen. An diesem Tage wurde sie ohne bekannte oder wenigstens ohne angegebene Ursache von Schwindelgefühl, Ueblichkeiten, Schleimerbrechen und Schweissausbrüchen befallen. 20 Minuten später verlor sie das Bewusstsein und erlitt eine Ohnmacht, nach deren Ablauf sie wieder den vollen Gebrauch ihrer Glieder hatte.

Am nächsten Tage blieb sie zu Bette, empfand Schmerz an der Aussenseite der Schulter und im linken Arme, Athembeklemmung ohne Kugelgefühl.

Am 24. November unveränderter Zustand.

Am 25. November um 4 Uhr Gefühl von Schwere und Ameisenkriechen, das sich am linken Bein ausbreitet und von da bis in die Präcordialgegend aufsteigt. Nichts dergleichen im Arme. Um 11 Uhr Gefühl von Vollsein in der Magengrube und weinerliche Stimmung, Empfindungen von Zusammenschnürung, die bis zur linken Brust aufsteigen. Nach aussen von der linken Brust hat sie eine sehr lebhafte Schmerzempfindung, die sie mit einem Dolchstich vergleicht. Darauf tritt Verlust des Bewusstseins ein für 30 Minuten. Nach dem Erwachen hat sie im Arme Ameisenkriechen und Schmerzen in der Gegend des Handgelenkes, der Schulter und des Ellbogens, Schmerzen im Bauche und im Becken. Starkes Herzklopfen eine Viertelstunde lang. Der Arm war noch ziemlich beweglich und das Muskelgefühl vorhanden. Gestern am 29. November wurde die Hemiplegie und Anästhesie constatirt.

Gegenwärtiger Zustand am 30. November: Ziemlich gute Constitution, nervöses Temperament, die Haut ziemlich blass, die Schleimhäute etwas entfärbt, empfindet Schmerz in der Präcordialgegend, Ameisenkriechen an der Innenseite der linken Fusssohle. Hemiplegie mit linksseitiger Hemianästhesie. Am Bein ist die Empfindung für Berührung fast Null; ein ausgeübter sehr kräftiger Druck hat nur eine leichte Sensation von Berührung zur Folge. An der ganzen linken Seite besteht vollständige Analgesie. Vorne am Thorax beginnt die Empfindlichkeit in einer Entfernung von 4 cm von der Mittellinie, am Bauch erst an der Medianlinie bis zur Höhe des Nabels, unterhalb des Nabels 2 cm links von der Mittellinie, am Halse und im Gesichte 2 cm links von derselben, am Rücken, am Nacken und am Kreuz erst in der Mittellinie. Am Arme ist die Sensibilität in jeder Beziehung aufgehoben, ebenso der Muskelsinn. Die Kranke hat keine Vorstellung von der Stellung dieser Glieder und fühlt nicht, dass sie auf der linken Körperseite liegt.

Der Arm ist vollständig gelähmt und schlaff. Wenn derselbe passiv bewegt wird, fühlt Patientin einen leichten Schmerz im äusseren Theile des Schlüsselbeines. Hornhaut und Bindehaut des linken Auges sind unempfindlich. Die Schleimhäute der Nasen- und Mundhöhle sind unempfindlich bis zur Mittellinie. Das rechte Ohr nimmt das Ticken einer Uhr in einer Entfernung von 25 bis 30 cm wahr, das linke Ohr nur auf 3 bis 4 cm; der Geruchsinn ist links aufgehoben; mit dem linken Auge sieht sie undeutlich. Eine Flasche wird in einer Entfernung von 25 cm von beiden Augen wahrgenommen; mit dem linken Auge wird aber diese Flasche kleiner gesehen. Das Gesichtsfeld wird am 1. December gemessen; es ist concentrisch eingeschränkt, und zwar das linke viel mehr. Die vier Radien, am Perimeter von Landolt gemessen, betragen: Linkes Auge, oberer Radius 15, horizontal links 20, horizontal rechts 20, unterer Radius 30; rechtes Auge oberer Radius 40, horizontal links 35, horizontal rechts 55, unterer Radius 50; mit beiden Augen werden die Farben blau, roth und grün wahrgenommen.

Seit vier Tagen hat die Kranke nur wenig Nahrung genommen; Herztöne rein, Respiration normal.

Am 30. November wird ein Magnet auf die linke Schläfe gelegt, der negative Pol nach unten gegen den äusseren Augenwinkel gerichtet, ein anderer Magnet an der Innenseite des Armes.

Am 1. December. Während der Nacht ist der schmerzhafte Punkt an der Brust verschwunden, sie hat gut geschlafen, hat einmal ein Zwinkern der Augenlider und eine Empfindung von Hitze im Kopfe gehabt, ist aber gleich wieder eingeschlafen. Lähmung und sensitive sowie sensorielle Anästhesie unverändert.

Am 2. December. Heute Morgens gleicher Zustand, gestern Abends heftiges Kopfweh.

3. December. Gesicht, Gehör und Geruch scheinen gebessert. In der linken Schulter andauernde Schmerzen, Patientin beklagt sich über ziehende Schmerzen im Magen mit Gefühl von Hunger und Ueblichkeiten und Speichelfluss. Berührung im Gesichte wird nur an den äussersten Winkeln des Mundes und des Auges empfunden; der Stich der Nadel ganz schwach nur auf der Stirne und der Wange. Die Extremitäten bleiben anästhetisch; starker Druck wird sehr leicht empfunden. Die Lähmung hält an; passive Bewegungen des Armes sind schmerzhaft; während der Nacht hat sie Ueblichkeiten und Hitzegefühl gehabt.

Der Magnet ist an drei aufeinander folgenden Tagen an der Schläfe angewendet worden. Das Gesichtsfeld hat sich nach links bedeutend ausgedehnt. Die Radien, welche heute Früh mittelst des Perimeters gemessen werden, betragen: Linkes Auge, oberer Radius 40, horizontal links 55, horizontal rechts 45, unterer Radius 55°; rechtes Auge, oberer Radius 40, horizontal links 50, horizontal rechts 52, unterer Radius 55. Das Gesichtsfeld für roth und grün ist noch eingeschränkt, für grün mehr als für roth. Der Magnet hat also die sensorielle Anästhesie wesentlich beeinflusst. Die sensitive Anästhesie ist dagegen unverändert geblieben. Es wird nichts empfunden, ausser ein sehr starker Druck. Schmerzhaft ist dieser Druck nur in der Gegend der Ovarien, der Schulter

und des Ellbogens; der Muskelsinn bleibt aufgehoben. Die Hemiplegie
ist noch vollständig mit Ausnahme des Gesichtes.

Ich schläfere die Kranke ein. Sie verfällt sofort in Somnambulismus. Lange fortgesetzte Suggestion. Von allen Suggestionen, welche vorgenommen werden, gelingt nur eine,
nämlich die Wiederkehr der Sensibilität in der Hand; Bewegungen der Finger sind noch unmöglich.

Um 7 Uhr Abends schläfert mein erster Assistent Dr. Ganzinotty
die Patientin wieder ein durch Fixation seiner rechten Pupille.
Nach kaum einer Minute ist sie in tiefen Schlaf versetzt. Anfänglich
antwortet sie nicht auf gestellte Fragen. Auf weiteres Drängen antwortet sie mit schwacher Stimme. Sie bleibt eine halbe Stunde lang
in Hypnose. Herr Ganzinotty nimmt eine ganze Reihe von wiederholten, gewissermassen wiedergekauten Suggestionen vor, um im ge-
lähmten Arme Bewegungen hervorzurufen. Eine Viertelstunde lang
bleibt alles vergeblich, endlich tritt ein Moment ein, wo in Folge der Suggestion die Patientin ihren Arm einige Secunden lang in die Höhe heben
kann; darauf fällt er aber wieder schlaff herab. Endlich nach einer
ermüdenden Reihe von ewig wiederholten Suggestionen bewegen
sich die Finger, die Hand kann langsam bis zu 10 *cm* oberhalb des Bettes erhoben und nach links gegen den Nabel bewegt
werden. Die Patientin erklärt, unfähig zu sein, mehr zu leisten. Will
man bewirken, dass sie die Hand zum Munde führe, so erreicht
man das nur, indem man bei jeder Anstrengung der Kranken ihr die
Hände unterstützt, um deren Wiederherabsinken zu verhindern. Endlich erreicht sie den Mund; man lässt ihre Hand aus, diese fällt
wieder herab; die Bewegung der Finger aber bleibt erhalten und
die Bewegung des Vorderarmes ist möglich. Die Erhebung des ganzen
Armes ist aber unmöglich, und die Kranke klagt über Schmerzen am
äusseren Rande des Biceps.

Beim Erwachen glaubt die Kranke geträumt zu haben. Sie
staunt, sich im Spitale zu finden. Nach und nach kehrt die Erinnerung
zurück, sie erklärt aber, nichts gehört und nichts gesagt zu haben,
glaubt tief geschlafen zu haben.

Nach einigen Minuten lässt man dieselben Bewegungen ausführen,
und die Patientin bewegt die Finger, die ganze Hand und beugt
den Arm, was früher nicht möglich war.

Sie klagt aber über Schmerzen in Ellbogen und Schulter.
Ausserdem bestehen Ueblichkeiten und ein schmerzender Punkt in
der Präcordialgegend.

Herr Ganzinotty schläfert sie ein zweites Mal ein, indem er
sie seine rechte Pupille fixiren lässt. Gleiche Suggestion. Man
erhält jetzt stärkere und präcisere Bewegungen. Die Kranke
kann ihre Hand bis zu ihrem Kopfe erheben. Wenn man die
Suggestion unterbricht, fällt der Arm wieder kraftlos herab. Beim
Erwachen gleiches Erstaunen. Ueblichkeiten und Schmerz sind verschwunden. Es bleibt nur ein Gefühl von Schwere in der Schulter
und im Arme.

Nach dem Erwachen kann die Kranke alle Bewegungen,
die sie während des Schlafes ausgeführt hat, wiederholen.
Die Beweglichkeit der Finger, der Hand und des Vorder-

armes ist also durch die beiden auf einander folgenden hypnotischen Sitzungen theilweise wiederhergestellt.

Die Sensibilität ist weder am Arme noch anderswo zurückgekehrt,
ausser an der Hand, wo sie seit heute morgens wieder vorhanden
ist. Das Bein bleibt anästhetisch und gelähmt.

5. December. Während der Nacht hat sich die Patientin selbst
den Magneten an Schenkel und Knie applicirt. Des Morgens ist
die Sensibilität überall zurückgekehrt. Beide Augen sehen eine
Taschenuhr in einer Entfernung von 25 cm, Geschmack und
Geruch sehr deutlich; dieselben Bewegungen des Armes wie gestern
Abends. Sie hebt die Hand und beugt den Vorderarm, auch eine sehr
geringe Flexion des Fussgelenkes ist möglich; der Fuss kann aber
nicht gehoben werden. Schmerz in der Schulter und in der linken
Leistengegend.

6. December. Die Kranke hat gestern über ein Gefühl von
Brennen im ganzen Körper geklagt, besonders im unteren Theile des
Rückens, klagt auch über Ueblichkeiten und unangenehme Geschmacks-
empfindung. Die Sensibilität ist überall vorhanden, am Fusse aber
sehr gering. Sie beugt die Phalangen mit Ausnahme der dritten, kann
die Hand nicht vollkommen schliessen, beugt den Vorderarm, kann
aber den ganzen Arm nicht heben. Wenn man den Arm hebt, fühlt
sie einen Schmerz im Schultergelenk und im Akromio-Clavicular-
Gelenk. Das linke Bein kann nur ganz geringe Bewegungen mit
den Zehen ausführen. Schmerzen bei Druck auf die Kniescheibe, auf
die Sehnen des Triceps, die Leistengegend und die linke Ovarialregion;
Klage über Herzklopfen. Des Morgens wird sie hypnotisirt, und
während des Schlafes versichert man ihr, dass sie am folgenden Sonn-
tage werde gehen können. Beim Erwachen hebt sie etwas den
Arm, aber nur sehr wenig, der Schmerz in der Schulter hindert die
weiteren Bewegungen.

Des Abends nimmt Herr Ganzinotty eine neue Sitzung vor,
welche 37 Minuten lang dauert. Er schreitet zunächst zu einer Reihe
von wiederholten Suggestionen in Bezug auf die Arme und die
Schulter, aber ohne Resultat. Der Schmerz bleibt. Patientin klagt
während des Schlafes über Ueblichkeiten und macht Anstrengungen
zu erbrechen, die aber auf eine Suggestion hin aufgegeben werden.

Gleichfalls vergebliche Suggestionen, um die Schmerzen in der
Leiste, dem Oberschenkel und dem Knie zu vertreiben. Es gelingt
aber der Patientin endlich, stärkere Flexions- und Extensions-
bewegungen mit ihren Zehen und ihrem Fusse vorzunehmen.

Herr Ganzinotty hält jetzt weitere Suggestionen, um
die Beweglichkeit hervorzurufen und die Schmerzen des
Armes und der Schulter zu beseitigen, für vergeblich und
elektrisirt nunmehr während des Schlafes der Patientin
ihren Arm (Vorderarm, Finger, Biceps und Deltamuskel). Die Faradisation dieser Partien bewirkt unregelmässige Zuckungen und Bewegungen des Armes; die Kranke schreit und schlägt um sich, führt
aber endlich mit dem Arme Bewegungen aus. Jetzt kann der
Arm mehr als 20 Secunden lang frei erhoben werden, was
früher absolut unmöglich war. Man lässt die Kranke noch einige
Minuten lang schlafen, und nachdem man sie geweckt hat, kann sie

den Arm in die Höhe heben und ihn so gehoben halten. Der
Deltamuskel contrahirt sich vollkommen gut, der Schmerz
ist verschwunden. Man versichert der Kranken vergeblich, dass
man ihr auch die Beweglichkeit der Beine wiedergegeben hat und
dass die Schmerzen darin verschwunden sind. Sie macht vergebliche
Anstrengungen, die Schenkel zu bewegen. Passive Bewegungen
werden schmerzhaft empfunden, nur die Bewegungen der Zehen und
des Fusses, die bereits während des Schlafes ausgeführt worden
waren, bleiben erhalten.

Die Kranke hat keine Erinnerung, dass sie geschrien hat, noch
hat sie die Empfindung der Elektrisation gehabt.

Am 7. December bleibt das Resultat erhalten, sie fühlt nur etwas
Schwere im Arme, welcher gut beweglich ist. Knie und Leiste sind
noch schmerzhaft Sie will heute nicht eingeschläfert werden, klagt
über Müdigkeit.

Abends Faradisation der Nerven und Muskeln am Bein während
zehn Minuten. Patientin schreit und führt Bewegungen aus. Hierauf
kann sie aufstehen und herumgehen, wenn sie etwas unterstützt wird.
Nach der Sitzung klagt sie über eine zwei bis drei Minuten anhaltende Ueblichkeit und Schwindel; während der Nacht erbricht sie.

Am 8. December klagt sie noch über Ueblichkeiten und einen
Schmerz in der Magengrube. Die Supraorbitalnerven sind schmerzhaft.
Sie wird wieder an den Beinen, den Schenkeln und an den Muskeln
des Beckens und der Hüfte elektrisirt, hierauf hypnotisirt. Durch
die Suggestion verschwinden die schmerzhaften Punkte der
Supraorbitalgegend. Während des Tages kann sie auf einen Stock
gestützt ein wenig herumgehen.

Am 9. December fühlt sie sich wohl, bewegt ohne Schmerzen
das Bein, hat nur etwas Schwindelgefühl, wenn sie aufsteht; keine
Ueblichkeiten mehr; der Appetit kehrt zurück.

Am 11. December keine Schmerzen, keine Ueblichkeiten mehr,
hat allein um ihr Bett herumgehen können.

Am 12. December geht sie ohne Stock.

Am 14. December tritt sie geheilt aus, hat nur mehr ein Gefühl
von Schwäche in den Beinen, hat keine Ueblichkeiten und Schwindel
mehr, nur die Hände „gehorchen" ihr nicht recht, wie sie sagt.

Am 20. December stellt sie sich wieder vor. Die Heilung bleibt
erhalten. Die rechte Hand ergibt am Dynamometer 20, die linke
ebenfalls 20. Sie klagt nur, dass die Hand ihr nicht vollkommen ge-
horche und andauernd contrahirt werden kann.

Bei dieser Kranken ist die Hemianästhesie durch Suggestion ohne
Transfert beseitigt worden. Magnet und Elektrisation haben erfolgreich
eingegriffen. Verdanken wir diese Wirkung einer eigenthümlichen Kraft
des Magneten und der Elektricität, oder ist sie eine rein psychische und
auf der Suggestion beruhende? Diese Frage ist schwer zu beantworten.

Beobachtung XIV. Hysterische sensitive und sensorielle Hemianästhesie. —
Wiederherstellung der Sensibilität durch eine einzige Sitzung. — Besserung der Sehschärfe und Erweiterung des Gesichtsfeldes. — Definitive Wiederherstellung.

B., 17 Jahre alt, tritt am 18. März 1884 in's Spital ein. Sie ist
verheiratet und hat am 30. März 1883 rechtzeitig ein Kind geboren,

welches 20 Tage lang gelebt hat; Wochenbett normal. Seit September 1883 klagt sie über Schmerzen im Unterleibe und Leukorrhöe. Seit einer Woche klagt sie über einen schmerzhaften Punkt an der linken Schulter und in der Präcordialgegend. Sie geht mühsam, verdaut schlecht, ist seit acht Tagen constipirt und hat einige Male erbrochen. Die Regel ist zum letzten Male am 10. März eingetreten. Seit dem 12. März besteht Stirnkopfschmerz, lancinirende Schmerzen an den Schläfen, Empfindung von rollendem Geräusch im linken Ohr. Zu den veranlassenden Ursachen dieses nervösen Zustandes wäre noch zu bemerken, dass sie starken Verdruss mit ihrer Schwiegermutter angiebt, infolge dessen sie ihr Mann am 16. März aus der Wohnung entfernt haben soll.

Am 19. März wird constatirt: Schwächliche Constitution, nervöses Temperament; Gesichtsausdruck ängstlich, reizbarer Charakter. Der Austritt des Facialis ist beiderseits auf Druck schmerzhaft; Schmerzen auf Druck oberhalb und unterhalb des linken Schulterblattes, sehr starke Empfindlichkeit für Druck auf den Unterleib, besonders links und unterhalb des Nabels.

Sensitive und sensorielle linksseitige Hemianästhesie. In Arm und Bein besteht Anästhesie und Analgesie. Abwesenheit des Muskelsinnes. Die Empfindung für Berührung ist aufgehoben, die Schmerzempfindlichkeit aber gesteigert. An der linken Seite des Rückens besteht Anästhesie bis zur Spitze des Schulterblattes, oberhalb derselben Hyperalgesie.

Gehör: links wird das Ticken einer Uhr gar nicht gehört, rechts in 4 cm Entfernung. Geschmack und Geruch linksseitig aufgehoben. An dieser Seite sind die Schleimhäute der Zunge und der Nase anästhetisch und analgisch.

Gesichtssinn: Mein College Prof. Charpentier constatirt am 19. März eine concentrische Einschränkung des Gesichtsfeldes für weisses Licht und Farben, besonders linksseitig; für weisses Licht ergiebt das linke Auge am Perimeter die folgenden Radien: nach oben 25, nach rechts 30, nach unten 37, nach links 28.

Für blau betragen die vier Radien 18, 20, 16, 20; für roth 25, 20, 23, 20.

Das rechte Auge hat folgende Radien: für weisses Licht 45, 48, 55, 55; für blaues 45, 45, 33, 45; für rothes 50, 65, 50, 50. Die Sehschärfe ist rechts $^3/_{10}$, links $^1/_{15}$. Am 20. März ergiebt sich am Perimeter, dass das Gesichtsfeld spontan etwas zugenommen hat; die vier Radien betragen links 30, 55, 45, 45, rechts sind diese Radien 40, 50, 50, 64. Für roth sind die beiden horizontalen Radien rechts und links 50, für blau 50 und 40; am rechten Auge für roth 40 und 80, für blau 45 und 60. Die Sehschärfe hat an diesem Tage noch abgenommen. Sie beträgt auf beiden Augen $^1/_{15}$.

Wahrnehmung von Farben. Linkes Auge: roth und grün (farbige Papierstücke von 1 cm^2) werden in einer Entfernung von 45 cm wahrgenommen, blau und gelb in einer Entfernung von 60 cm. Rechtes Auge: roth und grün werden in einer Entfernung von 2$^1/_2$ m wahrgenommen; blau und gelb in derselben Entfernung. Die normale Entfernung der Perception ist beiläufig 25 cm.

Das ist der Zustand des Gesichtes vor der Suggestion.

Nachdem dieser Zustand durch Herrn Prof. Charpentier constatirt ist, wird Patientin hypnotisirt. Sie verfällt leicht in Somnambulismus. Suggestion. Sofort nach dem Erwachen ist die Sehschärfe rechts $^8/_{10}$, links $^6/_{10}$ (statt beiderseits $^1/_{15}$).

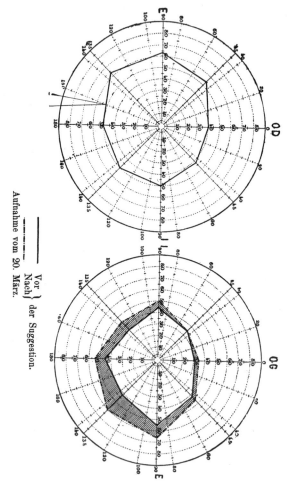

Versuche über die Wahrnehmung von Farben mittelst farbiger Papierstücke vorgenommen, ergeben:

Linkes Auge: roth und grün werden auf 3 m Entfernung wahrgenommen (statt 0·45), blau und gelb in 3·30 m (statt 0·6); rechtes Auge: roth und grün werden in einer Entfernung von 5·30 m wahrgenommen (statt 2·50), blau und gelb auf 6 m Entfernung (statt 2·50).

Das Gesichtsfeld ist rechts unverändert geblieben, linksseitig ist es erweitert. Die vier Radien betragen 35, 65, 55, 50 (vgl. die Aufnahme vom 20. März). Für Farbenwahrnehmung ist nur eine kleine Erweiterung von 5⁰ nach aussen eingetreten.

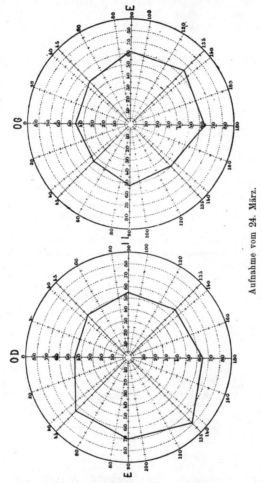

Aufnahme vom 24. März.

Die sensitive Hemianästhesie ist verschwunden; ebenso die Schmerzen in den Gruben ober- und unterhalb des linken Schulterblattes. Das Ticken der Uhr wird in einer Entfernung von 9 cm vom linken Ohr, 13 cm vom rechten Ohr wahrgenommen. Geruch von Essigsäure wird links empfunden, der Schmerz im Unterleibe hat abgenommen.

Das erreichte Resultat erhält sich. Neuerliche hypnotische Suggestion am 21. März Abends.

Am 22. März wird constatirt, dass die Sensibilität vollkommen wiederhergestellt ist. Der Unterleib ist auf Druck viel weniger empfindlich. Beide Ohren hören auf eine Entfernung von 18 *cm*. Essiggeruch wird sehr gut wahrgenommen.

Am 24. März wird nach einer neuerlichen Suggestion das Gesichtsfeld wieder gemessen und erscheint wieder sehr ausgedehnt. Die vier Radien betragen links 45, 63, 67, 55; rechts 45, 55, 65, 70 (vgl. die Aufnahme vom 24. März). Die Sehschärfe beträgt für das rechte Auge 1, für das linke $^{80}/_{100}$. Die Kranke befindet sich wohl und tritt an diesem Tage aus.

Auch in diesem Falle ist durch Suggestion die sensitive und sensorielle Hemianästhesie ohne Transfert zum Verschwinden gebracht worden.

Beobachtung XV. Hysteriforme Anfälle mit hysterischem Somnambulismus. — Rasche Wiederherstellung durch hypnotische Suggestion.

Fräulein X., 22 Jahre alt, dient in Malzeville bei Nancy und wird mir am 19. April 1886 von ihrer Dienstgeberin zugeführt. Seit drei Wochen hatte man bemerkt, dass dieses junge Mädchen nervöse Anfälle hat. Diese traten regelmässig des Abends gegen 8½ oder 9 Uhr ein, im Momente, wo sie sich allein in ihr Zimmer neben der Küche zurückzog. Es waren Anfälle mit Convulsionen, die mehrmals sehr heftig waren und 1 bis 1½ Stunden währten, begleitet von heftigen Erschütterungen und Bewegungen aller Glieder. Die Kranke giebt an, anfänglich immer während einer Viertelstunde „nervöse Bewegungen" in den Gliedern zu spüren, dann wird sie schläfrig und schläft ein. Sie hat nach den Anfällen keine Erinnerung von dem, was dabei vorgeht. Ihre Aufregung während derselben ist sehr gross, sie windet sich, klagt, stöhnt, hat Angst, steht auf, verlässt manchmal das Haus und läuft auf die Strasse; oft müssen sie mehrere Personen festhalten, um sie am Aufstehen zu verhindern. Wenn man sie nicht halten würde, würde sie aus dem Fenster springen.

Aber nicht alle Anfälle sind so heftig. Es sind drei grosse Anfälle constatirt worden. Sie hat aber jeden Abend Anfälle von geringer Intensität, während welcher sie in den Intervallen ihrer Convulsionen aufsteht und mehrere Minuten mit geschlossenen Augen herumgeht.

Nachdem der Anfall vorüber ist, legt sie sich nieder und erwacht erst am nächsten Tage, ganz gebrochen und erschöpft. Manchmal muss sie nach den grossen Anfällen am nächsten Tage das Bett hüten. Ausserdem haben ihre Dienstgeber sie oft des Nachts im Zimmer rumoren gehört, und man hat beobachtet, dass sie aufsteht und im Schlafe herumgeht. Während zweier Monaten hat sie um elf Pfund abgenommen. Seit drei Tagen isst sie nur wenig und hat keinen Appetit, während sie früher sehr guten Appetit gehabt hat.

Dieses Mädchen, welches seit vier Jahren im selben Hause dient, hatte vor zwei Jahren Symptome von Kräfteverfall gezeigt; sie magerte ab und litt an Appetitlosigkeit. Nach einem einjährigen Aufenthalte bei ihrer Familie in den Vogesen war sie wieder hergestellt. Ihre Dienstgeberin meint, dass sie damals vielleicht eine Krankheit gehabt habe, derjenigen ähnlich, von welcher sie heute befallen ist. Ihre Mutter ist nervös und sehr reizbar, hat aber keine hysterischen Anfälle. Sie selbst hat keine erschütternden Ereignisse erlebt. Der Kammerdiener des Hauses hat sie einmal heiraten wollen, sie hat sich aber geweigert mit der Angabe, Abneigung gegen die Ehe zu empfinden. Man nimmt nun an, dass sie die Bewerbungen dieses Mannes unangenehm berührten. Gestern Abends hat sie einen starken hysterischen Anfall gehabt, und in Folge dieses Anfalles hat sich ihre Dienstgeberin entschlossen, sie zu mir zu führen.

Patientin ist ein intelligentes Mädchen von lebhafter Physiognomie und anständigem Aeussern. Gegenwärtig klagt sie nur über Mangel an Appetit seit drei Tagen, die Verdauung ist gut. Sie hat weder Kopfschmerz noch Schmerz in den Ovarien, noch Kugelgefühl. Gestern vor ihrem Anfalle hat sie an der rechten Seite der Kehle das Gefühl eines Druckes auf den Kehlkopf gehabt, welcher die Athmung behinderte. Ihre Menstruation tritt regelmässig ein, ist aber spärlich; keine Leukorrhöe. Die Sensibilität ist überall normal.

Sofort bei der Consultation am 19. April versetze ich sie in Somnambulimus durch einfaches Schliessen der Augen. Ich suggerire ihr Heilung, Verschwinden der Convulsionen, Rückkehr des Appetits; sie werde Nachts nicht mehr aufstehen, werde ganz ruhig im Bette bleiben. Beim Erwachen erinnert sie sich an nichts.

Am 20. April kommt ihre Dienstgeberin und erzählt mir, dass Patientin sofort, nachdem sie mich verlassen hat, Hunger empfunden und ein Brot gekauft habe. Sie hat Abends keinen Anfall gehabt, nur einige nervöse Zuckungen, aber ohne Verlust des Bewusstseins. Sie hat mit gutem Appetit zu Nacht gespeist. Ich versetze die Patientin wieder in Somnambulismus. Im Schlafe erzählt sie mir, dass sie um 10 Uhr Abends das Bett verlassen habe. Ich suggerire ihr mit Nachdruck, nicht mehr vom Bette aufzustehen.

21. April. Der gestrige Tag war sehr gut, sie hat mit Appetit gegessen, ist Nachts nicht mehr aufgestanden. Von allen Symptomen ist nur ein leichtes Zittern des Armes um 8½ Uhr Abends zurückgeblieben. Neuerliche Suggestion.

22. April Gestern Abends um 8½ Uhr hat sie eine halbe Stunde lang wieder ein leichtes nervöses Zittern gehabt, wovon sie aber selbst nichts bemerkt hat und womit absolut keine psychische Störung war. Nacht ruhig, Appetit gut. Suggestion. Während des Schlafes ist die Kranke heute etwas unruhig. Ich suggerire ihr nachdrücklich Ruhe und Aufhören aller nervösen Bewegungen. Hierauf schläft sie ruhig weiter.

23. April. Die Kranke scheint geheilt zu sein. Sie fühlt sich jetzt ganz wohl, ist thätig und heiter, hat gar kein nervöses Zittern mehr. Ich schläfere sie noch einmal ein; sie ist leicht in Somnambulismus zu versetzen und alle suggerirten Hallucinationen gelingen. Sie erzählt mir, dass sie Nachts nicht mehr aufstehe und keine nervösen Anfälle mehr habe. Ich unterbreche die hypnotische Behandlung. Sollte die Heilung nicht anhalten, so wird ihre Dienstgeberin sie wieder zu mir schicken.

Beobachtung XVI. Hysterie. — Anästhesie. — Rachialgie. — Die erste
Suggestion stellt die Sensibilität wieder her. — Zunahme der am Dynamometer gemessenen Druckkraft. — Gänzliche Heilung in drei Sitzungen.

E. M., 42 Jahre alt, Modistin, wird am 4. November 1884 im
Spitale aufgenommen. Sie ist Mutter von elf Kindern, wovon sieben
leben. Die letzte Entbindung hat vor drei Jahren stattgefunden. Sie
hat acht Kinder selbst gestillt, lebt seit zwei Jahren von ihrem
Manne, der sie misshandelte, getrennt.

Seit einem Monate empfindet sie Schmerzen zwischen den Schultern
und in der Gegend des Schwertfortsatzes. Sie giebt an, anfangs gleichzeitig Schmerzen in der Bauchgegend und Athembeklemmungen gehabt zu haben, deshalb acht Tage bettlägerig gewesen zu sein. In
der Nacht vom 1. auf den 2. November, erzählt sie, habe sie dreimal
Anwandlungen von Schwäche mit Verlust des Bewusstseins gehabt.
Genauer vermag sie sich nicht auszudrücken. Am 2. November
musste sie im Bette bleiben, war zu schwach, um aufzustehen, konnte
nichts essen. Am 3. November stand sie auf, konnte aber kaum
auf ihren Füssen stehen, auch keine Nahrung geniessen und musste
sich um 6 Uhr Abends wieder niederlegen. Um 8 Uhr Abends
fühlte sie eine starke Beklemmung in der Magengrube und verlor
das Bewusstsein. Von den Vorgängen dieser Nacht weiss sie
nichts. Man hat ihr aber erzählt, dass sie sehr aufgeregt war und
entfliehen wollte.

Im Alter von 21 Jahren soll sie schon ähnliche (hysterische)
Anfälle gehabt haben, und seitdem sind diese Anfälle wiederholt in
Folge von Aufregungen aufgetreten. Der letzte dieser Anfälle soll
durch Streitigkeiten mit ihren Kindern entstanden sein. Seit dem
Eintritte in's Spital hat sie nur über ein Gefühl von Erschöpfung
zu klagen.

Am 6. November wird constatirt: Zarte Constitution, Fieber-
losigkeit, Puls 68, regelmässig und gleichmässig, Bewusstsein klar,
Athmungsgeräusche und Herztöne normal. Appetit gering; sie isst aber
Fleisch. Der Bauch ist etwas aufgetrieben, seit vorgestern kein Stuhl.
Der Bauch ist empfindlich, besonders in der Gegend unter dem Nabel.
Seit zwei Jahren abundante Leukorrhöe, starke Druckempfindlichkeit
an den Dornfortsätzen des vierten und sechsten Brustwirbels.

Die Finger der rechten Hand sind sensibel, auf dem
Rücken der Hand besteht Sensibilität, aber Analgesie. Auch
der Arm, die Brust, das Gesicht und das Bein der rechten
Seite sind analgisch. Die Empfindung für Berührung ist
aber erhalten. Linksseitig besteht allgemeine Analgesie
ohne Anästhesie mit Ausnahme der Hand, welche vollkommen anästhetisch ist. Der Muskelsinn ist verloren gegangen; die Patientin hat keine Empfindung von der Stellung ihrer Glieder. Die Sensibilität der Schleimhäute ist vorhanden.
Patientin wird hypnotisirt und erreicht den dritten Grad. Suggestion. Beim Erwachen ist die Empfindung für Berührung
in den Fingern zurückgekehrt, die Analgesie hält an, ebenso der Schmerz in der Wirbelsäule. Dieser letztere verschwindet fast gänzlich nach einer zweiten Suggestion.

Am 7. November sind die Rachialgie und die Schmerzhaftigkeit des Unterleibes noch immer sehr gering; durch eine neue Suggestion verschwinden sie vollkommen.

Am 8. November ist die Anästhesie wieder vorhanden bis zur Mitte des Vorderarmes mit Analgesie und Abwesenheit des Muskelsinnes; ebenso am rechten Fusse; die Rachialgie ist nicht wieder erschienen. In der heutigen Nacht hat sie besser geschlafen als in den vorhergehenden. Hypnotische Suggestion. Nach dem Erwachen ist die Sensibilität für Berührung und für Schmerz sowie der Muskelsinn überall vollständig zurückgekehrt, auch am Fusse und an der Hand. Während des Schlafes habe ich ihr die Rückkehr der Schmerzempfindlichkeit suggerirt. Ich steche sie mit einer Nadel; aber trotz meiner Behauptung giebt sie kein Zeichen einer Empfindung von sich.

Hingegen zieht sie, sofort nach dem Erwachen, ihre Hand, wenn sie gestochen wird, heftig zurück.

Am 9. November hält die Sensibilität an. Sie hat gut geschlafen und isst mit gutem Appetit.

10. November. Das Wohlbefinden hält an. Die rechte Hand ergiebt am Dynamometer 15 und nach der hypnotischen Suggestion 31; die linke Hand ergiebt 20 und nach der Suggestion 30.

11. November. Befinden vorzüglich. Die rechte Hand ergiebt 36 vor und 38 nach der Hypnotisation, die linke Hand 31 vor und nach derselben.

Am 14. November giebt die rechte Hand 39, die linke 31; das Wohlbefinden hält an, und die Patientin begehrt den Austritt.

Beobachtung XVII. Hysterie. — Unvollständige Paraplegie mit Anästhesie der Beine. — Die Sensibilität wird in einer Sitzung, die Motilität in sechs Sitzungen wiederhergestellt.

H. G., 21 Jahre alt, Cigarrenarbeiterin, kommt am 18. October 1884 auf die Klinik. Sie giebt an, vier Jahre verheiratet zu sein, aber mit ihrem Manne, welcher äusserst heftig ist, nur zwei Tage gelebt, dann sich von ihm getrennt zu haben. Im Alter von zwölf Jahren soll sie ein typhöses Fieber gehabt haben, darauf Lungen- und Brustfellentzündung.

Die Regel trat mit dem fünfzehnten Jahre ein; sie war stets regelmässig menstruirt, hat keine Leukorrhöe gehabt, war niemals schwanger. Sie ist von neuropathischem Temperament, hat heftige Zornausbrüche, leidet oft an Migräne und Neuralgie, scheint auch dem Trunke etwas ergeben zu sein. Der Vater ist einem Lungenleiden erlegen, die Mutter ist nervös, hat aber niemals hysterische Anfälle gehabt. Ein Bruder ist gesund.

Im Jahre 1879 hat sie nach einem heftigen Zornausbruche einen hysterischen Anfall gehabt, der sechs Stunden lang dauerte und auf welchen allgemeine Anästhesie, Contractur der Extremitäten und Trismus folgten, welche acht Tage lang anhielten. Sie blieb damals sechs Wochen im Spitale, bis die Heilung eintrat.

Im Januar 1881 hat sie, in Folge von Kummer, einen heftigen hysterischen Anfall gehabt, welcher zwei Stunden lang dauerte und auf welchen Paraplegie und Anästhesie folgten. Diese Paraplegie hielt vierzehn Tage lang an; sie blieb damals drei Wochen lang im Spitale.

Am 18. November 1884 wurde sie im Momente, wo sie um halb 7 Uhr Morgens in die Tabakfabrik kam, ohne wahrnehmbare Ursache von einem neuen Anfall ergriffen, welchem zwei oder drei Tage lang anhaltendes Kopfweh vorangegangen war. Sie hatte eine Empfindung, als ob alle ihre „Nerven" sich winden. Sie schrie, rief um Hilfe und stürzte dann bewusstlos hin. So blieb sie eine Stunde liegen, um sich schlagend, sich am Boden wälzend, den Kopf gegen den Boden schlagend. Ungefähr eine Viertelstunde vor ihrem Hinstürzen hatte sie das Gefühl einer im Halse steckenden Kugel gehabt, welche das Athmen verhinderte. Nach dem Erwachen trat heftiger Durst ein. Ihre Beine waren steif und unfähig, irgend eine Bewegung auszuführen.

Am 19. November wird constatirt: Bewusstsein klar, die Beine in Extension. Die Füsse und die Zehen können etwas gebeugt werden, die Knie können aber nicht gebeugt werden. Sie kann die beiden Beine höchstens 8 cm hoch heben. Vollständige Anästhesie und Analgesie von den Kniescheiben bis zu den Spitzen der Zehen. Sehnenreflexe vorhanden, aber wenig ausgesprochen. Das Muskelgefühl fehlt in den Beinen, kein Schmerz in der Ovarialgegend; sie klagt über Schmerzen in der linken Stirn- und Kopfgegend.

Zunächst versuche ich während vier Minuten die Suggestion im wachen Zustande, aber ohne Resultat. Hierauf hypnotisire ich sie: sie verfällt in tiefen Schlaf ohne Erinnerung nach dem Erwachen; während des Schlafes nimmt sie Suggestionen an, posthypnotische Suggestionen aber führt sie nicht aus.

Nach dem Erwachen ist die Sensibilität für Berührung und Schmerz zurückgekehrt. Patientin beugt beide Knie mühsam im stumpfen Winkel; der Schmerz an Stirn und Kopf ist verschwunden.

Dieser Schmerz kehrt Nachmittags wieder, verschwindet aber Abends spontan. Um 1 Uhr erscheint ausserdem ein Schmerz in der linken Schulter unterhalb des Schulterblattes, welcher die Hebung des Armes über die Horizontale hinaus verhindert. Patientin versucht aufzustehen, kann sich aber nicht auf den Beinen halten.

Am 20. November ist die Sensibilität intact; hat Nachts gut geschlafen; der Schmerz in der Schulter ist vorhanden. Die Beine können im rechten Winkel gebeugt werden.

Hypnotisation, schläft rasch und tief ein. Suggestion, langsames Erwachen.

Nach dem Erwachen ist der Schmerz in der Schulter vollkommen verschwunden, sie kann die Arme vollkommen in die Höhe heben, die Beine rascher und bis zum rechten Winkel beugen.

21. November. Gleicher Zustand. Sie beugt die Beine bis zum rechten Winkel, ist aber noch immer etwas steif.

Nach einer Suggestion geht die Beugung der Beine leichter von statten, aber noch immer etwas steif.

Es wird eine zweite Suggestion vorgenommen, wobei die Kranke auf einem Stuhle sitzt. Es werden passive Bewegungen in den Gelenken vorgenommen, um die Suggestion durch die Rede, welche Behebung der Steifheit bewirken soll, zu unterstützen. Erwacht kann sie gut gehen, fühlt aber die Beine noch immer steif. Drei Minuten später fühlt sie weder Schmerz noch Steifheit mehr und geht mit grosser Leichtigkeit.

22. November. Patientin geht sehr gut, klagt nur, dass ihre Beine unter ihr nachgeben und sehr schwach sind. H̦ypnotische Suggestion. Nach dem Erwachen fühlt sie sich kräftiger und fester auf den Beinen.

Am 23. November fühlt sie Nachmittags wieder Schwäche in den Beinen; die wiederhergestellte Sensibilität erhält sich. Neue Suggestion.

Am 25. November fühlt sie sich ganz und gar gesund. Seit gestern kein Ermüdungsgefühl mehr.

Am 23. November suggerire ich ihr während des Schlafes Widerwillen gegen Wein. Diese Suggestion ist erfolglos geblieben, sie hat trotzdem ihre Portion Wein ausgetrunken.

Ihr Wohlbefinden hält an und sie verlässt am 27. November vollkommen geheilt das Spital.

Beobachtung XVIII. Seit zwei Monaten bestehende Symptome von Hysterie. — Anfälle; sensitive und sensorielle Hemianästhesie mit Dyschromatopsie verbunden. - Schmerzen im Kopf und im Bauch. — Die Hemianästhesie wird durch die erste Suggestion geheilt. — Vollständige Heilung in vier oder fünf Tagen.

Marie G., 16 Jahre alt, Stieflettennäherin, wird am 29. Juli 1887 im Spitale aufgenommen. Ihre Krankheit soll in Folge häuslicher Zerwürfnisse vor zwei Monaten entstanden sein und mit Kopfschmerzen und Schwächegefühl begonnen haben. Diese Anwandlungen von Schwäche, sagt sie, haben mit Schwindelgefühl, Brechreiz, Druck auf die Magengrube und Empfindung einer Kugel begonnen. Dann verliert sie jedesmal das Bewusstsein; es treten aber weder Convulsionen noch Krämpfe ein, sie stösst auch keinen Schrei aus. Sie weiss selbst nicht, wie lange diese Anfälle dauern. Es sollen am 25. Juli vier solche Anfälle, am 26. Juli drei, am 27. Juli einer, am 28. Juli einer stattgefunden haben. Oefters hat sie während des Tages das Gefühl einer aufsteigenden Kugel, ohne dass ein Anfall eintritt. Seit Anfang ihrer Krankheit besteht täglich des Morgens Kopfschmerz an der Stirne, der rechten Schläfe, am ganzen Vorderkopfe. Seit zwei Monaten isst sie wenig oder nichts, erbricht öfter, verdaut aber trotzdem gut. Die Menstruation ist vor einem Monate zum ersten Male eingetreten und hat sich vor drei Tagen präcis und ohne Schmerz wiederholt. Am Abend nach ihrem Eintritte in's Spital ist ihre Temperatur 38·2, der Puls 112. Am nächsten Morgen Temperatur 37·4, nächsten Abend 37·8, später wird sie normal.

Ich constatire am 29. Juli nervöses Temperament, gesunde Constitution, keine Krankheit vorausgegangen. Lebhafte Schmerzempfindung auf Druck in der linken Bauchgegend. Diese Schmerzempfindlichkeit beschränkt sich nicht auf die Ovarialregion, ist ebenso deutlich am oberen als am unteren Theile der linken Bauchgegend. Vollständige rechtsseitige Hemianästhesie und Hemianalgesie, welche genau bis zur Mittellinie reicht. Der Muskelsinn ist erhalten. Die Sinnesempfindungen, Geruch, Geschmack, Gehör und Gesicht, sind vorhanden. Es wird jedoch Farbenblindheit constatirt. Ein Knäuel rother Wolle wird schwarz gesehen, blau wird gelb gesehen, grün blau, gelb roth; eine zweite Untersuchung ergiebt die gleichen Resultate; es lässt sich leicht nachweisen, dass diese Farbenblindheit rein psychischer Natur ist. Ich zeige ihr einen Knäuel von gelber Wolle, sie sieht ihn roth. Jetzt halte ich vor das farbenblinde Auge ein Prisma, und sie sieht zwei gelbe Knäuel. Wenn ich das Prisma wieder entferne, so sieht sie einen einzigen wieder rothen Knäuel. Das Prisma hat also das Spiel der kranken Einbildungskraft unterbrochen und so dem Knäuel seine wahre Farbe wieder zurückgegeben. Dieses Experiment gelingt jedesmal.

Nachdem ich diese Thatsachen in Gegenwart des Herrn Dr. Smeth, Professor an der Facultät in Brüssel, constatirt habe, will ich meinem Collegen zeigen, wie leicht sich oft die Hemianästhesie der Hysterischen beseitigen lässt. Ich schläfere die Kranke nach zwei Secunden ein, indem ich ihr die Augen schliesse und die Worte „Schlafen Sie" ausspreche. Ich suggerire ihr, dass ihre Empfindung überall zurückgekehrt sein werde, und dass sie die wahren Farben werde erkennen können. Während des Schlafes untersuche ich noch die Sensibilität und versichere ihr dabei, dass die Empfindung zurückkehrt. Innerhalb zweier Minuten ist die Sensibilität wieder hergestellt. Nach dem Erwachen constatire ich, dass dieselbe erhalten, und dass die Farbenblindheit verschwunden ist.

Am 30. Juli ist die wiederhergestellte Sensibilität und Farbenwahrnehmung erhalten. Gestern hat die Kranke nur Suppe und Milch genommen und wenig geschlafen; sie klagt noch über heftige Schmerzen in der rechten Schläfengegend und in der ganzen linken Bauchhälfte am Rande der Rippen bis zum Schambein. Ich suggerire das Verschwinden des Kopfschmerzes. Nach dem Erwachen ist er verschwunden.

31. Juli. Der Kopfschmerz ist nicht wieder zurückgekehrt; sie hat gut geschlafen, klagt noch über Schmerz in der Bauchgegend; ich suggerire dessen Verschwinden.

1. August. Der Schmerz in der Bauchgegend hat sehr abgenommen. Auf Druck erscheint er noch. Suggestion.

2. August. Hat keine Schmerzen mehr in der Bauchgegend, auch auf Druck erscheint er nicht wieder. Der Appetit ist gut; sie klagt über Zahnschmerzen in Folge von Caries. Durch Suggestion bringe ich auch diese zum Verschwinden.

3. August. Klagt noch über Zahnschmerz. Suggestion. Der Zahnschmerz verschwindet.

4. August. Der Zahnschmerz ist nach einer Stunde wieder aufgetreten. Sie will sich den Zahn ziehen lassen. Ich schläfere sie ein und suggerire, dass der Schmerz vollständig verschwunden ist. Nach dem Erwachen fühlt sie nichts mehr davon.

Der Schmerz tritt nicht wieder auf.

Am 6. August klagt sie über Kopfschmerz in der Stirngegend; dieser wird durch Suggestion behoben, kehrt aber im Laufe des Tages wieder.

7. August. Nach einer Suggestion wird sie definitiv von ihrem Kopfschmerz befreit. Sie bleibt noch, ohne irgend welche Beschwerden

zu empfinden, bis 14. August auf der Abtheilung und wird dann
geheilt entlassen.

Beobachtung XIX. Seit fünf Monaten bestehende hysterische Symptome. —
Weinkrämpfe und Convulsionen. — Schmerzen. — Appetitlosigkeit.— Niedergeschlagenheit.
— Vollständige Heilung durch zwei Suggestionen.

Johanna G., 27 Jahre alt, Cigarrenarbeiterin, verheiratet, wird
am 7. December 1887 in's Spital aufgenommen, und zwar zum sechsten
Male seit zwei Jahren. Sie ist schon oft wegen hysterischer Anfälle,
Magenverstimmung und Ikterus behandelt worden.

Vor zwei Jahren wurde sie sechs Wochen lang auf unserer
Abtheilung behandelt; es war damals Anämie mit neuropathischen
Symptomen vorhanden, jedoch ohne Anfälle.

Gegenwärtig giebt sie an, seit dem 2. Juli wieder krank zu sein.
Ihr Leiden fing mit einem Weinkrampfe in der Dauer von 10 Minuten
nach dem Begräbnisse ihrer Tochter an. Darauf soll sie zwei Tage
lang Symptome von Dysenterie gehabt haben, blutige Stühle und
Tenesmus. Sie war dann schwach, nervös, appetitlos und im Monate
August trat katarrhalischer Ikterus ohne Kolik mit entfärbten Stühlen
auf. Sie wurde auf der Abtheilung des Herrn Parisot behandelt.
Nach Hause zurückgekehrt, musste sie den ganzen Tag arbeiten
und ihre kranke Mutter pflegen. Dazu kamen noch allerlei Kränkungen;
sie wurde von ihrem Mann verlassen, musste ihre Einrichtung verkaufen. Während sie uns mühsam und ohne klare Erinnerung ihre
traurige Lebensgeschichte erzählt, wird die arme Frau, deren an-
ämisches und leidendes Aussehen mehr besagt als ihre Worte, von einem
Weinkrampfe mit convulsivischen Bewegungen ergriffen. Der Athem
ist dabei keuchend, heftiger Durst vorhanden, sie begehrt zu trinken.

Ich benutze einen Moment relativer Ruhe, um die Kranke einzuschläfern. Einfaches Schliessen der Augen und die Worte „Schlafen
Sie" genügen. Die Kranke verfällt in Somnambulismus. Sie sieht sich
in der Tabakfabrik. Ich suggerire ihr Heiterkeit. Sie lacht, singt,
trinkt einen imaginären Wein. Nach dem Erwachen fühlt sie sich
ganz wohl und erinnert sich, geträumt zu haben, dass sie in der
Fabrik war, dass sie getrunken und gesungen habe.

Tagsüber befindet sie sich wohl. Abends klagt sie über Schmerzen
im Rücken und in der Magengrube, die sie Nachts am Schlafe hindern.

Am 9. December ist sie ziemlich wohl. Sie ist blass, anämisch,
mager, an beiden Karotiden blasende Geräusche wahrnehmbar. Es ist keine
organische Erkrankung zu constatiren. Herztöne regelmässig. Athmungsgeräusche normal. Starke Empfindlichkeit der Wirbelsäule bei
Druck auf den zweiten und siebenten Brustwirbel. Starke
Schmerzempfindlichkeit im Bereiche des zweiten, dritten
und vierten linken Intercostalraumes; Schmerzen in der
Magengrube. Die Darmbeingruben sind nicht empfindlich. Es besteht allgemeines Kältegefühl. Suggestion.

10. December. Gestern nach der Suggestion hat sie sich wohl
gefühlt; sie hat gut geschlafen, mit Appetit gegessen, keinen Schmerz
empfunden. Suggestion.

11. December. Fährt fort sich wohl zu befinden; Appetit, Schlaf,
keine Schmerzen.

13. December. **Hat sich gestern sehr wohl befunden.** Nachmittags hat sie in Folge eines Streites mit ihrer Schwägerin einen Anfall gehabt, den sie nicht näher beschreiben kann. Sie empfindet keine Schmerzen mehr, fühlt sich aber noch schwach.

14. December. Fühlt sich wohl und kräftiger. Patientin hält sich jetzt für gesund, klagt nicht mehr, hat guten Appetit. Sie bleibt noch bis zum 1. Januar auf der Abtheilung. Seither habe ich sie öfter auf der Strasse gesehen, wenn sie zur Arbeit gieng.

Die Erscheinungen der Hysterie sind durch die Suggestion in diesem Falle rasch verschwunden. Mitten in einer Weinkrampfscene hat sich das Bild plötzlich geändert, und auf die tiefste Melancholie ist sofort ein heiterer Traum gefolgt.

Es ist mir fünf- oder sechsmal gelungen, grosse hysterische Anfälle auf ihrer Höhe durch Suggestion zu coupiren. Eines Tages war ich gerade auf einer Polizeiwachstube, als ein junger Mann dahin gebracht wurde, der in Folge eines Anfalles auf der Strasse hingestürzt war. Seit ½ Stunde lag er so da, die Augen geschlossen, die Kinnbacken aneinander gepresst, alle vier Extremitäten in Contractur. Es waren nicht die Symptome der Epilepsie, sondern die der Hysterie vorhanden. Ich redete ihm zu: „Wachen Sie auf, junger Mann, öffnen Sie den Mund, sehen Sie, es geht ja, Ihre Glieder werden beweglich werden und Sie werden die Augen öffnen. Dann wird alles vorüber sein." Gleichzeitig nehme ich einige Frictionen und Manipulationen mit den Gliedern vor, während ich meine suggestive Rede fortsetze. Nach weniger als fünf Minuten öffnet er die Augen, sieht erstaunt, sich an diesem Orte zu befinden und einen Mann, den er nicht kennt, vor sich zu sehen. Er erinnert sich an gar nichts. Ich forderte ihn auf, mich am nächsten Tage zu besuchen, was er auch that. Es gelang mir leicht, ihn in Somnambulismus zu versetzen.

Ein andermal wurde ich zu einem jungen Mädchen gerufen, das mich schon wiederholt consultirt hatte. Seit einer halben Stunde hatte sie einen hysterischen Anfall; sie war von heftigen Convulsionen ergriffen, der Kopf nach rückwärts gebeugt, das Gesicht injicirt, Kinnbackenkrampf und Verschluss der Augenlider, der Athem keuchend und bis zur Erstickung erschwert. Ich sagte zu ihr: „Ich werde Sie einschläfern, mein Kind, und alles wird sich beruhigen. Sie athmen leichter, Sie befinden sich wohl, Ihre Glieder sind nicht mehr steif." In weniger als drei Minuten trat die Lösung ein, und die Kranke verfiel in hypnotischen Schlaf mit Zugänglichkeit für Suggestionen, Katalepsie etc., sowie ich sie schon öfter bei ihr hervorgerufen hatte. Ich lasse sie zehn Minuten lang ruhig schlafen und suggerire ihr, dass sie ohne Unwohlsein und Ermüdung aufwachen werde. Beim Erwachen erinnert sie sich an nichts, ist sehr erstaunt, mich zu sehen, und fühlt sich sehr wohl.

Auf meiner Abtheilung im Spitale gelingt es mir in der Regel, die hysterischen Anfälle, denen ich beiwohne, zu coupiren.

Beobachtung XX. Anfälle von grosser Hysterie seit einem Jahre. — Vollständige Heilung durch die erste Suggestion.

Madame X. ist eine junge Frau von 22 Jahren, Mutter eines vierjährigen Kindes, gewöhnlich von blühender Gesundheit, kräftig, von starker Constitution, lebhafter, heiterer, mittheilsamer Natur. Sie hat niemals nervöse Zustände gehabt bis zum October 1885, wo plötzlich ein nervöser Anfall eintrat, welcher nur in einem zehn Minuten dauernden Schlafe bestand, aus welchem man sie absolut nicht erwecken konnte.

Nach Ablauf dieser zehn Minuten erwachte sie spontan mit der Empfindung einer allgemeinen nervösen Erschütterung. Ein zweiter ähnlicher Anfall trat vierzehn Tage später auf. Nach und nach wurden diese Anfälle immer heftiger und von allerlei Bewegungen begleitet. Bei den nächsten Anfällen bemerkte ihr Mann, dass sie mit leiser Stimme spreche, als ob sie mit einer anderen Person reden würde. Dabei gab sie selbst Rede und Antwort. Das Auftreten dieser hysterischen Anfälle fiel mit einer lebhaften Aufregung zusammen, welche durch ein Zerwürfniss mit einer intimen Freundin entstanden war. In den Intervallen zwischen den Anfällen bot Frau X. keine nervösen Symptome dar, aber die geringste Unannehmlichkeit genügte, um die Anfälle hervorzurufen. Diese Anfälle dauerten so vierzehn Tage lang, ohne Beziehung zur monatlichen Periode.

Im Monate Juli 1886 nahmen die Anfälle den Charakter der grossen Hysterie an. Der Anfall wurde durch ein Gefühl allgemeiner Schwere angekündigt, welches dem Ausbruche um mehrere Stunden, manchmal um einen ganzen Tag vorangieng. Endlich kam ein Moment, wo sie eine Empfindung hatte, als ob die Füsse an den Boden geschmiedet seien, dann kam eine Zusammenschnürung um die Handgelenke, manchmal auch ein Gefühl von Zusammenschnürung der Kehle, und sofort verfiel sie in Schlaf. Dieser Schlaf dauerte gewöhnlich 10 bis 20 Minuten, manchmal auch länger bis zu einer Stunde; die Kinnbacken waren dabei aneinander gepresst, aber die Glieder blieben während dieser ersten Phase geschmeidig, dann kamen convulsivische Zuckungen, erst in den Armen, dann in den Beinen, in ungleichen Intervallen von $1/2$ bis 1 Minute auftretend; endlich wurden die Convulsionen allgemein mit Steifheit aller Muskeln, Streckung des Körpers in einem nach rückwärts concaven Bogen. Diese grossen Bewegungen dauerten 3 bis 4 Minuten.

Gegen das Ende der ersten Phase vor dem Auftreten der grossen Convulsionen sprach Frau X. öfter mit leiser Stimme, gab einer Person Antworten, gesticulirte und machte Abwehrbewegungen mit einer Hand. Einmal führte sie eine heitere Scene auf. Sie schlug ein schallendes Gelächter auf, und dieses sonore Lachen contrastirte eigenthümlich mit ihren immer mit leiser Stimme geführten Gesprächen. Das Gesicht drückt niemals einen Affect aus, weder Angst, noch Zorn, noch Heiterkeit. Nach ein oder zwei Minuten verschwinden diese Hallucinationen wieder, treten aber noch mehrmals auf, mit den Convulsionen alternirend.

Endlich erwacht die Kranke niedergeschlagen und ohne Erinnerung an das, was geschehen. Der ganze Anfall hatte eine halbe oder eine ganze Stunde gedauert, einmal zwei Stunden lang. Während der Monate August und September waren die Anfälle zahlreich, ungefähr alle zehn Tage. In der zweiten Hälfte des August hatte sie deren drei in einer Woche. Der letzte Anfall, bevor sie zu mir kam, hatte am 11. October stattgefunden.

Sie consultirt mich am 19. October. Ich kann das Vorhandensein keines Krankheitssymptomes, weder eines psychischen noch eines organischen, constatiren. Es ist keine Anästhesie vorhanden, keine Empfindlichkeit der Ovarialgegend, kein Kugelgefühl.

Ich schläfere sie sofort ein, indem ich sie zwei meiner Finger fixiren lasse; nach 30 Secunden schliessen sich ihre Augen, sie ist in tiefen Schlaf versetzt. Hyperexcitabilität der Muskeln ist nicht zu constatiren. Die in die Höhe gehobenen Arme bleiben in dieser Stellung. Ich suggerire ihr Ruhe, sage ihr, dass sie im natürlichen Schlafe liege, dass sie sich wohl fühle und durch nichts präoccupirt sei. Ich versichere ihr, dass kein Anfall mehr auftreten werde. Ich suggerire ihr ferner am zweitnächsten Tage, am 21. October, wieder zu mir zu kommen, indem ich ihrem Manne auftrage, sie nicht daran zu erinnern, um mich zu überzeugen, dass die Idee, an diesem Tage zu mir zu kommen, spontan in ihr erwachen werde. Nach einer Viertelstunde suggerire ich ihr, nach Ablauf einer Minute zu erwachen, was sie mit einem leichten nervösen Zucken auch thut.

Am 21. October kam sie wieder. Um 1 Uhr war in ihr die Idee aufgetaucht, in meine Consultationsstunde zu gehen. Neuerliche hypnotische Sitzung.

Am 23. October wieder Sitzung. Ihr Mann sagt mir, dass sie keinen Anfall mehr gehabt habe. Sie hat während einiger Secunden nervöse Bewegungen ausgeführt und einen starren Blick gehabt, als ob ein Anfall im Anzuge wäre; aber dieser ist nicht zum Ausbruch gekommen. Er ist überzeugt, dass ohne meine Suggestion der Anfall eingetreten wäre. Frau X. erzählte mir diesmal von Schmerzen in der unteren Bauchgegend, welche regelmässig bei ihr eintreten, wenn sie etwas mehr gegangen ist. Diese Schmerzen bestehen seit dem Beginne ihrer Krankheit. Während des hypnotischen Schlafes suggerire ich ihr das vollständige Verschwinden dieser Schmerzen; sie werde den ganzen Tag herumgehen und sich ermüden können, ohne dass dieser Schmerz eintrete. Ich suggerire ihr gleichfalls, dass sie nicht das geringste nervöse Symptom mehr anfweisen werde, auch nicht einmal die Andeutung eines Anfalles.

Sie erscheint noch am 25., am 27. und 29. October. Sie ist jetzt vollkommen geheilt. Sie hat einen vier Stunden dauernden Ausflug unternommen, ohne irgend welche Schmerzen zu fühlen. Es ist nichts mehr eingetreten, was auch nur die Andeutung eines Anfalles enthalten würde. Sie reagirt auch nicht mehr so stark auf psychische Eindrücke wie früher. Wenn sie früher vor dem Hause ihrer Freundin, mit welcher sie sich zerzankt hat, vorübergieng, hatte sie einen ungemein unangenehmen Eindruck. Heute lässt sie das gleichgiltig.

Frau X. ist der Suggestion ungemein zugänglich. Das Erwachen findet seit der zweiten Sitzung ohne nervöses Zucken statt. Ich sage ganz einfach zu ihr: „In einer Minute werden Sie sanft erwachen wie aus dem natürlichen Schlafe, ohne die geringste Erschütterung, und werden sich darauf sehr wohl fühlen." Eines Tages suggerire ich ihr auf Anregung ihres Mannes, zum Abendessen des nächsten Tages einen Aepfelkuchen zu bereiten. Am nächsten Tage macht sie wirklich einen Aepfelkuchen. Wenn sie sonst einen solchen machte, war er für das Frühstück bestimmt, diesmal aber bestimmte sie ihn für das Abendessen. Während des Tages sagte sie zu ihrem Manne: „Ich weiss nicht, was ich für einen Einfall gehabt habe, heute Früh einen Aepfelkuchen zu machen. Hast Du mich vielleicht darum ersucht?" Die Heilung hat sich seit der ersten Sitzung, d. h. seit 19. October, erhalten.

In diesem Falle ist die Heilung schon nach der ersten Sitzung eingetreten. Dies ist nicht gewöhnlich der Fall, wie aus den anderen Krankengeschichten ersichtlich ist. Oft muss man die Krankheit wochen-, ja monatelang bekämpfen, um die Symptome zu entwurzeln und Rückfällen vorzubeugen.

Beobachtung XXI. Seit vierzehn Tagen bestehende Hysterie. — Krampfanfälle. — Erbrechen. — Sensitive und sensorielle Hemianästhesie. — Hinken in Folge von Schmerzgefühl. — Heilung der Anästhesie und des Hinkens in einigen Tagen, vollständige Heilung nach sieben bis acht Wochen.

Henriette W., 21 Jahre alt, wird am 23. Juni 1886 aufgenommen. Ihre Krankheit hat vor vierzehn Monaten in Paris, wo sie bedienstet war, mit Magenkrämpfen begonnen, die sich seither alle Tage mit einem Gefühle von Aufblähung in der Magengrube und im linken Hypochondrium wiederholt haben. Dabei Uebelkeiten und Erbrechen von Schleim und Galle. Diese Krämpfe dauern gewöhnlich von 4 bis 8 Uhr Abends. Darauf folgt Kopfschmerz, welcher die ganze Nacht anhält. Diese Kopfschmerzen sind vor vier Monaten verschwunden. aber seit zwei Monaten wieder aufgetaucht. Zwei oder drei Tage nach dem Auftreten der Magenkrämpfe trat bei Henriette W. eine vollständige rechtsseitige Hemiplegie ein mit Anästhesie und Contractur des Beines. Sie trat in's Rothschildspital ein und wurde sechs Monate lang elektrisirt. Nach Ablauf dieser Zeit verschwindet nach und nach die Hemiplegie. Hierauf aber tritt Lähmung der Zunge mit Aphonie und Unmöglichkeit zu schlucken ein. Diese dauert drei Monate. Drei Monate nach Beginn der Krankheit tritt der erste hysterische Anfall im April 1885 ein mit grossen Convulsionen und Verlust des Bewusstseins. Manchmal beisst sie sich dabei in die Zunge. Während neun oder zehn Wochen hatte sie drei bis sechs solcher Anfälle täglich. Seit elf Monaten hat sie durchschnittlich nur einen Anfall im Tage, manchmal ist sie auch zwei Tage lang anfallsfrei. Die Regel, welche vom Beginn der Krankheit an ausgeblieben war, ist vor einem Monate wieder eingetreten. Patientin ist constipirt und soll 8 bis 14 Tage lang keinen Stuhl haben. Im Rothschildspitale, wo die Kranke vierzehn Monate behandelt wurde, bekam sie alle Tage eine Douche, jeden zweiten Tag ein Schwefelbad; der Magen wurde ausgespült und fünf oder sechs Monate lang die Patientin mit der Sonde ernährt, bis vor vier Monaten; aber oft erbrach sie die Nahrung nach deren künstlicher Einführung; endlich wurde sie noch lange Zeit — bis vor vier Monaten — dort hypnotisirt.

Seit vier Monaten ist der Zustand stationär. Henriette W. nimmt nur Milch und Bouillon zu sich, Das, was sie genommen, pflegt sie zu erbrechen. Dieses Erbrechen ist von Schmerz in der Brust und keuchendem Athmen begleitet. Jeden Abend, von 4 bis 8 Uhr, hat sie Magenkrampf.

Bei ihrem Eintritte wird rechtsseitig eine vollständige sensitive, linksseitig eine vollständige sensorielle Hemianästhesie constatirt. Auf dieser Körperseite ist der Gesichtssinn, Gehör, Geschmack, Geruch aufgehoben. Wiederholt constatire ich mittelst des Prismas und des Apparates von Stöber, dass die linksseitige Amblyopie rein psychisch ist. Ausserdem klagt Henriette W. über einen zusammenziehenden continuirlichen und intensiven Schmerz im rechten Beine und Fusse, einen Schmerz, welcher seit dem Beginne der Krankheit vorhanden ist. Die Fusssohle ist auf Druck sehr empfindlich, deshalb hinkt die Kranke schrecklich mit dem rechten Fusse und stützt den Fuss nur auf die Ferse. Wenn sie steht, erklärt sie ausserdem einen Schmerz an der rechten Schulter zu empfinden. Henriette W. ist von ziemlich kräftiger Constitution, ohne vorangegangene Krankheit, aber von schlaffem Temperament. In der Familie sind nervöse Erkrankungen vorgekommen.

Bevor mit der regelmässigen Behandlung begonnen wurde, sind am 26. Juni zwei hysterische Anfälle eingetreten, einer am Abend des 27. Juni, einer am Morgen des 29. Juni, einer am 30. Juni. Heftige Anfälle mit Opisthotonus und Bewusstseinsverlust. Ausserdem leidet sie an Kopfschmerz, Herzklopfen, Schmerzempfindlichkeit auf Druck im unteren Theile der rechten Achselhöhle, Erbrechen. Die Anästhesie ändert sich spontan; der rechte Oberschenkel wird sensibel, während der Stamm, das Gesicht, der Unterleib auf dieser Seite unempfindlich bleibt. Ausserdem geht die Anästhesie des Gehöres am 1. Juli auf die rechte Seite über, so dass die Kranke auf dieser Seite das Ticken einer Uhr nicht hört. Die übrige sensorielle Anästhesie bleibt auf der linken Seite; zwei kleine hysterische Anfälle am Morgen des 2. Juli.

An diesem Tage, am 2. Juli, hypnotische Suggestion; die Kranke wird mit Leichtigkeit in leichten Somnambulismus versetzt.

Die Anästhesie des linken Auges sowie des rechten Ohres sind nach dem Erwachen durch die Suggestion beseitigt. Der wieder hergestellte Gesichtssinn bleibt erhalten, die Taubheit tritt aber wieder ein. Die übrigen Symptome: die sensitive Anästhesie, der Kopfschmerz, das Erbrechen, persitiren; die Suggestionen werden täglich wiederholt.

Am 4. Juli kleiner hysterischer Anfall. Seit der zweiten Suggestion geht die Patientin besser, sie kann die ganze Fusssohle auf den Boden setzen, was seit Beginn der Krankheit nicht möglich war; dennoch hinkt sie noch immer.

Nach der vierten Sitzung, 5. Juli, Verschwinden der sensitiven Anästhesie und rechtsseitigen Taubheit. Die Kranke geht viel besser, klagt nicht mehr über Schmerzen in den Beinen, das Erbrechen hält an. Kleiner hysterischer Anfall nach dem Erwachen aus der Hypnose.

Am 6. Juli unveränderter Zustand, das Gehör ist auf beiden Seiten ziemlich gleich. Nach der hypnotischen Suggestion empfindet die Kranke Uebligkeiten. Nach Ablauf von 10 Minuten tritt eine Andeutung eines hysterischen Anfalles ein, welcher durch Suggestion coupirt wird.

Am 7. Juli wird wieder Anästhesie an der rechten Seite des Gesichtes und des Beines derselben Seite constatirt. Dennoch geht die Kranke gut, fast ohne zu hinken, sie geht allein in den Garten hinaus. Die Sensibilität wird durch Suggestion wieder hergestellt.

Am 8. und 9. Juli kleiner hysterischer Anfall; das Erbrechen ist geringer geworden. Sie behauptet, jetzt nur die Hälfte des Genommenen zu erbrechen, während es früher das Ganze gewesen sei. Starke Anfälle am 10., 11., 14., 15. und 18. Juli. Patientin geht jetzt gut und isst ganz ordentlich.

Seit dem 12. Juli erbricht sie nur mehr nach dem Morgenkaffee; nach dem 20. Juli erbricht sie gar nicht mehr.

Die Wiederherstellung des Schlafes gelingt langsamer. Sie schläft zunächst nur zwei Stunden in der Nacht vom 17. auf den 18. Juli, in der nächsten Nacht drei Stunden, den 22. Juli schon die ganze Nacht; an diesem Tage tritt ein kleiner Anfall ein; sie verdaut aber ohne Schmerzempfindung und ohne Erbrechen.

Am 27. Juli des Morgens tritt ein Anfall mit Magenschmerzen ein. Sie schläft jetzt in jeder Nacht vier bis fünf Stunden. Am 31. Juli tritt die Regel ein, welcher ein Magenkrampf vorausgeht. Am 1. August Uebelkeiten, welche durch Suggestion beseitigt werden.

Am 2. August Magenkrampf durch Suggestion beseitigt.

Am 3. August kleiner Anfall von drei Minuten Dauer.

Am 5. und 8. August erbricht sie.

Am 6. August hat sie Krämpfe, welche durch Suggestion nicht zu beseitigen sind, und vorübergehende Schlaflosigkeit.

Am 7. und 8. August Erbrechen mit Schmerzen in der Magengrube und in der Brust, welche der Suggestion Widerstand leisten.

9. August. Verschwinden dieser Schmerzen, aber die Kranke erbricht noch das gegessene Fleisch.

Am 10. August erbricht sie nur mehr Kaffee. In den folgenden Tagen klagt sie noch über Kopfschmerz.

Am 20. August hat sie einen leichten hysterischen Anfall, durch convulsivisches Zittern charakterisirt. Es wird wieder rechtsseitige Hemianästhesie und Kopfschmerz constatirt. Alles verschwindet durch Suggestion. Von diesem Tage an hat die Kranke keinen Anfall mehr, sie bricht nicht, geht gut, ohne zu hinken. Die Anästhesie tritt nicht wieder auf; sie klagt nur noch über Störungen der Verdauung, die durch eine Magenerweiterung bedingt sind. Sie bleibt auf der Abtheilung, ohne dass wir uns mit ihr weiter zu beschäftigen hatten. Sie ist eine gute Somnambule geworden und nimmt im Schlaf und im Wachen mit Leichtigkeit Hallucinationen an.

Am 13. September wird sie von einem auf der Abtheilung erworbenen typhösen Fieber ergriffen, welches regelmässig und ohne nervöse Symptome verläuft und am 1. Octobor beendigt ist. Die Reconvalescenz ist vollkommen. Die Kranke verlässt am 14. October 1886 das Spital. Zu Hause hat sie gegen den 13. November einen Rückfall. Diesem Rückfalle giengen acht Tage nach ihrem Austritte aus dem Spital Diarrhöe und Appetitlosigkeit voraus, aber ohne hysterische Symptome. Der Rückfall dauert bis 25. November, fieberhafte Bewegungen zeigen sich des Abends noch bis zum 6. December. Die Diarrhöe hört erst am 30. November definitiv auf. Seither geht

18*

es der Henriette W. besser. Sie consultirt mich von Zeit zu Zeit wegen
ihres hysterischen Zustandes, ihrer Magenkrämpfe und Uebelkeiten,
welche von einem chronischen Magenkatarrh abhängen, der nach dem
Verschwinden der Hysterie zurückgeblieben ist. Diese Hysterie aber
ist definitiv geheilt oder kommt wenigstens nicht mehr zur Erscheinung.
Ich resumire diesen Fall dahin, dass die Erscheinungen der An-
äsethesie nach vier oder fünf Tagen durch Suggestion beseitigt
worden sind, der Schmerz in der Fusssohle nach drei Tagen, die
übrigen Symptome: Erbrechen, Schlaflosigkeit, hysterische Anfälle etc.,
haben länger Widerstand geleistet. Die vollkommene Heilung ist erst
nach sieben bis acht Wochen fortgesetzter Suggestionen eingetreten.

>   Beobachtung XXII. Seit vierzehn Monaten bestehende Hysterie. — Krampf-
> anfälle. — Erbrechen. — Schmerzen. — Schwindel. — Schlaflosigkeit. — Heilung
> durch die Suggestion in 35 Tagen.

Emilie R., 21 Jahre alt, Dienstmädchen, wird am 7. December
1886 wegen hysterischer Symptome in's Spital aufgenommen. Diese
Symptome traten während der Reconvalescenz von einem schweren
typhösen Fieber auf, von welchem sie im Juli 1885 befallen wurde
und welches drei Monate gedauert hat; seither hat sie häufig an
Schwindel, Schlaflosigkeit, Kopfweh und Verdauungsstörungen gelitten.

Ein erster hysterischer Anfall trat im December 1885 ein mit
Erstickungsgefühl, Verlust des Bewusstseins und Convulsionen. Seither
haben sich solche Anfälle häufig wiederholt; über deren Heftigkeit
kann Patientin keine genaueren Angaben machen. Der letzte Anfall
ist vor zwei Monaten eingetreten. Im April 1886 wurde sie auf die
Klinik des Prof. Kussmaul in Strassburg aufgenommen und blieb
daselbst bis Juni 1886. Während dieser Zeit litt sie an hysterischen
Anfällen und hatte neben anderen Symptomen unbezwingliches Erbrechen. Vier Wochen lang erbrach sie alles, was sie zu sich nahm;
endlich konnte sie Milch vertragen, aber keine feste Nahrung.
Es wurde während vier Wochen Faradisation versucht, ebenso während vier Wochen Ausspülung des Magens und Ernährung mittelst
der Sonde. Auch die mittelst der Sonde eingeführte Nahrung wurde
erbrochen. Es wurden fünf oder sechs Versuche gemacht, sie zu hypnotisiren, aber ohne Resultat. Nach ihrem Austritte aus dem Spitale
erbrach sie nur mehr ihre Abendmahlzeit. Bis in den September
hinein besuchte sie noch die Klinik, um sich den Magen elektrisiren
und ausspülen zu lassen, aber ohne nennenswerthen Erfolg.

Seit dem Monate Juni hat sie nur mehr zwei Anfälle gehabt;
die übrigen Symptome aber haben angedauert, sowie sie heute noch
vorhanden sind: Appetitlosigkeit, Erbrechen, heftiger Schwindel, Kopfschmerz. Dieser Kopfschmerz tritt an beiden Schläfen nicht continuirlich, aber in Anfällen von zehn Minuten Dauer ein, zwei- bis dreimal
täglich. Es wird Schmerzgefühl angegeben am Rücken, unter dem
linken Schlüsselbein und unter dem linken Schulterblatte. Dieser
Schmerz ist continuirlich, exacerbirt aber hie und da. Seit
dem typhösen Fieber besteht fast fortwährend Schlaflosigkeit. Es ist keine Empfindlichkeit der Ovarialgegend vorhanden und
kein Gefühl von Würgen. E. R. ist von starker Constitution,

kräftig gebaut, hat früher keine Krankheiten durchgemacht, hat immer regelmässig gelebt, ist aber sehr impressionabler Natur.

Am 7. December Morgens schlug ich der Kranken vor, sie einzuschläfern. Sie behauptet, dass das bei ihr nicht möglich sei. Beim ersten Versuche concentrirt sie ihre Aufmerksamkeit nicht und lacht. Ich stelle mich erzürnt und ertheile ihr einen tüchtigen Verweis. Während ich ihr die Augen zuhalte, versichere ich ihr, dass sie einschläft, und wirklich versinkt sie in tiefen Schlaf ohne Erinnerung beim Erwachen. Sie nimmt aber keine Hallucinationen an. Ich suggerire das Verschwinden der Schmerzen, des Erbrechens und der übrigen Symptome. Beim Erwachen ist der Schmerz verschwunden. Aber der Schmerz unter dem Schlüsselbeine erscheint des Abends wieder. Schlaflosigkeit, Erbrechen, Appetitlosigkeit leisten den ersten suggestiven Versuchen Widerstand. Die Schmerzen treten jedesmal nach einigen Stunden wieder auf.

Am 9. December nach der dritten Sitzung sind die Schmerzen nach und nach verschwunden. Patientin klagt nur mehr über geringe Schmerzen im Rücken.

Nach der vierten Sitzung hat sie eine Stunde in der Nacht geschlafen. Sie erbricht noch immer alles mit Ausnahme des trockenen Brodes, klagt auch über Schmerzen im Magen. Die Patientin lässt sich nur ungern auf Suggestionen ein und leistet einen gewissen Widerstand. Es gelingt zwar durch Zureden, diesen Widerstand zu überwinden; sie bringt aber der Sache wenig Vertrauen entgegen.

In der Nacht vom 11. auf den 12. December tritt Kolik ein mit 13 diarrhöischen Stuhlgängen. Diese Diarrhöe hält am nächsten Tage an, die Kolik verschwindet aber durch Suggestion. Am 14. December isst sie ein Ei. Am 15. December isst sie zwei Kohlköpfe ohne zu erbrechen, was seit ihrem typhösen Fieber nicht mehr vorgekommen ist. In der Nacht vom 13. auf den 14. December schläft sie ziemlich gut, aber in der folgenden Nacht tritt die Schlaflosigkeit wieder auf. Die Regel tritt ohne heftige Schmerzen ein. Am 16. erscheint die Diarrhöe wieder, diesmal weniger intensiv (fünf Stühle täglich), ohne Kolik. Sie verschwindet am 21. December. Seit dem 14. December aber erbricht E. R. nicht mehr oder doch fast nicht mehr. Ein einziges Mal am 22. December. Seit dem 16. December schläft sie ein wenig.

Vom 25. bis 28. December klagt sie über Herzklopfen und hat wieder einige Male Erbrechen.

Vom 28. December an verschwindet dieses wieder, aber die Schlaflosigkeit erscheint wieder. Hie und da noch Herzklopfen und Kopfschmerz, der Schwindel ist verschwunden.

Vom 30. December bis zum 7. Januar werden die hypnotischen Sitzungen und Suggestionen unterbrochen.

Am 2. und 3. Januar hat Patientin zwei kleine hysterische Anfälle gehabt in Folge eines Streites mit der geistlichen Schwester. Seither hat sie auch wieder zu erbrechen angefangen.

Die Suggestionen werden am 7. Januar wieder aufgenommen. Von diesem Tage an erbricht die Kranke nicht mehr und schläft des Nachts. Am 9. Januar klagt sie über Uebelkeiten und Kopfweh. Neuerliche Suggestion.

Seit dem 10. Januar erbricht sie nicht mehr, hat kein Kopfweh
mehr, schläft gut und befindet sich vorzüglich. Sie verlässt das Spital
am 12. Januar.

Am 21. Januar sehe ich sie wieder, es geht ihr noch immer
gut. Sie schläft ohne zu erbrechen, arbeitet, hat keine Schmerzen
mehr, nur noch etwas Herzklopfen.

Die ganze suggestive Behandlung hat 35 Tage bis zur vollstän-
digen Heilung gedauert. Von Zeit zu Zeit sehe ich die Kranke immer
wieder. Sie hat seither nur ganz leichte Störungen gehabt, etwas
Kopfweh, Appetitlosigkeit, Schmerzen im Unterleib zur Zeit der Regeln.
Sie erbricht aber nicht mehr und leidet nicht mehr an Schlaflosigkeit.
Alle diese Störungen weichen jedesmal sofort der Suggestion.

Im Mai liess sie mich einmal rufen, weil sie seit acht Tagen
einen sehr heftigen Schmerz im rechten Hypochondrium hatte, welcher
sie am Schlafen und Essen hinderte. In drei Minuten beseitigte ich
diesen Schmerz durch Suggestion.

Seither befindet sie sich wohl und erwirbt ihren Unterhalt durch
Arbeit. Sie hat nur mehr leichte Störungen, Appetitlosigkeit und leichtes
Kopfweh, welche sie den Sorgen ihrer prekären Existenz zuschreibt.

Beobachtung XXIII. Seit sieben bis acht Monaten bestehende Hysterie. —
Convulsivische Anfälle. — Erbrechen. — Schlaflosigkeit. — Heilung in der ersten
Sitzung. — Recidive nach drei Wochen. — Anfälle, sensitive und sensoriell. Hemianästhesie, Schmerzen. — Die Symptome leisten der Suggestion Widerstand. — Heilung
nach drei Wochen.

Elise S., 18 Jahre alt, Pappenarbeiterin, bei ihren Eltern wohnhaft,
kommt am 22. December 1886, um mich wegen ihrer hysterischen Anfälle
zu consultiren. Sie hat seit ihrem elften Jahr an Leukorrhöe gelitten.
Die Regel ist mit 14 Jahren eingetreten, zunächst regelmässig jeden
Monat, seit einem Jahre aber tritt die Regel sehr reichlich alle 14
Tage ein und dauert sechs bis acht Tage. Im Alter von elf Jahren
hat sie ein unwiderstehliches Erbrechen gehabt, welches neun Monate
lang gedauert hat. Sie hat sogar das getrunkene Wasser wieder
erbrochen; trotzdem hat sie kein eigentliches Krankheitsgefühl
gehabt. Dieses Erbrechen ist spontan wieder verschwunden. Sie
leidet auch an Magenkrämpfen, durchschnittlich zweimal in der Woche.
Ihre Mutter ist an einem Leberleiden gestorben, ihr Vater ist aufgeregt
und reizbar. Häufig klagt sie über allerlei Schmerzen. Ein jüngerer
Bruder ist sehr nervös.

Am 17. Mai des letzten Jahres ist die Mutter im Spital gestorben.
Als Patientin diesen Todesfall erfuhr, hatte sie einen nervösen Anfall
mit Weinkrampf und Bewusstseinsverlust, welcher fünf Minuten
dauerte. Ein zweiter derartiger Anfall trat während des Begräbnisses
auf dem Friedhofe ein, ein dritter in derselben Woche in der Werkstätte. Seither traten in jeder Woche ein oder zwei derartige Anfälle
ein und seit vier Wochen sind sie noch frequenter; ferner hat die
Dauer der Anfälle zugenommen. Es geht ihnen die Empfindung eines
Fremdkörpers in der Magengrube voraus, welcher gegen den Hals
aufzusteigen scheint, mit einer Empfindung von Brennen und Zusammenschnürung im oberen Theile der Brust; gleichzeitig fühlt sie
einen Kitzel in der Nase, als ob, sagt sie, Thierchen darin seien

Endlich fällt sie nach einigen Secunden bewusstlos hin unter Thränen und grossen Zuckungen. Beim Erwachen erinnert sie sich an nichts. Der letzte Anfall hat zweieinhalb Stunden gedauert und am 22. Mai stattgefunden. Vor diesem hat sie in derselben Woche zwei Anfälle von zwei Stunden Dauer gehabt; zwei bis drei Stunden vor dem Anfalle fühlt sie ein Unbehagen in den Beinen und eine allgemeine nervöse Erregung. Die geringste Unannehmlichkeit ruft bei ihr solche Anfälle hervor. Seit dem 21. December erbricht die Kranke alles, was sie zu sich nimmt, selbst das Wasser; endlich besteht Schlaflosigkeit seit dem ersten Anfalle.

Die Kranke ist von schlaffer, aber kräftiger Constitution; keine organische Störung vorhanden. Die Sensibilität ist normal; keine Empfindlichkeit in der Bauchgegend.

E. S. kommt am 23. December 1886 zur Consultation. Ich versetze sie mit Leichtigkeit in tiefen Schlaf; sie kommt auch die folgenden Tage wieder.

Am 29. December fünfte Sitzung; seit der ersten Hypnose hat sie keinen Anfall mehr gehabt, seit jenem Tage ist auch der nächtliche Schlaf wiedergekehrt. Das Erbrechen ist seit dem 27. December aufgehoben durch eine specielle Suggestion, welche an diesem Tage vorgenommen wurde.

Patientin erscheint am 24. März wieder. Sie hat zwei Monate lang keinen Anfall und keine anderen Symptome gehabt. Seither sind wieder drei Anfälle eingetreten; der letzte am 23. März, der vorletzte am 16. März, und noch einer 14 Tage früher. Diese Recidive soll in Folge von Kränkungen eingetreten sein. In der Zwischenzeit zwischen den Anfällen hat sie über nichts zu klagen, sie schläft des Nachts und erbricht nicht.

Der gestrige Anfall ist ohne Vorläufer um 8 Uhr Abends eingetreten, der vorhergehende Anfall um 6 Uhr Nachmittags, er war seit dem Morgen durch Stirnkopfschmerz angekündigt. Der erste Anfall wurde auch durch Kopfschmerz und Kitzel in der Nase eingeleitet. Neuerliche hypnotische Suggestion; Patientin bleibt jetzt drei Wochen lang gesund; dann treten die Anfälle wieder ein; sie hat sie jetzt alle vierzehn Tage, und zwar an jenem Tage, welcher dem Eintritte der Menstruation, die acht Tage anhält, vorangeht. Während der Menstruation hat sie keine Anfälle. Vor zehn Tagen hat sie drei Anfälle in einer Woche gehabt.

Sie tritt am 17. Mai 1887 wieder in's Spital ein. Man constatirt eine vollkommene linksseitige sensitive und sensorielle Hemianästhesie. Die linksseitige Amblyopie ist fast höchstgradig; Farben werden aber unterschieden. Ein vor das Auge gehaltener Finger wird wie ein Schatten wahrgenommen, ein Bleistift gar nicht. Es wird constatirt, dass diese Amblyopie rein psychischer Natur ist. Lässt man den Bleistift durch ein vor das rechte Auge gehaltenes Prisma betrachten, so sieht Patientin mit der grössten Deutlichkeit zwei Bleistifte, den einen ebenso scharf wie den anderen. Sie weiss nicht, dass das Prisma die Bilder verdoppelt; das linke Auge hat also ganz gut gesehen. Lässt man dann diesen Bleistift durch das Prisma vom linken Auge betrachten, so sieht sie noch immer sehr deutlich zwei Bleistifte; entfernt man das Prisma, so er-

kennt sie gar nichts mehr. Es handelt sich bei diesem Experiment
um die Constatirung eines Phänomens von Autosuggestio.

Durch hypnotische Suggestion am 17. Mai verschwindet
die Hemianästhesie vollständig, mit Ansnahme jener des Auges
und des Ohres (auf welche die Suggestion nicht bezogen wurde),
Geruch und Geschmack sind linksseitig wieder hergestellt.

Am 19. Mai erhält sich dieser Zustand, die Sensibilität ist
wieder hergestellt, mit Ausnahme von Auge und Ohr. Patientin klagt
über Schmerzen im Vorderkopf und am unteren Ende des Brustbeines.

Am 17., 18. und 19. Mai hat sie hysterische Anfälle, trotz der
täglichen Suggestion.

Am 20. Mai nach einer kräftigen, von Ermahnungen begleiteten
Suggestion kein Anfall mehr. Der Schmerz im Vorderkopf, in der
Supraorbitalgegend und an der Spitze des Brustbeines dauert fort.
Die wieder hergestellte Sensibilität erhält sich. Das linke Auge sieht
gar nichts, kann auch nicht mehr Farben unterscheiden; das linke
Ohr hört auf 4 oder 5 cm Entfernung.

Am 21. Mai stelle ich durch Suggestion den Gesichtssinn
linksseitig wieder vollkommen her.

In der Nacht vom 22. auf den 23. Mai tritt ein ziemlich heftiger
Anfall ein, bei welchem sich die Kranke die Haare ausrauft; ein zweiter
Anfall des Morgens gegen 6 Uhr, der sich nur durch Bewegungs-
losigkeit, Sprachlosigkeit und Bewusstseinsverlust bei halb geöffneten
Augen manifestirt; keine Krämpfe. Die Sensibilität hält an, der Ge-
sichtssinn bleibt erhalten, das Kopfweh ist verschwunden. Suggestion.

Am 24. Mai hat sie keinen Anfall mehr gehabt, Wohlbefinden,
die Sensibilität ist vollkommen wieder hergestellt, mit Ausnahme des
linken Ohres, welches heute das Ticken der Uhr nur dann vernimmt,
wenn sie an das Ohr angelegt wird. Nach einer Suggestion hört
sie die Uhr in einer Entfernung von 4 cm.

Am 25. Mai weder Schmerz noch Anfall; Wohlbefinden. Nach
einer Suggestion hört das Ohr die Uhr auf 12 cm Entfernung.
In der Nacht vom 26. auf den 27. Mai drei Anfälle ohne bekannte
Veranlassung; im Uebrigen Wohlbefinden. Die Sensibilität ist definitiv
wieder hergestellt. Klagt nur über lebhafte Schmerzen auf Druck in
der Bauchgegend.

Am 5. Juni klagt sie Nachmittags über Kopfschmerzen und hat
Abends einen starken hysterischen Anfall.

Seither Wohlbefinden; klagt aber immer über Schmerzen im
Unterleibe.

Am 8. Juni ist in Folge einer Suggestion der Schmerz im
Unterleibe theilweise verschwunden. An den folgenden Tagen
ist er sehr gemildert.

Am 10. Juni klagt sie über einen Schmerz unterhalb der linken
Brust. E. L. scheint eine Neigung zu haben, fortwährend Schmerzen
oder andere Krankheitserscheinungen zu produciren. An diesem Tage
unterlasse ich es, sie zu hypnotisiren, und gehe an ihrem Bette vorbei, ohne stehen zu bleiben, indem ich im Vorbeigehen die Worte
hinwerfe: „Die ist geheilt." Von da an hat sie keinen Anfall mehr,
klagt nicht mehr, bleibt noch zehn Tage im Spitale und wird dann
geheilt entlassen.

Ich resumire diesen Fall dahin, dass eine ganze Reihe hysterischer Symptome, welche sechs bis sieben Monate lang bestanden hatten, fast gänzlich einer einzigen Suggestion gewichen ist.

Eine zweite Reihe von Symptomen, die eine Recidive darstellen, war hartnäckiger; die Hemianästhesie ist nach zwei oder drei Suggestionen gewichen; Anfälle und Schmerzen haben drei Monate lang Widerstand geleistet.

Ich muss aber hier auf einen wichtigen Umstand bei der Anwendung der therapeutischen Suggestion aufmerksam machen. Die Suggestion muss nach Umständen modificirt und jeder einzelnen Individualität angepasst werden. Das Mass ihrer Wirkung ist sehr verschieden, je nach der Verschiedenheit der behandelten Person und der Umstände.

Manchmal ist der Eindruck, der durch die erste Suggestion hervorgerufen wird, wie wir aus mancher der voranstehenden Krankengeschichten ersehen, tief und anhaltend genug, um alle Symptome zum Verschwinden zu bringen. Oefter aber treten diese Symptome ganz oder theilweise nach der ersten Suggestion wieder auf und weichen nur der Einwirkung einer ganzen Reihe fortgesetzter Suggestionen.

Es kommt aber bei einigen Patienten auch vor, dass die Suggestion sich gewissermassen abnützt; die Patienten, besonders die hysterischen, verhärten sich gegen ihren Einfluss. Wenn diese merken, um was es sich handelt, so lassen sie sich zwar hypnotisiren, hören aber, was man ihnen sagt, an, ohne die Suggestion anzunehmen. Bewusst oder unbewusst rufen sie eine Art von Gegensuggestion hervor. Einige von ihnen scheinen sogar eine Art boshafter Genugthuung zu empfinden, wenn sie sich gegen die Bemühungen des Arztes stemmen und ihre Krankheit verlängern. Trotz ihrer Leiden gefallen sie sich in ihren nervösen Zuständen und lassen sich durch die Suggestion nicht beeinflussen. Dieser beabsichtigte oder unbeabsichtigte Widerstand wird manchmal auch von der Umgebung des Kranken hervorgerufen. Da wird gelacht, gewitzelt, der Magnetismus verspottet, behauptet, dass dies alles unwirksam sei oder nur auf naive Gemüther wirken könne. So suggeriren sich die Leute gegenseitig, dass sie nicht beeinflusst werden, dass sie nur aus Gefälligkeit auf die Sache eingehen, und unterrichten sich gegenseitig im Unglauben und in der Unaufmerksamkeit.

Ein erfahrener Arzt wird sich diese Situation klar vergegenwärtigen und im Stande sein, über den Patienten wieder Macht zu gewinnen.

Bisweilen, besonders bei Hysterischen, ist es angezeigt, die Suggestion aufzugeben, wenn man constatirt hat, dass zunächst auf diesem Wege keine Resultate erreicht werden und dass der Patient fortfährt, täglich neue Erscheinungen hervorzurufen. In diesen Fällen ist die Suggestion nutzlos; sie trägt nur dazu bei, die Aufmerksamkeit der Kranken auf sich selbst zu concentriren und ruft indirect die Autosuggestion hervor. In solchen Fällen, wie z. B. bei der Kranken der vorhergehenden Beobachtung, ist es mir öfter gelungen, mein Ziel zu erreichen, indem ich anfhörte, mich mit dem Patienten zu

beschäftigen. Ich gebe mir den Anschein, ihn als geheilt zu betrachten.
Sieht dann der Kranke, dass die Aufmerksamkeit nicht mehr auf ihn
gerichtet ist, dass man sich nicht mehr um ihn bemüht, dass er keinen
Kampf mehr zu kämpfen und keine neuen Erscheinungen mehr zu
provociren hat, so hört er manchmal auf zu klagen und die Heilung
schreitet spontan fort. Es hört eben der Kampf auf, wenn die Kämpfer
fehlen. Wir müssen jedoch bemerken, dass dieser Widerspruchsgeist
und diese streitsüchtige Stimmung, welche sich gegen die Suggestion
stemmen, häufig unbewusst und unwillkürlich sind.

Beobachtung XXIV. Seit sechs Wochen bestehende Hysterie. — Krampf-
anfälle. — Linksseitige sensitive und sensorielle Hemianästhesie. — Erbrechen. —
Schmerzen. — Sofortige Wirkung der Suggestion. — Wiederkehr der Symptome. —
Heilung in sieben bis acht Wochen. — Recidive nach acht Monaten. — Heilung durch
Suggestion in drei Wochen.

Marie G., 16 Jahre alt, Stieflettenäherin, tritt am 17. Juni in
das Spital ein. Vor vier Jahren war sie schon einmal in Behandlung
wegen nervöser Beschwerden, die besonders in Schmerzhaftigkeit der
Unterleibsgegend und wanderndem Seitenstechen bestanden.

Seit sechs Wochen hat sie hysterische Anfälle. Sie erinnert sich
an sechs oder acht derselben. Vor fünf Tagen hat sie zwei Anfälle
gehabt, den letzten vorgestern. Ausserdem klagt sie über einen
schmerzhaften Punkt an der rechten Schulter, der ihr häufig zu schaffen
gibt und von welchem Schmerzen gegen die Magengrube ausstrahlen;
ausserdem über einen Schmerz in der rechten Weiche.

Das Mädchen ist gut entwickelt, aber von schlaffer Constitution,
durchschnittlicher Intelligenz. Es wird constatirt: Ein schmerzhafter Punkt am Vorderkopf, Schmerzen an den Austrittsstellen des linksseitigen Supra- und Infraorbitalnerven,
starke Druckempfindlichkeit des ganzen Unterleibes. Wenn
man auf die Magengrube einen Druck ausübt, so wird der Athem
keuchend, das Gesicht congestionirt, die Kranke legt sich auf den
Bauch, die Augen öffnen sich weit; nach zwanzig Secunden tritt
Steifheit der Arme ein und ein Anfall ist imminent. Hört man auf,
den Druck auszuüben, so gehen alle Erscheinungen zurück.

Lebhaftes Schmerzgefühl im untersten Viertel des
linken Oberschenkels bis unterhalb der Kniescheibe.

Vollständige linksseitige sensitive und sensorielle
Hemianästhesie mit Hemianalgesie und Aufhebung des Muskelsinnes.

Mittelst des Prismas und des Stöber'schen Apparates kann man
constatiren, dass das Auge sieht, dass die Amblyopie rein
psychischer Natur ist.

Seit sechs Wochen treten an den Händen choreiforme
Bewegungen auf, Flexionen und Extensionen der Finger. Sie beugt
z. B. die Finger der rechten Hand und reibt damit den Daumen,
oder sie öffnet und schliesst fortwährend die Hand; endlich auch
Pronations- und Supinationsbewegungen.

Die übrigen Functionen sind normal. Es wird aber eine Magenerweiterung mit Schwappen constatirt.

Bis zum 2. Juli wird mit dem Beginne der Behandlung gewartet.
Alle Symptome bleiben unverändert.

Am 19. Juni hysterischer Anfall von fünf Minuten Dauer. Starke Schmerzen in der Magengrube hindern häufig den Schlaf. Neuerliche Anfälle am 25., 26. und 27. Juni. Ausserdem erbricht die Kranke seit dem 21. Juni alles, was sie isst. Sie verlässt am 28. Juni das Spital, kehrt aber am 1. Juli in unverändertem Zustande zurück. Hat alle Tage einen Anfall gehabt, einen gestern Abends um 6 Uhr, einen heute Morgens 1. Juli um 8 Uhr.

Nächsten Tag, 2. Juli, leichter Anfall von fünf Minuten Dauer. Patientin wird in Somnambulismus versetzt (fünfter Grad). Suggestion. Der Gesichtssinn wird wieder hergestellt, die anderen Symptome bleiben unverändert.

Neuerliche Suggestion am 4. Juli. Mit dem linken Auge kann sie jetzt in einer Entfernung von 9 *cm* Buchstaben von 2 *mm* Grösse lesen, ganz wie mit dem rechten Auge; das linke Ohr hört auf 5 *cm* Entfernung, das rechte Ohr auf 7 *cm*. Die sensitive Anästhesie ist gestern nach einer Suggestion verschwunden, aber heute Früh zurückgekehrt. Die Empfindlichkeit in der Magengrube ist noch vorhanden, aber geringer. Heute Morgens leichter Anfall; Kopfschmerz und Empfindlichkeit in der Magengrube haben nach der gestrigen Suggestion aufgehört. Gegenwärtig ist letzterer wieder vorhanden, aber geringer. Die Hemianästhesie war verschwunden, ist aber wieder da. Patientin sieht gut mit beiden Augen und hört auf 4 *cm* Entfernung beiderseits. Neuerliche Suggestion. Wiederkehr der Sensibilität.

Das Gehör reicht jetzt auf 9 *cm* rechts, 11 *cm* links; die wieder hergestellten Sinnesfunctionen bleiben erhalten, nicht aber die hergestellte Sensibilität. Hysterischer Anfall am 7. Juli von zehn Minuten Dauer.

Am 9. Juli wird eine Contractur des linken Beines in Extensionsstellung constatirt, die seit gestern Abends vorhanden ist. Eine gleiche Contractur bestand in der Hand und im Vorderarm; diese hat sich aber heute Morgens spontan gelöst. Ich schläfere die Kranke ein und versuche durch Suggestion die Contractur des Beines zu lösen. Sie leistet starken Widerstand und ich erreiche bei diesem ersten Versuche nur ein unvollkommenes Resultat. Nach einer Stunde wiederhole ich die Hypnose und durch eine nachdrückliche Suggestion erreiche ich Flexion des Beines und Lösung der Contractur, gleichzeitig Verschwinden der Hemianästhesie.

10. Juli. Gestern hat sie einen starken Anfall von zehn Minuten Dauer gehabt, hat über Schmerzen im Unterleibe geklagt. Gegenwärtig klagt sie namentlich über Schmerzen im Kopfe, im Brustbein und über einen schmerzhaften Punkt an der rechten Schulter. Anästhesie besteht nur im linken Arme.

Durch Suggestion im wachen Zustande bewirke ich die Rückkehr der Sensibilität zunächst in der Hand, dann im Vorderarm, endlich im ganzen Arme. Hierauf schläfere ich die Kranke ein und behebe durch Suggestion den Schmerz am Kopf, am Sternum und den schmerzhaften Punkt an der Schulter.

12. Juli. Gestern nach dem Besuche ihrer Mutter hat Patientin zwei aufeinander folgende Anfälle gehabt; die Hemianästhesie ist

wieder aufgetreten, mit Ausnahme der Brust und des Rückens. Neuerliche Contractur des Beines in Extensionsstellung, Kopfschmerz und Schmerz in der Magengrube. Durch hypnotische Suggestion mit gleichzeitigen passiven Bewegungen des Beines löse ich die Contractur. Dann stelle ich innerhalb weniger Minuten die Sensibilität wieder her und bringe die Schmerzen zum Verschwinden. Die weitere Krankengeschichte werde ich etwas gekürzt wiedergeben. Ein hysterischer Anfall am 14. Juli, zwei am 15. Juli, einer am 17. Juli.

Die wieder hergestellte Sensibilität bleibt erhalten, heftiger Schmerz in der Magengrube.

Am 19. Juli wird ein drohender Anfall durch die geistliche Schwester coupirt, indem diese der Patientin mit Prof. Bernheim droht, denn bei jedem Anfalle pflege ich energische Ermahnungen an sie zu richten.

Bis zum 3. August kein Anfall, ziemliches Wohlbefinden, die Hemianästhesie erscheint nicht wieder; es sind nur mehr Schmerzen in Kopf und Brust vorhanden, welche durch Suggestion jedesmal beseitigt werden, aber immer wieder auftreten; ausserdem Verdauungsstörung in Folge von Magenerweiterung.

Am 19. und 21. Juli neuerliche Contractur des Beines, die beidemale durch Suggestion gelöst wird.

Am 3. August um 8 Uhr wieder ein starker Anfall mit Convulsionen in der Dauer von einer halben Stunde; nach Aussage der anderen Kranken ist dieser Anfall durch die Unruhe der Patientin hervorgerufen worden, die im Saale lärmende Spiele treibt, sich unter den Betten versteckt etc. Ich suggerire ihr Ruhe.

Seither hat Marie G. keinen Anfall mehr und befindet sich wohl. Sie bleibt auf der Abtheilung bis Ende September, klagt über nichts mehr als Verdauungsstörungen; zwei- oder dreimal constatire ich noch Hemianästhesie, welche durch Suggestion behoben wird.

Sie tritt als Dienstmädchen in Malzeville ein und verrichtet ihren Dienst gut.

Die fast gänzliche Heilung ist in einem Zeitraume von sieben bis acht Wochen eingetreten.

Marie G. kommt am 28. April wieder in's Spital. Sie erzählt, dass sie bis vor 14 Tagen ganz gesund war, ohne bekannte Ursache habe sie während der Arbeit einen hysterischen Anfall mit Convulsionen gehabt, welcher eine Stunde lang gedauert habe, ohne Erinnerung beim Erwachen; nach dem Anfall Ermüdung, Kopfschmerz, Ohrensausen und Empfindlichkeit der linken Kopfhälfte. Das linke Ohr ist seither taub geblieben und mit dem linken Auge sieht sie undeutlich. Seither besteht continuirlich drückender Stirnkopfschmerz, ausserdem continuirliche Schmerzen im Unterleibe, häufige Magenkrämpfe ohne Uebelkeiten und Erbrechen. Ebenso klagt sie über Hitzegefühl im Kopf, übermässiges Schwitzen und heftiges Herzklopfen. Nach diesem ersten Anfalle vergingen acht Tage; dann kamen drei Anfälle in einer Woche, weniger heftig und von einer halben Stunde Dauer; die Regel, welche durch fünf Monate ausgeblieben war, tritt am Tage ihres Eintrittes in's Spital reichlich ein.

Am 22. Mai wird constatirt: Lebhaftes Schmerzgefühl auf Druck in der Magengrube und der rechten Unterleibgegend,

Kopfschmerz an Stirn und Vorderkopf, linksseitige sensitive und sensorielle Anästhesie. Das Ohr ist ganz taub, das Auge erkennt zwar die Farben, das Gesicht ist aber sehr getrübt. Die Hemianästhesie wird durch die Suggestion sofort beseitigt. Die Anästhesie des Geruches und des Geschmackes wird absichtlich unverändert gelassen. Um 6 Uhr Abends hysterischer Anfall.

28. Mai. Wohlbefinden. Die Sensibilität ist erhalten; klagt nur über einen schmerzhaften Punkt am unteren Theile der rechten Bauchseite.

11. Mai. Wohlbefinden, hat keinen Anfall mehr gehabt, Magenkrampf und Kopfschmerz haben aufgehört. Die sensible Anästhesie ist aber wieder vorhanden. Auge und Ohr functioniren normal; Geschmack und Geruch fehlen absolut; Suggestion Die Hemianästhesie verschwindet.

Am 17. Mai ist die Hemianästhesie wieder da; kein Anfall; klagt über einen Schmerz im unteren Theile der rechten Bauchseite; Fortsetzung der Suggestion; Geschmack und Geruch werden wieder hergestellt.

21. Mai. Wohlbefinden, kein Anfall mehr. Die Sensibilität erhält sich. Es ist noch erschwerte Verdauung vorhanden und ein Schmerzgefühl im unteren Theile des Bauches, welches auf Suggestion verschwindet, aber nach einigen Stunden wiederkehrt.

Am 25. Mai ist dieses Schmerzgefühl vollkommen verschwunden. Patientin bleibt noch zehn Tage auf der Abtheilung, ohne irgend ein Symptom darzubieten.

Mithin ist diese Recidive oder zweite Serie von hysterischen Symptomen binnen drei Wochen durch Suggestion geheilt worden. Schon nach zwei Suggestionen ist kein neuer Anfall mehr eingetreten.

Beobachtung XXV. Inveterirte Hysterie, die vor acht Monaten in Folge einer Fehlgeburt und Peritonitis wieder aufgetreten ist. — Sensible und sensorielle Hemianästhesie. — Schmerz. — Kugelgefühl — Herzklopfen. — Anfänglich nur vorübergehende Wirkung der Suggestion. — Gänzliche Heilung in zwölf Tagen.

Katharina V., 22 Jahre alt, Taglöhnerin, wird am 12. März 1887 auf meine Abtheilung aufgenommen. Sie ist am 12. März aus der Abtheilung meines Collegen Spillmann ausgetreten, wo sie vier Monate in Behandlung war. Im Alter von achtzehn Jahren, beim ersten Auftreten der Regel, ist eine vollständige Paraplegie eingetreten, weshalb sie damals von Luxemburg nach Paris geschickt wurde. Sie wurde im Hôtel Dieu von Hérard behandelt. Die Beine waren steif, aber ohne Schmerz. Sie wurde damals durch acht Monate mit Einreibungen, Elektrisation und Application von Magneten behandelt. Jene Paraplegie soll ein ganzes Jahr gedauert haben und endlich ohne wahrnehmbare Ursache plötzlich geheilt sein. Sie hat aber seither das linke Bein etwas nachgeschleppt.

Seit zwei Jahren klagt sie über Herzklopfen, hustet und wirft Schleim aus, hat aber kein Blut ausgeworfen.

Vor acht Monaten hat sie in Folge eines Sturzes in den Keller eine Fehlgeburt nach 6½monatlicher Schwangerschaft gehabt. Drei Tage nach jenem Sturze hat sie entbunden. Sie hat hierauf noch zwei Monate lang starke Blutverluste — sowohl flüssiges Blut als Gerinsel — erlitten mit heftigen Schmerzen im Unterleibe und Er-

brechen. Sie wurde im Spital von Longwy an einer Beckenperitonitis
behandelt. Es wurden zweimal Schröpfköpfe und das Glüheisen an-
gewendet. Sie soll damals im Spitale schon grosse hysterische
Anfälle gehabt haben; sie erinnert sich aber nicht an deren Zahl.
Die Peritonitis heilte endlich, die Regel kehrte zurück, aber spärlich
und immer verspätet. Sie kam auf die Abtheilung des Herrn Prof.
Spillmann wegen ihrer Bronchitis und wegen eines starken
Schmerzes im linken Beine, namentlich im Sprunggelenke. Eine
Zeit lang, erzählt sie, empfand sie ihre beiden Beine nicht und
konnte sie nicht bewegen. Drei Wochen lang musste sie auch
katheterisirt werden; sie wurde mit Elektricität und kalten Ein-
packungen behandelt.

Am 14. März Status: Nervöses und schlaffes Temperament, schwache Constitution, Temperatur 37·2, Puls 120,
regelmässig und gleichmässig, 46 Athemzüge, etwas keuchend. Die Untersuchung der Brust ergiebt: Reine Athmungsgeräusche ohne Rasseln. Die Herzspitze schlägt regelmässig. Die
regelmässigen Herztöne werden aber verworren, sobald die Kranke
geht.

Leichtes Zittern in den Fingern: klagt über Schmerzen
in den Schläfen, häufig über Erstickungsgefühl. Beim geringsten Aerger hat sie die Empfindung eines Fremdkörpers, welcher von der Magengrube zum Kehlkopf aufsteigt.

Linksseitige Hemianästhesie im Gesichte, im Arme mit Ausnahme der Hand, und im ganzen Bein; Brust, Rücken und Unterleib
der linken Seite sind sensibel. Starkes Schmerzgefühl in der
linksseitigen Bauchgegend und unterhalb des Nabels, linksseitige sensorielle Anästhesie; das Auge sieht ganz undeutlich,
kann nicht lesen, Farben nicht erkennen; roth wird für gelb gehalten, blau und grün für schwarz, orangefarbe für gelb, das Schwarz
für grau, weiss wird als weiss erkannt; ausserdem erklärt die Patientin, auf dieser Seite Schwindelgefühl und Benebelung des Gesichtsfeldes zu haben. Das andere Auge sieht gut; das linke Ohr hört das
Ticken einer Uhr nur, wenn sie unmittelbar an dasselbe angelegt
wird; auf derselben Seite sind Geschmack und Geruch aufgehoben.
Mittelst des Prismas überzeugt man sich, dass Amblyopie und
Farbenblindheit rein psychisch sind. Patientin erklärt, dass sie
seit drei Jahren auf dem linken Auge wenig sieht.

Am 14. März wird Patientin mit Leichtigkeit in Somnambulismus versetzt; die sensible Hemianästhesie wird aufgehoben, erscheint aber am nächsten Tage wieder. Die Kranke
befindet sich besser, hat im Ruhezustand kein Herzklopfen mehr,
athmet leichter. Im Gesichte wird das Wiederauftreten der gleichen
sensiblen und sensoriellen Anästhesie constatirt. Druckempfindlichkeit
in der Magengrube, in der linken Bauchgegend unterhalb des Nabels
und auf Druck oberhalb der rechten Leiste. Neuerliche Suggestion.

17. März. In der Nacht heftiger Kopfschmerz in der Supraorbitalgegend, der sie am Schlafen gehindert hat und heute noch
besteht. Durch Suggestion wird dieser Schmerz aufgehoben
und die Sensibilität wieder hergestellt; auch das Sehvermögen wird wieder hergestellt.

18. März. Wohlbefinden bis auf Herzklopfen; die Anästhesie ist wiedergekehrt, ebenso die Amblyopie. Die Farbenblindheit ist aber definitiv verschwunden. Die Farben werden deutlich wahrgenommen, mit Ausnahme von Schwarz, welches grau gesehen wird. Suggestion.

19. März. Klagt über nichts mehr, hat gut gegessen und geschlafen. Druckempfindlichkeit sehr gering; kann mit dem linken Auge lesen, die Sehschärfe ist aber noch gering; die sensible Anästhesie kehrt wieder.

21. März. Die wieder hergestellte Sensibilität hat sich seit gestern erhalten. Patientin liest mit dem linken Auge besser; starker Druck auf das Abdomen ist gar nicht mehr schmerzhaft; etwas Empfindlichkeit im rechten Sprunggelenk; Herzklopfen nur mehr beim Gehen.

23. März. Wohlbefinden. Die Sensibilität der Körperoberfläche und des Auges sind vollkommen wieder hergestellt, Gehör, Geruch und Geschmack aber bleiben aufgehoben.

24. März. Patientin erzählt, dass ihr rechtes Bein die ganze Nacht eingeschlafen war, und dass sie es nicht gefühlt habe. Heute wird des Morgens eine vollständige rechtsseitige Hemianästhesie und Hemianalgesie constatirt, Muskelgefühl ist vorhanden, die sensorielle Sensibilität ist nicht geändert.

25. März. Gleicher Zustand; die Sensibilität wird durch Suggestion wieder hergestellt.

26. März. Diese Wiederherstellung hält an mit Ausnahme des Gesichtes, welches rechtsseitig unempfindlich ist; das rechte Ohr hört die Uhr auf grosse Entfernung, das linke nur auf $3\frac{1}{2}$ cm; Wiederherstellung der Sensibilität im Gesichte durch eine Suggestion. Am 26. März Abends um 5 Uhr hat Patientin eine Stunde lang Frostschauer, worauf ein schmerzhafter Punkt in der linken Achselhöhle auftritt. Temperatur: Am 27. März Morgens 39·8, Abends 40, Puls 128; am 28. März Morgens: Temperatur 38·4, Puls 124.

Husten, zäher, klebriger Auswurf. Auscultation der Brust ergiebt etwas Dumpfheit und unbestimmtes Athmungsgeräusch in den drei untersten linksseitigen Intercostalräumen. Der schmerzhafte Punkt verschwindet am 28. März. Die Temperatur ist Abends 39, Puls 128; am 29. März: Temperatur 38, Puls 108 des Morgens; Temperatur 38·8, Puls 116 des Abends; am 30. März Morgens ist die Temperatur 37, die Pneumonie hat ihren Höhepunkt überschritten. Am 30. und 31. März Abends erhebt sich die Temperatur noch auf 38·6, dann wird sie Morgens und Abends normal; während dieser Zeit keine nervösen Symptome; die wieder hergestellte Sensibilität erhält sich.

Am 2. April wird die Uhr auf 4 cm Entfernung gehört; tägliche Suggestion, um die Schärfe des Gehörs zu steigern.

Am 5. April hört Patientin schon auf 16 cm Entfernung.

Am 18. April auf 28 cm; auch Geruch und Geschmack werden durch Suggestion wieder hergestellt.

Die Kranke befindet sich wohl bis auf etwas Herzklopfen beim Gehen, hat keine Uebelkeiten. Sie bleibt im Spital bis 14. Mai und wird dann geheilt entlassen.

Diese fast gänzliche Heilung durch Suggestion ist innerhalb zwölf Tagen erzielt worden.

Beobachtung XXVI. Seit dem zwölften Jahre bestehende männliche Hysterie bei einem jungen Manne von 21 Jahren. — Wenigstens vorübergehende Heilung durch hypnotische Suggestion und Isolirung.

Am 30. Januar 1887 ersuchte mich mein Lehrer und College Herr Prof. Herrgott, den jungen Leon X., 21 Jahre alt, zu untersuchen, der seit dem zwölften Lebensjahre an einer hysterischen Erkrankung leide. Patient ist ein kräftiger junger Mann von gesunder Constitution, dessen Familie nicht mit nervöser Diathese behaftet erscheint.

Seit Ende December hat sich sein Leiden verschlimmert; es manifestirt sich als fortwährendes Unbehagen mit Weinerlichkeit, Stöhnen und Gefühl von Zusammenziehung der Kehle. Zu diesem continuirlichen Unbehagen treten noch acute Anfälle. Im Verlaufe eines Monates haben deren wenigstens sechs stattgefunden. Diese Anfälle beginnen mit einem starken Gefühle von Zusammenschnürung an der Kehle, so dass Patient strangulirt zu werden glaubt; das Gefühl der Athemnoth und Beklemmung wird unerträglich, das Gesicht congestionirt sich und wird aufgedunsen, es tritt allgemeines Zittern ein, aber ohne Convulsionen und Contractur. Der Kranke stösst scharfe, jämmerliche Schmerzensschreie aus, die das ganze Haus in Aufruhr versetzen. Dieser Zustand dauert mehrere Stunden. Er sagt, dass das Schreien durch das Gefühl von Zusammenschnürung im Kehlkopfe veranlasst wird. Wenn er genug geschrieen hat, löst sich diese Zusammenschnürung. Es bleibt dann grosse Müdigkeit zurück, die nach einem tiefen Schlafe verschwindet. Während der ganzen Dauer seines gesteigerten Uebelbefindens ist er unfähig zu jeder körperlichen oder geistigen Arbeit; er kann weder lesen noch schreiben, ist unfähig, seine Aufmerksamkeit continuirlich auf etwas zu richten. Manchmal vergehen ein oder zwei Minuten, bis er auf eine Frage Antwort gibt, entweder aus Unfähigkeit zu reden, oder wegen Ausfalls des Gedächtnisses. Wenn er vom Stuhle aufstehen soll, so dauert es manchmals auch zwei oder drei Minuten, bis er das ausführen kann. Ebenso beim Ergreifen von Gegenständen. Auf seinen Spaziergängen ist es ihm wiederholt vorgekommen, dass er zehn Minuten lang seinen Weg nicht fortsetzen konnte, wie durch eine unwiderstehliche Trägheit an einen Platz gefesselt. Zu anderen Zeiten ist er wieder jeder Bewegung und der Rede fähig, fühlt sich nur zur körperlichen und geistigen Arbeit untauglich.

Er leidet übrigens weder an Angstzuständen noch an Hallucinationen und legt sich über seinen Zustand vollkommen Rechenschaft ab: er ist Antrieben unterworfen, welchen er nicht Widerstand leisten kann.

Oft ist er ohne Ursache reizbar; je mehr seine Familie ihn zu beruhigen sucht, um so ärger wird seine nervöse Aufregung; jedes Wort, jede Geberde wird dann von ihm falsch ausgelegt und bewirkt heftige Zornausbrüche mit Geschrei und Thränen.

Zu solchen Zeiten reagirt er sehr lebhaft auf jeden Eindruck; das geringste Erlebniss, die Erzählung eines traurigen Ereignisses regt ihn im höchsten Grade auf, bewirkt Herzklopfen und ruft das Strangulationsgefühl hervor. Er ist für gütiges Zureden sehr empfänglich und wird durch die geringste Ermahnung tief bewegt.

Die übrigen Functionen sind in Ordnung; er hat keine Sensibilitätsstörungen, keine schmerzhaften Punkte, kein Kugelgefühl, die Verdauung ist in Ordnung; während der Anfälle hindert ihn das Strangulationsgefühl am Essen.

Patient ist übrigens ein sehr intelligenter junger Mann, der in den Intervallen seiner Anfälle von seinem Zustande sehr gut Rechenschaft zu geben weiss. Ich lasse hier eine Aufzeichnung folgen, welche mir der Patient über die Entwickelung seines Leidens nach seiner Heilung übergeben hat: „Meine Krankheit hat zu Ende Juli 1878, als ich zwölf Jahre alt war, in Rocroy ohne mir bekannte Ursache mit starker Unruhe des Geistes, melancholischen Gedanken und etwas Ermüdungsgefühl begonnen, aber damals noch ohne Unfähigkeit zur Arbeit."

„Während des Schuljahres 1878/79 (fünfte Classe), welches ich im Hause meiner Eltern absolvirte, war die geistige Unruhe geringer, aber bei irgend einer Lectüre konnte sie wieder eintreten. Während des Schuljahres 1879/80, welches ich am Collège in Rheims als Internist absolvirte, wurde meine geistige Unruhe wieder so arg wie in der sechsten Classe, und zum ersten Male trat in diesem Jahre das Weinen ohne Grund ein, ein Weinen, welches manchmal ununterbrochen zwei Stunden lang dauerte. Ich brachte reichlich den vierten Theil meiner Zeit in Thränen aufgelöst zu und fühlte stets tiefe Traurigkeit; dessenungeachtet konnte ich arbeiten. Während des Schuljahres 1880/81 nahm die Krankheit einen intermittirenden Charakter an. Drei Monate dauernde Perioden der Ruhe wechselten regelmässig mit eben so langen Perioden der Aufregung, z. B. von October bis Ende Januar Ruhe, im Februar, März, April neue Aufregungen mit Weinen und Schluchzen, jedoch geringer als im Vorjahre. Dazu kam aber jetzt vollständiges Versagen des Gedächtnisses, was mich an der Arbeit hinderte; ausserdem Gefühl von Schwere und Lähmung in den Fingern, besonders des Morgens, aber noch keine Anfälle."

„Vom Monate Mai bis zum Ende des Jahres Ruhe. Ich habe meine Arbeit wieder aufnehmen können. Diese Unterbrechung der Krankheit war aber nicht vollständig. Im Juli, zu einer Zeit, wo meine Studien gerade sehr gut von statten gingen, habe ich meinen ersten Anfall gehabt. Er war minder heftig als die folgenden. (Diese Anfälle sind jenen analog, welche ich weiter oben besprochen habe.)"

„Schuljahr 1881/82 (zweite Classe); die Monate October, November, December sind wieder so wie die Monate Februar, März, April waren; Aufregung und häufiges Weinen, Schwere in den Fingern, gänzliches Versagen des Gedächtnisses. Im Verlaufe des Monats December kehrte dieses langsam wieder."

„Im Januar Ruhe; ich konnte jetzt bis zum Schlusse des Schuljahres ohne Unterbrechung arbeiten. Im Frühjahre, zu einer Zeit, wo ich arbeitete, hatte ich zwei oder drei Anfälle, aber noch nicht vollkommen ausgebildete."

„Schuljahr 1882/83 bis zu Anfang des Monats Mai setzte ich meine Studien unter grossen Schwierigkeiten fort, wobei einige Unterbrechungen nothwendig eintreten mussten, wenn ich durch meine Schmerzen des Morgens am Aufstehen verhindert worden war, oder wenn das vorübergehende Versagen des Gedächtnisses das Studiren unmöglich machte."

Bernheim, Suggestion.   19

„Zu Ende des Monates März und zu Anfang des Monates April
hatte ich zum ersten Male die heftigen vollständigen Anfälle, die jetzt
in ununterbrochener Folge auftraten. Im Verlaufe des Monates Mai nahmen
sie nach und nach an Heftigkeit und Zahl ab. Am 1. Juni war ich so
weit wieder hergestellt, dass ich im Stande war, meine Studien am
Lyceum wieder aufzunehmen und bis zum Baccalaureat fortzusetzen. In
Folge meiner häufigen, durch die Krankheit erzwungenen Unterbrechungen der Studien fiel ich bei der Prüfung durch."

„Im August wurden die Anfälle wieder so stark wie früher; von
Ende August bis Anfangs November machte ich in Benfeld eine
Wassercur durch. Die Anfälle verschwinden jetzt; es tritt aber eine
Kraftlosigkeit des Körpers und Geistes ein, die es mir unmöglich
macht, mich auf irgend eine Art zu beschäftigen oder zu zerstreuen.
Dabei Schwere in den Fingern, Thränen ohne Grund und melancho-
lische Gedanken. Dieser Zustand besserte sich, nachdem ich die
Wasserheilanstalt verlassen hatte, im Laufe des Jahres 1884. Ich
nahm meine Studien in der obersten Classe des Lyceums wieder auf
und ergab mich denselben mit grosser Leichtigkeit bis zum Monate
Juni. Zu dieser Zeit trat eine meiner schlechtesten Perioden ein; kein
Anfall, aber Unmöglichkeit aufzustehen, mich zu bewegen, auf Fragen
zu antworten; ich war wie an Körper und Geist gelähmt. Im September, October, November geht es mir gut, denn ich kann arbeiten;
ich trete wieder als Candidat des Baccalaureates im Novembertermine
auf, falle aber wieder durch wegen einer unvollendet gelassenen
Composition. Im November beginnt das Unbehagen von Neuem und ich
muss meine Studien wieder unterbrechen. Am 1. Januar 1885 verlasse
ich definitiv das Lyceum und gebe meine Studien auf. Ich bringe das
ganze Frühjahr im Elsass auf dem Lande zu. Fortwährendes Unbehagen, keine häufigen Anfälle, aber vollständige Unfähigkeit zur Arbeit."

„Im Monate Mai geht es mir besser. Am 24. Juni trete ich in
Amiens in's achte Jägerbataillon mit der Verpflichtung zum fünf-
jährigen Dienste ein. Zum ersten Male ist die Unterbrechung in meiner
Krankheit vollkommen. Ich finde Geschmack an Leibesübungen und
mache durch 16 Tage Manöver mit. Das Wohlbefinden dauert vier
lange Monate."

„Im Monate November beginnt der Dienst mich zu ermüden; in
diesem Monate werde ich durch den Arzt auf zehn Tage vom Dienste
enthoben."

„Im Monate December Wiederkehr des Unbehagens und der
Schwere in den Fingern; der Arzt verschafft mir 18 Tage Kranken-
urlaub. Da bei meiner Rückkehr mein Zustand noch verschlimmert
war, so schickte mich der Arzt in's Militärspital, wo man mich bis
5. Februar 1886 behielt und dann superarbitrirt nach Hause schickte."

„Vom Monate Februar bis Ostern bin ich wie an Körper und
Geist gelähmt, kann mich mit nichts beschäftigen, und im Monate
April habe ich einige leichte Anfälle so wie im vorhergehenden Früh-
jahre. Vom Mai bis November geht es mir wieder gut."

Im December verschlimmert sich der Zustand wieder und gegen
das Ende dieses Monates treten heftige Anfälle und unausgesetztes
Unbehagen auf. Die Anfälle dauern während des Monates Januar
1887 fort."

Dies ist der Moment, in welchem ich den Kranken kennen lernte. Ich versuche zunächst in Gegenwart meines Collegen Herrgott ihn zu hypnotisiren; der Kranke verfällt leicht in den zweiten Grad der Hypnose. Nach einer zehn Minuten lang fortgesetzten Suggestion ist er beruhigt und fühlt kein Unbehagen mehr. Ich setze die Suggestion alle Tage während des Monates Februar fort. Während acht Tagen hat er keine grossen Anfälle mehr, bleibt aber immer sehr erregbar mit einem Gefühle der Zusammenschnürung an der Kehle. Dann tritt der Anfall wieder ein, die Suggestion hat nur vorübergehenden Effect gehabt. Der Kranke wird durch seine Umgebung aufgeregt. Das geringste Wort versetzt ihn in Unruhe und Erregung.

Ich finde es angemessen, den Kranken dem Einflusse seiner Umgebung zu entziehen und ihn zu isoliren. Ich lasse ihn als Pensionär in's Spital eintreten, wo er jetzt wohnt und seine Mahlzeiten nimmt; im Uebrigen hat er alle Freiheit herumzugehen, wie es ihm beliebt; es ist ihm aber verboten, nach Hause zurückzukehren. Seit seinem Eintritte in's Spital hat er keinen Anfall mehr; das Gefühl von Schwere in den Fingern und das Unbehagen verschwinden nach und nach. Er kann seine Aufmerksamkeit wieder concentriren, jedoch ohne eine Arbeit aufnehmen zu können. In den ersten Tagen des April finde ich ihn wohl genug, ihm die Erlaubniss zu geben, zu den Seinigen zurückzukehren. Er kommt noch alle Tage in's Spital, um sich hypnotisiren zu lassen. Im Monate April ist sein Zustand gut, die Heilung scheint sich zu befestigen.

Im Monate Mai tritt das Unbehagen, wenn auch weniger intensiv, wieder auf. Er klagt über Schwere in den Fingern, Verwirrung in seinen Gedanken. Durch die Suggestion wird dieser Zustand vorübergehend beseitigt. Um die Mitte des Monates hat er einen heftigen Anfall während eines Spazierganges im Walde. Einige Tage später werde ich wegen eines heftigen Anfalles zu ihm gerufen und finde ihn, wie er sich unter fürchterlichem Geschrei auf dem Boden wälzt, ohne sich erheben zu können; sein Gesicht ist verzerrt und drückt die heftigste Angst aus. Dieser Zustand dauert eine Stunde.

Ich fordere seine Eltern auf, ihn wieder als Pensionär in's Spital eintreten zu lassen. Er bleibt jetzt während der Monate Juni, Juli, August daselbst.

Ich hypnotisire ihn alle Tage. Er erreicht den dritten Grad der Hypnose. Ich lasse ihn jeden Tag eine halbe Stunde in der Hypnose und suggerire ihm Ruhe und Heilung. Drei Tage nach seiner Wiederaufnahme in's Spital war alles Unbehagen, Gefühl von Schwere, Gedankenverwirrung, Zusammenschnürung der Kehle vollkommen verschwunden. Er hat seither nicht das geringste Symptom mehr dargeboten. „Während des ganzen Monates Juni", sagt er, „konnte ich mich, wie es mir beliebte, beschäftigen. Seit dem Monate Juli kann ich mich selbst einer anhaltenden geistigen Arbeit hingeben, ohne dabei Ermüdung zu empfinden, was mir seit dem Beginne meiner Krankheit nicht möglich war, selbst nicht zu meinen besten Zeiten."

Gegenwärtig, am 20. October, hat L. H. das Spital verlassen und fühlt sich an Körper und Geist wohler als es jemals der Fall

war. Wird sich seine Heilung erhalten? Ich hoffe, dass es mit Hilfe
der Suggestion gelingen wird.

Beobachtung XXVII. Seit zwei Monaten bestehende hysterische Aphonie. —
Rasche Heilung durch hypnotische Suggestion.

Frau C. L., 38 Jahre alt, ist seit zwölf Jahren hysterisch; sie
hat heftige Anfälle von hysterischer Bewusstlosigkeit, welche eine
halbe bis zwei Stunden lang dauern. Manchmal treten solche Anfälle in
einem Tage wiederholt auf. Anfälle mit Convulsionen sind selten.
Dagegen leidet sie an einem Gefühle von Zusammenschnürung der
Kehle, Kugelgefühl, Ovarialschmerz an der linken Seite, linksseitige
Hemianästhesie. Patientin ist eine blasse, etwas schlaffe, intelligente
junge Frau, welche nicht exaltirt ist. Die verschiedenartigsten Behandlungsmethoden: Brom, Hydrotherapie etc., sind ohne nennenswerthen Erfolg versucht worden. Sie hat zunächst Nancy einige
Jahre lang bewohnt und ist dann nach Strassburg übersiedelt. Ich
hatte sie einige Jahre aus den Augen verloren, als ich im Januar
1884 ihrem Manne begegnete. Er erzählte mir, dass meine ehemalige
Patientin seit zwei Monaten von einer vollständigen Aphonie befallen
sei, welche allen Heilungsversuchen Widerstand geleistet habe. Ich
forderte ihn auf, sie zu mir nach Nancy zu schicken und gab der
Hoffnung Ausdruck, sie durch hypnotische Suggestion heilen zu
können.

Sie kommt am 15. Januar 1884 an. Es besteht eine vollständige
Unfähigkeit zu sprechen, ohne Schmerz oder Krampf. Linksseitig ist
sensible, aber nicht sensorielle Hemianästhesie vorhanden. Der allgemeine
Gesundheitszustand ist recht gut; die Anfälle von hysterischer Bewusstlosigkeit sind ziemlich zahlreich, mehrere in einer Woche.

Ich versuche vergeblich, sie zum Reden zu bringen. Es gelingt
ihr nicht, Worte zu articuliren. Ich versuche umsonst eine Aenderung
des Zustandes herbeizuführen, indem ich die Aussenseite des Larynx
elektrisire, ihr dabei versichere, dass die Stimme zurückkehren werde.
Dann versuche ich die Hypnose. Patientin geräth aber in Aufregung,
bekommt Krämpfe und nervöse Angstzustände. Ich befürchte einen
Anfall und verschiebe die Sitzung. Am nächsten Morgen wiederhole
ich den Versuch, indem ich ihr sanft zurede und ihr versichere, dass
sie keine Angst habe, dass sie ganz ruhig sei und ruhig athme. Sie
verfällt jetzt in tiefen Schlaf ohne Erinnerung beim Erwachen.
Während ihres Schlafes aber empfindet sie ein Unbehagen, ein Gefühl
von Druck auf die Magengrube und die Brust und antwortet nicht
mehr auf meine Fragen; die suggestive Katalepsie hat aufgehört, sie
ist mit mir nicht mehr in Rapport. Das ist kein hypnotischer Schlaf
mehr, sondern ein Anfall von hysterischer Bewusstlosigkeit. Es gelingt
mir nicht, sie zu wecken. Nach Ablauf einer halben Stunde erwacht
sie spontan.

Am dritten Tage gelingt es mir leicht, sie einzuschläfern. Sie
verfällt in Somnambulismus; ich beruhige ihre Angst durch Suggestion,
und der hysterische Anfall vom vorhergehenden Tage wiederholt sich
nicht. Ich suggerire ihr das Verschwinden der Hemianästhesie und der
Aphonie. Nach dem Erwachen ist die erstere vollständig verschwunden,
die Aphonie aber noch vorhanden.

Am vierten Tage leichtes Eintreten der Hypnose; Somnambulismus. Ich bemühe mich, heitere Gedanken hervorzurufen und ihre Traurigkeit zu verscheuchen. Da sie die Neigung zeigt, wieder in ihre Angstzustände zu verfallen und wieder die Vorstellung von Zusammenschnürung des Kehlkopfes im Anzuge zu sein scheint, lasse ich sie Musik hören. Sie ist für die Hallucination sehr empfänglich, und da sie eine grosse Liebhaberin der Musik ist, so nimmt ihr Gesicht sofort einen beglückten Ausdruck an. Sie folgt mit Gesten, die sie mit der Hand und dem Fusse ausführt, der Musik und mittelst dieser Ablenkung gelingt es mir, das Angstgefühl, welches sonst einen Anfall herbeigeführt hätte, zu verscheuchen. Ich benutze diesen Moment und sage: „Sie werden in wenigen Tagen geheilt sein. Ihre Stimme wird zurückkehren, und sehen Sie, Sie werden mir selbst den Tag bezeichnen können, an welchem Sie im Stande sein werden, zu sprechen. Dieser Tag wird recht bald eintreten. Wann wird das sein?" Sie antwortet mir: „In acht Tagen." „Gut," erwidere ich, „in acht Tagen; das ist der nächste Donnerstag." „Ja," entgegnet sie, „nächsten Donnerstag." „Gut also, nächsten Donnerstag wenn ich Sie eingeschläfert haben werde, werden Sie nach dem Erwachen reden können." „Ja," sagt sie noch. Nach dem Erwachen erinnert sie sich an nichts mehr. Ich setze die hypnotischen Sitzungen täglich fort. Patientin ist eine ausgezeichnete Somnambule. Die posthypnotischen Hallucinationen gelingen bei ihr vortrefflich. Wenn während der Hypnose Angstzustände aufzutreten scheinen, gelingt es mir immer, durch Ablenkung auf die Vorstellung der Musik dieselben zu zerstreuen. In jeder Sitzung lasse ich sie wiederholen, dass sie am nächsten Donnerstage reden werde.

So kommt der Donnerstag heran. Patientin hat kein Bewusstsein davon, dass sie reden wird. Ich mache vergebliche Versuche, sie vor der Sitzung zum Reden zu bringen. Sie klagt über ein Gefühl von Zusammenschnürung in der Kehle. „Ich glaube, es geht schlechter," gibt sie mir zu verstehen. Ich schläfere sie ein, sie verspricht, dass sie reden wird. Beim Erwachen hat sie Angstgefühl und Zusammenschnürung der Kehle. Ich fürchte einen nervösen Anfall. Ich schläfere sie ein zweites Mal ein und suggerire ihr, dass der Krampf sich löst, dass sie kein Unbehagen mehr empfindet und dass sie ohne Schwierigkeiten reden werde. Beim Erwachen spricht sie zunächst mit leiser Stimme: „Ich glaube, dass ich reden kann." Ich lasse sie mit lauter Stimme ihren Namen aussprechen. Sie spricht ihn zögernd und langsam aus wie eine Person, welche nach langem Liegen im Bette zum ersten Male Gehversuche macht und ihren Kräften nicht recht vertraut. Die Stimme ist aber hell und rein, und des Abends spricht sie wie vor der Aphonie, welche letztere nicht wiedergekehrt ist.

Ich will jetzt dieselbe Methode befolgen, um sie von ihren hysterischen Anfällen zu heilen. Während der folgenden Tage hypnotisire ich sie wieder und suggerire ihr, dass sie bald von ihren Anfällen befreit sein wird. Ich bringe sie dahin, selbst ein Datum zu fixiren. Sie sagt, dass die Anfälle noch einige Tage anhalten werden, dass sie aber nach ihrer Rückkehr nach Strassburg einige Zeit nach dem Eintritte der Periode verschwinden werden. Ich suggerire ihr, sie solle in drei aufeinander folgenden Nächten träumen, dass diese Anfälle verschwinden werden, so wie sie es mir angekündigt hat. Diese Träume sind auch wirklich eingetreten. Die Patientin kehrt nach Strassburg zurück. Vierzehn Tage lang hat sie noch hysterische Anfälle. Nach Ablauf dieser Zeit verschwinden dieselben fast gänzlich. Die Aphonie ist bis in die jüngste Zeit geheilt geblieben. Sie schrieb mir noch am 13. Januar 1886: „Ich bin zwei Monate an Brustfellentzündung leidend zu Bett gelegen, Anfälle habe ich aber nur sehr selten gehabt. Selbst zu den schlimmsten Zeiten meiner Krankheit habe ich fast keinen Anfall gehabt; aber seit sechs Wochen habe ich wieder eine Sprachlosigkeit, welche jeder Behandlung widersteht und derjenigen ganz gleichartig ist, welche ich damals, als Sie mich behandelten, gehabt habe. Diese Sprachlosigkeit ist während meiner Reconvalescenz eingetreten nach einem Gefühle von Zusammenschnürung im Kehlkopfe, welches mich auch am Schlucken verhindert hat. Dr. L. elektrisirt mich seit 14 Tagen. Wenn ich in einiger Zeit keine Besserung sehe, so komme ich wieder zu Ihnen nach Nancy, falls Sie das für angezeigt halten.''

Beobachtung XXVIII. Seit acht Tagen bestehende Aphonie bei einer nervösen Dame. — Sofortige Heilung durch hypnotische Suggestion.

Frau O., 55 Jahre alt, gewöhnlich gesund, wird, sagt sie, in jedem Winter von einer Heiserkeit befallen, welche sechs Wochen lang andauert. Gegenwärtig, am 23. Januar 1887, leidet sie seit acht Tagen an vollständiger Heiserkeit ohne Husten und Auswurf. Unterhalb des rechten Ohres hat sie eine Drüsengeschwulst, und die rechte Seite des Halses ist seit 14 Tagen oder drei Wochen schmerzhaft. Frau O. hat niemals wirkliche hysterische Anfälle gehabt, aber ziemlich häufig, alle sechs Wochen oder zwei Monate im Durchschnitte, treten Erscheinungen ein, welche sie Nervenkrämpfe nennt. Diese bestehen in Brustschmerz, Kugelgefühl, Athemnoth, Unbehagen in den Gliedern, dabei aber niemals Verlust des Bewusstseins. Dieser Zustand dauert drei bis vier Stunden. Frau O. hat acht Kinder, die alle nervös sind; eine Tochter hat hysterische Anfälle; diese Tochter ist sehr leicht zu hypnotisiren und verfällt in tiefen Schlaf. Zweimal ist es mir mitten im Anfalle gelungen, sie zu hypnotisiren und den Anfall zu coupiren, ohne dass sie sich nach dem Erwachen erinnert hätte, dass ich da war. Ein kleiner Knabe der Frau O. hat ohnmachtähnliche nervöse Anfälle gehabt, von welchen ich ihn durch hypnotische Suggestion befreit habe. Auch er war leicht in tiefen Schlaf zu versetzen.

Ich setze also voraus, dass auch die Mutter der Suggestion zugänglich sei und dass ihre Aphonie, wenn nicht ganz nervöser Natur, doch mindestens durch die nervöse Diathese verschlimmert und unterhalten sei.

Ich schläfere sie ein; in wenigen Secunden ist sie in Somnambulismus versetzt. Ich suggerire ihr das gänzliche Verschwinden der Aphonie und lasse sie mit lauter Stimme reden. Nach einigen Minuten wecke ich sie auf. Zu ihrem eigenen grossen Erstaunen ist ihre Stimme zurückgekehrt. Sie ist von ihrer Aphonie geheilt geblieben.

III.

Diverse Neuropathien. [1]

Beobachtung XXIX. Hysteriforme Symptome. — Empfindung von Leere im Kopfe und Ohrensausen. — Geistige Trägheit. — Fast gänzliches und rasches Verschwinden dieser Symptome durch hypnotische Suggestion.

S. N., 21 Jahre alt, Handlungscommis in Paris, kam am 12. April 1886 zu mir. Am 2. Januar, erzählt er, begann sein Leiden. Er war damals in Paris, etwas betrübt und besorgt, weil er seit drei Wochen ohne Anstellung war. Um halb 10 Uhr Abends hatte er eine Empfindung von Frost in der Brust und im Kopfe oberhalb des linken Auges, welche fünf Minuten anhielt. Er verliess sein Bett und brachte die Nacht in einem Lehnstuhle zitternd und unter Schüttelfrost zu. Am nächsten Tage blieb er zu Hause und brauchte Abführmittel. Nach fünf oder sechs Tagen war sein Unwohlsein so ziemlich verschwunden. Um den 8. Januar herum hatte er während der Nacht einen heftigen Anfall mit Convulsionen, Verlust des Bewusstseins, Delirium und Unruhe. Der Arzt blieb fünf Stunden bei ihm; der Anfall dauerte bis 6 Uhr morgens (Hysterischer Anfall).

Einige Tage später war er wieder gesund, aber acht Tage nach dem ersten Anfall kam ein zweiter, der drei bis vier Stunden dauerte. Er kehrte zu seiner Familie in Châtenois (Vogesen) zurück, consultirte in Nancy einen Arzt, der Bäder verschrieb. Das zweite Bad soll eine Ohnmacht provocirt haben (?), welche eine Viertelstunde dauerte. Seither hat er keinen weiteren Anfall mehr gehabt, aber seit Beginn des Monates Februar litt er an einer nächtlichen Aufregung, welche drei Wochen lang dauerte. Es war ihm unmöglich, im Bette zu bleiben, er musste aufstehen und alle Nächte ausser Bett und ohne Schlaf zubringen. Um diese Zeit bemerkte er im Kopf ein Gefühl von Schwere, welches anfallsweise fünf- bis sechsmal im Tage auftrat und immer eine Viertelstunde lang anhielt. Nach vierzehn Tagen verschwand diese Schwere und es trat an ihre Stelle ein Gefühl von Leere im Kopfe, welches seither hartnäckig fortbesteht. Von jener Zeit an hat er auch über ein continuirliches Sausen im rechten Ohre zu klagen. Dieses Sausen war anfänglich auch im linken Ohre, hat aber da nach einigen Tagen aufgehört. Endlich leidet er seit sechs Wochen an einem Gefühle von Zusammenschnürung der Kehle, welches sehr intensiv und seit 14 Tagen fast continuirlich ist und ihn am Essen hindert.

Patient ist ein junger Mann von kräftiger, aber etwas schlaffer Constitution. Er ist gewöhnlich traurig und verstimmt. In seiner Familie sind keine nervösen Antecedentien zu ermitteln. In meiner Sprechstunde am 12. April klagt er hauptsächlich über zwei Erscheinungen: ein Gefühl von Leere im Kopfe, welches er besonders in beide Schläfegegenden localisirt, und ein anhaltendes Sausen im rechten Ohr. Seit zwei Monaten kann er nicht mehr lesen und schreiben, ist unfähig zu arbeiten, hat zu nichts Lust, will nicht einmal spazieren gehen. Er bleibt mit auf die Hand gestütztem Kopf

---

[1] Vorwiegend Neurasthenie. Uebers.

sitzen und klagt fortwährend. Er fürchtet, dass sein Geist verwirrt sei.
Diese fixe Idee verfolgt ihn, er ist traurig und ohne allen moralischen
Muth; trotzdem ist der Appetit und der Schlaf gut.

Ich versetze ihn mit merkwürdiger Leichtigkeit in Somnam-
bulismus durch die einfache Versicherung, dass er einschlafen werde.
Ich suggerire ihm das Verschwinden der Leere im Kopfe und des
Ohrensausens, Heiterkeit und Selbstvertrauen. Beim Erwachen fühlt
er sich besser im Kopfe, das Gefühl der Leere ist aber in geringem
Grade noch vorhanden. Das Ohrensausen ist verschwunden.

13. April. Patient erzählt mir, dass gestern Abends der Kopf
etwas schwerer war, aber das Gefühl der Leere ist zurückgekehrt. Das
Ohrensausen, das auf mehrere Stunden verschwunden war, ist zurückgekehrt, aber in geringerem Grade. Er erzählt mir, dass seine Augen
sofort ermüden, wenn er einige Zeit liest, trotzdem ist seine Sehschärfe
normal. Ich versetze ihn dreimal nach einander in Somnambulismus.
Jedesmal nehme ich wiederholte Suggestionen vor, dass alle Krankheitserscheinungen verschwunden sind. Die beiden ersten Male greift
er nach dem Erwachen sofort an den Kopf und ruft seine Vorstellungen wieder hervor: „Da, da, die Leere ist noch immer da, das
Ohrensausen ist noch immer da!" Erst nach der dritten Suggestion
sagt er beim Erwachen, dass das Ohrensausen verschwunden
und dass der Kopf jetzt schwerer ist, d. h. weniger leer empfunden wird.

14. April. Gestern hat er tagsüber kein Ohrensausen gehabt,
die Empfindung der Leere im Kopfe war geringer. Des Abends war
er zeitweise heiter und fühlte sich wohl. Seit heute Morgens klagt
er wieder über Leere im Kopfe und etwas Ohrensausen, ausserdem
Schmerz in der Kehle. Nach dem Erwachen fühlt er nichts mehr,
nachdem ich eine nachdrückliche und wiederholte Suggestion vorgenommen hatte.

15. April. Das gestern verschwundene Ohrensausen ist erst
heute morgens wiedergekehrt, und zwar um 8 Uhr in sehr geringem Grade;
die Empfindung von Leere im Kopfe ist viel geringer. Ein Verwandter,
der ihn begleitete, sagte mir, dass es ihm wirklich besser geht, dass
er es aber nur zögernd zugesteht und dass er immer nach Gründen
sucht, um sich in Klagen zu ergehen. Neuerliche Suggestion. Ich suggerire Heiterkeit und Selbstvertrauen. Nach dem Erwachen gesteht
er zu, dass er sich wohl befindet.

16. April. Das Ohrensausen ist nicht wiedergekehrt; klagt über
Leere im Kopfe. Gestern war er heiterer und hat Lust zum Spazieren-
gehen gehabt. Suggestion.

17. April. Die Besserung ist fortgeschritten; das Ohrensausen
ist definitiv verschwunden; das Gefühl von Leere im Kopfe
ist nur ganz gering; Patient hat mehr Selbstvertrauen und
fühlt sich sicherer. Der Gesichtsausdruck ist jetzt heiter. Der
Kranke ist nach Châtenois zurückgekehrt. Er schreibt mir am 21. April,
dass er sich wohl befinde und dass er nach Ostern sich entscheiden
werde, ob ein abermaliger Besuch bei mir nothwendig sei. Er ist nicht
wiedergekommen.

Beobachtung XXX. Seit einem Monate bestehende nervöse Aphonie. — Heilung durch einfache Behauptung.

M. B., 16jähriges Mädchen, Dienstmagd, wird am 3. März 1885 auf meine Klinik aufgenommen. Sie ist klein und zart, von schlaffer Constitution, hustet seit 25 Tagen, ohne Auswurf zu haben; seit zehn Tagen hat sie an einer Körperseite schmerzhafte Punkte, seit vierzehn Tagen Appetitlosigkeit, seit vier Monaten Heiserkeit, seit drei Wochen besteht vollständige Aphonie. Seit sechs Monaten ist Amenorrhöe vorhanden. Die Auscultation ergibt vorne in der Höhe des vierten Intercostalraumes dumpferen Schall, und vom dritten an rasselnde und crepitirende Geräusche; rechts hinten etwas Dumpfheit vom oberen Rande des Schulterblattes bis nach unten. An beiden Lungenspitzen etwas verschärftes Exspirium und leichtes crepitirendes Rasseln. Kein Fieber. Diagnose: Lungentuberculose in langsamer Entwickelung begriffen.

Am 27. März unveränderter Zustand; die Aphonie bleibt vollständig; weder Husten noch Auswurf. Da die Kranke weder Schluckbeschwerden noch spontan oder auf Druck Schmerz im Kehlkopfe empfindet, kein Fieber vorhanden ist und die Tuberculose stationär bleibt, so taucht die Frage auf, ob die Aphonie nicht nervöser Natur ist. Ich mache meine Schüler darauf aufmerksam, dass nervöse Aphonie manchmal momentan auf Elektrisation weicht, wobei diese durch ihren suggestiven Einfluss wirksam ist. Ich lasse den Inductionsapparat kommen. Bevor ich aber von diesem Gebrauch mache, will ich einen Versuch mit der einfachen Suggestion im wachen Zustande mit der einfachen Behauptung machen. Ich sage zur Patientin: „Ich werde Ihnen Ihre Stimme zurückgeben" — und während ich die Hand auf den Kehlkopf lege und einige Manipulationen ausführe, füge ich hinzu: „Jetzt können Sie mit lauter Stimme reden, sagen Sie a." Sie sagt mit tonloser Stimme a. Ich wiederhole nachdrücklich: „Sie können sprechen, sagen Sie nur a." Jetzt spricht sie mit deutlicher Stimme a, dann b. „Jetzt sagen Sie Marie." Sie sagt Marie und fährt fort ganz deutlich zu sprechen. Die Aphonie ist also gänzlich nervöser Natur und ist durch einfache Behauptung geheilt worden.

Ich sage dann zu meinen Schülern: „Diese Patientin, welche der einfachen Behauptung so zugänglich ist, muss leicht in Hypnose zu versetzen sein." Ich schliesse einfach ihre Augen und sage zu ihr: „Sie schlafen." Sofort verfällt sie in tiefen Schlaf. Die Arme bleiben in suggestiver Katalepsie, die suggerirte Anästhesie ist bei ihr vollkommen. Man kann bei ihr während ihres Schlafes jede beliebige Hallucination hervorrufen; posthypnotische Suggestionen gelingen jedoch nicht. Die Aphonie bleibt definitiv beseitigt.

Auch die Schlaflosigkeit, über welche sie klagt, verschwindet nach zwei Tagen durch Suggestion.

Am 10. März klagt sie über Kopfschmerz; sie wird Morgens eingeschläfert und es wird eine entsprechende Suggestion vorgenommen. Der Kopfschmerz verschwindet nach und nach im Laufe des Nachmittags.

Patientin verlässt am 26. Mai das Spital. Sie spricht gut, schläft gut und klagt über nichts mehr, nur die Appetitlosigkeit hat bis zu diesem Tage der Suggestion Widerstand geleistet.

Beobachtung XXXI. Epilepsie, Zittern der Hände, Schlaflosigkeit, Kopfschmerzen werden durch Suggestion geheilt. — Zunahme der am Dynamometer gemessenen Kraft.

Alfons L., Weber, 40 Jahre alt, am 21. October 1884 aufgenommen, ist ein Epileptiker; keine directe erbliche Belastung. Von seinem sechsten bis dreizehnten Jahre hat er an eiternder Verschwärung der Lymphdrüsen in der Unterkiefergegend gelitten. Mit acht Jahren erster Anfall ohne Aura. Vier Jahre später, wenn seine Erinnerungen verlässlich sind, was bei Epileptikern immer zweifelhaft bleibt, soll der zweite Anfall eingetreten sein, welchem ein brennendes Gefühl im Kopfe, die Empfindung eines Schlages auf den Schädel, Druck in der Magengrube, Angstgefühl und abwechselnde Flexionen und Extensionen des Daumens vorangegangen sein sollen. Von da an bis zu seinem zwanzigsten Jahre soll er bis auf einige kleine Anfälle gesund gewesen sein. Seither sind die Anfälle zahlreicher. Vor vier Jahren hat er sich beim Niederfallen den Arm gebrochen. Seine Frau erzählt, dass er manchmal drei oder vier Anfälle in einer Woche hat. Seit zwölf Jahren sind höchstens zwei Monate nach einander ohne Anfall vergangen. Vor siebzehn Tagen hat er in einem Tage drei Anfälle gehabt, nachdem acht anfallsfreie Tage vorangegangen waren. In der Woche vor seinem Eintritte in's Spital hat er drei Anfälle gehabt. Häufig kommen drei oder vier Anfälle an einem Tage vor mit Koma zwischen den Anfällen. Manchmal hat er sich in die Zunge gebissen, einmal unwillkürlich Urin entleert. Am 18. October hat er einen Anfall um 8 Uhr Abends gehabt. Am 19. October zwei tagsüber und einen des Abends. Am nächsten Tage war er zu erschöpft, um sich zur Arbeit zu begeben. Auf jeden Anfall folgt tagelanges Zittern, ausserdem soll er seit zwei Jahren fast jede Nacht convulsivische Zuckungen haben. Vor und nach den Anfällen, manchmal acht Tage früher oder später, kommt vorübergehendes Irresein mit Hallunationen vor.

Es wird eine etwas verminderte Intelligenz constatirt, schlaffes Temperament und schwächliche Constitution. Leichtes allgemeines Zittern beider Hände, welches seit dem 18. October vorhanden ist. Am Dynamometer ergibt die rechte Hand 22, die linke 37.

Am 23. October hält das Zittern an, Patient gibt an, tagsüber in beiden Armen Steifheit empfunden zu haben.

Am 24. October gleicher Zustand, Kopfschmerzen. Hypnose, leichter Somnambulismus; beim Erwachen ist der Kopfschmerz verschwunden. In der folgenden Nacht schläft der Kranke ruhig, was seit acht Tagen nicht mehr der Fall war. Auch das Zittern ist verschwunden.

Am 26. October neuerliche Suggestion; Patient befindet sich besser. Das Zittern, das vor der ersten Sitzung so deutlich war, ist nicht wieder aufgetreten. Patient schläft jede Nacht ruhig und ohne Zuckungen.

31. October. Die rechte Hand ergibt am Dynamometer 30, und nach einer hypnotischen Suggestion 47; die linke Hand ergibt 27 vor und 37 nach der Suggestion.

Am 1. November ergibt die rechte Hand 40 und 51 nach einer Suggestion, die linke bleibt bei 37.

Am 2. November hält das Wohlbefinden an; weder Anfall noch Zittern eingetreten. Die rechte Hand ergibt 37 vor und 43 nach einer Suggestion, die linke 39 und 46. Patient bleibt noch bis 9. November auf der Abtheilung, äussert keine Klagen mehr und verlangt seine Entlassung.

Es handelt sich in diesem Falle um nervöse Störungen, die sich an die epileptischen Anfälle anschlossen: Kopfschmerz, Zittern, Muskelschwäche, welche alle die hypnotische Suggestion behoben hat.

Beobachtung XXXII. Nervöses Magenleiden. — Schmerz in der Magengrube. — Anästhesie der Gliedmassen. — Rasches Verschwinden der Anästhesie durch Suggestion. — Vorübergehende Besserung der Magenaffection.

O. C., 49 Jahre alt, Taglöhnerin, ledig und kinderlos, wird am 29. April 1884 im Spitale aufgenommen, soll seit drei Monaten krank sein. Ihr Leiden soll mit starken Schmerzen in der Magengrube und in den Hypochondrien begonnen haben. Nach den Mahlzeiten hat sie eine Empfindung von Zusammenschnürung oberhalb des Nabels und im Kehlkopfe, welches ungefähr eine Stunde lang anhält; häufiges Aufstossen und Erbrechen. Auch zu anderen Zeiten empfindet sie ein Brennen in der Magengrube; wässeriges Aufstossen hat sie nicht. Sie leidet an habitueller Verstopfung, hat nur jeden dritten Tag einen Stuhl. Seit drei Monaten leidet sie an heftigen nervösen Zuckungen, welche besonders nach Zornanfällen auftreten, etwa zwei Minuten dauern, von Ameisenkriechen in den Fingern begleitet sind und mit einem Thränenergusse enden. Seit zwei Jahren leidet sie an Schwindel.

Seit ihrem Eintritte in's Spital hat das Erbrechen aufgehört, aber die anderen Symptome persistiren. Es lässt sich nichts constatiren als eine leichte Vorwölbung und Empfindlichkeit in der Magengrube; der Magen ist nicht erweitert, die Leber nicht vergrössert.

Am 7. Mai wird Anästhesie und Analgesie des Rumpfes und der Arme constatirt, der Muskelsinn fehlt. An den unteren Extremitäten ist die Sensibilität nur an den Fusssohlen vorhanden. Patient wird hypnotisirt. (Tiefer Schlaf.) Suggestion. Tagsüber verdaut sie ihr Essen gut und empfindet nur wenig Brennen in der Magengrube, Nachts schläft sie sechs Stunden. Sie behauptet, seit sechs Monaten nicht so viel geschlafen zu haben als heute.

Am 8. Mai wird constatirt, dass die Anästhesie verschwunden ist. Patientin empfindet Berührungen; Nadelstiche werden wohl empfunden, aber nicht als Schmerz percipirt; der Muskelsinn ist wieder vorhanden.

Die wieder hergestellte Sensibilität erhält sich.

Die übrigen hysterischen und psychischen Störungen werden durch wiederholte Suggestionen günstig beeinflusst, sie kehren aber meistens nach einiger Zeit wieder.

Beobachtung XXXIII. Nervöse Schmerzen durch Suggestion behoben. — Widerwille gegen Fleisch lässt sich durch einfache Suggestion nicht beseitigen und verschwindet erst nach einer fingirten Vertauschung der Persönlichkeit. — Eine moralisirende Suggestion bleibt wirkungslos.

M., 17 Jahre alt, Modistin, wird am 25. März 1884 in's Spital aufgenommen. Sie klagt seit drei Wochen über verschiedene Schmerzen in den Gliedern und Herzklopfen, seit acht Tagen über Kopfschmerz und Schwindel, seit 14 Tagen über Husten ohne Auswurf.

Die Menstruation ist unregelmässig, spärlich, aber nicht schmerzhaft.

Patientin ist ein kräftiges Mädchen von starker Constitution, ohne vorhergegangene Krankheiten. Gegenwärtig klagt sie über Appetitlosigkeit und ziehende Schmerzen im Magen, selbst im nüchternen Zustande, Aufstossen von Schleim des Morgens, Empfindung eines Fremdkörpers in der Kehle nach dem Essen, kein Recken, weder Uebelkeiten noch Kolik.

Seit zwei Monaten leidet sie an häufigem Herzklopfen, die Untersuchung des Herzens ergibt nichts Abnormes; sie hustet und spuckt nur wenig; die Untersuchung der Brust ergibt normale Athmung.

Seit acht Tagen leidet sie an Stirnkopfschmerz, welcher zweimal im Tage wiederkehrt und jedesmal nur fünf Minuten dauert. Dieser Schmerz hindert sie nicht am Einschlafen. Sie hat vor zwei Monaten in Folge von Zerwürfnissen ihre Familie verlassen, weint häufig.

Sie hat niemals einen hysterischen Anfall gehabt. Die Empfindung von Zusammenschnürung in der Kehle besteht nur nach dem Essen. Kein Schmerz in der Ovarialgegend. Am Dynamometer ergibt die rechte Hand 26, die linke 24.

Am linken Arm besteht Anästhesie mit Analgesie und Abwesenheit des Muskelsinnes. In der Gegend des Schultergelenkes tritt die Sensibilität wieder auf, im ganzen übrigen Körper ist sie vorhanden. Seit vierzehn Tagen Ameisenkriechen in der Hand. Die Sinnesorgane functioniren normal. Diagnose: Neuropathie. Ein auf den Arm applicirtes Geldstück bewirkt innerhalb dreier Minuten Wiederkehr der Sensibilität ohne Transfert. Seither bleibt diese wieder hergestellte Sensibilität erhalten.

Am 27. Mai klagt sie über Schmerzen in den Schultern, und auf Druck zeigt sich eine starke Empfindlichkeit beiderseits oberhalb der Schulterblätter und in der Höhe des Dornfortsatzes des zweiten Brustwirbels. Hypnotische Suggestion. Patientin ist leicht in Somnambulismus zu versetzen. Beim Erwachen ist der Schmerz vollständig verschwunden und man kann auf die Regionen, welche früher hyperästhetisch waren, beliebig drücken, ohne dass Patientin im mindesten reagirt; der Schmerz tritt im Laufe des Nachmittags wieder auf und weicht Abends wieder einer hypnotischen Suggestion.

Der Schmerz erscheint am 28. Mai um 6 Uhr Abends wieder und verhindert die Kranke am Einschlafen.

Am 29. Mai wird der Schmerz wieder constatirt, durch hypnotische Suggestion wieder behoben. Patientin isst mit Appetit. Um 8 Uhr Abends erscheint der Schmerz in der rechten Schulter wieder, ausserdem Herzklopfen und Ameisenkriechen in den Händen, schläft Nachts nur eine Stunde.

Am Morgen des 30. Mai erbricht sie den genossenen Kaffee. Es wird constatirt, dass die Gegend unter dem rechten Schulterblatte auf Druck empfindlich ist; Patientin klagt über Schmerz und Ameisenkriechen in den Händen. Hypnotische Suggestion. Während des Schlafes lasse ich die Patientin herumgehen und Arbeiten verrichten. Ich habe öfters constatirt, dass der active Somnambulismus, wenn dieser herzustellen ist, eine heilsame Ablenkung bewirkt und häufig nervöse Störungen wirksamer behebt als der passive Somnambulismus. Beim Erwachen klagt sie über nichts mehr.

Tagsüber besteht noch Ameisenkriechen in den Händen, welches einer hypnotischen Suggestion weicht.

Vom 1. April ab klagt Patientin fast über gar keine nervösen Störungen.

Die hypnotische Suggestion beseitigt rasch alle auftauchenden Schmerzen. Im Monate Mai wird bei ihr eine papulöse und eczematöse Eruption von Syphilis constatirt. Sie wird mit Mercurialeinreibungen behandelt und der Ausschlag verschwindet.

Wir behalten sie noch einige Zeit auf der Abtheilung, weil sie eine ausgezeichnete Somnambule ist. Während ihres Schlafes lassen wir sie arbeiten, sie geht herum, fegt den Saal aus, geht in die Küche das Plätteisen holen und plättet die Wäsche, wie es ihr suggerirt wird, alles mit geschlossenen Augen. So arbeitet sie eine Stunde lang fort, ohne sich beim Erwachen an irgend etwas zu erinnern.

Manchmal aber muss die Suggestion modificirt werden, um auf ihre Einbildungskraft zu wirken. Während einiger Zeit empfindet Patientin Widerwillen gegen Fleisch und weigert sich hartnäckig, es zu nehmen. Vergeblich suggerire ich ihr täglich mit Nachdruck, dass sie an Fleisch Geschmack finde und dass sie es mit Vergnügen essen werde. Sie verspricht immer ohne Widerstand, dass sie nach dem Erwachen Fleisch essen werde, und trotzdem isst sie später das Fleisch nicht. Es besteht ein Widerwille, den sie nicht überwinden kann. Eines Tages, nachdem ich sie hypnotisirt habe, greife ich zu folgendem Anskunftsmittel. Ich frage: „Wie heissen Sie?" „M. M." „Aber nein, Sie sind nicht die M. M. Sie sind Josefine D., deren Tante; ja Sie sind die Tante." Nach einigen Minuten sagt sie: „Ja es ist wahr, ich bin die Josefine D." Dann füge ich hinzu: „Sehen Sie, da sitzt ihre Nichte, die M. M., bringen Sie sie doch etwas zur Vernunft. Sie will kein Fleisch essen und findet, dass es zu schlecht schmeckt. Zeigen Sie ihr doch, wie man Fleisch isst, und sagen Sie ihr, wie ausgezeichnet es schmeckt." Sofort findet sie sich in ihre Rolle und hält ihrer Nichte eine regelrechte Strafpredigt. Ich habe ein grosses Stück Fleisch kommen lassen. Die M. M. isst davon mit Behagen und verlangt noch mehr davon, um ihrer Nichte zu zeigen, wie gut das schmeckt.

Ausserdem versuche ich noch, bei ihr während ihres Aufenthaltes auf der Abtheilung moralisirende Suggestionen anzubringen. Ich lasse sie in der Hypnose versprechen, dass sie als Krankenwärterin auf der Abtheilung bleiben will, dass sie anständig sein, keinen Liebhaber mehr nehmen und religiöse Gefühle hegen wird. Sie verspricht Alles, und so lange ihr Aufenthalt im Spitale dauert, verändert sich vorübergehend ihr launenhafter, unberechenbarer und

etwas gemeiner Charakter. Sie wird folgsam und anständig. Eines
Tages aber verlässt sie plötzlich das Spital, und noch am selben Tage
wird sie in der Stadt in Gesellschaft von Vagabunden gesehen. Sie
ist wieder zur Prostituirten geworden. Sie war eben für Jeden und
durch Jeden suggerirbar.

Beobachtung XXXIV. Neuropathie. — Schmerzen in der Magengrube und in
den Beinen, die auf Suggestion rasch verschwinden.

D. M., 21 Jahre alt, Näherin, wird am 8. Januar 1885 auf der
Abtheilnng aufgenommen. Sie wurde am 4. November von einem
Siebenmonatkinde entbunden, welches nach vierzehn Tagen im
Findelhause gestorben ist. Sie ist eben aus dem Gefängnisse entlassen
worden. Sie soll erst einen Monat später erkrankt sein, welche Krankheit
mit einem Schmerz oberhalb der rechten Leistengegend begonnen
hat. Dieser Schmerz hält noch an, wird von ihr mit Gebärmutter-
krampf verglichen. Es ist dabei Fieber vorhanden und ein Brennen
beim Urinlassen. Vierzehn Tage lang hat sie erbrochen; seither hat
das Erbrechen aufgehört. Seit vierzehn Tagen ist auch ihre Gesichtsfarbe blässer geworden.

Sie ist von schlaffer Constitution, ziemlich blass; kein Fieber
vorhanden. Der Bauch ist vergrössert und aufgetrieben, gibt hellen
Schall und ist überall empfindlich. Die Sensibilität ist normal. Sie ist
constipirt, hat vor drei Tagen Purgirmittel bekommen. Urin normal.
Seit zwei Monaten soll sie ausserdem an Schmerzen in den Ober-
und Unterschenkeln, besonders an deren Rückseite leiden, welche sie
am Gehen hindern. Schon drei Wochen vor ihrer Entbindung will
sie Schmerzen in den Lenden und in den Fussgelenken empfunden
haben. Mit diesem Schmerz waren weder Krampf noch Steifheit
verbunden, dennoch war das Gehen dadurch erschwert; dieser Schmerz
hindert aber den Schlaf nicht. Am 12. April hat die Kranke,
welche seit acht Tagen trotz schottischer Pillen und Seidlitzer
Wasser verstopft ist, einen Stuhlgang. Jetzt ist der Bauch weniger
aufgetrieben. Sie klagt aber über Empfindung von Brennen in der
Magengrube. Nachts hat sie zweimal eine Empfindung von Erstickung
gehabt. Die Beine beugt sie nur langsam und mühsam im stumpfen
Winkel. Sie klagt über einen lebhaften Schmerz auf Druck in der
Gegend der Waden, der Sprunggelenke, längs des ganzen Ischiadicus,
in der Gegend des Dornfortsatzes des vierten Brustwirbels, in der
Gegend der untersten Brustwirbel, am Kreuzbeine und in allen Gesichtsnerven, Schlaflosigkeit.

14. April. Allgemeine Hyperästhesie; klagt namentlich über
Schmerzen in der Magengrube und in den Beinen. Um 10 Uhr
Hypnose. Die Kranke verfällt in Somnambulismus. Nach dem
Erwachen ist in Folge der Suggestion der Schmerz in der
Magengrube verschwunden. Um 5 Uhr Abends taucht er wieder
auf; die übrigen Schmerzen sind sehr gemildert.

15. April. Es geht besser; die Gesichtsnerven sind nicht mehr
schmerzhaft, der Schmerz in der Magengrube taucht wieder auf,
verschwindet aber wieder in Folge einer Suggestion.

16. April. Klagt nur mehr über Schmerz in den Beinen, der sie am Stehen verhindert; im Ober- und Unterschenkel grosse Druckempfindlichkeit.

Ich hypnotisire sie und suggerire ihr Aufhören der Schmerzen und Wiederherstellung der Gehfähigkeit. Nach dem Erwachen ist in der That die Hyperästhesie fast vollkommen verschwunden und Marie D. kann einige Schritte machen, bei denen sie die Füsse etwas über den Boden nachschleppt.

An den folgenden Tagen kann sie ganz gut gehen; die Leukorrhöe verschwindet nach und nach; sie bleibt noch bis 28. Februar auf der Abtheilung; hie und da klagt sie noch über Schmerzen in den Gliedern, welche jedesmal durch Suggestion beseitigt werden.

Beobachtung XXXV. Neuro-arthritis. — Lendenschmerz. — Schlaflosigkeit. — Widerwille gegen Fleisch. — Rasche Heilung durch Suggestion.

S. A., 14½ Jahre alt, Schustergehilfe, ist am 25. März 1886 in's Spital eingetreten. Vor 16 Monaten ist er sechs Wochen lang im Spitale an Fussschmerzen behandelt worden. Gegenwärtig klagt er über Schmerzen in den Lenden, den Ellbogen, den Knien und den Waden. Seit vorgestern kann er kaum mehr gehen; seit fünf oder sechs Tagen ist er heiser, appetitlos, hat reichliche Schweissausbrüche. Seit zwei Jahren schläft er Nachts fast gar nicht mehr; er empfindet das Bedürfniss, sich fortwährend zu bewegen, ist sehr unruhig. Sein Vater ist an alkoholischer Tuberculose zu Grunde gegangen.

Status präsens am 26. März: Temperatur 38·4 am 25. März Abends, 37·6 am 26. März Morgens, Puls regelmässig, schwächliche Constitution, schlaffes und nervöses Temperament. Die Untersuchung der Brustorgane ergibt, dass die Herzspitze unterhalb der linken Brustwarze im sechsten Intercostalraum gefühlt wird; Herztöne regelmässig, Exspirationsgeräusche zwischen den Schultern leicht bronchial.

Gegen Druck auf den letzten Lendenwirbel besteht grosse Empfindlichkeit. Diese Empfindlichkeit soll durch Anstrengung bei der Arbeit entstanden sein. Die Schmerzen in den Gelenken sind seit heute Morgens verschwunden. Vorgestern hat er noch Schmerz im Knie- und Fussgelenk gehabt, die Sehnenreflexe des Fusses sind etwas gesteigert. Diagnose: Nervosität, Arthritis, heftige Spinalirritation.

Patient wird hypnotisirt, tiefer Schlaf. Nach dem Erwachen sind die Lendenschmerzen verschwunden.

27. März. Die Schmerzen sind des Abends wiedergekehrt. Der Junge hat heute Nacht nicht geschlafen, wirft sich immer im Bette herum. Heute Morgens reichliches Nasenbluten. Neuerliche hynotische Suggestion.

29. März. Hat besser geschlafen; die heutige Nacht war ruhig. Leichtes Nasenbluten.

30. März. Heute Nacht zwei Stunden lang Lendenschmerzen; hat dennoch geschlafen, ist aber fünf- bis sechsmal aufgewacht. Leichtes Nasenbluten; isst ein wenig, Suggestion.

31. März. Ist nur drei- oder viermal aufgewacht, hat im Uebrigen gut geschlafen. Sein Bettnachbar sagt, dass er viel ruhiger ist und sich nicht mehr herumwirft.

Hat keinen Schmerz mehr, isst mit Appetit, erklärt aber, Rind-fleisch nicht leiden zu können.

1. April. Wohlbefinden, hat gut geschlafen, hat Rindfleisch mit gutem Appetit gegessen; hat keine Schmerzen mehr, verlässt das Spital.

8. April. Der kleine Patient, der jetzt auf der Strasse Zeitungen verkauft, erscheint seit drei Tagen des Morgens immer im Spitale; er befindet sich wohl, schläft bei Nacht, fährt fort, Fleisch zu essen. Er geht den ganzen Tag herum und klagt noch über etwas Müdig-keit in den Knien, welche durch Suggestion beseitigt wird.

Beobachtung XXXVI. Schwäche und Einschlafen des rechten Beines. — Neuropathie. — Rasche Wiederherstellung durch Suggestion.

Witwe D., 53 Jahre alt, wird am 25. April 1884 in's Spital auf-genommen. Sie klagt seit mehreren Jahren über verschiedene dyspep-tische und nervöse Störungen, von welchen ich nur einige anführe. Seit einem Jahre leidet sie an Schwäche der Beine. Ihr Gang ist wankend, sie leidet aber nicht an Schwindel. Seit December muss sie sich auf einen Stock stützen. Seit vier Jahren erklärt sie schon lan-cinirende Schmerzen im linken Beine zu empfinden, welche bei schlechtem Wetter ärger werden. Gegenwärtig ist dieser Schmerz entweder im Knie oder an der Vorderseite des linken Oberschenkels localisirt, Empfindlichkeit und lähmungsartige Empfindung vor dem und nach aussen vom Fussknöchel. Sie kann das rechte Bein gut bewegen, das linke auch, wenn sie im Bette liegt, erheben, dieses letztere aber nicht ruhig erhoben halten. Seit drei Wochen, sagt sie, gelingt es ihr erst wieder, auf diesem Beine zu stehen. Patientin geht mit kleinen Schritten, mit Steifheit im linken Bein, welches etwas nachgeschleppt wird. Dieses Gefühl von Steifheit und Eingeschlafenheit im Fussgelenke ist links ausgesprochener und steigt von da manchmal bis zum Knie und selbst bis zur Leistengegend auf. Sie kann übrigens mit geschlossenen Augen stehen und gehen. Die Sensibilität ist normal, Sehnenreflexe nicht gesteigert.

26. April. Hypnotische Suggestion, ziemlich tiefer Schlaf; sofort nach dem Erwachen geht die Kranke viel rascher, das Bein weniger nachschleppend, das Gefühl von Steifheit und Vertaubung im Fussgelenke hat abgenommen und ver-schwindet im Laufe des Abends völlig in Folge einer neuen Suggestion.

Am 28. April hat die Kranke wieder Vertaubungsgefühl im Fuss-gelenke, klagt auch über Schmerzen in der Schulter und im rechten Arm. Alle diese Symptome verschwinden durch Suggestion. Patientin bleibt noch zehn Tage im Spitale wegen einer durch Erkältung erworbenen Angina. Während dieser Zeit erhält sich das wieder hergestellte Gehvermögen; sie fühlt weder Schmerz noch Steif-heit, noch Einschlafen.

Beobachtung XXXVII. Schmerzen im rechten Bein, die seit sechs Wochen das Gehen unmöglich machen. — Besserung nach einer Sitzung. — Heilung nach vier Sitzungen.

Pauline B., 21 Jahre alt, Feilenhauerin, wird am 11. September 1884 im Spitale aufgenommen; sie ist seit 2½ Jahren verheiratet, seit

Januar verwitwet. Im Jahre 1880 hat sie ein Siebenmonatkind geboren, welches am Leben ist. Im März 1882 zweite normale Entbindung. Im Juni 1882 hat ihr ihr betrunkener Mann einen Fusstritt in die Schamgegend versetzt, und seit jener Zeit leidet sie an Schmerzen in der unteren Bauchgegend und Dysmenorrhöe. Die Regeln sind schmerzhaft, bleiben manchmal drei Monate aus. Im December 1883 Fehlgeburt nach drei Monaten, welcher acht Tage lang starke schmerzhafte Blutabgänge vorausgiengen, die nach der Fehlgeburt noch andauerten. Diese Blutverluste verschwinden erst nach sechs Wochen. Sie ist vierzehn Tage zu Bett geblieben, dann ist die Menstruation wieder regelmässig geworden. Die Schmerzen haben aber in grosser Intensität bis zum Monat März angehalten, so dass sie nicht gehen konnte. Im März und April 1884 hat sie nichts mehr gefühlt. Die Schmerzen sind aber im Mai wieder aufgetreten, besonders rechtsseitig. Gleichzeitig Schmerz in den Lenden, im Gesäss, im rechten Oberschenkel, von da zur Leiste und bis in den Fuss ausstrahlend.

Seit August kann Patientin wegen der Schmerzen im rechten Beine weder gehen noch arbeiten. Patientin hat ein nervöses Temperament; sie klagt über Erstickungsgefühl, Zusammenschnürung in der Kehle, Ameisenkriechen in Arm und Hand, fast unausgesetztes Kopfweh, heftige Zahnschmerzen und Neuralgie in der Stirngegend, ist häufigen Zornausbrüchen unterworfen.

Untersuchung der inneren Organe ergiebt nichts Abnormes.

Diagnose: Metritis und Nervosität.

Patientin wird mittelst hypnotischer Suggestion behandelt; sie wird in tiefen Schlaf versetzt. Die erste Sitzung am 24. September ruft einen nervösen Anfall hervor, der kurze Zeit anhält. Die Schmerzen sind nach dem Erwachen noch vorhanden. Nach der zweiten Sitzung am 25. September kann die Kranke gehen, was seit August nicht mehr möglich war, und hat nur mehr geringe Schmerzen.

Nach der dritten Sitzung klagt die Kranke über gar keine Schmerzen mehr und geht sehr gut.

Am 6. October nach der zwölften Sitzung hält das Wohlbefinden an, sie klagt nur mehr über etwas Müdigkeit.

Am 11. October klagt sie wieder über etwas Schmerz im rechten Bein. Dieser weicht der Suggestion.

Sie wird am 12. October geheilt entlassen.

Beobachtung XXXVIII. Rheumatische und nervöse gürtelförmige Schmerzen und Schmerzen im rechten Bein, welche seit 20 Monaten bestehen — Unfähigkeit zu gehen. — Appetitlosigkeit. — Rasche Heilung durch Suggestion im wachen Zustande.

E. B., 46 Jahre alt, kommt am 25. März 1886 zur Consultation in's Spital. Sie ist Mutter von sieben Kindern, das jüngste ist drei Jahre alt. Sie hat alle selbst gestillt und war bis August 1884 stets gesund. Um diese Zeit wurde sie von einer Empfindung von Kälte im rechten Beine befallen, die so intensiv war, dass selbst die Hitze des Herdes sie nicht beheben konnte. Gleichzeitig war ein Gefühl von Taubheit und Steifheit im Fusse vorhanden, welches sie seit jener Zeit zwingt, das Bein nachzuschleppen. Ebenso trat damals Lendenschmerz und gürtelförmiger Schmerz auf, der besonders im December

1884 zunahm und sie seit jener Zeit verhindert hat, ihrer Arbeit nachzugehen. Im Februar 1885 kam dazu noch ein lebhafter Schmerz längs der Leistengegend, von da sich über die Vorderseite des Beines bis zum Fusse verbreitend. Dieser lancinirende Schmerz ist auch im Ruhezustande vorhanden und wird durch Bewegungen gesteigert.

Im December 1885 verschlimmert sich dieser Schmerz so sehr, dass sie fast nicht mehr gehen kann. Sie schleppt sich mühsam im Zimmer umher, wobei sie im höchsten Grade hinkt und sich an den Möbeln anklammern muss. Sie ist nicht im Stande, allein die Treppe auf und ab zu steigen; im Bette kann sie sich weder aufsetzen noch umdrehen, ohne in der Leistengegend, am Stamme und besonders in den Lenden die heftigsten Schmerzen zu empfinden, die sie zum Schreien zwingen. Sie kann nur mühsam und äusserst langsam sich zu Bette legen. In den Armen hat sie keinen Schmerz, fühlt sich aber kraftlos; sie ist unfähig, die geringste Anstrengung zu machen, kann eine mit Wasser gefüllte Flasche nicht heben. Endlich ist während des ganzen Winters der Appetit vollkommen verloren gegangen. Sie kann weder Brot noch Fleisch essen; Kaffee und Suppe machen ihre ganze Nahrung aus.

Die Regel tritt nur alle vier Monate ein, aber ohne Schmerzen und nicht allzu reichlich. Sie hat früher niemals eine ernstliche Krankheit oder nervöse Symptome gehabt.

Patientin ist eine Frau von ziemlich guter Constitution, aber herabgekommen, deprimirt und von beschränkter Intelligenz. Es lässt sich kein organisches Leiden constatiren. Druck auf die untere Brustgegend, auf die Achselhöhlen und den Rücken rufen ein lebhaftes Schmerzgefühl hervor; ebenso Druck auf die rechte Leiste. Patientin führt alle Bewegungen gut aus, die Sehnenreflexe sind nicht gesteigert, die Sensibilität ist normal, sie hält sich gut aufrecht, geht aber mühsam und hinkend und klagt dabei über einen Schmerz in der Leiste, der ihre Bewegungen hemmt. Ich bin der Meinung, dass es sich nur um rheumatische oder nervöse Schmerzen handelt. Patientin hat zwei Jahre lang eine feuchte Wohnung bewohnt.

Am 25. März schläfere ich sie ein; sie erreicht nur den zweiten Grad der Hypnose. Ich suggerire ihr das Verschwinden der Schmerzen und die Fähigkeit, gut gehen zu können. Nach dem Erwachen und nach Verlauf von zehn Minuten lasse ich sie aufstehen und herumgehen. Dabei setze ich die Suggestion fort. Sie geht durch mehrere Säle fast ohne Schmerz und fast ohne zu hinken. Ihr Mann ist ganz erstaunt über dieses Resultat. Ich bestelle sie wieder auf den 3. Mai, da ich bis zu diesem Tage abwesend sein musste.

Am 3. Mai kommt sie wieder. Das erreichte Resultat hat sich nicht erhalten. Sie klagt wieder über ihre alten Schmerzen, aber diese sind weniger intensiv; sie hinkt wieder, wenn auch in geringerem Grade.

Ich wiederhole die Suggestion im wachen Zustande und in der Hypnose. Die Schmerzen nehmen merklich ab, und sie geht jetzt sehr gut, fast ohne zu hinken.

Vom 5. Mai an wiederhole ich die Suggestion täglich. Die Hypnose ist nicht tief.

Vom 7. Mai an beschränke ich mich darauf, die Suggestion in wachem Zustande vorzunehmen. Ich versichere ihr, dass sie keine Schmerzen mehr empfindet, dass sie ohne zu hinken gehen kann, dass alles wieder in Ordnung ist. Dabei reibe ich die schmerzhaften Gegenden, die Gürtel- und Leistengegend. Dann fordere ich sie energisch auf, aufzustehen und herumzugehen, rasch, ohne Schmerzen und ohne zu hinken. So treibe ich sie im Saale rasch herum.

Diese energische Aufforderung mit Anleitung zur Bethätigung hat mehr Resultat als die passive Suggestion.

Seit dem 7. Mai kann die Patientin recht gut, ohne sich zu stützen, und ohne Stock herumgehen. Am 6. Mai klagt sie noch über Ermüdung und Schmerz in der Leiste.

Am 7. Mai ist sie den ganzen Nachmittag ohne Ermüdung herumgegangen. Sie geht allein zu Bett, dreht sich im Bette herum und setzt sich auf, ohne Schmerz zu empfinden; ferner ist seit der ersten Sitzung der während des ganzen Winters unterdrückte Appetit wiedergekehrt und hat sich von diesem Tage an vollkommen erhalten.

Am 9. Mai hat sie drei Stunden lang in der Stadt herumgehen können, ohne zu ermüden. Sie steigt die Treppen allein hinauf und hinab.

Am 10. Mai ist sie den ganzen Tag herumgegangen. Sie fühlt jetzt auch mehr Kraft in den Armen und kann Gegenstände besser anfassen. Es besteht nur mehr etwas Schmerzempfindung in den letzten Rippen und in der rechten Leistengegend.

Wenn sie einige Zeit gesessen ist und sich zum Gehen erhebt, hat sie noch eine schmerzhafte Empfindung in der Leiste, welche zu Beginn der Bewegung noch ein gewisses Zögern und Hinken verursacht. Hat sie aber einmal zehn Schritte gemacht, so geht sie weiter, ohne Schmerzen zu empfinden und fast ohne zu hinken.

Das ist ihr Zustand am 12. Mai. Um diesen letzten Rest ihres Leidens zu beheben, fahre ich mit der Suggestion fort. Ich lasse sie einige Minuten lang ruhig sitzen, dann nehme ich einige Reibungen vor und versichere ihr, dass sie sich jetzt in Bewegung setzen werde, ohne Schmerz zu empfinden. Darauf lasse ich sie aufstehen und gehen. Jedesmal gelingt der Beginn der Bewegungen besser, und ich hoffe die letzten Spuren der Krankheit durch Fortsetzung dieser suggestiven Uebungen zum Verschwinden zu bringen.

Am 21. Mai hat die Besserung grosse Fortschritte gemacht. Die Heilung ist jetzt vollkommen.

Beobachtung XXXIX. Neuropathie. — Schlaflosigkeit. — Appetitlosigkeit. — Traurige Verstimmung. — Heilung durch die Suggestion in zwei Sitzungen.

Fräulein X., 27 Jahre alt, ist gewöhnlich vollkommen gesund, sie ist intelligent, war bis dahin durchaus nicht nervös, hat aber im Monate August 1885 in Folge einer Kränkung zwei nervöse Anfälle gehabt. Der erste hat zwei Stunden gedauert, der zweite ist vier Tage später eingetreten. Beide Anfälle bestanden in heftigen convulsivischen Bewegungen mit Gefühl von Zusammenschnürung im Halse, aber ohne Verlust des Bewusstseins. Der zweite Anfall hat von 9 Uhr Morgens bis 4 Uhr Abends gedauert.

Dieser Anfall hat sich nicht wiederholt. Fräulein X. ist einige Zeit lang nervös erregbar und appetitlos geblieben, dann hat ein Landaufenthalt sie so ziemlich wiederhergestellt. Seit dem Monate November fühlt sie sich wieder unwohl; sie leidet an vollständiger Appetitlosigkeit, Melancholie, Muthlosigkeit und Schlaflosigkeit; manchmal schläft sie nur gegen Morgen ein wenig ein. Im Schlafe hat sie ängstliche Träume und seit zehn Tagen hat sie namentlich im Bette Schwindelanfälle. Endlich ist sie mit einem leichten, aber continuirlichen Zittern an den Gliedern behaftet, so dass sie ein Glas nur mühsam einschänken kann. Dieser nervöse Zustand hat jeder Behandlung Widerstand geleistet; Brom, Aether und andere Mittel sind angewendet worden. Fräulein X., die von sehr energischer Natur ist und sich von ihrem Leiden nicht imponiren lässt, versucht vergeblich sich wieder aufzurichten.

Am 15. Februar kommt sie in meine Consultation mit der Absicht, die hypnotische Suggestion trotz ihres diesbezüglichen Skepticismus zu versuchen. Es gelingt mir leicht, sie einzuschläfern. Sie verfällt in tiefen Schlaf. Es lassen sich bei ihr posthypnotische Suggestionen hervorrufen.

Ich suggerire ihr das Verschwinden aller Krankheitssymptome und nächtlichen Schlaf.

Nach zwei Sitzungen am 15. und 16. Februar fühlt sie nicht das geringste Unbehagen mehr, sie zittert nicht mehr und schläft ohne Unterbrechung bis 6 Uhr Früh. Der Appetit ist besser als je, die traurige Verstimmung ist verflogen, die Heilung hat bis heute angehalten.

Beobachtung XL. Angstvorstellungen. — Schlaflosigkeit. — Appetitlosigkeit. — Rasche Heilung durch hypnotische Suggestion.

(Diese Beobachtung wurde mir durch Dr. Emil Levy in Nancy, meinem ehemaligen ersten Assistenten, mitgetheilt.) Fräulein W., 24 Jahre alt, in Malzeville bei Nancy wohnhaft, ist blond und von etwas zarter Constitution. Ich habe sie zu wiederholten Malen an eiteriger Mittelohrentzündung behandelt, die mit Polypen, welche extrahirt werden mussten, complicirt war.

Nach zwei solchen Operationen und der entsprechenden localen Behandlung war ihr Ohrenleiden vollkommen geheilt; in Folge einer roborirenden Behandlung mit Chinawein und Jodeisenpillen war auch ihre gesunde Gesichtsfarbe wiedergekehrt. Dieses Mädchen kam im November 1885 wieder zu mir mit der Bitte um ein Medicament, um den Schlaf befördert. Ich examinirte sie über die Ursachen der Schlaflosigkeit, und sie gestand mir, dass sie seit drei Wochen vor Traurigkeit und Schmerz vergehe. Sie weine Tag und Nacht, habe Schlaf und Appetit verloren und werde von Selbstmordgedanken verfolgt. Sie wisse keine Ursache, der sie diese tiefe Traurigkeit zuschreiben könne. Allerdings habe sie vor einiger Zeit einigen Kummer und einige Enttäuschungen gehabt. Sie erzählt namentlich vom Besuche einer Verwandten, die sich während einiger Monate ihrer Schwangerschaft bei ihr aufhielt und mit Melancholie behaftet war. Auch jene Dame hatte ich behandelt. Ich muss noch hinzufügen, dass Fräulein

W. zwar selbst niemals hysterische Symptome darbot, aber einer nervös belasteten Familie angehört.

Ich schlug dem Fräulein W. die Behandlung mittelst Hypnotismus vor, worauf sie einging. Sofort machte ich den ersten Versuch, sie einzuschläfern. Obwohl nur ein geringer Grad von Hypnose erreicht wurde, suggerirte ich ihr mittelst einer energischen Behauptung, dass ich sie heilen werde. Acht Tage nacheinander wurde dieselbe Behandlung fortgesetzt. Am dritten Tage verfiel sie in einen weit tieferen Schlaf; sie erreichte aber niemals den Somnambulismus. Der allgemeine Zustand besserte sich immer mehr; der Schlaf kehrte zurück und mit ihm Appetit und Heiterkeit. Ihre jüngere Schwester, die sie begleitete, dankte mir täglich für die glücklichen Erfolge der hypnotischen Behandlung.

Sie kam noch wiederholt zu mir. Nachdem es mir gelungen war, aus ihrem Gehirn die traurigen Vorstellungen und Selbstmordgedanken zu verscheuchen und ihr heitere Bilder erscheinen zu lassen, stellte ich ihr geistiges Gleichgewicht wieder her. Fräulein W. theilte mir selbst eine der sie bedrückenden Vorstellungen, und zwar die hartnäckigste derselben mit. Sie könne nicht verstehen, warum sie einer solchen Melancholie verfallen sei, und lege sich die Frage vor, ob eine erbliche Disposition sie mit der Wiederkehr ähnlicher Erscheinungen bedrohe. Erst nach mehreren Sitzungen und nicht ohne Mühe gelang es mir, diese Besorgniss zu zerstreuen. Ich suggerirte dem Fräulein W., welches übrigens sehr intelligent ist, ihre kurze Krankheit gänzlich zu vergessen und sich vorzustellen, dass sie niemals krank gewesen sei. Nach drei Wochen solcher Behandlung war Fräulein W. vollkommen geheilt, und die Heilung hat bis heute angehalten.

Herr Dr. Levy fügt dieser Krankengeschichte noch die folgenden Bemerkungen an:

Der Zustand von Melancholie, der bei unserer Patientin entstanden war, und der zu einer bedenklichen Höhe anzusteigen drohte, ist so rasch und so glücklich beseitigt worden, dass ich unbedingt behaupte, keine andere Behandlung hätte ein solches Resultat erreichen können. Dieses glückliche Resultat ist gleich anfangs erreicht worden, und noch bevor Patientin in tiefe Hypnose zu versetzen war. Herr Dr. Liébeault hat uns bestätigt, dass eine so starke Wirkung der Hypnose häufig bei jenen Personen eintritt, die nur leicht einschlummern.

Ich schreibe die Autorität und den Einfluss, den ich über jene Personen gewonnen habe, besonders meiner bei der ersten Sitzung ausgesprochenen energischen Behauptung, es werde Heilung eintreten, zu. Ich habe dem Fräulein W. damals gesagt: „Ich werde Sie einschläfern, und bald werden Sie gänzlich geheilt sein." Sofort erwiderte mir die Patientin: „O Gott, wenn das wahr sein könnte." Dieser Ausruf zeigt die starke Gemüthsbewegung, welche meine Behauptung bei der Patientin hervorrief.

Beobachtung XLI. Inveterirte Gewohnheit der Schlaflosigkeit. — Günstige Wirkung der Suggestion, ohne vollkommene Heilung.

G., 56 Jahre alt, Müller, wird am 26. October 1884 im Spitale aufgenommen. Er leidet an chronischer Bronchitis mit Emphysem und

chronischer interstitieller Pneumonie, welche der fortwährenden Ein-
athmung von Mehl und Kieselsteinstaub zuzuschreiben sind, welchem
letzteren er beim Schleifen der Mühlsteine ausgesetzt ist. Patient ist
ein Mann von ziemlich kräftiger, aber etwas schlaffer Constitution,
durchaus nicht nervös. Ich gehe hier nicht näher auf die Einzelheiten
seiner Lungenkrankheit, die uns nichts angeht, ein. Seit zwei
Monaten hat er seine Arbeit aufgegeben. Als Müller hatte er die
Gewohnheit, um 2 Uhr Morgens aufzustehen. Seitdem er seine Arbeit
aufgegeben hat, wacht er noch immer um diese Stunde und kann nicht
wieder einschlafen.

Um diese Schlaflosigkeit zu bekämpfen, versuche ich die hypnotische Suggestion anzuwenden. Ein erster Versuch am 28. October
ruft nur eine leichte Betäubung hervor. Ein zweiter Versuch, unmittelbar darauf angestellt, versetzt ihn in tiefen Schlaf ohne Erinnerung beim Erwachen. Ich suggerire ihm, Nachts nicht zu wachen.

29. October. Trotz der Suggestion ist er wieder um
2 Uhr Morgens erwacht und hat nicht wieder einschlafen können.
Neuerliche Suggestion.

30. October. Heute Nacht ist Patient um 1 Uhr Morgens erwacht und ist zwischen 3 und 4 Uhr nochmals auf 1 Stunde eingeschlafen, was bisher noch niemals geschehen war. Die Suggestion
wird täglich wiederholt.

31. October. Hat von 6 bis $\frac{1}{2}$12 Uhr geschlafen und dann
wieder von $\frac{1}{2}$12 bis 4 Uhr.

1. November. Ist um Mitternacht erwacht, eine Stunde später
wieder eingeschlafen und hat bis 4 Uhr geschlafen. Die am Dynamometer gemessene Kraft der rechten Hand ergiebt zweimal 45, einmal
51. Nach einer diesbezüglichen hypnotischen Suggestion erhalten wir nach dem Erwachen 56, 53, 52.

Am 2. November ist er um Mitternacht wieder erwacht. Die
Suggestion wird täglich wiederholt.

3. September. Ist um Mitternacht nicht erwacht, aber um 2 Uhr
Nachts; nach einer Viertelstunde ist er wieder eingeschlafen, hat
geschlafen.

4. November. Ist um 11 Uhr erwacht, nach einem Hustenanfalle
wieder eingeschlafen bis 5 Uhr. Man hatte ihm suggerirt, die ganze
Nacht bis 5 Uhr zu schlafen.

5. November. Hat trotz der Suggestion nur von 11 bis $\frac{1}{2}$2 Uhr
geschlafen.

6. November. Ist um Mitternacht erwacht, wieder eingeschlafen
bis 5 Uhr.

8. November. Ist um Mitternacht erwacht, um $\frac{1}{2}$1 Uhr wieder
eingeschlafen bis 4 Uhr.

9. November. Um Mitternacht erwacht, um 1 Uhr wieder eingeschlafen bis 4 Uhr.

10. November. Um Mitternacht erwacht, um $\frac{1}{2}$1 Uhr wieder
eingeschlafen bis 4 Uhr.

Er verlässt das Spital, tritt wieder seinen Dienst an und arbeitet
drei Wochen lang. Dann bekommt er in Folge einer Erkältung Erstickungsanfälle und muss seine Arbeit am 20. December wieder aufgeben. Er wird am 3. Februar mit seinem alten Emphysem wieder

aufgenommen. Seit drei Wochen erwacht er wieder um Mitternacht und kann vor 4 Uhr Morgens nicht wieder einschlafen. Er hat zwei Stunden lang Athemnoth.

Am 5. Februar hat er in Folge einer Suggestion von $^1/_2$8 Uhr bis Mitternacht geschlafen, dann wieder von 3 bis 5 Uhr Morgens.

Am 6. November hat er spontan von 7 bis 2 Uhr Morgens geschlafen, dann von $^1/_2$2 bis 4 Uhr. Suggestion.

Am 7. November hat er von 8 bis 2 Uhr Morgens geschlafen, dann von 4 bis 5 Uhr. Er verlässt das Spital. Trotz der wiederholten Suggestionen ist es nicht gelungen, dem Kranken ununterbrochenen Schlaf bis zum Morgen zu verschaffen.

Beobachtung XLII. Kopfschmerz, seit drei Jahren bestehend. — Reizbarkeit und Betäubungsgefühl. — Erschwertes Studium. — Schwäche in den Knieen. — Starkes Schwitzen beim Gehen — Bedeutende Besserung durch eine einzige Suggestion. — Vollständige Heilung in drei Sitzungen.

Leo G., 18 Jahre alt, ist ein junger Mann von schlaffer, nervöser Constitution, ziemlich intelligent. Im Jahre 1879 oder 1880 hat er an einem Gelenksrheumatismus gelitten, besonders in den Beinen, in Folge dessen er drei bis vier Wochen bettlägerig war. Dann kamen Recidiven, so dass er zwei Monate lang sich nicht beschäftigen konnte. Vor drei Jahren wurde er an einem typhösen Fieber von unregelmässigem Verlauf behandelt, woran er einen Monat lang gelitten hat. Seither leidet er an Kopfschmerz, manchmal am Hinterkopf, manchmal an der Stirne, immer rechtsseitig stärker. Dieser Schmerz ist anhaltend. Es ist ein Gefühl von Schwere und von Benommenheit im Gehirn vorhanden. Von Zeit zu Zeit, besonders nach angestrengter Arbeit, durchschnittlich alle acht bis vierzehn Tage, geht diese Empfindung in einen äusserst heftigen Schmerz, eine rechtsseitige Supraorbitalneuralgie, über, die eine bis anderthalb Stunden lang dauert. Seit drei Jahren pflegt es auch öfters vorzukommen, dass nach halbstündiger bis dreiviertelstündiger Arbeit seine Augen trübe werden, dass er seine Arbeit unterbrechen muss. Nach fünf oder zehn Minuten nimmt er die Arbeit wieder auf; die Erscheinung kommt aber wieder, und so geht die Sache fort. Die Kopfschmerzen haben namentlich seit Juli 1885 zugenommen in Folge seiner Vorbereitung auf das Baccalaureat. Er ist ungemein reizbar, zittert, wenn er ein Pensum aufsagt, erröthet und schwitzt, wenn er von seinem Lehrer gefragt wird. Beim Gehen knickt das rechte Knie leicht ein. Wenn er längere Zeit gegangen ist oder Kälte empfindet, fühlt er einen lancinirenden Schmerz im Knie und in der rechten Schulter. Seit März oder April schwitzt er stark, wenn er einen grösseren Weg zurücklegt. Im Uebrigen ist B. gesund, hat guten Appetit und verdaut gut.

Patient kommt am 5. October in meine Ordination. Ich versetze ihn leicht in Somnambulismus und suggerire ihm das Verschwinden aller seiner Störungen. Nach dieser ersten Sitzung ist der Kopfschmerz um 2 Uhr Nachmittags verschwunden. Um $^1/_2$6 Uhr Abends kehrt er zurück, aber viel schwächer. Nach der zweiten Sitzung am 6. October hat er keinen Kopfschmerz mehr. Er arbeitet am nächsten Tage von 9 bis 12 Uhr, ohne Beschwerden zu empfinden, was früher nicht möglich gewesen wäre.

Am 7. October dritte Sitzung. Patient kann den ganzen Abend und den nächsten Morgen arbeiten, ohne Beschwerden zu empfinden. Seit drei Jahren, sagt er, wäre er unfähig gewesen so zu arbeiten, wie gestern Abend drei Stunden nach einander. Er hat nach einem langen Spaziergang nicht geschwitzt, wie ihm das sonst gewöhnlich zu geschehen pflegte.

Am 8. October vierte Sitzung, Wohlbefinden; fühlt sich kräftiger auf den Beinen.

Am 9. October fünfte Sitzung, Wohlbefinden, Kopf frei; er schläft sehr gut, zittert nicht mehr, ist gestern 6 *km* weit gegangen in sehr raschem Schritte, ohne zu schwitzen.

G. kommt am 12. October wieder zu mir; er hat sich sehr wohl befunden bis gestern Abend um 5 Uhr.

Zu dieser Zeit hat er nach anstrengender Arbeit eine Schwere im Kopfe empfunden mit ziemlich lebhaftem Schmerzgefühl an der rechten Seite der Stirne, nach einer halbstündigen Ruhe ist dieser Schmerz wieder verschwunden. Er hätte seine Arbeit fortsetzen können, sein Kopf war klar, er leidet jetzt weder an Zittern noch an übermässigem Schwitzen mehr. Gestern hat er selbst über die Leichtigkeit gestaunt, mit der er eine griechische Composition zu Stande gebracht hat. Er hat sie in zwei Stunden beendigt, während er sonst vier bis fünf Stunden brauchte, ohne mit einer solchen Arbeit zu Ende zu kommen. Sechste Suggestion.

G. besucht mich zum letzten Male am 14. October. Er hat keine Schmerzen mehr und arbeitet mit Leichtigkeit. Seither habe ich ihn nicht wieder gesehen.

Beobachtung XLIII. Schwindel, Schwächegefühl, psychisch bedingte Niedergeschlagenheit werden durch die Suggestion rasch beseitigt.

H., 43 Jahre alt, Kaufmann, kräftig und von guter Constitution, ist wahrscheinlich schon von Kindheit an mit Insufficienz der Aorta behaftet. Schnellender Puls. Hat niemals an Gelenksrheumatismus gelitten. Trotz der Insufficienz, welche ich schon vor zwölf Jahren bei ihm constatirt habe, hat er sich immer wohl gefühlt, hat weder Athembeklemmung noch Herzklopfen gehabt. Das Herz ist nicht hypertrophirt. Es liegt eben eine Insufficienz geringen Grades vor, welche vollkommen compensirt ist und mit welcher eine vollkommen normale Function des Herzens einhergehen kann.

Im Jahre 1880 hat er Syphilis acquirirt, hat Erscheinungen secundärer Syphilis dargeboten und nimmt seither fortwährend Jodkalium. Im October 1886 hat er starkes Nasenbluten gehabt; sein Arzt, der dieses Nasenbluten offenbar zu seiner Aorteninsufficienz in Beziehung brachte und cerebrale Congestionen befürchtete, unterwarf ihn einer dreitägigen Hungercur mit gleichzeitiger täglicher Purgirung. Er gerieth, erzählt er, in einen Zustand äusserster Schwäche. Vierzehn Tage später bekam er lang anhaltende Schwindelanfälle mit Verdunkelung des Gesichtsfeldes. Beim Gehen taumelte er; ausserdem wurde er hie und da plötzlich von Schwäche befallen, die Beine gaben unter ihm nach, und er meinte in Ohnmacht zu fallen. Es trat aber niemals eine wirkliche Ohnmacht ein. Seit jener Zeit ist H. gedrückt, ängstlich, von traurigen Vorstellungen verfolgt. Sein Gedächtniss nimmt ab, er hört seinen eigenen Herzschlag und glaubt sich von einer schweren Herzkrankheit befallen.

Im December 1886, einen Monat nach Auftreten dieser Störungen, kommt er zur Consultation zu mir. Bei der Untersuchung constatire ich nichts Abnormes bis auf das diastolische Geräusch der Aorta, Motilität und Sensibilität sind normal, der Schlaf ist gut. Ich denke zunächst daran, dass diese Gehirnerscheinungen: Schwindel, Taumeln, Abnahme des Gedächtnisses, von Gehirnsyphilis abhängen könnten und verordne zunächst eine Schmiercur.

Nach drei Einreibungen mit grauer Salbe — jedesmal 4 g — tritt keine Besserung ein, Patient ist noch immer ängstlich und glaubt an ein Herzleiden, weil ihm sein Arzt gesagt hat, dass die Symptome, die er im Kopfe empfindet, vom Herzen kämen. Ich lege mir jetzt die Frage vor, ob diese Störungen nicht psychischen Ursprunges sind, oder wenigstens durch den psychischen Zustand verschlimmert werden. H. ist sehr impressionabel, er hört auf seinen Herzschlag und kennt seine abnormen Aortentöne. Er fühlt manchmal, wie die Arterien seines Kopfes voller schlagen; man hat ihm erzählt, dass das Nasenbluten von den Congestionen kommt, welche durch das Herz verursacht werden. Er fürchtet sich deshalb jetzt vor Kopfcongestionen. Es ist vielleicht damals nach dem Nasenbluten ein Schwindelgefühl in Folge von Gehirnanämie eingetreten; seine Phantasie hat die Schwindelanfälle seither immer wieder producirt, hat ihm seine Schwäche, sein Taumeln und die Verdunkelung des Gesichtes suggerirt. Ich setze Herrn H. diesen Gedankengang auseinander und schlage ihm die Hypnose vor.

Er erreicht leicht den dritten Grad, und obwohl er nicht zu schlafen behauptet, ist er nicht im Stande, die seinen Gliedmassen gegebene Stellung zu verändern. Ich suggerire ihm das Verschwinden sämmtlicher Störungen.

Von der ersten Sitzung an deutliche Besserung. Nach vier oder fünf Sitzungen in ebenso vielen Tagen fühlt sich H. vollkommen wohl. Kein Schwindel mehr, kein Taumeln; seine Gedanken sind wieder klar und sein Kopf hell.

Einen Monat später, im Januar 1887, kommt H. wieder zu mir. Er leidet wieder an Schwindel, an einem Gefühl von Unbehagen in der Präcordialgegend; der Kopf ist seit einigen Tagen eingenommen. Er erzählt mir, dass er seinem früheren Arzt begegnet sei und die unglückliche Idee gehabt habe, ihm zu erzählen, wie ich ihn durch Suggestion geheilt habe. Sein Arzt erwiderte ihm: „Ja, aber diese Störungen werden nothwendigerweise wiederkehren, weil sie von Ihrem Herzleiden abhängen.” Hierdurch wurde seine Einbildungskraft wieder angeregt, und die Störungen sind wieder da.

Ich hypnotisire ihn wieder und suggerire ihm nachdrücklich, dass sein Herz gut functionirt, dass seine Störungen rein nervöser Natur sind, und von der auf sein Herz concentrirten Aufmerksamkeit provocirt werden. Das werde sich wieder dadurch erweisen, dass durch die Suggestion alle Symptome verschwinden.

Beim Erwachen fühlt er sich wieder wohl, und nach zwei Sitzungen ist er vollkommen wiederhergestellt.

Er hat bis zum Juli 1887 nichts mehr gefühlt, dann sind, wahrscheinlich in Folge von Sorgen im Geschäfte, wieder Schwindel,

Angstzustände und Unbehagen aufgetreten. Die Arbeit wird ihm
wieder mühsam. Im Laufe des Juli hypnotisire ich ihn zwei- oder
dreimal in Zwischenräumen von fünf bis sechs Tagen mit vorüber-
gehendem, aber nicht dauerndem Resultate. Darauf fordere ich ihn auf,
acht Tage nach einander zu kommen, und schon von der ersten
Sitzung an bleibt die Heilung erhalten. H. hat seine Heiterkeit und
seine Zuversicht wiedergewonnen. Er klagt nicht mehr über Schwindel,
sein Kopf ist klar.

Ich fordere ihn auf, jeden Monat wieder zu kommen, um sein
Nervensystem wieder in Stand setzen zu lassen.

Beobachtung XLIV. Appetitlosigkeit. — Ungehorsam und Faulheit bei einem
Kinde. — Rasche physische und moralische Besserung durch Suggestion.

Heinrich H., 10 Jahre alt, wird mir von seiner Mutter, die
ich gleichfalls mittelst der Suggestion behandle, am 20. December 1887
zugeführt. Dieses Kind, von guter aber schlaffer Constitution, wird
in Folge von Hypertrophie der Mandeln oft von Halsleiden heimgesucht und leidet an Appetitlosigkeit. Seit seiner Geburt hat
der Knabe fast gar kein Fleisch gegessen. Vor zwei Jahren hat er
sich zwei Monate lang im Elsass aufgehalten. Während dieser Zeit
war der Appetit gut, und er ass Fleisch. Nach seiner Rückkehr ist
jener Widerwille wieder aufgetreten. Ausserdem ist das Kind äusserst
heftig und bösartig. Wenn die Mutter es strafen will, schlägt das
Kind die Mutter und bewirft sie mit allen Gegenständen, die es zur
Hand hat. Er ist immer schlechter Laune, unbotmässig, geht nur
drei- oder viermal in der Woche zur Schule, hat durchschnittlich im
Monate dreissig Schulabsenzen. Seine Mutter führt den Knaben zu
mir, damit ich ihn durch Suggestion bessere.

Schon von der ersten Sitzung an wird das Kind, wie das auch
bei seiner Mutter der Fall ist, leicht in tiefen Schlaf versetzt.
Es tritt physische und moralische Besserung ein. Das Kind kommt
nur ein- bis zweimal in der Woche zu mir. Am 20. Januar 1887,
nach der sechsten Sitzung, habe ich notirt: Das Kind sieht jetzt
besser aus, isst Fleisch ohne Widerwillen, ist sehr gehorsam,
geht regelmässig zur Schule, arbeitet ordentlich und macht Fortschritte.

Am 10. Februar sehe ich den Knaben wieder. Er befindet sich
wohl, isst mit Appetit, besucht gerne die Schule, hat keinen Schul-
besuch mehr versäumt. Seit der Behandlung ist er um zehn Plätze
vorgerückt; vor derselben war er der Letzte in seiner Classe.

Am 17. Februar, 25. Februar und 3. März kommt der Knabe
wieder zu mir. Die merkwürdige Besserung hält an. Er klagt nicht
mehr über Halsschmerzen, obwohl die Mandeln vergrössert geblieben
sind. Seit den ersten Sugestionen hat er keine Zornanfälle mehr.

Am 23. März erzählt mir seine Mutter, dass er immer mit gutem Appetit isst, keine Schule versäumt. Wenn er von der Schule nach Hause
kommt, setzt er sich sogleich nieder, um an seinen Aufgaben zu arbeiten.
Seit acht Tagen ist er aber nervös, verstimmt, schlecht gelaunt,
weint, so oft sein Bruder einige Worte an ihn richtet. Suggestion.
Nach dem Erwachen ist er heiter und frisch.

Am 21. April kommt der Knabe wieder. Er isst mit Appetit und
arbeitet ordentlich. Seit einem Monate sind aber einige Zornanfälle

eingetreten, beiläufig in Intervallen von acht bis vierzehn Tagen. Diese Anfälle sind aber viel schwächer als die früheren und dauern nur sehr kurze Zeit. Vor acht Tagen nach seiner Rückkehr aus der Schule war das Frühstück nicht bereitet, und sein Vater war noch nicht zu Hause. Da hat er nicht warten wollen und hat gegen seine Mutter unartige Reden geführt.

3. Mai. Seit der letzten Sitzung ist das Kind gehorsam gewesen. Aber heute Morgen, als seine Mutter ihn waschen wollte, hat es einen Zornanfall gehabt, geweint und mit den Füssen gestrampelt, Suggestion.

Am 23. Juni sehe ich den Knaben wieder. Er hat keinen Zornanfall mehr gehabt, ist sehr artig und arbeitet ordentlich. Seine Mutter bemerkt aber, dass er seit vierzehn Tagen leicht in Aufregung geräth, er weint, schreit und singt ohne Grund. Suggestion.

Ich suche das Kind am 21. August wieder auf, um zu sehen, was aus demselben geworden ist. Seine Mutter sagt, dass jede Spur von Aufregung seit der letzten Sitzung verschwunden ist. Das Kind ist seither stets artig und folgsam gewesen; sie findet, dass es ganz und gar umgewandelt ist. Diese Thatsache einer raschen moralischen Besserung, einer Umwandlung des Charakters durch die Suggestion zeigt, dass die Anwendung des Hypnotismus auf die Pädagogik keine Illusion ist. Haben wir etwa die Freiheit dieses Kindes beschränkt, weil wir seine schlechten Neigungen zurückgedrängt haben?

Beobachtung XLV. Intermittirende Pseudoparaplegie mit Schütteltremor der unteren Extremitäten, seit vier Jahren bestehend. — Heilung durch eine einzige Suggestion.

Am 16. Mai 1887 erhalte ich aus Paris folgenden Brief: „Ich wende mich an Sie, der Sie eine so reiche Erfahrung besitzen, um durch Sie die Befreiung meiner lieben Frau aus einem ganz merkwürdigen Zustande zu bewirken, welchen ich in Folgendem zu skizziren mir gestatten werde."

„Ich habe diesen Krankheitsfall bereits den Doctoren Charcot und Jaccoud, Lancereau, Tarnier und noch mehreren Anderen zur Beurtheilung vorgelegt. Jedesmal hat der Fall bei den Aerzten grenzenloses Erstaunen erregt, und wurden mehr oder minder complicirte Medicationen angeordnet, wovon keine irgend ein Resultat gehabt hat. Meine Frau ist 26 Jahre alt, war bis zum Alter von 22 Jahren von blühender Gesundheit und hat zwei glückliche Entbindungen durchgemacht. In der Zeit von 1881 bis 1884 ist meine Frau durch mehrere traurige Ereignisse schwer getroffen worden; zuerst kam der Tod ihrer Mutter, dann der unserer Tochter und eine fürchterliche Krankheit ihres Vaters, der ohne ihre sorgfältige Pflege gestorben wäre."

„Vor ungefähr vier Jahren hat sie eine furchtbar schwere Fehlgeburt gehabt. Als sie nach derselben das Bett verliess, wurde constatirt, dass eine reflectorische Paraplegie der Beine eingetreten war."

„Dieses Leiden ist von so sonderbarer Art, dass man es unter die Neurosen einreihen muss. Es erscheint ohne wahrnehmbare Ursache auf mehrere Wochen, verschwindet ebenso auf zwei oder drei Monate. Wenn es verschwindet, ist meine Frau so gesund wie ehemals.

Dann kommt es von heute auf morgen wieder, bringt ein Gefühl
äusserster Schwäche mit sich, krampfhaftes Gähnen und Ohnmachts-
anfälle, mit einem Worte, eine Erschütterung des ganzen Nervensystems."
    „Wir versuchten zuerst einzeln oder vereinigt Elektricität, Vale-
riana, Hydrotherapie, Metallotherapie, Chinin, und endlich bin ich
dahin gekommen, Alles der Heilkraft der Natur zu überlassen, die
mindestens ebenso gute Resultate erreichen kann als Alles, was bisher
angewendet wurde."
    Ich besuche diese junge Frau in Paris am 29. Mai 1887,
Pfingstsonntag. Seit fünf oder sechs Wochen hat sie wieder ihre
Lähmung. Frau S. ist von kräftiger Constitution, für ihr Alter etwas
beleibt, von unentschiedenem Temperament. Vor ihrer gegenwärtigen
Erkrankung hat sie keine nervösen Symptome dargeboten, keinerlei Anfall gehabt. Die Menstruation ist regelmässig und hat auf die Lähmung keinen Einfluss. Diese Angaben sind mir von ihrem Onkel gemacht worden, welcher ihr Arzt ist. Es scheint nicht, dass ihre Einbildungskraft exaltirt ist. Sie sagte selbst zu mir: „Ich frage mich
manchmal, ob meine Lähmung nicht eine blosse Wirkung der
Phantasie ist, da es doch Zeiten giebt, wo ich ganz gut gehen
kann. Dann strenge ich mich an, versuche es, muss aber constatiren,
dass trotz allen guten Willens die Sache unmöglich ist."
    Frau S. hat keine Störungen der Sensibilität, keine Schmerzen
im Unterleibe, keine Neuralgie, klagt aber über Herzklopfen und eine
Empfindung von Schwäche und Leere im Kopfe, welche nicht näher
definirbar ist.
    Ich constatire, dass die Kranke liegend alle Bewegungen aus-
führen kann, Flexion und Extension der Ober- und Unterschenkel
und der Zehen. Wenn sie aber ein Bein in die Höhe hebt, wird
dasselbe von unregelmässigem Zittern in kleinen Oscillationen ergriffen. Wenn sie dann den Versuch unternimmt, sich auf ihren Beinen aufzurichten und zu stehen,
so werden beide Beine sofort von starkem Zittern in
grossen Oscillationen ergriffen. Die Oberschenkel sinken auf
die Unterschenkel herab, der Rumpf auf die Oberschenkel, und Patientin
fällt nach einigen Secunden nieder. Sie kann weder stehen noch auch
nur einen einzigen Schritt ausführen. Es handelt sich nicht um
wirkliche Paraplegie, sondern um ein regelloses Zittern, welches ihr
das Aufrechtstehen unmöglich macht und durch die geringste Anstrengung ausgelöst wird. Im Uebrigen sind die Beine beweglich;
Sehnenreflexe nicht gesteigert, keine Störungen der Sensibilität; die
horizontal ausgestreckten Hände weisen ebenfalls ein leichtes continuirliches Zittern auf. Patientin kann mit beiden Händen meine Hand
fassen und einen Druck auf dieselbe ausüben, aber nur mit
geringer Kraft. Die übrigen Functionen sind normal.
    Ich theile ihrem Gatten mit, dass ich einen Versuch mit der
Suggestion machen werde, dass ich aber an dem Erfolge in einer
einzigen Sitzung zweifle. Der jungen Frau versichere ich, dass ihr
Leiden rein nervöser Natur ist, und dass ich sie durch Suggestion
heilen werde. Ich hypnotisire sie durch Vorhalten zweier Finger
vor die Augen und Suggestion des Schlafes. Sie schliesst nach zwei
Secunden die Augen. Ich fordere sie auf, sie geschlossen zu halten.

Da ich bemerke, wie ihr Athem keuchend und ängstlich wird, beruhige ich sie durch die Worte: „Sie werden sich ganz wohl befinden, ganz ruhig, ganz behaglich. Ihr Athem ist ganz ruhig wie im natürlichen Schlafe etc." Die Erregung verschwindet auch wirklich unter Wirkung dieser beruhigenden Suggestion, und das Athmen wird wieder regelmässig. Ich versichere ihr jetzt, dass sie geheilt werde, ich erhebe ihren Arm und sage: „Sehen Sie, Ihre Hände zittern nicht mehr, auch die Kraft ist zurückgekehrt. Sie können jetzt einen starken Druck ausüben." Es lässt sich auch wirklich constatiren, dass das Zittern verschwunden ist, dann hebe ich ihre Beine in die Höhe und suggerire das Verschwinden des Zitterns. Dabei sage ich, die Patientin wird aufstehen können, fest und furchtlos stehen und gehen können etc. Diese energische Suggestion setze ich eine Stunde lang fort, wobei ich allerlei Manipulationen an den Gliedern vornehme. Ich constatire, dass die Kranke im Anfange des zweiten Stadiums der Hypnose ist; nur die Vorderarme sind kataleptisch, die Oberarme bleiben stets schlaff und sinken herab.

Nach dem Erwachen bezweifelt Frau S., dass sie geschlafen hat, da sie doch alles gehört und sogar mit mir gesprochen hat. Ich sage zu ihr: „Ob Sie geschlafen haben oder nicht, geheilt sind Sie. Geben Sie mir die Hand, drücken Sie kräftig die meinige. Sehen Sie, Sie zittern gar nicht mehr." Und wirklich drückt sie meine Hand jetzt viel kräftiger und ohne Zittern. Dann sage ich zu ihr: „Jetzt stehen Sie auf und gehen Sie herum. Nur ohne Aengstlichkeit, es geht schon." Sie zögert einen Moment, steht dann auf und zu ihrem grossen Erstaunen kann sie sich aufrechthalten. Dann geht sie ausser sich vor Erstaunen herum, erkennt sich gar nicht wieder; ihr Schritt ist regelmässig und fest. So macht sie einigemal den Weg um das Zimmer herum.

Am nächsten und am zweitnächsten Tage besuche ich sie wieder; das Resultat hat sich erhalten. In der ersten Nacht hat sie nicht schlafen können, durch das grosse Ereigniss ihrer Heilung aufgeregt. Ich suggerire ihr Ruhe und Schlaf. In der zweiten Nacht schläft sie sehr gut. Von der zweiten Sitzung ab erreicht Frau S. den dritten Grad der Hypnose; unwiderstehliche, vollkommene Katalepsie und automatische Bewegungen.

Ich habe Frau S. im Monate Juli in Nancy gesehen, wo sie drei Tage zugebracht hat. Ich habe sie noch dreimal hypnotisirt, wobei sie immer den dritten Grad erreicht hat. Ihre Heilung aber hat sich schon von der allerersten Sitzung an erhalten. Sie geht mehrere Kilometer weit zu Fusse, ihre Beine sind kräftig geworden auch die anderen nervösen Störungen: Herzklopfen, Schwindel etc., sind verschwunden.

IV.

Andere Neurosen.

Beobachtung XLVI. Choreatische Zuckungen, in einem Arme localisirt. — Heilung nach drei Sitzungen. Rückfall nach einigen Monaten. — Neuerliche Heilung nach drei Sitzungen. — Jede Suggestion bringt die Zuckungen zum Stillstand.

Marie M., 16 Jahre alt, Arbeiterin in einer Feilenfabrik, kommt mit choreatischen Zuckungen am 17. Juli 1887 zur Consultation. Anfangs October ging sie eines Sonntags, nachdem sie zu Hause ausgezankt worden war, zur Abendmesse; dort empfand sie zwei Stunden lang Zuckungen im linken Arme. Am nächsten Tage, Montag um 4 Uhr Nachmittags, traten dieselben Zuckungen in beiden Armen eine halbe Stunde lang auf.

Dienstag und Mittwoch will sie nichts empfunden haben, aber am Donnerstag um 6 Uhr Abends erschienen die Zuckungen in Armen und Beinen wieder mit mehr oder minder heftigen Exacerbationen. Seither besteht durch drei Monate continuirliche Chorea. In Folge dessen haben in der Werkstätte, wo sie arbeitet, vier andere Arbeiterinnen durch Nachahmung dieselben choreatischen Zuckungen bekommen.

Zwei Monate lang besuchte sie Herrn Dr. Liébeault, welcher hypnotische Suggestionen mit ihr vornahm. Darauf trat eine merkliche Besserung ein. Manchmal vergingen zwei oder drei Tage ohne Zuckungen, dann traten diese wieder ein. Seit dem Monate Januar ist die Chorea übrigens nicht mehr allgemein, sondern tritt fast ausschliesslich in den Armen und Beinen auf. Die Zuckungen sind ganz dieselben wie bei einem anderen jungen Mädchen, welches im selben Hause wohnt und sie zu begleiten pflegt.

Im Juli dieses Jahres war sie durch acht Tage fast ganz befreit; nur am Abend traten einige Bewegungen in Armen und Beinen ein. Seit jener Zeit aber haben die Zuckungen sie nicht mehr verlassen. Sie sind bald stärker, bald geringer und prädominiren seit vier Wochen in den Armen. Manchmal breiten sich diese choreatischen Bewegungen auch über den ganzen Körper aus. Vor etwa vierzehn Tagen hat sie unregelmässige Bewegungen der Augen und Schwindelanfälle gehabt.

Am 7. Juli ist nichts zu constatiren als Zuckungen in den Händen. Diese Zuckungen sind rasch, krampfartig, die Hand und der Vorderarm werden wie durch einen elektrischen Schlag in die Höhe gerissen, dabei ist kein Schmerz vorhanden; diese Zuckungen wiederholen sich hartnäckig alle vier bis fünf Secunden.

Das Bewusstsein ist klar, die Sensibilität normal; alle Functionen gehen gut von statten. Das Mädchen hat niemals andere nervöse Krankheiten gehabt.

Am 17. Juli hypnotische Suggestion, ziemlich tiefer Schlaf ohne sofortiges Resultat.

Am 19. Juli neuerliche Sitzung, die Zuckungen dauern während des hypnotischen Schlafes fort, verschwinden aber nach dem Erwachen. Sie treten während des Tages nicht wieder auf, wohl aber in der folgenden Nacht.

Neuerliche Suggestion am 20. Juli.

Patientin erscheint wieder am 22. Juli und giebt an, dass sie seit dem 20. Juli nichts mehr gespürt habe, bis auf etwa fünf oder sechs Zuckungen in der letzten Nacht. Gegenwärtig sind die Bewegungen des Armes vollkommen frei und normal.

24. Juli. Marie W. hat ihre Arbeit wieder aufgenommen, was ihr seit vier Wochen nicht möglich war. Vor diesen vier Wochen hat sie bereits einmal acht Tage gearbeitet. Sie giebt jetzt an, dass sie seit dem Monate October sich niemals so wohl gefühlt hat als jetzt; sie klagt nur noch, dass sie seit einigen Tagen, wenn sie ermüdet ist, Schmerzen im Handgelenke fühlt, die etwa zehn Minuten dauern und manchmal, besonders Abends, gegen die Schulter ausstrahlen. — Hypnotische Suggestion.

Am 26. Juli giebt sie an, dass sie seit zwei Tagen keinen Schmerz mehr empfindet. Nur am rechten Arme war von 6 bis 7 Uhr Abends ein leichtes Zittern wahrnehmbar, das von selbst wieder verschwand.

Sie bleibt jetzt bei ihrer Arbeit und fühlt sich nach ihrer eigenen Angabe wohl bis zum September. Zu dieser Zeit treten neuerliche, acht Tage lang dauernde Zuckungen ein, welche spontan wieder aufhören. Am 30. September erscheint sie zur Consultation. Es sind heftige, wie durch elektrische Schläge provocirte Zuckungen zu constatiren, die sich über den ganzen Arm und einen Theil des Stammes verbreiten und in jeder Secunde zweimal eintreten. Diese Zuckungen bestehen unaufhörlich seit acht Tagen.

Patientin wird hypnotisirt, die Zuckungen werden anfänglich weniger frequent, aber intensiver, dann hören sie nach einigen Minuten auf. Die Hypnose ist ziemlich tief. Nach dem Erwachen erinnert sie sich nur theilweise an das, was ich gesagt habe. Es treten noch zwei Zuckungen ein, dann keine mehr. Ich schläfere sie noch einmal ein. Nach dem Erwachen fühlt sie sich ganz wohl. Tagsüber tritt keine einzige Zuckung mehr ein.

31. September. Beim Verlassen des Hauses und Eintritt in die kalte Luft treten die Zuckungen wieder auf. Sie kommt zur Consultation, hat beiläufig in jeder Secunde eine Zuckung. Durch Suggestion im wachen Zustande werden nach drei Minuten die Zuckungen zum Stehen gebracht; dann hypnotisire ich sie, um die Suggestion wirksamer zu gestalten.

Wohlbefinden bis zum 3. November. An diesem Tage treten beim Erwachen neuerdings Zuckungen auf, ungefähr in jeder Minute eine. Sie weichen wieder der hypnotischen Suggestion. Am nächsten Tage erscheint das Mädchen zum letzten Male, um zu erzählen, dass es ihr jetzt gut geht, und dass sie gar keine Zuckungen mehr hat.

Beobachtung XLVII. Seit vierzehn Tagen bestehende choreatische Zuckungen, welche mehrere Monate nach einer allgemeinen Chorea wieder aufgetreten sind. — Heilung in drei Sitzungen.

Caroline V., 18 Jahre alt, arbeitet mit Marie W. in derselben Fabrik und wohnt im selben Hause. Sie verfällt durch Nachahmung im November in denselben Zustand wie Jene. An einem Samstag dieses Monats hatte sie mit Jemandem einen Streit; am darauffolgenden Montage traten Zuckungen erst in der Gürtelgegend, dann in den Armen wie bei ihrer Freundin ein. Gelegentlich wurde die Chorea allgemein. Sie wurde durch fünf Wochen von Dr. Liébeault behandelt und vollkommen wiederhergestellt.

Am 12. März nahm sie ihre Arbeit wieder auf. An diesem Tage wurde sie durch eine Feuersbrunst in der Nachbarschaft der Fabrik, in welcher sie arbeitet, in Schrecken versetzt, und in Folge dessen trat die Chorea wieder auf und dauerte wieder sechs Wochen. Während dieses zweiten Anfalles der Krankheit ging sie nicht mehr zu Dr. Liébeault.

Nach sechs Wochen nahm sie die Arbeit wieder auf. Vor vierzehn Tagen wurde sie von leichten Zuckungen befallen, und von jener Zeit an hat sie continuirlich in den Armen und in den Schultern localisirte Zuckungen.

Am 17. Juli kam sie mit Marie W. zu mir. Ihre convulsivischen Zuckungen sind denen ihrer Genossin ganz ähnlich. Sie treten alle zwei Secunden auf; ausserdem besteht Schlaflosigkeit.

Am 17. Juli hypnotische Suggestion, tiefe Hypnose ohne sofortiges Resultat.

Am 19. Juli zweite Sitzung; die Zuckungen dauern zunächst während der Hypnose an; nach sechs bis zehn Minuten werden sie nach und nach seltener und verschwinden. Nach dem Erwachen treten sie nicht wieder auf. Tagsüber treten noch einige Zuckungen auf, aber sowohl in Bezug auf Intensität als Frequenz viel geringer als früher; in den beiden letzten Nächten hat sie gut geschlafen. Ich verfüge die Trennung der beiden jungen Mädchen, damit die gegenseitige Nachahmungssuggestion vermieden werde.

Am 21. Juli neuerliche Suggestion. Seither keine Zuckungen mehr.

Am 23. Juli ebenso. Bleibt vollständig geheilt.

Beobachtung XLVIII. Choreatische Zuckungen, seit elf Tagen bestehend. — Heilung durch Suggestion nach drei Sitzungen. — Nach sechs Wochen Rückfall. — Heilung in einigen Sitzungen.

Fräulein J., Lehrerin, 32 Jahre alt, kommt am 17. Februar 1887 zu mir, um mich wegen choreatischer Zuckungen im rechten Arme und Beine zu consultiren. Am 4. Februar erhielt sie durch den Akademieinspector, der ihre Classe inspicirte, eine, wie es scheint, recht derbe Rüge. Sie nahm sich die Sache sehr zu Herzen und fühlte an diesem und am folgenden Tage Uebelkeiten und Brechreiz, konnte kaum essen, ausserdem hatte sie ein Gefühl von Nadelstichen in beiden Armen den ganzen Tag über. In der Nacht vom 5. auf den 6. Februar war sie eine Stunde lang geistig verwirrt, wusste nicht, wo sie war. Am 6. Februar wurde sie von choreatischen Zuckungen im rechten Arme und rechten Beine ergriffen, welche an den nächsten Tagen, am 7., 8. und besonders 9. Februar, intensiver wurden. Patientin schläft fast gar nicht, ihre Zuckungen haben bis heute angedauert, die Uebelkeit ist seit dem 13. Februar verschwunden; an dieser leidet sie übrigens seit Jahren. Fräulein J. ist zwar von sehr reizbarem Temperament, hat aber früher weder Chorea noch sonst ein Nervenleiden gehabt.

Gegenwärtig, am 17. Februar, zeigt sie unaufhörliche Zuckungen am Beine, sowohl Seitenbewegungen als Flexionen des Fusses. In der Hand treten dieselben Zuckungen auf und verbreiten sich über den ganzen Arm. In der Secunde eine bis zwei Zuckungen; sie kann nur mühsam schreiben, und die Schrift ist unregelmässig. Gleichzeitig schmerzhaftes Prickeln im rechten Arme. Ich hypnotisire sie sofort; sie wird leicht in Somnambulismus versetzt; nach drei oder vier Minuten haben die Zuckungen in Folge der Suggestion aufgehört. Nach dem Erwachen treten sie wieder auf, aber in geringerer Frequenz, etwa in jeder Minute eine. Eine zweite Sitzung bringt sie vollständig zum Stillstande. Sie schreibt jetzt mit Leichtigkeit. Ihre Schrift ist schön und regelmässig.

Am 19. Februar giebt sie an, dass sie sich gestern ganz wohl gefühlt hat; das prickelnde Gefühl in den Beinen hat aufgehört. Die Zuckungen sind bis heute Morgen 9 Uhr ausgeblieben. Seither neuerliche Zuckungen, ungefähr zehn in der Minute. Patientin bleibt manchmal eine Viertel- oder eine halbe Stunde in Ruhe, dann fängt das Zucken wieder an. Neuerliche hypnotische Suggestion, während welcher die Zuckungen aufhören. Nach dem Erwachen keine Zuckungen.

21. Februar. Giebt an, dass sie vorgestern etwas Prickeln im Fussgelenke eine Stunde lang empfunden habe, aber ohne Zuckungen.

Gestern, den 22. Februar, hat sie den ganzen Tag über nur drei Zuckungen gehabt, heute Morgens eine einzige; empfindet keinen Schmerz, nur ist das Bein etwas schwer.

25. Februar. Wohlbefinden, keine Zuckungen; hält sich für geheilt.

Fräulein J. kommt am 8. April wieder zu mir. Vor etwa zehn Tagen hat sie in Folge einer starken Aufregung neuerlich um sechs Uhr Abends Zuckungen in Arm und Bein gehabt, die eine halbe bis eine Stunde angedauert haben. Dann sind durch drei Tage jeden Tag etwa zehn Zuckungen aufgetreten. Seit acht Tagen lancinirende Schmerzen in der rechten Schulter bis zu den Fingern herab. Diese dauern eine Viertel- bis eine ganze Stunde und wiederholen sich fünf- bis sechsmal im Tage; trotzdem schläft sie Nachts recht gut. War nur während einer Nacht in der vorigen Woche aufgeregt. Suggestion.

21. April. Seit der letzten Sitzung hat sie bis zum 13. April nichts mehr gespürt. Der Schmerz in der Schulter ist vollständig verschwunden. An jenem Tage aber ist sie wieder von ihren nervösen Zuckungen befallen worden, welche seither jeden Abend wiederkehren, also nur einmal im Tage auf fünf Minuten eine halbe Stunde. Heute Morgens wurde sie durch eine Person, die plötzlich und unerwartet in das Schulzimmer eintrat, erschreckt, und es traten Zuckungen ein, die seither andauern.

Durch Suggestion werden diese Zuckungen beseitigt.

In der Folge kommt Fräulein J. noch fünf- oder sechsmal, alle fünf oder sechs Tage, zu mir. Sie hat noch hie und da Zuckungen, welche sie aber nicht hindern, ihre Unterrichtsstunden zu absolviren. Sie wird jedesmal durch Suggestion von ihren Zuckungen befreit, und nach drei oder vier Sitzungen wird sie jetzt definitiv von denselben befreit. Ich habe noch am 20. October Nachricht von ihr erhalten; sie hat nicht die leisesten Zuckungen mehr gehabt.

Beobachtung XLIX. Zittern der linken Hand nach Chorea und Unmöglichkeit, mit dieser Hand zu schreiben. — Heilung nach zwei hypnotischen Sitzungen.

Claudine D., 15 Jahre alt, wird am 21. Juli 1884 von zweien ihrer Freundinnen zu mir gebracht, welche in derselben Werkstätte arbeiten und welche ich in einigen Sitzungen durch hypnotische Suggestion von ihren choreatischen Zuckungen befreit habe.

Claudine D., die gewöhnlich gesund ist und nicht besonders nervös erscheint, wurde im Februar 1884 durch Nachahmung von Chorea befallen, der vierte Fall in derselben Werkstätte. Diese allgemeine Chorea war über Kopf, Stamm und Glieder verbreitet. Patientin biss sich in die Zunge. Nach sechs Wochen und nach fünfzehn Schwefelbädern war sie vollkommen wiederhergestellt.

Nach 14 Tagen wurde sie wieder von allgemeiner Chorea ergriffen. Seit acht Tagen besteht ein unaufhörliches rhythmisches seitliches Zucken in der Hand, im Arm und in der linken Schulter. Je mehr sie dieses Zucken zu unterdrücken strebt, desto mehr nimmt es zu; im Uebrigen ist sie vollkommen gesund. Sie schreibt sehr gut mit der rechten Hand:

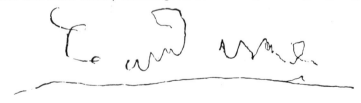

Wenn sie mit der linken Hand ihren Namen schreiben will, so kommt nur ein ganz unleserliches Gekritzel heraus:

Eine mit dieser Hand gezogene Linie giebt ein Bild ihrer Zuckungen:

Ich hypnotisire sie, nachdem ich ihre beiden Freundinnen in ihres Gegenwart hypnotisirt habe. Sie erreicht nur den zweiten Grad der hypnotischen Schlafes (das heisst Willenlosigkeit und unvollständige hypnotische Katalepsie, keine automatischen Bewegungen, vollständige Erinnerung nach dem Erwachen). Ich versichere ihr, dass ihre Zuckungen aufhören werden, dass die linke Hand wie die rechte functionirt, und nehme gleichzeitig einige Reibungen an der Hand vor.

Zunächst dauern die Zuckungen noch fort, und ich glaube nicht, ein sofortiges Resultat erreichen zu können; aber nach einigen Minuten beginnen die Zuckungen schwächer zu werden, nach und nach werden dieselben auch weniger frequent und verschwinden endlich gänzlich. Ich lasse die Kranke während der Hypnose ihren Namen schreiben und eine Linie ziehen, was bei geschlossenen Augen sehr gut gelingt.

Nach zwölf Minuten wecke ich sie. Sie schreibt mit der linken Hand ganz gut ihren Namen und zieht eine Linie:

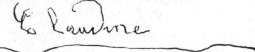

Nach Verlauf von drei Minuten lasse ich sie wieder eine Linie ziehen, welche jetzt schon wieder ein leichtes Zittern verräth:

Unmittelbar nach dem Erwachen aus der Hypnose waren also die Zuckungen verschwunden. Am nächsten Tage erzählt sie aber, dass sie, kaum auf die Strasse hinausgetreten, wieder wie vorher von ihren Zuckungen befallen worden sei.

Am 22. April erscheint Claudine D. wieder; die Zuckungen sind wieder so ausgesprochen wie früher. Sie kann mit der linken Hand nicht mehr schreiben; das Bild ihres Namens, mit der linken Hand geschrieben, und eine mit der linken Hand gezogene Linie sehen so aus:

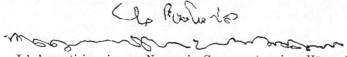

Ich hypnotisire sie von Neuem in Gegenwart meiner Hörer. Ich suggerire ihr energisch, dass die Zuckungen aufhören und dass sie sehr gut schreiben werde.

In wenigen Minuten verschwindet das Zucken wieder, wie am Tage vorher. Ich lasse sie während der Hypnose mit geschlossenen Augen schreiben. Hier folgt die Schrift der linken Hand und die gezogene Linie, die in der Hypnose producirt worden:

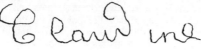

Man sieht an dieser Linie, dass das Zucken vollkommen verschwunden ist. Ich lasse sie jetzt eine Viertelstunde lang schlafen und versichere ihr, dass die Zuckungen nicht wiederkehren werden, und dass ihre Hand ganz sicher ist.

Nach dem Erwachen ist nicht das geringste Zucken vorhanden Schrift und Linie sind ganz rein. Hier folgt die Schrift mit der linken Hand und eine gezogene Linie, wie sie nach dem Erwachen producirt wurde:

Nach dieser zweiten Sitzung hat sich die Heilung erhalten;
hier folgt noch eine Probe ihrer Schrift am 23. April:

Claudine Dutel

Dieses Mädchen ist noch dreimal auf unsere Aufforderung
wieder in's Spital gekommen, um hypnotisirt zu werden. Die Heilung
hat sich erhalten.

Beobachtung L. Störung der Schreibbewegungen in Folge von Chorea. —
Heilung durch eine einzige hypnotische Sitzung.

Henri Grosse, 16 Jahre alt, aus Hayange (Elsass-Lothringen),
kam mit seiner Mutter am 5. Juni 1884 zu mir. Seine Krankengeschichte ist folgende: Im Alter von zehn Jahren hatte er den
ersten Anfall von Chorea, welcher vier Monate lang dauerte; mit
zwölfeinhalb Jahren einen zweiten, der drei Monate dauerte. Die
Chorea war damals allgemein und heftig, über alle Glieder, Stamm,
Gesicht und Zunge verbreitet; das Sprechen war unmöglich. Diesem
Anfalle war ein einen Monat dauernder Gelenksrheumatismus vorangegangen. Mit vierzehn Jahren wurde er wieder von fieberhaftem
Gelenksrheumatismus ergriffen. Dieser dauerte sechs Monate und
ergriff alle Gelenke, selbst die des Halses, welcher seither etwas
steif geblieben ist. Gleichzeitig litt er an Athembeklemmung und
Herzklopfen.

Im Februar des laufenden Jahres trat die Chorea wieder auf.
Einen Monat lang regellose, heftige Zuckungen in den Armen. Seit
dem Monate März haben diese Bewegungen nach und nach an Intensität abgenommen und sind seither verschwunden. Patient kann
seither nicht schreiben, hat seine Studien deshalb unterbrechen müssen
und dies ist die Ursache, derenthalben er zur Consultation kommt.
Er ist mehreren Behandlungen unterworfen worden. Während des
Februar hat er drei Wochen lang Brom genommen; nachher Chloral-
hydrat, das seine Unruhe gemässigt hat. Während des Monats März
nahm er Brechweinstein, dann durch drei Wochen Arsenik; während
der Monate April und Mai wurden zweimal täglich mit Consequenz
Aetherzerstäubungen längs der Wirbelsäule vorgenommen. Die
Chorea war verschwunden, die Hand blieb aber zu allen feineren Be-
wegungen ungeschickt, er konnte weder schreiben, noch seine
Cravatte knüpfen.

Am 5. Juni erscheint Patient bei mir, ein Bursche von schlaffem
Temperament, ziemlich gross gewachsen, schüchtern und wortkarg,
seine Intelligenz ist aber klar; er isst und schläft gut; es lässt sich
nicht die mindeste choreatische Zuckung constatiren, kaum ein leichtes
Hüpfen in der Hand, Rotationsbewegungen am Nacken sind etwas
schmerzhaft; etwas blasender Ton an der Herzspitze, das Herz functionirt normal und ist nicht hypertrophirt. Ich lasse ihn, nachdem
vollkommene beruhigte Stimmung eingetreten ist, mit Bleistift
schreiben. (Siehe das Facsimile seiner Schrift auf S. 325).

Ich schlage der Mutter vor, den Jungen in Hypnose zu versetzen,
und sie stimmt zu. Der erste Versuch misslingt; er zieht die Brauen
zusammen, zuckt mit den Wimpern und behauptet, nicht einschlafen zu

können. Hierauf hypnotisire ich seine Mutter, die in seiner Gegenwart mit Leichtigkeit eingeschläfert wird. Nachdem er seine Mutter ruhig schlummern sieht, giebt er sich der Hypnose hin und ist nach drei

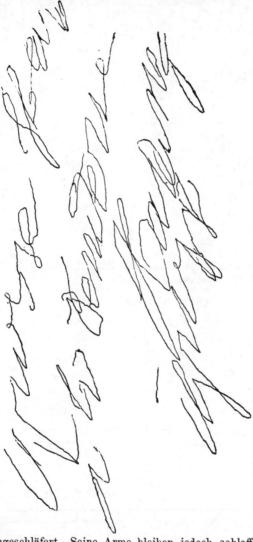

Minuten eingeschläfert. Seine Arme bleiben jedoch schlaff, wenn ich sie in die Höhe hebe. Ich suggerire ihm hierauf, dass er geheilt ist dass seine Hand nicht mehr zittert, dass er gesund ist, und wiederhole diese Suggestion mehrere Male. Nach zehn Minuten wecke ich ihn und lasse ihn schreiben. Hier folgt das Resultat, welches noch nicht brillant ist:

Ich hatte bemerkt, dass der Junge in tiefen Schlaf oder Somnambulismus geräth, d. h. nach dem Erwachen keine Erinnerung hat. Da ich weiss, dass man in diesem tiefen Schlafe manchmal sofortige Resultate erzielt, so schlage ich ihm vor, ihn noch ein zweites Mal einzuschläfern, und in weniger als einer Minute habe ich ihn wieder in Somnambulismus versetzt. Dann wiederhole ich mit noch mehr Nachdruck die Versicherung, dass er sehr gut werde schreiben können, und um diese Suggestion noch wirkungsvoller zu gestalten, gebe ich ihm einen Bleistift in die Hand und sage ihm: „Da hast Du einen Bleistift, Du hältst ihn ja ganz gut, Deine Hand ist kräftig und sicher." Ich lege ein Blatt Papier unter seinen Bleistift und lasse ihn im Schlafe seinen Namen schreiben. Er schreibt zunächst seinen Namen Grosse:

Dann sage ich: „Deinen Vornamen kannst Du besser schreiben."
Er schreibt Heinrich:

Ich sage: „Noch besser!" Jetzt schreibt er Hayange:

Ich sage: „Noch besser; kalligraphisch!" und er schreibt Grosse nieder:

Das alles wird mit geschlossenen Augen geschrieben. Ich versichere ihm, dass er nach dem Erwachen werde besser schreiben

können. Ich lasse ihn selbst wiederholen, dass er geheilt ist und
bleiben werde, dass seine Hand die Feder ohne Zucken werde führen
können. Nach etwa 20 Minuten wecke ich ihn. Er erinnert sich an
nichts. (Siehe auf S. 327 eine Probe seiner Schrift nach dem Erwachen.)

Am selben Abend schreibt er noch mit sicherer Hand einen
langen Brief an seinen Vater. Am nächsten Morgen, den 6. Juni,
kommt er wieder zu mir. Die Heilung ist erhalten. Hier lasse ich
eine Probe seiner Schrift ohne neuerliche Hypnotisation folgen:

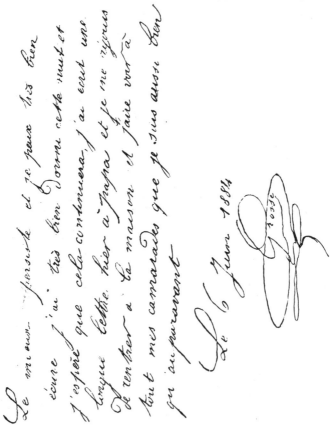

Ich schläfere ihn ein letztes Mal ein; die Heilung hat sich
erhalten. Am 9. Juli erhalte ich von ihm einen Brief, worin er sich
bei mir für seine schöne Schrift bedankt, die eines Professors der
Kalligraphie würdig ist.

Beobachtung LI. (Angestellt und berichtet von Herrn Beaunis (Gazette médicale de Paris 1884). Choreatische Bewegungen der Hände. — Schreibstörungen. — Heilung durch hypnotische Suggestion.

Victorine L., zwölfeinhalb Jahre alt, von schlaffem Temperament aber von kräftiger und gesunder Constitution, leidet an rechtsseitiger Hemichorea, von welcher ihre Mutter mir die folgende Darstellung giebt:

Erster Anfall: Im Alter von viereinhalb Jahren wurde sie in Folge eines Schreckens von einer allgemeinen sehr intensiven Chorea befallen. Das Kind konnte weder gehen noch Worte articuliren und kaum essen; ausserdem wurde das Uebel einige Male im Tage noch ärger. Diese Krisen oder Anfälle dauerten zehn bis fünfzehn Minuten und traten sechs- bis siebenmal im Tage ein. Dieser erste Anfall dauerte drei Monate lang. Douchen von kaltem Wasser waren das einzige Mittel, welches angewendet wurde.

Zwischen sechs und sieben Jahren Schmerz in den Gelenken.

Zweiter Anfall im Alter von siebeneinhalb Jahren. Er war im Ganzen heftiger als der erste und verlief unter den gleichen Symptomen, dauerte aber nur sechs Wochen.

Dritter Anfall im Alter von sechs Jahren; nur die rechte Seite wird ergriffen, sechs bis sieben Krisen täglich, dauert sechs Wochen; keine Behandlung.

Vierter Anfall im Alter von elfeinhalb Jahren; wieder Hemichorea, gleiche Dauer, wieder sechs bis sieben Anfälle im Tage, keine Behandlung.

Fünfter Anfall im Alter von zwölfeinhalb Jahren; die erste Krise ist am 27. Mai eingetreten und darauf folgten noch am selben Tage sechs sehr heftige Anfälle. Am 28. und 29. Mai gleiche Anzahl ebenso heftiger Anfälle. Am 30. Mai Morgens zwei sehr heftige Anfälle. An diesem Tage bringt ihre Mutter sie zu Dr. Liébeault, der sie zum ersten Male einschläfert. Sie hat noch zwei Anfälle Nachmittags, aber von geringer Intensität. Am 31. Mai wird sie wieder hypnotisirt und hat einen einzigen Anfall, welcher der letzte ist.

Am 9. Juni treten in Folge eines Schreckens wieder choreatische Bewegungen auf, aber von geringer Intensität; die willkürlichen Bewegungen sind jedoch sehr gestört, besonders in der Hand und im Arme. Ihre Mutter bringt sie wieder zur Consultation, um sie hypnotisiren zu lassen.

An diesem Tage befand ich mich eben bei Dr. Liébeault. Herr Professor Bernheim hatte mir vor einigen Tagen gerade einen Fall von Chorea mitgetheilt, bei welchem die Hypnose in einer einzigen Sitzung die Störung der Bewegungen der Hand aufgehoben und das Schreiben, welches früher unmöglich war, wieder ermöglicht hatte. Ich theilte diesen Fall Herrn Dr. Liébeault mit und ersuchte ihn, mit der kleinen Patientin einen gleichen Versuch vorzunehmen. Er ging sofort darauf ein.

Ich forderte Victorine L. auf, ihren Namen zu schreiben. Trotz aller Anstrengungen konnte das Kind, das übrigens sehr intelligent und gehorsam ist, nur ein formloses Gekritzel zu Stande bringen, in welchem man kaum ein L, den Anfangsbuchstaben ihres Namens, erkennen kann. Das Facsimile folgt:

Hierauf schläfert sie Dr. Liébeault ein und fordert sie in der Hypnose auf, ihren Namen zu schreiben. Sie schreibt sofort,

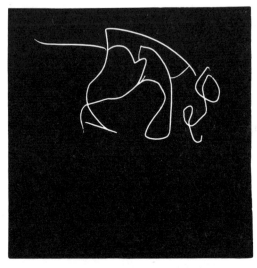

ohne zu zögern, mit geschlossenen Augen wie folgt:

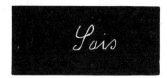

Während der Hypnose waren alle choreatischen Bewegungen verschwunden.

Nach dem Erwachen lassen wir sie wieder ihren Namen schreiben, diesmal mit offenen Augen; das Facsimile zeigt das erreichte Resultat:

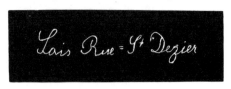

An den folgenden Tagen wurden die hypnotischen Sitzungen fortgesetzt und die Besserung erhielt sich. Nach einigen Tagen hatte das Kind keine Störungen der Bewegungen mehr, konnte schreiben, nähen und mit ihren Händen alle ihre früheren Verrichtungen wieder aufnehmen.

Beobachtung LII. Hemichorea in Folge von Schrecken. — Langsame Heilung durch hypnotische Suggestion im Laufe von sechs oder sieben Wochen.

C. K., achtjähriges Mädchen, wird am 23. Februar zu mir gebracht. Sie ist vor 26 Tagen von einem Hunde in die linke Wange gebissen worden. Zwei Tage später traten choreatische Bewegungen im linken Arm und Bein auf, und seither besteht Hemichorea. Sie klagt auch über einen Schmerz am Kinn links, wo die Narbe des Bisses ist, welche auf Druck empfindlich ist. Ihre Mutter kann sie an dieser Stelle nicht waschen. An Hand und Arm sind alle Bewegungen gestört, Flexion und Extension der Finger, Adduction und Abduction des Daumens, Pronation und Supination der Hand. Sie kann mit dieser Hand nicht schreiben; sie schleppt ein Bein nach und fällt oft nieder. Ihre Nächte sind unruhig.

Sie wird mit Leichtigkeit in Somnambulismus versetzt durch einfaches Schliessen der Augen. Der Schmerz an der Narbe verschwindet in der ersten Sitzung, und ihre Mutter kann sie jetzt waschen, ohne dass sie sich über Schmerzempfindungen beklagt.

Die choreatischen Bewegungen nehmen nach jeder Sitzung an Intensität ab. Nach vier Sitzungen sind sie wesentlich vermindert. Der Schlaf nach Mitternacht ist noch unruhig; vor den Sitzungen hat sie aber gar nicht schlafen können. Die kleine Patientin ist jetzt weniger traurig gestimmt. In der Nacht vom 26. auf den 27. Februar ist sie noch sehr unruhig. Sie wirft sich Nachts im Schlafe herum. Ihre Mutter sagt, dass sie unartig ist und ihren kleinen Bruder prügelt. Alle diese Symptome verschwinden nach und nach, definitiv aber erst in den ersten Tagen des April. Von diesem Zeitpunkte an hören die choreatischen Bewegungen auf, und sie kann mit der linken Hand gut schreiben.

Vom 4. April an wird die Hypnotisation ausgesetzt. Das Kind kommt am 15. April wieder zu mir. Die Besserung hat sich erhalten. Ich hypnotisire sie noch einige Male, und acht Tage später ist jede Spur von Chorea verschwunden.

Wie man sieht, können die localisirten Störungen, welche nach Chorea zurückbleiben: Zuckungen in einem Gliede, Zittern, Störungen der Schreibbewegungen, durch Suggestion rasch beseitigt werden.

Die allgemeine Chorea scheint mir besonders zu Beginn der Erkrankung schwieriger zu beeinflussen. Ausser dem Falle, den sich hier anführe, habe ich noch andere Fälle in hypnetische Behandlung genommen. Meistens habe ich gefunden, dass, so lange die Chorea allgemein und intensiv ist, mit Participation der Augen und des Gesichtes und mit psychischen Störungen die Suggestion wirkungslos bleibt. Ist aber einmal die Krankheit in eine Periode geringerer Heftigkeit getreten, so gelingt es der Hypnose oft, die Intensität der Störungen zu verringern. Man muss die Behandlung aber wochenlang fortsetzen, bevor man zur vollständigen Heilung gelangt.

Beobachtung LIII. Seit acht Tagen bestehende allgemeine Chorea. — Besserung nach zwei Sitzungen. — Vollständige Heilung durch die Suggestion, vier bis fünf Wochen nach Beginn der Erkrankung.

A., 7 Jahre alt, wird von seiner Mutter am 9. December 1886 wegen Chorea zu mir gebracht. Mit sechs Jahren hat er zum ersten

Male einen Anfall von heftiger Chorea gehabt, welcher drei Monate lang gedauert hat. Vor 18 Monaten litt er vierzehn Tage lang an Gelenksrheumatismus, worauf eine heftige allgemeine Chorea folgte, welche drei Monate lang dauerte. Seit vierzehn Tagen erwacht er oft des Nachts mit Kolik und hat diarrhöeischen Stuhl. Seit acht Tagen ist wieder Zittern der rechten Hand eingetreten An den folgenden Tagen sind auch die anderen Glieder ergriffen worden. Bei Nacht hat er Alpdrücken und klagt über Schmerzen. Er ist immer hungrig und isst sehr viel. Er ist seither unartig geworden, war übrigens immer anspruchsvoll und naschhaft.

Der Knabe ist von kräftiger Constitution. Gegenwärtig beantwortet er gestellte Fragen sehr gut. Er hat andauernde Zuckungen in beiden Händen und Beinen, besonders im rechten. Der Gang ist unregelmässig, das rechte Bein wird nachgeschleppt. Das Kind kann weder schreiben noch mit seinen Händen irgend eine Bewegung ausführen. Alle Bewegungen der Hand: Flexion, Extension, Pronation, Supination, sind unregelmässig, auch im Gesichte, besonders an den Lippen sind Zuckungen wahrnehmbar; die Nächte sind sehr unruhig, der allgemeine Gesundheitszustand ist ziemlich gut. Herz und Lunge functioniren normal.

Es gelingt mit Leichtigkeit, den Knaben in tiefe Hypnose zu versetzen. Während der Hypnose dauern die Zuckungen an.

In der Nacht vom 10. auf den 11. December ist der kleine Patient aus dem Bette gefallen, ohne sich zu verletzen.

In der Nacht vom 11. auf den 12. December nach der zweiten Suggestion ist er ruhiger, die choreatischen Bewegungen sind weniger intensiv, Nachts fühlt sich die Haut warm an. Er kann am 12. noch nicht besser schreiben. Suggestion am 12. December.

14. December. Gestern ist der Patient tagsüber sehr unartig gewesen; er hat davonlaufen wollen, hat gedroht, sich aufzuhenken, in den Canal zu springen. Er ist auf die Strasse gelaufen, eine Strecke Weges allein gegangen, dann nach Hause zurückgekehrt, hat zu lachen und zu weinen angefangen, des Nachts hat er Alpdrücken gehabt und fünf Minuten lang geweint; die choreatischen Bewegungen sind geringer. Suggestion.

16. December. Seit vorgestern geht es besser. Er ist ruhiger. Suggestion.

17. December. Die Besserung hält an; schläft gut, weniger Zuckungen, noch einige Zornanfälle. Suggestion.

18. December. Wohlbefinden, keine Zornanfälle mehr. Suggestion.

20. December. Wohlbefinden, choreatische Bewegungen geringer. Schreibt jetzt besser, die Buchstaben sind besser geformt. Schläft gut, ist aber Nachts aufgewacht mit Angstgefühl. Suggestion.

21. December. Hat heute Nachts Alpdrücken gehabt, hat eine halbe Stunde lang geweint, hat dann Kolik gehabt ohne Diarrhöe, keine Zuckungen mehr in den Händen. Suggestion.

An den folgenden Tagen gleicher Zustand.

24. December. Hat heute Nacht gut geschlafen, ohne Alpdrücken und Angstgefühl. Der kleine Patient ist tagsüber ruhig, hat weniger Zornanfälle. Suggestion.

25. December. Ebenso, nächtliche Ruhe, einige Zuckungen besonders im rechten Arme und rechten Beine, hat heute Früh einige Störungen beim Sprechen gehabt. Nacht ruhig. Suggestion.
28. December. Ebenso. Suggestion.
29. December. Wohlbefinden, keine Zuckungen, schläft gut, ohne aufzuwachen, ohne Alpdrücken, kann noch nicht gut schreiben. Suggestion.
30. und 31. December. Schläft gut und ist vollkommen hergestellt. Suggestion.
7. Januar. Obwohl die Suggestionen seit dem 31. December unterblieben sind, hat die Besserung angehalten. Das Kind ist ziemlich ruhig, befindet sich wohl, noch einige Zuckungen vorhanden, hat ein einzigesmal in der Nacht vom 3. auf den 4. Januar Alpdrücken gehabt. Suggestion.
10. Januar. Das Kind befindet sich ganz wohl, seine Mutter betrachtet es als fast vollkommen wiederhergestellt. Die Krankheit war diesmal weniger bösartig und weniger lang andauernd als bei ihrem früheren Auftreten.
12. Januar. Erscheint zum letzten Male zur Consultation. Das Wohlbefinden hält an, manchmal einige leichte Zuckungen in den Muskeln der Stirne und des Gesichtes, in den Gliedmassen fast nichts.
Ich resumire diesen Fall dahin, dass schon durch die ersten Sitzungen die Krankheit in ihrem Fortschritte aufgehalten worden ist; die choreatischen Bewegungen haben nach zwei Sitzungen abgenommen, in den nächsten Tagen die geistige Aufregung. Die ganze Krankheit war nach vier oder fünf Wochen schon vollkommen abgelaufen. Die beiden vorhergehenden Anfälle von Chorea hatten je drei Monate gedauert.

Beobachtung LIV. Allgemeine intensive Chorea. — Besserung von den ersten suggestiven Sitzungen an. — Fast vollständige Heilung nach drei- oder vierwöchentlicher Behandlung, sieben bis acht Wochen nach Beginn der Krankheit.

Julius G., 13 Jahre alt, Druckerlehrling, wird am 6. December 1886 mit Chorea im Spitale aufgenommen. Vor einem Jahre musste ihm eine Zehe abgenommen werden, die durch den Fall eines Messers auf seinen Fuss verletzt worden war. Acht Tage vor Allerheiligen wurde er von einem typhösen Fieber befallen, in Folge dessen er 14 Tage bettlägerig war. Während der Reconvalescenz, vor etwa einem Monate, änderte sich sein Charakter, er wurde mürrisch und rechthaberisch, beim geringsten Anlasse zornig. Um dieselbe Zeit, vor etwa vier Wochen, hatte er einen hysteriformen Anfall mit grossen Convulsionen, Verdrehung der Augapfel, etwas Schaum vor dem Munde. Verlust des Bewusstseins scheint nicht eingetreten zu sein. Dieser Anfall dauerte zehn Minuten. Vor 14 Tagen zweiter Anfall. Am Tage darauf der dritte.
Nach dem ersten Anfalle, vor drei oder vier Wochen, beginnen die choreatischen Bewegungen. Zuerst wurde die rechte Hand, dann die linke Hand, dann das linke Bein von regellosen Zuckungen ergriffen. Die linke Körperseite ist erst seit 14 Tagen befallen; seit einigen Tagen hat das Gesicht zu grimassiren angefangen. Diese Erkrankung ist ohne bekannte Ursache eingetreten. Kein Schrecken.

Status praesens: Kräftige Constitution, schlaffes Temperament, das Gesicht grimassirt fortwährend, die Stirne runzelt und glättet sich abwechselnd, die Augenbrauen nähern sich einander und entfernen sich wieder, die Augen rollen in ihren Höhlen, die Mundwinkel werden nach aussen gezogen, die Zunge stösst an den Gaumen; er kann die Zunge nicht aus dem Munde strecken, der Kopf hängt regellos bald hier, bald da auf den Hals herab. Die Arme sind von den sonderbarsten Bewegungen bald in den Fingern, bald im ganzen Gliede ergriffen.

Wenn man dem Burschen eine Feder in die Hand giebt, so fasst er sie mit Mühe an, dreht sie zwischen den Fingern hin und her, muss sich beider Hände bedienen, um sie in die richtige Lage zu bringen, und der Versuch zu schreiben gelingt nicht. Die Feder berührt das Papier nicht, weil der Zeige- und der Ringfinger sie in die Höhe heben. Manchmal lässt er plötzlich die Feder aus und schüttelt seine Finger, als ob er heisses Eisen berührt hätte.

An den Beinen zeigen sich ähnliche Erscheinungen. Wenn man dem Burschen befiehlt, das Bett zu verlassen, producirt er einen Ueberfluss von zwecklosen Bewegungen; Arme und Beine werden nach allen Seiten geworfen, dennoch gelingt es ihm nicht allzu schwer, sich aufrecht zu halten, und sein Gang ist ziemlich regelmässig. Man bemerkt aber, dass er ein Bein etwas nach aussen schleudert, und dass er mit dem Absatze heftig gegen den Boden stösst. Er kann nicht auf einem Beine stehen. Bei diesem letzteren Versuche werden Arme und Beine nach allen Richtungen geworfen, der Rumpf neigt sich bald auf diese, bald auf jene Seite, und Patient würde stürzen, wenn er nicht unterstützt würde.

Die übrigen Functionen sind normal, die Verdauung ist gut. Die Sprache ist erschwert und saccadirt, Patient kann nur einige Silben nacheinander aussprechen und antwortet auf eine Frage nicht sofort, sondern muss auf einen Moment der Ruhe warten. Das Bewusstsein ist klar, der Bursche ist ziemlich ruhig und weniger heftig als zu Hause.

Ich schläfere ihn am 7. December ein, indem ich ihm die Augen während einiger Minuten zuhalte. Er bleibt während seines Schlafes ziemlich ruhig; seine Hände zucken noch. Das Gesicht ist ruhig. Vor der Suggestion war es nicht möglich, ihn eine Linie zeichnen zu lassen. Während des Schlafes lasse ich ihn seinen Namen schreiben. Es ist noch ein ziemlich formloses Gekritzel, in welchem aber sein Name erkennbar ist. Nach dem Erwachen schreibt er ganz correct. Nach diesen Anstrengungen aber sind seine Hände ganz erschöpft, und er wäre nicht im Stande, weiter zu schreiben. Die nächste Nacht ist ruhig, die folgende auch. Suggestion.

9. December. Das Kind ist folgsam. Es erhebt sich und geht ziemlich gut herum, kann aber nicht allein essen. Man muss es füttern, es kann aber ein Glas ziemlich leicht an die Lippen führen. Es kann nicht schreiben. Der Bleistift wird in seiner Hand umgewendet, die Finger bewegen sich nach allen Richtungen, es kann keinen einzigen Buchstaben formen. Eine Nadel kann es ohne Schwierigkeit aufheben. Es kann nicht die Hände regungslos in die

Luft halten, die Arme beugen sich, die Finger nähern sich einander etc. Es ist noch eine Neigung zu Zuckungen der Lippen vorhanden, aber das Gesicht grimassirt weniger. Der Knabe erhebt sich, indem er mit den Armen um sich schlägt, er geht gut herum. Das rechte Bein wird noch manchmal heftig vorgeschleudert; im Uebrigen befindet sich der Kranke besser, ist weniger aufgeregt als zu Hause. Suggestion.

10. December. Der Knabe, der gestern nicht schreiben konnte, kann heute ziemlich leicht seinen Namen niederschreiben. Suggestion.

11. December. Ebenso, war ruhig, findet heute selbst, dass es ihm besser geht, kann aber seinen Namen nur mit grosser Mühe niederschreiben, nachdem er sehr viele regellose Bewegungen ausgeführt hat und endlich die drei letzten Finger auf das Papier stützt. Tägliche Suggestion.

13. December. Hält den Bleistift viel besser und schreibt seinen Namen ziemlich rasch nieder. Hat gestern die Treppen hinabsteigen und in den Hof gehen können, was früher nicht möglich war. Seit gestern ist die Hypnose auch tiefer, und die Aufregung, welche anfangs in der Hypnose gesteigert war, verschwindet jetzt. Die Arme bleiben kataleptisch, fast ohne Zuckungen, die Finger fast unbeweglich. Nach dem Erwachen schreibt Patient seinen Namen auf, kann aber nicht mehr als diesen niederschreiben.

14. December. Hat gestern wieder mehr Zuckungen gehabt; heute Morgens grimassirt das Gesicht, er kann seine Arme nicht unbeweglich ausgestreckt halten, schreibt Gross Ju... und bleibt, nachdem er diese Buchstaben geschrieben hat, stecken, dreht den Bleistift mit den Fingern und kann seinen Namen nicht zu Ende schreiben.

Dieser Zustand hält an den folgenden Tagen an, die Nächte sind ruhig, die Besserung ist aber nicht bedeutend.

Am 18. December werden noch choreatische Bewegungen um den Mund und an der Zunge bemerkt.

Am 24. December ist er ruhiger und kann wieder mit Mühe seinen Namen schreiben.

Am 28. December kann er allein essen und am 29. December schreibt er rascher und besser. Bevor er zu sprechen beginnt, treten noch einige Vorbereitungsbewegungen der Lippen auf; das ist aber jetzt das einzige Symptom im Gesichte. Er geht gut und hat in den Händen nur wenig Zuckungen. Nur sind seine Bewegungen noch brüsk und masslos. Die Besserung schreitet vor, so dass er am 10. Januar fast gänzlich geheilt das Spital verlässt.

Er kommt am 17. Januar wieder zur Consultation. Er zeigt jetzt nur wenig choreatische Bewegungen, isst allein, ist in der Articulation der Worte noch etwas behindert. Seine Mutter bringt ihn zu mir, weil er zu Hause wieder zornig, anspruchsvoll und boshaft geworden ist. Suggestion.

19. Januar. Ist ruhig gewesen, sehr wenig Zuckungen, noch etwas Ungeschicklichkeit in der rechten Hand. Suggestion.

22. Januar. Wohlbefinden, kann beide Hände gut gebrauchen, ist nicht mehr zornig, spricht ohne zu stocken. Suggestion. Er ist seither nicht wieder bei mir erschienen.

Mithin ist eine sehr intensive Chorea, welche seit vier Wochen
bestand, durch die erste suggestive Sitzung rasch gebessert, und nach
drei bis vier Wochen fortgesetzter Suggestion fast vollständig geheilt
worden, sieben bis acht Wochen nach dem Eintritte des Leidens.

Beobachtung LV. Seit drei Jahren bestehender Schreibkrampf. — Rasche
Besserung nach den ersten Sitzungen. — Vorübergehender Rückfall. — Gänzliche
Heilung nach zwei Monaten fortgesetzter Suggestion.

H. C., 47 Jahre alt, ist seit 25 Jahren Buchhalter. Er kommt
am 18. November 1885 zu mir, mich wegen Schreibkrampf zu
consultiren. Patient ist ein Mann von kräftiger Constitution, intelligent,
durchaus nicht nervös, war niemals krank. Er giebt an, dass er vor
ungefähr drei Jahren die ersten Anzeichen seines Krampfes wahrgenommen hat, welche darin bestanden, dass, nachdem er fünf oder
sechs Zeilen geschrieben hatte, Flexionsbewegungen in allen fünf
Fingern eintraten. Nach einer Pause konnte er wieder einige Zeilen
schreiben. Dann trat der Krampf wieder ein. Diese Erscheinung hat
seither zugenommen. Vor zwei Jahren trat der Krampf schon nach
drei Zeilen ein. Vor einem Jahre konnte er kaum eine halbe Zeile
schreiben, ehe der Krampf eintrat. Dann verfiel er auf die Idee,
die Feder der Länge nach an seinen Zeigefinger zu binden, und mit
Hilfe dieses Auskunftsmittels konnte er noch ziemlich gut drei oder
vier Monate lang schreiben. Dann aber, sagt er, krümmten sich die
anderen Finger so stark, dass die Nägel in's Fleisch eindrangen. Seit
sechs Monaten ist der Zustand so arg, dass beim Schreiben einer
Adresse, sobald er „Herrn" geschrieben hat, der Krampf eintritt
und die fünf Finger sich schliessen. Der Krampf löste sich, wenn er
die Feder wegwarf, und trat wieder auf, wenn er zwei oder drei
Buchstaben schrieb, und zwar so heftig, dass manchmal die Feder
durch das Papier gestossen wurde.

Die Befestigung der Feder an den Zeigefinger half nicht mehr.
Er suchte ein anderes Auskunftsmittel. Er hielt jetzt die Feder so,
dass deren Ende gegen das letzte Glied des Daumens gestützt
und der Stiel horizontal zwischen den gekrümmten Fingern gehalten
wurde, so dass dessen Ende zwischen den zwei letzten Fingern durch-
drang. Bald aber, sagt er, drückte der Daumen so stark auf die
Feder, dass er wieder zu schreiben aufhören musste. Seit zwei Jahren
hat er seine Stelle als Buchhalter aufgeben müssen und ist im
Versicherungswesen beschäftigt. Seit drei Monaten übt er sich im
Schreiben mit der linken Hand.

Am 18. November schläfere ich ihn ein. Er erreicht den dritten
Grad. Ich suggerire das Verschwinden des Krampfes; nach dem
Erwachen schreibt er 2½ Zeilen, bevor ihn die eintretende Flexion
der Finger aufhält.

19. November. Neuerliche Hypnotisation, dritter Grad. Nach
dem Erwachen schreibt er acht Zeilen ohne Krampf.

Am 20. November versetze ich ihn in Somnambulismus ohne
Erinnerung. Beim Erwachen schreibt er gut. Erst nach der neunten
Zeile tritt eine leichte Flexion der drei letzten Finger auf, die auf
meine einfache Behauptung hin verschwindet, bei der nächsten Zeile
aber wiederkehrt. Er empfindet auch etwas Steifheit im Handgelenke.

Am 21. November zeigt er mir einen Geschäftsbrief, den er am Tage vorher schreiben konnte. Er hat fast keinen Krampf mehr, aber noch immer Steifheit im Handgelenke. Die Suggestionen werden fortgesetzt.

Am 22. November ist die Steifheit verschwunden; er schreibt gut, beim Schreiben ist noch einige Tendenz zur Flexion da, diese tritt aber nicht ein, er streckt seine Finger sofort wieder. Es ist ferner zu bemerken, dass er vor der Suggestion absolut nicht im Stande war, einen einzigen Buchstaben mit einem kurzen Bleistifte zu schreiben, der sich also nicht auf die Commissur zwischen Daumen und Zeigefinger stützte. In diesem Falle trat die Flexion augenblicklich ein, sobald der Bleistift das Papier berührte. Er musste ihn fast horizontal halten. Seit gestern hat er aber auch mit einem kurzen Bleistift schreiben können.

Am 23. November erhält sich dieses Resultat, er hat weder Krampf noch Flexion mehr in den Fingern; tägliche Suggestion.

24. November. Giebt an, dass es besser geht bis auf das Handgelenk, welches steif ist; die Finger sind beweglicher. Ich lasse ihn während der Hypnose schreiben, indem ich ihm Beweglichkeit des Handgelenkes suggerire. Während der folgenden Tage ist der Zustand unverändert; er klagt immer über Steifheit im Handgelenke, welche besonders auftritt, wenn er einige Zeit geschrieben hat. Am 30. November musste ich auf zwei Monate verreisen und bat Dr. Liébault, mit den Suggestionen fortzufahren.

Nun lasse ich die eigenen Aufzeichnungen des Patienten folgen:

„Am 30. November schreibe ich nach der hypnotischen Sitzung. Das Handgelenk ist noch immer unbeweglich, kann gar keine Bewegung ausführen, was beim Schreiben sehr lästig ist. Die Finger sind beweglich.

Am 1. December war das Gelenk etwas beweglich, und es scheint mir gegenwärtig weniger steif.

Am 2. December habe ich nach der Sitzung bei Dr. Liébeault recht gut mit Bleistift schreiben können bei beweglichem Handgelenk. Jetzt aber wird das Handgelenk wieder steifer, und der Daumen drückt wieder den Bleistift stärker als die anderen Finger.

Am 5. December geht das Schreiben besser von statten, wenn ich sehr langsam schreibe und immer daran denke, nicht zu stark aufzudrücken. Es ist immer wieder der Daumen, welcher die Feder niederdrücken will. Nach dem hypnotischen Schlafe übt der Daumen einen viel geringeren Druck auf die Feder aus. Ich schreibe dann weit besser, besonders wenn ich langsam schreibe; auch das Handgelenk ist dann weniger steif.

Am 7. December ist der Zustand des Handgelenkes entschieden gebessert; der Daumen hat nur mehr eine geringe Tendenz, die Feder niederzudrücken."

Am 7. December giebt H. C. an, drei Briefe geschrieben zu haben, die zwei ersten mit Leichtigkeit, den dritten unter grösseren Schwierigkeiten. Jetzt schreibt er wieder schlechter, das Handgelenk ist in sehr geringem Grade beweglich, der Daumen übt einen Druck auf die Feder aus.

Am 16. December drückt der Daumen noch immer stark auf die
Feder. Die Schriftprobe aber, welche der Patient täglich vorlegt, zeigt,
dass er recht gut schreiben kann. Die Hypnose ist seit einigen Tagen
weniger tief, was der Patient dem Umstande zuschreibt, dass ihn Dr.
Liébeault in einem Saale hypnotisirt, der voller Menschen ist, und in
welchem viel gelärmt wird, während er bei mir allein und in meinem
stillen Ordinationszimmer schlafen konnte. Er kehrt deshalb nicht mehr
zu Dr. Liébeault zurück und unterbricht die Behandlung bis zum
29. Januar, an welchem Tage ich nach Nancy zurückkehre. Die Flexion
des Daumens und dessen Druck auf die Feder hatten wieder zugenommen,
wodurch die Besserung aufgehalten wurde.

Am 29. Januar tritt diese Flexion und zugleich ein Stocken in
der Schrift nach etwa drei Worten auf. Die anderen Finger gerathen
nicht in Flexion, aber das Handgelenk ist steif.

Nach einer neuerlichen Sitzung am 29. Januar tritt die Flexion des
Daumens unmittelbar nach der Sitzung in meinem Ordinationszimmer
nicht mehr ein; zu Hause aber tritt die Flexion wieder ein. Am
30. Januar schreibt er zu Hause vier Zeilen und kann dann nicht
fortfahren, weil Daumen und Zeigefinger gleichzeitig in Flexion gerathen.
Die Feder fällt ihm aus der Hand. Er versucht vergeblich fortzufahren,
die Buchstaben werden unleserlich.

Am 1. Februar schreibt er vor der Suggestion ziemlich gut und
nach derselben sehr gut.

Am 2. Febuar giebt er an, dass er manchmal ziemlich gut schreiben
kann, anderemale tritt Flexion des Daumens und des Zeigefingers
ein, und dann muss er innehalten. Fängt ein Finger einmal an in
Flexion zu gerathen, so fühlt er auch im Vorderarm ein Prickeln.
Dieses Prickeln empfindet er auch namentlich Abends in der Ruhe und
ohne Schreibversuche.

Ich versetze ihn in Somnambulismus, lasse ihn in diesem Zustande
schreiben mit offenen Augen. Er schreibt sehr gut; ich suggerire ihm
das Verschwinden des prickelnden Gefühles.

Am 3. Februar giebt er an, weder Schmerz noch Prickeln empfunden zu haben. Er schreibt gut; wenn er aber zu Hause, also nicht
in meiner Gegenwart schreibt, so tritt nach einer gewissen Zeit
Flexion des Daumens und des Zeigefingers ein; hingegen hat das
schmerzhafte Prickeln aufgehört.

Am 4. Februar schreibt er bei mir recht gut. Zu Hause tritt noch
immer etwas Flexion des Daumens ein, und die Hand wird nach einer
gewissen Zeit schwer.

Am 5. Februar hat er zu Hause einen 1½ Seiten langen Brief
schreiben können. Die Schrift bleibt bis zum Ende gut; aber er fühlt
dann Ermüdung in der Hand. An den folgenden Tagen bleibt die Schrift gut.

Am 8. Februar klagt er noch über Flexion des Daumens und
Steifheit im Handgelenke. Nach jeder Suggestion in meinem Ordinationszimmer schreibt er recht gut, ohne Flexion und Steifheit. Diese treten
erst zu Hause auf.

Am 11. Februar hat er eine Stunde lang schreiben können. Erst
nach dieser Zeit trat Flexion des Daumens ein. Er liess dann die
Hand zwanzig Minuten lang ausruhen und konnte das Schreiben ohne
Flexion und Steifheit wieder aufnehmen.

Ich suggerire ihm, dass er um so besser schreiben werde, je mehr er schreibt, dass die Hand durch Uebung geschmeidig werden und nicht mehr ermüden werde.

Sein Zustand bleibt jetzt während der folgenden Tage auf der erreichten Höhe und bessert sich noch nach und nach.

Am 18. Februar schreibt er anderthalb bis zwei Stunden. Erst nach dieser Zeit tritt wieder Flexion des Daumens ein, und er empfindet eine Schwere in der Hand.

Am 19. Februar giebt er an, dass seine Hand ganz leicht ist, und dass er schreiben kann, als ob ihm niemals etwas gefehlt hätte.

Am 20. Februar schreibt er des Morgens, und dabei tritt noch zweimal Flexion des Daumens ein, so dass ihm die Feder aus den Fingern gleitet. Seine Schrift bleibt aber ganz gut. Ich lasse ihn im Somnambulismus mit offenen Augen rasch schreiben, currente calamo.

Am 20. Februar Nachmittags aber war es ihm wieder fast unmöglich zu schreiben; er war sogar genöthigt, die Feder an den Zeigefinger zu binden.

Am nächsten Tage, ohne neuerliche Suggestion, ist der Zustand wieder besser. Er kann aber nicht längere Zeit schreiben. Nach einer halben Stunde kann er nicht mehr fortfahren; es ist ihm beinahe unmöglich, die Adresse auf seinen Brief zu setzen.

Am 23. Februar schreibt er den ganzen Vormittag Rechnungen. Nach einiger Zeit empfindet er ziehende Schmerzen an der Rückenfläche des Handgelenkes, welche es ihm unmöglich machen, seine Arbeit fortzusetzen. Beim Versuche weiter zu schreiben, fällt ihm die Feder aus der Hand. Später hat er die Arbeit wieder aufnehmen können, und heute Früh empfindet er diesen ziehenden Schmerz nicht mehr.

Am 25. Februar constatire ich wieder, dass er bei mir sehr gut schreiben kann. Zu Hause aber ist seine Hand viel steifer, und er kann nicht mehr mit der gleichen Leichtigkeit schreiben. Ich suggerire ihm, dass er zu Hause so gut schreiben werde wie bei mir.

Vom 27. Februar ab klagt er nicht mehr über Steifheit, und Flexion des Daumens. Am 26. und 27. Februar schreibt er sehr viel, und es geht vortrefflich. Briefe und Rechnungen gelingen ihm wie vor dem Auftreten des Krampfes.

Er kommt noch bis zum 2. März, und dann werden die bis dahin täglichen Sitzungen bis zum 8. März suspendirt. In dieser Zwischenzeit schreibt er den ganzen Tag und empfindet absolut keine Symptome eines Schreibkrampfes. „Ich kann schreiben," sagt er, „wie es mir beliebt."

Am 8. März eine Sitzung. Die Sitzungen werden jetzt in Zwischenräumen vorgenommen, am 11., 13., 16., 22. und 27. März. Die vollständige Heilung hat sich seit dem 27. Februar erhalten. Durch einen Monat noch hypnotisire ich ihn in jeder Woche zweimal, um jede Neigung zu Rückfällen zu bekämpfen. Er hat seine Arbeit als Buchhalter wieder aufgenommen und schreibt jetzt den ganzen Tag, ganz so wie vor seiner Krankeit. Die Heilung bleibt erhalten.

Es ist eine bekannte Thatsache, dass der Schreibkrampf häufig jeder Behandlungsmethode einen absoluten Widerstand entgegensetzt. Ein Lehrer der Kalligraphie in Frankfurt a. M., Herr Wolff, hat auf empirischem Wege das erreicht, was den Aerzten nicht gelungen war.

Ueber die Methode des Herrn Wolff berichtet Herr Romain Vigouroux im Progrès médical (1882, Nr. 3) wie folgt: „Diese Methode lässt sich in zwei Worten wiedergeben: Gymnastik und Massage."

„Erstens. Die Gymnastik ist sowohl activ als passiv. Die Patienten sollen dreimal täglich eine Reihe von Bewegungen der Arme nach allen Richtungen der Reihe nach ausführen. Diese Bewegungen sind brüsk, werden bald mit geöffneten, bald mit geschlossenen Händen ausgeführt. Die Zahl der auszuführenden Bewegungen, und damit die Dauer einer Serie solcher Bewegungen, wird nach und nach gesteigert und ist je nach dem einzelnen Falle verschieden."

„Die passiven Bewegungen bestehen in einer mehr oder minder forcirten Streckung, fast in einer Zerrung der afficirten Muskeln. Das ist der schwierigste Punkt der ganzen Behandlung, da es, wie Herr Wolff selbst sagt, nicht ungefährlich ist, ein gewisses Mass zu überschreiten. Der Patient muss selbst diese Manipulation 300- bis 400mal täglich vornehmen."

„Die Schreibübungen beginnen, sobald der Krampf merklich gebessert ist, d. h. schon nach einigen Tagen."

„Zweitens. Massage und Friction werden von Herrn W. sehr sorgfältig täglich ausgeführt. Er legt sehr viel Werth auf eine Manipulation, die wir als Tapotement der Muskeln bezeichnen würden."

„Die Dauer dieser Art der Behandlung, welche unter der unmittelbaren Leitung des Herrn W. ausgeführt wird, beträgt ungefähr vierzehn Tage. Wenn die Behandlung nach vier oder fünf Sitzungen keine Besserung bewirkt, so soll sie, meint er, aufgegeben werden."

Wir müssen uns die Frage vorlegen, ob bei den auf diesem Wege erzielten Heilungen der Suggestion nicht ein grosser Antheil zuzuschreiben ist. Die Patienten kommen zu einem Specialisten, der in dem Rufe steht, das Uebel, an dem sie leiden, heilen zu können. Der Specialist versichert Heilung. Die eine halbe Stunde lang vorgenommene Manipulation, die Massage, die Frictionen, die 300- bis 400mal täglich ausgeführten passiven Bewegungen, das alles concentrirt die Aufmerksamkeit auf die Vorstellung der Heilung, das alles veranlasst das Gehirn, jenen Inhibitionsact zu vollziehen, welcher das Aufhören des Krampfes bewirkt.

Wenn wir so oft sehen, wie es unwissenden Dorfbadern und rohen Masseuren gelingt, gewisse Verrenkungen und Schmerzen rasch zum Verschwinden zu bringen, durch Mittel, welche weder verständig sind, noch auf Verständniss des Leidens beruhen, so müssen wir die Frage aufwerfen, ob nicht auch in allen diesen Fällen in einem gewissen Grade der Patient selbst durch Autosuggestion seine Heilung bewirkt oder doch erleichtert.

Beobachtung LVI. Tetanie der Arme. — Anfall von Somnambulismus und Alpdrücken. — Heilung der Tetanie in zwei Sitzungen, des Somnambulismus in einer Sitzung.

Paul A., 20 Jahre alt, Schuster, kommt am 28. Januar 1886 wegen Tetanie der Arme in meine Consultation. Was seine Antecedentien betrifft, so giebt seine Mutter an, dass er in der ersten Kindheit im Alter von 2$\frac{1}{2}$ Monaten bis zu dem von siebzehn Monaten häufige Anfälle von Convulsionen, mehr als zweihundertmal gehabt habe. Seit seiner

Kindheit hat er beiderseits einen Pes varus equinus. Er ist von zarter und schlaffer Constitution, hat aber keine schwere Krankheit durchgemacht. Seit vier Jahren leidet er in jedem Winter sechs- bis zehnmal an Krämpfen in den Händen, die jedesmal zwei bis acht Tage dauern. Ein einziges Mal sind die Beine gleichzeitig ergriffen worden.

Gegenwärtig giebt er an, seit gestern 4 Uhr Nachmittags Krampf in den Händen zu haben und einen von der Schulter in die Finger ausstrahlenden Schmerz. Die drei letzten Finger der beiden Hände sind in Flexionsstellung. Man kann sie mit Mühe strecken, die Flexion stellt sich jedoch wieder her, Zeigefinger und Daumen bleiben gestreckt; die übrigen Bewegungen werden leicht ausgeführt; er kann die Ellbogen beugen, die Arme über den Kopf heben. Ober- und Vorderarm sind auf Druck empfindlich, besonders in der Gegend des Biceps. Druck auf diesen Muskel löst die Flexion des Vorderarmes aus.

Ich versetze ihn in Somnambulismus durch sanftes längeres Zureden und suggerire das Verschwinden der Schmerzen und der Contractur, indem ich gleichzeitig mit der Suggestion passive Bewegungen in den Gelenken der Finger vornehme. Diese Bewegungen sind auch während der Hypnose schmerzhaft, und die Extension der Finger erhält sich nicht.

Nach dem Erwachen sind nach zwanzig Minuten Krampf und Schmerz wesentlich geringer, aber nicht verschwunden.

Vier Stunden später verschwand der Krampf in den Händen; an seine Stelle trat aber ein Krampf im rechten Beine und im Fussgelenk, welcher drei Stunden lang bis 10 Uhr Abends anhielt. Von da an keine Erscheinungen mehr bis zum 8. Februar 4 Uhr Nachmittags.

Zu dieser Zeit treten ohne bekannte Ursache Schmerzen im Halse und in den Schultern ein.

Am 10. Februar um 4 Uhr Nachmittags Flexion beider Hände, welche seither anhält; seither muss ihm die Nahrung gereicht werden; er hat aber Nachts gut geschlafen.

Am 11. Februar bringt ihn seine Mutter wieder zur Consultation. Die Finger sind gegen die Handfläche gebeugt; sie lassen sich passiv strecken, die vollständige Streckung ist aber sehr schmerzhaft, und die Flexion stellt sich von selbst sofort wieder her; Schmerzen ohne Steifheit in Hals und Schulter.

Seine Mutter erzählt uns ausserdem, dass er seit vier oder fünf Jahren in der Nacht im Traume zu sprechen pflegt, an Alpdrücken leidet, aufsteht und weinend an ihr Bett kommt.

Ich hypnotisire ihn; er geräth in ziemlich tiefen Schlaf, aber mit Erinnerung des Geschehenen nach dem Erwachen. Ich suggerire Verschwinden des Schmerzes und der Steifheit. Während der Hypnose noch verschwindet die Contractur. Er kann spontan die Finger strecken und alle Bewegungen ausführen. Nach dem Erwachen bleibt die Beweglichkeit erhalten, er klagt nur mehr über Schmerzen in der rechten Seite des Nackens.

Ich versetze ihn ein zweites Mal in Hypnose. Er geräth in tiefen Schlaf ohne Amnesie beim Erwachen. Ich suggerire Verschwinden der Schmerzen, gleichzeitig aber auch, dass er ruhig in seinem Bette schlafen, keine schlechten Träume haben, nicht aufstehen und hübsch warm in seinem Bette bleiben werde. Beim Erwachen ist der Schmerz verschwunden.

Am 14. Februar berichtet mir seine Mutter über ihn: Die Hände sind in gutem Zustande, der Krampf ist nicht wiedergekehrt; seit vier Nächten hat er ruhig geschlafen, während früher niemals zwei Nächte vergangen sind, ohne dass er aus dem Schlafe gesprochen hätte.

Er erscheint am 23. März wieder zur Consultation. Heute Morgens 3 Uhr ist er wieder von Krampf in den Füssen und Händen befallen worden. Seit sechs Wochen waren solche Krämpfe nicht aufgetreten. Seine Mutter giebt an, dass in keinem Winter eine so lange Pause eingetreten sei; seit jener Zeit habe er auch zwei- oder dreimal des Nachts geträumt und dabei mit lauter Stimme gesprochen, er hat aber dabei sein Bett nicht verlassen.

Die drei letzten Finger beider Hände sind in Flexionsstellung; sie lassen sich passiv strecken; die Flexion tritt aber wieder ein. Die beiden übrigen Finger sind in Extension. Patient kann nicht spontan die Hand öffnen, ausserdem ist, wenn er geht, Sensenbewegung bemerkbar; er klagt über einen heftigen Schmerz in den Wadenmuskeln.

Hypnotisation. Tiefer Schlaf eine halbe Stunde lang mit passiven Bewegungen der Finger, Flexion und Extension. Nach dem Erwachen öffnet und schliesst er die Hände; die Finger haben aber noch eine Tendenz, sich in Flexion zu bringen. Die Adduction und Abduction des Daumens ist noch immer schwierig; er geht jetzt besser, klagt aber noch immer über Schmerzen in den Waden.

Nach einer neuerlichen Hypnose unmittelbar nach der ersten (weniger tiefer Schlaf) sind die Schmerzen in den Waden verschwunden. Patient ist seither nicht wiedergekehrt.

Beobachtung LVII. Anfall von nächtlichem Somnambulismus. — Vorübergehende Heilung durch hypnotische Suggestion.

H., Commis in einem Specereiwaarengeschäft, 25 Jahre alt, wird von seinem Dienstgeber im November 18×5 zu mir zur Consultation geschickt. Seit drei Monaten ist er in Nancy, und seither hat er in jeder Nacht ohne Ausnahme Anfälle von spontanem Somnambulismus. Er steht auf, geht herum, wirft dabei oft Gegenstände um und zerbricht sie und kann nur mit Mühe in's Bett zurückgebracht werden. Am Morgen darauf erinnert er sich an nichts mehr. Bevor er nach Nancy gekommen ist, hat er ähnliche Anfälle gehabt, aber weniger häufig; nach seiner Angabe zwei- oder dreimal wöchentlich.

Ich versetze ihn sofort in Hypnose. Er verfällt in tiefen Schlaf. Ich suggerire ihm, dass er ruhig in seinem Bette bleiben werde; ich suggerire ihm ferner, nach vier Tagen sich bei mir wieder vorzustellen. Er kommt auch wirklich und theilt mir mit, dass er geheilt ist, dass er in den letzten vier Nächten nicht mehr aufgestanden ist.

Die Heilung ist nach Angabe des Patienten drei Wochen erhalten geblieben. Einige Monate später kommt er zu Dr. Liébeault, um sich hypnotisiren zu lassen. Nach vier neuerlichen Sitzungen, vom 16. bis 31. Februar 1886, hört der Somnambulismus wieder auf. Aus Nachlässigkeit unterbricht der Kranke die Behandlung, die Anfälle treten nach einiger Zeit wieder auf. Ich zweifle nicht daran, dass fortgesetzte Suggestion deren gänzliches Verschwinden bewirkt hätte.

Beobachtung LVIII. Nächtliche Incontinentia urinae. — Durch Suggestion in einer Sitzung geheilt.

M., 13jähriger Junge, von schlaffer und zarter Constitution, ist in Nancy bei einem Lehrer in Pension. Dieser Junge, von seltener geistiger Begabung, pisst zwei- bis dreimal in der Woche in sein Bett. Seit seiner Kindheit hat man dieses Gebrechen nicht beheben können.

Der Knabe kommt am 16. October zu mir. In den zehn vorangegangenen Tagen hat er viermal in's Bett gepisst.

Am 16. October versetze ich ihn in Hypnose; er erreicht nur den zweiten Grad: Suggestive Katalepsie, Erinnerung beim Erwachen. Ich suggerire ihm, dass er nicht mehr in's Bett pissen werde, dass er in liegender Stellung gar nicht mehr werde uriniren können, sondern nur stehend in verticaler Stellung.

Er kommt noch am 17., 18. und 23. October zu mir. Seit der ersten Suggestion hat er nicht ein einziges Mal in's Bett gepisst.

Beobachtung LIX. Seit der Kindheit bestehende Incontinentia urinae, welche durch eine einzige Sitzung beseitigt wird

Jacob S., 17 Jahre alt, gut gebaut, gross, aber von geringer Intelligenz, consultirt mich wegen Incontinentia urinae, woran er seit seiner Kindheit leiden soll. Im Sommer pisst er drei- bis viermal wöchentlich in's Bett, im Winter jede Nacht. Bei Tag geht der Harn niemals unwillkürlich ab. Er giebt an, täglich ungefähr sechsmal zu uriniren. Er wacht gewöhnlich nur einmal in jeder Nacht auf; keinerlei Behandlung ist angewendet worden.

Er besucht mich zum ersten Male am 28. December. Ich versetze ihn mit Leichtigkeit in tiefen Schlaf. Ich suggerire ihm, jedesmal, wenn er Harndrang hat, aufzuwachen und nicht in's Bett zu pissen.

Er kommt regelmässig wieder bis zum 31. October. Seit der ersten Suggestion hat er nicht wieder in's Bett gepisst. Er ist in einer Nacht viermal aufgewacht; in der zweiten und dritten Nacht dreimal. Er kommt noch am 7. und am 10. Januar wieder, hat nicht mehr in's Bett gepisst und ist Nachts nur zweimal aufgewacht.

Er ist seither nicht wieder gekommen, und ich weiss nicht, ob das erreichte Resultat sich erhalten hat.

Beobachtung LX. Nach Lungenentzündung zurückgebliebene Aphonie wird durch energische Behauptung geheilt. — Incontinentia urinae, durch Suggestion gebessert.

G. S., 15 Jahre altes Mädchen, bei seinen Eltern wohnend, wird am 13. April 1886 auf meine Abtheilung gebracht. Sie ist mit einer Pneumonie des rechten unteren Lappens behaftet, welche schon seit sechs Tagen besteht. Diese Pneumonie hat am 16. April, als dem neunten Tage, ihren Höhepunkt überschritten.

Am dritten Tage der Pneumonie war Halsschmerz, Heiserkeit und vollständige Aphonie eingetreten, welche seither anhält; da diese Aphonie unverändert bleibt, obwohl die Pneumonie abgelaufen und kein Halsschmerz vorhanden ist, nehme ich an, dass eine leichte

Kehlkopfentzündung, welche gleichzeitig mit der Pneumonie vorhanden war, nicht genüge, um ein so vollständiges und andauerndes Verschwinden der Stimme zu rechtfertigen, und dass hier nervöse Einflüsse eine Rolle spielen müssen.

Ich versuche es am 17., 18. und 19. April mit der hypnotischen Suggestion, jedoch ohne Resultat. G. S. ist leicht in Somnambulismus zu versetzen, ist aber weder hypnotischen Hallucinationen noch posthypnotischen Suggestionen zugänglich.

Am 21. April, nach einer letzten vergeblichen Hypnose, nehme ich eine Suggestion im wachen Zustande vor, zunächst vergeblich. Da die kleine Patientin leicht zum Lachen zu bringen ist und meine Behauptungen lachend aufnimmt, ohne dass dieselben einen weiteren Eindruck auf sie machen, so gebe ich mir den Anschein, in Zorn zu gerathen, und befehle ihr gebieterisch mit lauter Stimme a und b zu sagen. Ich behaupte, dass sie es könne, und befehle ihr, es zu thun. Sie bequemt sich jetzt zu einer Anstrengung und articulirt ganz deutlich a und b, dann ihren Namen. Die Stimme, welche, wenn sie sich nicht anstrengt, noch tonlos ist, wird klangvoll, wenn sie sich Mühe giebt. Tagsüber bessert sich die noch heisere Stimme. Am nächsten Tage articulirt sie ganz gut, und vom 23. April Abends an ist die Stimme so ziemlich ebenso wie vor der Krankheit.

Dies ist aber noch nicht alles. Dieses Mädchen leidet seit seiner Kindheit an Incontinentia urinae, des Nachts pisst sie in's Bett und überschwemmt es förmlich. Sie muss dreimal in jeder Nacht geweckt werden, um dieses Ereigniss zu verhindern. Tagsüber muss sie alle 1½ Stunden uriniren. Wegen dieses Gebrechens hat man sie auch nicht zur Schule schicken können. Sie kann weder lesen noch schreiben. Vor zwei Jahren war sie zwei Monate lang im Spital, um von diesem Gebrechen geheilt zu werden. Sie ist damals ohne Resultat mit kalten Umschlägen auf die Unterbauchgegend behandelt worden. Bis zum 20. April hat die Patientin ihr Bett jede Nacht überschwemmt. Am 21. April nehme ich die hypnotische Suggestion vor, dass sie den Urin halten könne, dass sie gar nicht mehr in's Bett Urin lassen könne, dass das Bedürfniss zu uriniren nur in langen Zwischenräumen auftrete. Von jenem Tage an kann sie bei Tag drei Stunden lang vom einem bis zum nächsten Uriniren warten. In der Nacht vom 22. auf den 23. April pisst sie nicht in's Bett. In der Nacht vom 23. auf den 24. April kommt es aber wieder vor.

Am 24. April urinirt sie den ganzen Tag über nicht, und von dieser Zeit an tritt die Urinentleerung nur zweimal täglich ein.

Die Suggestion wird fortgesetzt. In der Nacht pisst sie noch ein wenig in's Bett, obwohl sie dreimal aufsteht, um zu uriniren.

Jetzt verlasse ich auf einige Tage Nancy. Die Suggestionen wurden unterbrochen. Die Incontinentia urinae bleibt für den Tag geheilt; des Nachts pisst sie noch in's Bett, aber sehr wenig; jede Nacht weckt man sie einmal auf.

Die suggestive Therapie wird am 6. Mai wieder aufgenommen. In dieser Nacht pisst sie nicht mehr in's Bett; man hat sie einmal geweckt.

8. Mai. Hat nicht in's Bett gepisst, ist einmal geweckt worden. Ich gebe den Auftrag, sie nicht zu wecken, suggerire ihr spontan aufzuwachen und zu uriniren.

9. Mai. Ist heute Nacht nicht aufgewacht, hat nicht in's Bett gepisst.

10. Mai. Hat wieder in's Bett gepisst. Sie schreibt diese Vergesslichkeit dem Schrecken zu. Ihre Bettnachbarin ist nämlich in der Nacht gestorben. Tägliche Suggestion.

11. Mai. Hat einige Tropfen in's Bett gepisst.

12. Mai. Die Kranke ist heute auf der Augenklinik chloroformirt worden (sie leidet an Gannus in Folge von Entropium). Nachmittags ist sie eingeschlafen und hat ein wenig in's Bett gepisst. In der Nacht ebenso.

13. und 14. Mai. Hat nicht in's Bett gepisst, wachte in der Nacht nur einmal auf. Ich suggerire ihr, zweimal aufzuwachen.

15. Mai. Hat wieder einige Tropfen in's Bett gepisst, ist nur einmal erwacht.

16. und 17. Mai. Hat nicht mehr in's Bett gepisst, ist in der Nacht zweimal erwacht, um zu uriniren. Ich wiederhole mit Nachdruck diese letztere Suggestion, damit sie dieselbe beim Erwachen nicht vergesse. Tagsüber nur zweimal willkürliche Urinentleerung.

Am 1. Juni kann die Heilung als definitiv betrachtet werden. Seit 10 Tagen hat die Patientin, welche nicht mehr hypnotisirt wird, sich kein einziges Mal vergessen.

Herr Dr. Liébeault hat eine grosse Zahl von Kindern, die mit diesem Gebrechen behaftet waren, behandelt, oft mit günstigen Resultaten. Es genügen gewöhnlich zwei bis drei Sitzungen, um die Heilung zu bewirken. Manchmal tritt nach einer Reihe von Tagen ein Rückfall ein; eine neue Suggestion stellt die Heilung dann wieder her.

Herr Dr. Liébeault giebt mir diesbezüglich die folgenden Daten an: Unter 77 Fällen sind mir 23 rasche und sichere Heilungen vorgekommen. Ueber diese Fälle habe ich nachträglich noch Bericht bekommen, so dass ich sie als unzweifelhaft andauernd betrachten kann. Ferner habe ich notirt: 23 rasche Heilungen, über welche ich später keine Nachrichten mehr erhalten habe; zehn langsame, aber sichere Heilungen mit nachträglichen Berichten; neun Fälle gebessert; acht Fälle ungeheilt; vier Individuen sind einmal hypnotisirt worden und nicht mehr gekommen, so dass ich keine weiteren Nachrichten über sie habe.

V.

Functionelle Lähmungen und Paresen.

Beobachtung LXI. Einschlafen und Muskelschwäche im linken Arme. — Wesentliche Besserung in einer Sitzung.

Josef J., 18 Jahre alt, Schlosser, kommt am 25. Februar 1885 zur Consultation. Seit zehn Tagen fühlt er eine Vertaubung in der linken Hand, welche seither anhält und ihn an der Arbeit mit dieser Hand verhindert. Er kann die Hand schliessen, aber nur mühsam, die Oeffnung geschieht langsam, Arm und Vorderarm werden mit Steifheit gebeugt. In den Fingern hat er ein Gefühl, als ob sie aus Kautschuk wären, er kann ein Blatt Papier nur mühsam aufheben, es besteht aber kein Schmerzgefühl, weder spontan noch auf Druck. Die Sensibilität ist erhalten; in der Gegend des Deltamuskels hat er das Gefühl eines drückenden Wulstes. Im linken Knie hat er ein Gefühl, als ob die Bewegungen gehemmt seien; beim Gehen ist die Flexion dieses Beines brüsker und giebt seinem Gange den Anschein der Ataxie.

Am Dynamometer ergiebt die linke Hand 15 bis 16, die rechte Hand 37.

Der Patient wird hypnotisirt und verfällt in tiefen Schlaf. Nach der Suggestion und dem Erwachen ergiebt das Dynamometer für die linke Hand 22, für die rechte 32. Er kann jetzt mit der linken Hand sehr gut ein Blatt Papier aufheben.

Unmittelbar nach der ersten wird eine zweite Hypnose vorgenommen und eine neuerliche Suggestion. Nach dem Erwachen ergiebt die linke Hand am Dynamometer 26, die rechte 31. J. empfindet nur mehr eine geringe Steifheit in der Hand; er geht etwas besser.

Er ist nicht wieder zur Consultation gekommen.

Beobachtung LXII. Psychisch bedingte functionelle Paraplegie, seit zwei Monaten bestehend. — Bedeutende Besserung nach einer Sitzung. — Vollständige Heilung in drei Sitzungen.

Ottilie L., 67 Jahre alt, wird am 12. April 1884 mit Pneumonie des rechten unteren Lappens, welche seit neun Tagen besteht und den Höhepunkt überschritten hat, im Spitale aufgenommen. Bis zum 24. April steigt die Temperatur des Abends noch einige Male auf 38° an; dann bleibt Patientin Morgens und Abends definitiv fieberfrei. Heiserkeit und Auswurf sind verschwunden, der Appetit ist gut, alle Functionen scheinen normal. Die Constitution ist durch Alter und Entbehrungen etwas geschwächt. Obwohl die Krankheit längst vollständig abgelaufen ist, muss die Patientin noch immer das Bett hüten.

Am 8. Mai frage ich sie, warum sie nicht aufstehe. Darauf erwidert sie, dass sie sich nicht aufrecht halten könne. Sie giebt an, dass seit zwei Monaten (also schon einen Monat vor ihrer Pneumonie) ihr das Gehen schwer gefallen sei, dass sie sich nur mühsam schleppen konnte, und dass sie seit der Pneumonie nicht mehr aufrecht auf ihren Beinen stehen könne. Sie giebt weder Ameisenkriechen noch Taubheit in den Gliedern an. Die Sensibilität ist vollkommen, die Sehnenreflexe normal, die Muskeln nicht atrophirt. Im Bette führt sie alle Bewegungen aus. Ich lasse sie aufstehen, sie kann aber nicht aufrecht stehen, ohne sich am Bette anzuhalten. Ihre Beine geben nach und sie würde hinstürzen. Befragt, giebt sie an, dass sie von der Zeit der Pubertät an ziemlich heftige epileptische Anfälle gehabt habe. In den zwei Jahren ist dergleichen nicht mehr vorgekommen.

Da kein Anzeichen von Myelitis vorhanden ist, so nehme ich an, dass es sich um eine **functionelle Schwäche** handle, welche die Einbildungskraft der Kranken in eine (**psychisch bedingte**) **Lähmung** verwandelt hat.

Ich **hypnotisire** sie sofort am 8. Mai, und sie verfällt in tiefen Schlaf. Ich suggerire ihr, dass sie gehen könne. Nach dem Erwachen **hält sie sich drei Secunden lang aufrecht, ohne sich zu stützen.** Dabei zeigt sie eine Tendenz, rücklings zu gehen.

Am 9. Mai nach einer zweiten Sitzung hält sie sich viel besser aufrecht und macht einige Schritte, ist sehr erstaunt, dies ausführen zu können.

Am 10. Mai, nach der dritten Sitzung, geht sie mit langsamen Schritten, ohne zu fallen und ohne Tendenz rücklings zu gehen. Will sie aufrecht stehen, so spreizt sie die Beine auseinander, um ihre Unterstützungsbasis zu vergrössern.

Am 11. Mai geht sie den ganzen Tag ohne Unterstützung herum, was ihr seit zwei Monaten nicht mehr möglich war.

Ich hypnotisire sie noch von Zeit zu Zeit, sie fährt fort gut zu gehen.

Am 14. Mai steigt sie allein Treppen auf und ab.

Sie bleibt geheilt.

Beobachtung LXIII. Durch Wachsthum erzeugte Schmerzen und Muskelschwäche in den Beinen. — Bedeutende Besserung nach der ersten Sitzung. — Vollständige Heilung in fünf Sitzungen.

Eugen S., $15\frac{1}{2}$ Jahre alt, ein Junge von kräftiger Constitution, ohne vorausgegangene Krankheit, klagt seit sechs Monaten über Schwäche in den Beinen, seit drei Wochen ausserdem über einen Schmerz in den Kniekehlen, besonders beim Gehen und Treppensteigen. Er empfindet einen Schmerz wie einen Messerschnitt in den Kniekehlen, der von da in die Kniescheiben und die Waden ausstrahlt. Wenn er auf unebenem Boden geht, so macht er jeden Augenblick Fehltritte, indem sein Fuss nach innen umkippt. Er kann nicht laufen und geht wie die Seeleute mit schwankendem Gang. Seine Wohnungsnachbarn sagen, wenn sie ihn vorübergehen sehen: Sie gehen wie ein Mann hinter dem Pfluge.

Er kommt am 23. Mai 1885 zu mir. Ich constatire keinerlei Läsion, auch keine functionelle Störung, mit Ausnahme der Schmerzen in den Kniekehlen und des gestörten Ganges. Die Muskelkraft ist normal. Ich bin der Ansicht, dass es sich hier um eine functionelle Störung in den Muskeln handelt, welche vielleicht mit dem Wachsthum zusammenhängt. Der Junge giebt an, dass er seit sechs Monaten um einen Kopf grösser geworden sei. Ich hypnotisire ihn. Er erreicht den dritten Grad, die Erinnerung bleibt nach dem Erwachen erhalten. Er hat jetzt fast gar keine Schmerzen mehr beim Gehen und hält sich viel besser.

Die Besserung hält an. Beim Hinabgehen über einen Abhang hat er nur zwei oder drei Fehltritte gemacht; er hat von 1½ Uhr bis 5 Uhr gehen können ohne zu ermüden, während ihn früher ein Weg von 1½ Stunden erschöpft hat. Er fühlt aber noch einen Schmerz beim Treppensteigen. Zweite Sitzung.

Dritte Sitzung am 3. Juni.

Vierte Sitzung am 4. Juni. Er klagt noch über Schmerzen beim Beugen in der Kniekehle und beim Aufstehen.

Am 9. Juni giebt er an, gestern drei Stunden lang ohne Ermüdung und ohne Schmerz gegangen zu sein. Seit zwei Monaten hätte er nicht den vierten Theil davon leisten können. Fortsetzung der Suggestion.

Am 11. Juni giebt er an, nichts mehr zu empfinden, kein Schmerz mehr beim Treppensteigen. Seit den ersten Suggestionen marschirt er ohne zu schwanken.

Am 13. Juni letzte Sitzung. Er läuft, springt, macht keinen Fehltritt mehr, fühlt sich nicht mehr in seiner Bewegungsfähigkeit behindert.

Ich sehe diesen Knaben noch oft, seine Heilung hat sich erhalten.

VI.

Affectionen der Verdauungsorgane.

Beobachtung LXIV. Chronischer Alkoholismus. — Gastritis. — Schlaflosigkeit.
— Schwäche der Beine. — Rasche Besserung durch Suggestion.

Louis T., Erdarbeiter, 52 Jahre alt, wird am 9. Februar 1884 in's Spital aufgenommen. Er ist in Afrika, wo er zehn Jahre gelebt hat, Trinker geworden, rühmt sich, dass er innerhalb drei Stunden einen Liter Absinth trinken konnte.

Vor 1½ Jahren soll er von Schmerzen in der rechten Achselhöhle befallen worden sein; dabei traten Husten und Auswurf ein. Seit drei Wochen hat er manchmal eine Empfindung, als ob die Speisen im Halse stecken blieben, aber ohne Erbrechen und Aufstossen. Nach dem Essen fühlt er eine Aufblähung in der Magengrube, die beiläufig zwei Stunden dauert. Häufiges saures Aufstossen, manchmal Magenkrampf. Die Stuhlgänge sind regelmässig. Seit vierzehn Tagen ist sein Gesichtssinn getrübt, er leidet an Alpdrücken, schläft wenig und unruhig.

Er giebt an, vor zwei Jahren an linksseitiger Ischias gelitten zu haben, welche ein Jahr lang anhielt, und welche ihn zwang, auf einen Stock gestützt zu gehen. Er wurde damals von Herrn Dr. Liébeault in acht bis vierzehn Tagen durch hypnotische Suggestion geheilt.

Patient ist ein Mann von kräftiger Constitution, Herz- und Athmungsorgane normal, die Magengrube ist empfindlich, der Magen erscheint nicht erweitert, das Volumen der Leber ist nicht vergrössert, an den Händen ein leichtes Zittern, an den Armen besteht Analgesie ohne Anästhesie. Er klagt hauptsächlich über Schmerzen in der Magengrube, saures Aufstossen, nächtliches Alpdrücken und Schwäche in den Beinen.

Diagnose: Chronischer Alkoholismus. Gastritis ex Alkoholismo.

Am 10. Februar wird er hypnotisirt, tiefer Schlaf. Suggestion. Am nächsten Tage giebt er an, mehr gegessen und besser verdaut zu haben; die Analgesie hält an, er hat wieder nächtliches Alpdrücken gehabt. Suggestion.

Am 12. Februar giebt er an, sich bei Tage wohl gefühlt, Nachts aber noch nicht gut geschlafen zu haben; klagt heute Morgens wieder über Stirnkopfschmerz und lancinirende Schmerzen in der Magengrube, welche durch Suggestion verschwinden. Er verlässt an diesem Tage das Spital, kommt aber bis zum 16. Februar noch dreimal wieder, um sich hypnotisiren zu lassen.

Am 16. Februar giebt er an, dass er zum ersten Male seit drei Monaten ruhig geschlafen habe, „wie ein Pair von Frankreich". Er hat kein saures Aufstossen und keinen Schmerz in der Magengrube mehr, fühlt sich kräftiger, hat gestern Arbeit gesucht und Beschäftigung als Todtengräber gefunden. Er verspricht, keinen

Schnaps mehr zu trinken, aber, obwohl ich ihm Widerwillen gegen Alkohol suggerirt habe, empfindet er diesen nicht. Er klagt nur noch, dass er sich nicht recht sicher auf den Füssen fühlt, empfindet die Berührung mit dem Boden nicht deutlich; es kommt ihm vor, als ob seine Füsse in den Boden versinken würden. Nach einer zu diesem Zwecke vorgenommenen Suggestion fühlt er sich sicherer.

Im nächsten Jahre kommt er wieder, am 31. Januar 1885. Er giebt jetzt an, dass er vor vierzehn Tagen gesund war. Seither hat er intermittirende Fieberanfälle, welche zuerst täglich um 2 Uhr, dann um 3 Uhr und um 4 Uhr Morgens eintraten. Der letzte, vierte Anfall soll in der Nacht vom 30. auf den 31. Januar um 4 Uhr Morgens eingetreten sein. Er giebt an, dass er im Alter von 22 Jahren in Afrika, wo er Soldat war, häufig Fieberanfälle gehabt habe, und dass er seit seiner Rückkehr in jedem Frühjahre drei bis vier Anfälle gehabt habe, welche durch schwefelsaures Chinin immer zum Verschwinden gebracht wurden. Seit den letzten Fieberanfällen fühlt er sich an allen Gliedern gebrochen, ist appetitlos, hat Widerwillen gegen die Nahrung, im linken Ohre ein klingendes Geräusch.

Am 2. Februar constatiren wir, dass er anämisch geworden ist. Sein Allgemeinbefinden hat sich verschlechtert, die Temperatur ist normal, die Athmungsgeräusche sind rein bis auf einige pfeifende Geräusche bei der Inspiration.

Herztöne rein. Bei der Systole leichte blasende Mitralgeräusche; er giebt an, dass er bis vor vierzehn Tagen gesund war und gut verdaut habe. Wenn seinen Angaben Glauben zu ·schenken ist, so hat er seit vergangenem Jahre seine Alkoholexcesse nicht wieder aufgenommen und nur des Morgens ein Tröpfchen getrunken.

Aber seit vierzehn Tagen leidet er wieder an Aufstossen nach dem Essen und Appetitlosigkeit, kein Erbrechen, regelmässiger Stuhl. Vom selben Zeitpunkte an leidet er auch wieder an Schlaflosigkeit und Alpdrücken. Seit seinem Eintritte in's Spital tritt das Fieber nicht wieder auf.

Er wird am 2. Februar Abends wieder hypnotisirt. Er schläft Nachts gut ohne· Träume, wacht aber drei- bis viermal auf; klagt über brennendes Gefühl in der Brust. Suggestion.

Am 4. Februar sind Appetit und Verdauung besser. Das Brennen in der Brust und das Klingen im linken Ohre sind noch vorhanden. Die Suggestionen werden fortgesetzt.

Am 5. Februar Besserung, hat gut geschlafen, aber nur bis 1 Uhr Morgens; das Brennen in der Brust ist in Folge der Suggestion viel geringer, das Klingen ist noch vorhanden, er hat kein Aufstossen mehr, verlangt seine Entlassung.

Beobachtung LXV. Chronische Gastritis. — Magenerweiterung, Erbrechen. — Wesentliche Besserung und Aufhören des Erbrechens in Folge der Suggestion, aber keine vollständige Heilung.

Carl H., 23 Jahre alt, wird am 20. Januar 1885 aufgenommen. Er kommt aus dem Blindenhause, hat mit vierzehn Jahren das Augenlicht verloren. Er soll schon zu jener Zeit eine zwei Monate dauernde Gastritis gehabt haben, erbrach damals alle Nahrung, und auch zwischen den Mahlzeiten trat Erbrechen ein.

Gegenwärtig giebt er an, dass er seit vier Jahren krank ist; das Leiden soll mit einer acht bis zehn Tage andauernden Stuhlverstopfung begonnen haben. Auf ein Purgirmittel trat Diarrhöe ein mit Kolikschmerzen und etwas Tenesmus.

Nachdem die Diarrhöe einen Monat gedauert hatte, trat wieder das Erbrechen auf, welches heute noch anhält, mit Zwischenpausen von zehn Tagen bis zu sechs Wochen. Gleichzeitig besteht eine Empfindung von Schwere im Magen. Er war oft durch sein Leiden an seiner Arbeit gehindert. Ausnahmsweise hat er vom 8. October bis 6. December continuirlich arbeiten können. Seither besteht unaufhörliches Erbrechen. Vor vier Jahren war er auf der Abtheilung des Professors Parisot, wo Magenausspülungen vorgenommen wurden.

Es wird constatirt: Schwächliche schlaffe Constitution, Abmagerung, kein Fieber, Appetit im Allgemeinen unregelmässig, manchmal recht gut, gegenwärtig vollkommen fehlend, aber ohne Widerwillen gegen Speisen; klagt über Magenschmerzen, welche fünf bis sechs Stunden nach jeder Mahlzeit andauern. Das Erbrechen tritt manchmal sofort, manchmal ein bis zwei Stunden nach der Mahlzeit ein. Manchmal erbricht er beim Abendessen, was er Mittags gegessen hat.

Oft hat er den ganzen Tag über Aufstossen, meistens saueres, dabei Sodbrennen auch ausserhalb der Mahlzeiten, besonders nach dem Erwachen. Häufiges Rülpsen und manchmal Schluchzen. Beim Erbrechen kommen immer Speisetheile zum Vorscheine. Es treten häufige Schmerzen in der Magengrube auf, besonders nach dem Erwachen ziehende Schmerzen und Hungergefühl, Morgens vor dem Frühstück meistens Magenkrampf; seit drei Monaten verlangsamter Stuhl. Nur jeden vierten Tag eine Stuhlentleerung. Häufige Kolik ohne Stuhlgang, Urin spärlich. Patient klagt manchmal über Herzklopfen und heftige Kopfschmerzen. Gegenwärtig ist der linksseitige Facialis auf Druck empfindlich. Durch die verschiedenen Schmerzen ist der Schlaf gestört. Das schwappende Geräusch des Magens wird selbst noch zwei Finger breit unterhalb des Nabels vernommen. Diese Gegend ist oft empfindlich. In der rechten Lungenspitze leicht bronchiales Athmungsgeräusch; seit sechs Wochen hustet der Kranke etwas und hat Auswurf. Diagnose: Chronische Gastritis, Magenerweiterung, beginnende Tuberculose. Behandlung: Geschlemmte Kreide und Magnesia usta vor jeder Mahlzeit in einem halben Kaffeelöffel; nach jeder Mahlzeit acht Tropfen Salzsäure.

Diese Behandlung, zu welcher noch Ausspülung des Magens kommt, bleibt wirkungslos. Der Kranke bleibt schlaff und ermattet, erbricht alles, was er isst.

Am 28. Januar des Morgens Hypnotisation und energische Suggestion. Er erreicht nur den ersten Grad der Hypnose ohne Katalepsie. Vor der Hypnose hat er noch seine Suppe erbrochen.

Am 29. Januar wird bemerkt: Patient hat seit der Suggestion nicht mehr erbrochen, seit dem 6. December ist keine so lange Zeit ohne Erbrechen vergangen. Hat heute Nacht besser geschlafen. Suggestion.

30. Januar. Hat gestern fast gar nicht mehr erbrochen. Milchdiät, schläft Nachts besser.

An den folgenden Tagen erbricht er fast gar nicht mehr.

Am 6. Februar isst er blutiges Fleisch ohne zu erbrechen, schläft ziemlich gut, hat aber noch etwas Alpdrücken.

Am 7. Februar etwas wässeriges Erbrechen.

Am 10. Februar klagt er noch über schlechte Verdauung, erbricht aber nicht mehr. Die Hypnose übersteigt niemals den ersten Grad. Patient verlangt seine Entlassung.

Beobachtung LXVI. Störungen der Verdauung. — Empfindung von Brennen in der Brust. — Schlaflosigkeit. — Heilung nach vier Sitzungen.

Witwe C., 47 Jahre alt, Taglöhnerin, wird am 13. März 1886 auf die Abtheilung aufgenommen. Sie ist Mutter von dreizehn Kindern, von welchen fünf leben; ihre letzte Entbindung hat vor zwölf Jahren stattgefunden. Seither ist sie Witwe. Ihr Mann ist an Tuberculose gestorben.

Sie ist vor sieben Tagen erkrankt. Des Abends beim Schlafengehen hat sie Schwindel gefühlt, Funken vor den Augen gesehen, Uebelkeiten, Schweissausbrüche und Ohnmachtsanwandlungen gehabt. Sie legte sich zu Bette und hatte die ganze Nacht Schüttelfrost. Das Kältegefühl dauerte den ganzen folgenden Tag an mit grosser Schwäche in den Beinen. Der Husten, an welchem sie schon einige Zeit litt, wurde ärger. Seit drei oder vier Nächten fühlt sie lancinirende Schmerzen in den Schläfen.

Seit zwölf Jahren ist die Verdauung schwierig, der Appetit, welcher gewöhnlich gut ist, hat seit drei Wochen abgenommen. Es besteht Gefühl von Schwere in der Magengrube, saures Aufstossen, wobei schleimiger Mageninhalt heraufgefördert wird, Stuhlgang alle zwei bis drei Tage, Menstruation regelmässig.

16. März. Status präsens: Geschwächte Constitution, schlaffes Temperament, Puls regelmässig, kein Fieber. Die Untersuchung der Brust ergiebt in der rechten Lungenspitze Rauhigkeit der Inspirationsgeräusche, in der linken Lungenspitze bronchiales Exspirationsgeräusch; Magenerweiterung, schwappende Geräusche bis zum Nabel herab. Seit vier oder fünf Tagen klagt Patientin besonders über eine Empfindung von Brennen längs des Sternums. Einmal hat sie zehn Minuten lang in der Gegend der Achselgrube einen Schmerz gehabt. In der Nacht hat sie drei- oder viermal immer eine halbe Stunde lang Schmerzen in den Schläfen gehabt. Sie hat fortwährendes Aufstossen, gestern Abends hat sie einmal erbrochen, gestern den ganzen Nachmittag Magenkrampf gehabt. Sie hat seit ihrem Eintritte in's Spital (13. März) keinen Augenblick geschlafen.

Am Abend des 16. März mache ich einen Versuch mit der Suggestion. Ich erreiche nur leichten Schlummer. Ich suggerire ihr das Verschwinden aller Störungen und verlasse sie, indem ich ihr befehle, weiter zu schlafen.

Am 17. März giebt sie an, dass sie gestern von halb 7 bis halb 8 Uhr Abends geschlafen habe und später wieder auf eine Stunde eingeschlafen sei. Ihr Kopf sei jetzt freier, die anderen Störungen dauern noch an.

Neuerliche Suggestion. Patientin verfällt in Somnambulismus (ohne Erinnerung beim Erwachen). Nach dem Erwachen ist die

Empfindung von Brennen in der Brust bedeutend verringert. Ich schläfere sie wieder ein und suggerire ihr, eine Stunde lang zu schlafen.

18. März. **Hat heute Nacht zwei Stunden geschlafen; Zustand wie gestern; das Brennen in der Brust ist noch vorhanden; hat einmal erbrochen.** Ausserdem ist heute, wenn sie sich niedersetzt, ein Schmerz zwischen den Schulterblättern vorhanden, welchen sie mit einem Hundebisse vergleicht. Suggestion und Hypnose, die man eine Stunde lang andauern lässt.

19. März. Hat heute Nacht eine Stunde lang geschlafen. Die Schmerzen sind viel geringer, **das Brennen wird weniger empfunden,** sie hat nicht gebrochen; kein Schmerz mehr im Rücken und in den Schläfen; giebt nur mehr eine geringe Empfindlichkeit an der rechten Schläfe an, fast kein Aufstossen mehr.

Neuerliche Suggestion. Sie bleibt 1½ Stunden in der Hypnose.

20. März. Hat die ganze Nacht geschlafen, klagt über gar keinen Schmerz mehr, weder auf der Brust noch anderswo; sie isst des Morgens mit grossem Appetit, fühlt sich gänzlich wiederhergestellt und begehrt ihre Entlassung.

Beobachtung LXVII. Parenchymatöse Metritis. — Magendarmkatarrh, nervöse Schmerzen. — Vorübergehende Besserung durch Suggestion.

Louise A., 31 Jahre alt, kommt am 25. April 1885 auf die Abtheilung. Sie ist Mutter von vier Kindern, die sie alle selbst gestillt hat, und ist seit ihrer letzten Entbindung leidend. Am dritten Tage nach dieser Entbindung ist sie aufgestanden, hat einen Blutfluss aus der Gebärmutter gehabt und musste in Folge dessen drei Wochen das Bett hüten, aber ohne dabei Schmerzen im Unterleibe zu empfinden. Seither leidet sie an Leukorrhöe und spärlicher, unregelmässiger Menstruation (durchschnittlich alle zwei Monate.) Im letzten December hatte sie einen Abscess am Anus, der ziemlich lange dauerte, und eine Drüsenentzündung in der linken Leiste, welche kurze Zeit eiterte.

Sie giebt an, schon vor fünf bis sechs Monaten vor jenem Abscess eine Empfindung von Aufgetriebensein des Bauches gehabt zu haben. Auf ein Purgirmittel trat damals Diarrhöe ein, diese dauerte einen Monat; dann trat Obstruction ein, welche bis heute anhält.

Seit zwei oder drei Monaten hat sie nach ihrer Angabe roth gefärbte aber nicht stinkende Abgänge, in denen fleischähnliche Fetzen zu erkennen sind. Sie hat Bauchschmerzen, die sie am Schlafen hindern, und starke Kolik vor dem Stuhlgange. Seit sechs Monaten hat sie geringen Appetit, nach dem Essen Brechneigung. Seit sechs Monaten soll sie 36 Pfund vom Körpergewichte verloren haben. Sie klagt auch über Unfrieden in der Ehe.

Am 28. April, während ich Patientin untersuche, beginnt sie zu zittern und bricht in Thränen aus. Ihr Temperament ist schlecht und nervös, kein Fieber vorhanden, Schleimhäute ziemlich gut gefärbt, Appetitlosigkeit und etwas Widerwillen gegen Fleisch. Gefühl von Aufgetriebensein nach der Mahlzeit, welches bis zur nächsten Mahlzeit andauert. Uebelkeiten ohne Aufstossen und ohne Wiederausstossung von Speiseresten, aber mit Empfindung von Zusammenschnürung in der Magengrube und kaltem Schweiss. Sodbrennen tritt heftig auf und dauert zwei bis drei Stunden. Patientin leidet häufig an Kolik, giebt an, oft blutige Stühle mit Tenesmus und gurgelnden Geräuschen zu haben. Sie war seit drei Tagen verstopft und hat dann gestern auf 3 *cg* Podophyllin drei Stuhlgänge gehabt. Der Bauch ist flach, geschmeidig, auf Druck nicht empfindlich. Die Magengrube ist empfindlich; schwappende Magengeräusche bis zum Nabel herab. Die Exploration der Genitalien ergiebt Tiefstand des Uterus. Der Muttermund ist etwas geöffnet, nach vorne sehend, die hintere Lippe verhärtet und geschwollen, leichte Retroversion. Sie hat niemals an convulsivischen Anfällen gelitten, sie hat aber eine Empfindung, als ob eine grosse Nuss von der Magengrube bis zum Halse aufsteigen würde. Die Gegend der rechten Nieren und der vordere Rand des Rippenbogens ist auf Druck empfindlich. Zur Zeit der Menstruation hat sie ziehende Schmerzen und Zusammenschnürung oberhalb der Schlüsselbeine, leidet auch manchmal an Schwindel. Diagnose: Parenchymatöse Metritis; chronischer Magendarmkatarrh. — Neuropathie.

Am 28. April wird die Kranke hypnotisirt; sie verfällt in tiefen Schlaf. Somnambulismus. Suggestion.

29. April. Giebt an, Nachts besser geschlafen zu haben, klagt aber noch über Schmerzen in der Magengrube und in der Gegend des Kreuzbeines. — Suggestion.

30. April. Hat geringere Schmerzen gehabt, im Kreuzbein keine mehr, wohl aber noch in der Magengrube. Diese ist auch noch druckempfindlich; kein Stuhlgang seit dem 27. April. Leukorrhöe, Schlaflosigkeit. — Suggestion.

2. Mai. Es wird ein kleiner Abscess an der linken Hinterbacke constatirt, der während des hypnotischen Schlafes geöffnet wird, ohne dass Patientin beim Erwachen eine Erinnerung an diese Operation hat. Die Verstopfung ist auf Suggestion nicht gewichen; purgirendes Klystier.

Am 3. Mai Besserung, hat heute Nacht gut geschlafen, etwas Appetit.

5. Mai. Der Abscess ist geheilt, Nacht gut, gestern Abend Schmerz in der rechten Bauchgegend, der auf Suggestion verschwunden ist. Heute Morgens grosse Empfindlichkeit in der ganzen Bauchgegend bis zum Nabel; nach einer Suggestion nimmt diese ab.

Am 7. Mai giebt Patientin an, seit gestern Abend Seitenstechen in der linken Brust zu haben, die den Schlaf hindern; klagt ferner über Schmerzen am Schwertfortsatze nach dem Essen; sie hat keine Uebelkeiten mehr, Leukorrhöe; Empfindlichkeit auf Druck in der Gegend zwischen den Schulterblättern. Die Suggestion wird fortgesetzt, aber ziemlich unregelmässig.

Am 10. Mai klagt sie noch über Schmerzen oberhalb des Nabels nach dem Essen. Suggestion. Des Abends ist sie ohne Appetit, aber ohne Schmerzen.

Am 13. Mai klagt sie wieder über eine schmerzhafte Empfindung und eine bleierne Schwere in der Magengrube; hat Nachts nicht geschlafen. Suggestion.

14. Mai. Hat gestern Mittags wenig gegessen und Nachts ziemlich gut geschlafen; der Appetit ist noch gering. — Suggestion.

Am 15. Mai Wohlbefinden; keine Schmerzen nach dem Essen.

Am 16. Mai hält das Wohlbefinden an, sie verlangt ihre Entlassung.

VII.
Verschiedenartige Schmerzen.

Beobachtung LXVIII. Schmerz in der Magengrube, welchen eine einzige Suggestion beseitigt.

M., 40 Jahre alt, Weichensteller im Bahnhofe zu Rosières, kommt am 28. Mai 1884 zur Consultation zu mir. Er ist von kräftiger Constitution, aber sehr nervös, gewöhnlich gesund. Vor zwei Monaten war er schon einmal bei mir, um mich wegen eines Schmerzes in der Magengrube zu consultiren, welcher damals durch hypnostische Suggestion beseitigt wurde.

Seit zwei Tagen ist dieser Schmerz wieder aufgetreten; namentlich wenn er des Nachts im Dienste ist, wird er von einem starken drückenden Schmerz in der Magengrube befallen, welcher eine Viertel- bis eine halbe Stunde dauert, dann verschwindet und einem Schmerz in der Rippengegend Platz macht, welcher ebensolange dauert. Dieser Schmerz pflegt zweimal in 24 Stunden einzutreten. Der Appetit ist gut, die Verdauung regelmässig. Druck auf die Magengrube ruft lebhafte Schmerzempfindung hervor.

Durch Suggestion verfällt er in tiefen Schlaf ohne Erinnerung beim Erwachen. Nach dem Erwachen empfindet er nichts mehr.

Einige Monate später kommt er mit demselben Schmerz wieder zu mir. Auf eine hypnotische Suggestion verschwindet dieser Schmerz wieder.

Beobachtung LXIX. Leichte katarrhalische Nephritis. — Schmerzen in der Magengrube und Nabelgegend, die durch Suggestion rasch verschwinden.

Theophil G., 14 Jahre alt, Schusterlehrling, wird am 12. Juni 1883 auf die Klinik aufgenommen.

Am 9. Juni um 11 Uhr hat er Schüttelfrost, darauf Hitze und Schweissausbruch gehabt. Am nächsten Tage war er sehr schwach, klagte über Kopfschmerzen an der rechten Schläfe, welcher heute noch besteht, über Appetitlosigkeit und Bauchschmerz. Er hat vor zwei Jahren an Chorea, voriges Jahr an typhösem Fieber gelitten.

Er ist von schlaffer Constitution, die Temperatur ist normal, der Puls ist regelmässig, die Athmung normal, die Zunge trocken und etwas belegt, er hat keinen Appetit, etwas Aufstossen ohne Uebelkeiten, seit vier Tagen keinen Stuhlgang, klagt über Schmerzen in der Magengrube und in der rechten Rippengegend; giebt an, alles gelb gefärbt zu sehen; der Urin ist röthlich, enthält Spuren von Eiweiss, weisse und rothe Blutkörperchen, specifisches Gewicht 1012. (Hämoglobinurie, leichte katarrhalische Nephritis?)

Am 14. Juni hypnotische Suggestion. Er verfällt in Somnambulismus. Die Schmerzen in den Rippen und in der Magengrube verschwinden, treten aber nach einer halben Stunde wieder auf.

23*

Am 15. Juni empfindet er einen lebhaften Schmerz vom Schwertfortsatze bis zum Nabel und gegen die Ränder der Rippen hin. Dieser
verschwindet sofort durch hypnotische Suggestion.

Am 19. Juni wird noch constatirt, dass der Urin roth gefärbt
und trübe ist. Specifisches Gewicht 1014, Spuren von Eiweiss, die
Schmerzen sind nicht wieder aufgetreten.

Am Abend klagt er wieder über Schmerzen beiderseits an den
Rippenrändern. Diese verschwinden sofort durch hypnotische
Suggestion.

Sein Wohlbefinden hält an; er fühlt noch etwas Müdigkeit, aber
keine Schmerzen mehr. Der Urin wird normal.

Am 8. Juli erscheint der Patient wieder auf der Abtheilung,
klagt, dass er seit vorgestern einen Schmerz in der Nabelgegend
empfinde, besonders während des Urinlassens, und dass er Herzklopfen
habe. Es wird an der Basis des Herzens ein leichtes blasendes Geräusch bei der Systole constatirt. Auf Suggestion verschwindet
der Schmerz in der Nabelgegend, dieser kehrt nicht wieder, und
Patient wird am 14. Juli wieder geheilt entlassen.

Beobachtung LXX. Starke Schmerzempfindung in der Gegend zwischen den
Schulterblättern. Durch eine einzige hypnotische Sitzung geheilt.

August J., 27 Jahre alt, von zarter Constitution und nervösem
Temparament, kommt am 6. März 1886 zur Consultation. Seit gestern
10 Uhr fühlt er einen schmerzhaften Punkt in der Gegend zwischen
den Schulterblättern, etwas linksseitig im unteren Drittel dieses
Raumes. Wenn er sich bücken will, hat er eine Empfindung, als ob
ihn eine Eisenstange daran hindern würde. Im Ruhezustande fühlt er
nichts. Wenn er auch nur den Versuch macht, ein Packet mit Schuhen
zu heben (er ist in einer Schuhwaarenfabrik beschäftigt), so muss er
es wegen seiner Schmerzen fallen lassen. Gestern Abends war dieser
Schmerz so intensiv, dass man den Patienten nach Hause bringen
musste; er hat heute Nacht gut geschlafen, hat aber heute Morgens
weder sich bücken noch seine Schuhe anziehen können.

Vorausgegangene Krankheiten betreffend giebt er an, voriges
Jahr eine Lungenentzündung gehabt zu haben, die zwei Monate
dauerte. Er leidet weder an Neuralgie noch an anderen nervösen Erscheinungen.

Auf Druck in der Gegend zwischen den Schulterblättern und
gegen die Kante des Schulterblattes hin besteht lebhaftes Schmerzgefühl.

Ich schlage ihm vor, ihn durch Verschliessen der Augen zu
hypnotisiren. Er leistet Widerstand, ist sehr ängstlich, fürchtet, dass
man an ihm eine Operation vornehmen will. Ich beruhige ihn und
setze die Einschläferung durch Suggestion fort, indem ich
seine Augen geschlossen halte. Seine nervöse Aufregung verschwindet
nur langsam. Er zittert an beiden Händen, dennoch verfällt er in
tiefen Schlaf. Lösung der Glieder ohne Katalepsie, aber beim
Erwachen keine Erinnerung. Ich suggerire ihm mit Nachdruck Ruhe
und Verschwinden des Schmerzes.

Nach ungefähr sechs Minuten, während welcher ich ihn ruhig
schlafen lasse, hat er einige nervöse Zuckungen und sagt: „Ich falle."

Dann wacht er auf, als ob er von einem Alpdrücken befreit wäre. Er erinnert sich geträumt zu haben, dass er in eine Grube stürze. Der Schmerz ist vollständig verschwunden. Er ist sehr erstaunt, dass er sich jetzt bücken kann, betastet seinen Rücken, um schmerzhafte Punkte zu finden, und entdeckt fast nichts mehr. Er hebt jetzt mit Leichtigkeit einen Sessel in die Höhe, was ihm früher nicht möglich war.

Ich schläfere ihn ein zweites Mal ein, wozu er sich jetzt gerne hergiebt. Sein Schlaf ist jetzt ruhiger, kaum einige leichte Zuckungen in den Händen wahrnehmbar. Ich suggerire ihm das vollständige Verschwinden des Schmerzes. Nach dem Erwachen erinnert er sich, dass er mich reden gehört hat, aber ohne zu wissen, was ich ihm gesagt habe. Er erinnert sich aber gehört zu haben, dass ich ihm sagte, dass die Militärmusik spiele. Diese Suggestion ist aber nicht gelungen. Er hat die Musik nicht gehört.

Er fühlt jetzt nur eine allgemeine Erschlaffung, nicht mehr den geringsten Schmerz. Er kann sich bücken, einen Gegenstand vom Boden aufheben, seine Muskeln in jedem Sinne anstrengen, ohne irgend etwas zu empfinden.

Er glaubt seinen eigenen Empfindungen nicht, sucht nach seinen Schmerzpunkten, ohne etwas zu entdecken; er begreift die Sache nicht. Sein Staunen hat etwas Komisches.

Beobachtung LXXI Tuberculöse Diathese. — Wiederherstellung des Schlafes und Verschwinden der Brustschmerzen durch Suggestion.

Eugen B., 16 Jahre alt, Schusterlehrling, wird am 15. Februar 1885 im Spital aufgenommen. Vor sechs Monaten ist ein schmerzhafter Punkt in der linken Achselhöhle aufgetreten, welcher nach sechs Tagen auf Anwendung eines Ziehpflasters verschwunden ist. Gleichzeitig waren Athembeschwerden vorhanden, jedoch ohne Husten und Auswurf. Er hat stets arbeiten können. Seit sechs Tagen leidet er an Herzklopfen und Husten ohne Auswurf. Der Appetit ist seit drei Wochen gering, er hat in den letzten drei Nächten starke Schweisse gehabt. Seine beiden Eltern sind an Tuberculose gestorben.

Er ist von kräftiger aber schlaffer Constitution, kein Fieber, Puls 80, regelmässig und gleichmässig, Verdauung normal; Thorax wohlgebildet, Herztöne normal, leichtes systolisches Blasen an der Basis und an den Karotiden; der Percussionsschall ist normal, es werden etwas rauhe Athmungsgeräuche constatirt und leicht bronchiales Athmen über der rechten Lungenspitze.

Diagnose: Tuberculöse Anlage.

Am Abend seines Eintrittes hypnotische Suggestion. Er geräth in Somnambulismus.

Er schläft heute Nacht sehr gut. In der vorhergehenden hatte er gar nicht geschlafen und schon seit zwei Monaten nur sehr wenig.

17. Februar. Patient hat heute Nacht nach der Suggestion wieder sehr gut geschlafen, nach seinem Ausdrucke „so, wie er seit zwei Monaten nicht mehr geschlafen habe"; klagt nicht mehr über Beklemmungsgefühl.

Am 18. Februar klagt er über einen Schmerz an der rechten Schulter, welcher nach einer hypnotischen Suggestion sofort verschwindet.

Die Brustschmerzen kehren nicht wieder. Er bleibt noch bis zum 24. Februar auf der Abtheilung, hat nur mehr leichtes Herzklopfen.

Beobachtung LXXII. Schmerzen in der Magengrube und oberhalb der Leistenfalte in Folge einer ehemaligen Peritonitis. — Diese Schmerzen verschwinden nach einigen Sitzungen.

Yvonne B., 21 Jahre alt, Wäscherin, kommt am 24. Juni auf die Abtheilung. Sie hat vor einem Jahre entbunden; damals musste die Placenta gelöst werden, sonst wäre ein Theil zurückgeblieben. Acht Tage später wurde sie von Fieber befallen, welches vierzehn Tage lang mit Schmerzen in der linken Bauchgegend anhielt. Acht Tage lang stillte sie das Kind, dann bekam sie einen Abscess an der Brust.

Nach einem Monate trat sie wieder als Dienstmädchen in ein Haus ein. Die Menstruation trat wieder ein und blieb bis April normal; vom Mai an hatte sie ohne bekannte Ursache durch zwei bis drei Monate häufige Blutverluste ohne Schmerzen. Sie ging in's Spital und wurde mit Ergotin-Injectionen behandelt. Die Blutverluste hörten auf, und sie verliess im Juni geheilt das Spital.

Im Juli traten wieder Schmerzen in der linken Weiche auf, dann im unteren Theile der linken Achselhöhle und im Rücken. Diese Schmerzen verschwinden durch ein Zugpflaster und durch Hypnotisation.

Sie verliess das Spital gegen Ende Juli geheilt. Die Menstruation war wieder regelmässig und weniger abundant, trat zum letzten Male am 1. Januar ein.

Seit neun Tagen leidet sie wieder an Schmerzen oberhalb der Leistengegend und in der Magengrube. Patientin ist seit acht Tagen bettlägerig; die Schmerzen treten besonders Morgens und Abends eine Stunde lang auf; seit acht Tagen besteht Schlaflosigkeit.

Am 27. Januar wird constatirt: Schlaffe und schwächliche Constitution, Puls regelmässig 96, kein Fieber. Die Bauchdecke giebt einen sonoren Schall und ist geschmeidig. Druck in die Tiefe wird schmerzlich empfunden, etwa zwei Finger breit oberhalb des Schenkelbogens und in der Gegend um den Nabel; hier manchmal auch spontaner Schmerz. Patientin isst seit acht Tagen nur wenig, giebt aber keinen Widerwillen gegen Speisen und keine Verdauungsstörungen an. Seitdem sie im Spital ist, sind die Stuhlgänge normal; früher hat durch zwei Monate Stuhlträgheit bestanden (alle drei Tage ein Stuhlgang), dabei Kolik. Beim Urinlassen hat sie Schmerzen in der Bauchgegend. Die Exploration der Genitalien ergiebt, dass der Gebärmutterhals vergrössert ist, offensteht und linksseitig etwas empfindlich ist; der Uterus ist merklich anteflectirt, das Scheidengewölbe ist frei. Es besteht reichliche Leukorrhöe ohne üblen Geruch. Sie hat Schmerzen in der Rippengegend und in der Unterleibsgegend, kein Kugelgefühl oder sonstige typische Symptome. Normale Athmung. Diagnose: Anteflexion des Uterus, ehemals bestandene Peritonitis.

In der vorausgegangenen Nacht, vom 26. auf den 27. Januar, hat Patientin in Folge der hypnotischen Suggestion ein wenig geschlafen.

Am 27. Januar Morgens Hypnotisation. Patientin verfällt in tiefen Schlaf. Ich suggerire das Verschwinden der Schmerzen in der

Unterleibsgegend. Beim Erwachen ist der Schmerz auf Druck vollständig verschwunden. Eine Stunde später kehrt er wieder.

Am 28. Januar Schmerzhaftigkeit auf Druck in der Gegend des Nabels und oberhalb der linken Leiste; sie klagt ausserdem über Schmerzen im rechten Ohre, und Druck auf die Austrittsstelle des Facialis ist sehr empfindlich. — Hypnotisation des Morgens um 10 Uhr. Tiefer Schlaf mit Automatismus, suggestiver Anästhesie und ohne Erinnerung nach dem Erwachen. Ich suggerire ihr das Verschwinden der Schmerzen. Nach dem Erwachen sind die Schmerzen verschwunden. Druck auf die Nabelgegend und den Facialis ruft sie nicht weiter hervor.

29. Januar. Der Schmerz in der Bauchgegend ist um 3 Uhr Nachmittags wieder aufgetreten, der am Facialis ist nicht wieder erschienen. Patientin hat heute Nacht ein wenig geschlafen. Heute Morgens um 8 Uhr während einer Viertelstunde stärkerer Schmerz; gegenwärtig um 10 Uhr ist der Schmerz nur auf Druck vorhanden — Suggestion. Verschwinden des Schmerzes.

30. Januar. Der Schmerz ist gestern tagsüber nicht wiedergekehrt. Heute Morgens leichter Schmerz zehn Minuten lang. Fortsetzung der Suggestion.

31. Januar. Hat gestern keine Schmerzen gehabt. Heute Morgens aber von 5 bis 6 Uhr sind die Schmerzen intensiver wieder aufgetreten. Fortsetzung der Suggestion ohne andere Behandlung.

3. Februar. Patientin hat keine Schmerzen mehr; nur die Leukorrhöe hält noch an; sie schläft des Nachts gut.

Beobachtung LXXIII. Seit vierzehn Tagen bestehende Intercostalneuralgie wird durch Suggestion zum Verschwinden gebracht.

Eugenie G., 17 Jahre alt, hat am 22. Juni das Spital, wo sie fünf Wochen lang an einem Erythem der Beine behandelt worden war, verlassen. Sie kommt am 14. September 1883 zur Consultation wegen einer Intercostalneuralgie, welche im siebenten linksseitigen Intercostalraume, manchmal auch, aber seltener, rechtsseitig auftritt, seit vierzehn Tagen besteht, namentlich beim Husten auftritt und sie am Schlafen hindert. Druck auf diesen Intercostalraum ist schmerzhaft. Sie wird sofort hypnotisirt und erreicht den zweiten Grad. Nach dem Erwachen fühlt sie keinen Schmerz mehr, weder spontan noch auf Druck. Patientin ist nicht wiedergekehrt.

Beobachtung LXXIV. Hartnäckige Brustschmerzen nach einer Pneumonie. — Vorübergehendes Verschwinden nach einer einzelnen Suggestion. — Die Schmerzen verschwinden definitiv nach zehn Tagen fortgesetzter Suggestion.

Josef L. aus Saverne, 33 Jahre alt, wird am 20. September 1883 mit Lungenentzündung und Bronchitis in's Spital aufgenommen.

Seit vierzehn Tagen ist er Reconvalescent, und heute am 7. October geht er schon im Saale herum. Es ist nur mehr ein lancinirender Schmerz vorhanden, der vom linksseitigem Rande der Rippen bis zum Nabel einerseits, bis zum Schlüsselbeine andererseits ausstrahlt; dieser Schmerz ist sehr lebhaft, continuirlich, lancinirend und zwingt ihn manchmal, die Inspirationsbewegung drei- oder viermal abzubrechen, bevor er wieder einen ordentlichen Athemzug ausführen kann. Gestern ist er tagsüber ausgegangen und hat sich ermüdet. Darauf ist er heute Nacht durch eine schmerzhafte Verschlimmerung seines Zustandes geweckt worden und die ganze Nacht wach geblieben. Auf Druck tritt dieses Schmerzgefühl in einem Raume von der Breite zweier oder dreier Finger auf.

Er wird am 7. October hypnotisirt. Leichte Hypnose, Suggestion. Nach dem Erwachen ist der Schmerz merklich vermindert. Die Gegend des Schmerzes ist jetzt eingeschränkt und reicht vom unteren Rande der Rippen nur bis zum neunten Intercostalraume, anstatt wie früher bis zum Schlüsselbeine zu reichen.

8. October. Er ist heute Nacht um 1 Uhr erwacht. Der Schmerz hat wieder zugenommen und hat seit jener Zeit die Athmung behindert; heute reicht er vom Nabel bis zum sechsten Intercostalraume.

Neuerliche hypnotische Sitzung. Ein erster Versuch bewirkt nur eine leichte Betäubung ohne Resultat; beim zweiten Versuche tritt tiefer Schlaf ein. Nach dem Erwachen ist der Schmerz sehr gemindert, auf ein Viertel reducirt, giebt der Kranke an. Er reicht jetzt wieder vom Nabel bis zum neunten Intercostalraume. Die Athmung ist nicht behindert.

Der Schmerz ist gestern wieder um 3 Uhr eingetreten. Es bestehen zwei schmerzhafte Punkte am Nabel und in der Gegend unter der Brustwarze mit Irradiationen. Dritte Sitzung, zweistündiges Verschwinden der Schmerzen.

10. October. Der Schmerz ist um halb 1 Uhr wiedergekehrt. Von 10 Uhr Abends ab hat Patient nicht schlafen können (es sind zwei Schröpfköpfe gesetzt worden).

11. October. Schmerz in der Gegend des achten Intercostalraumes innerhalb der Brustwarzenlinien. Dieser Schmerz ist sehr intensiv, reissend, mit Gefühl von Druck auf das Brustbein. Unterhalb der Rippen ist der Schmerz verschwunden. Gestern Abends um 10 Uhr ist Patient durch den Schmerz geweckt worden und hat nicht mehr schlafen können. Bei der Auscultation hört man noch immer ein leichtes Rasseln an der rechten Basis. Wenn er sich niedersetzt, klagt er über Schwindel in Folge der Athmungsbehinderung und über Kopfschmerz.

Nach einer hypnostischen Suggestion ist der schmerzhafte Punkt noch vorhanden, aber nur auf Druck. Das Gefühl von Druck auf das Brustbein ist jetzt geringer; eine zweite Sitzung unmittelbar nach der ersten bringt den schmerzhaften Punkt sowie den Doppelschmerz zum Verschwinden.

Der schmerzhafte Punkt tritt um 11 Uhr wieder ein, aber ohne Gefühl von Druck auf das Brustbein. Eine neuerliche hypnotische Suggestion um halb 5 Uhr bewirkt gänzliches Verschwinden des Schmerzes.

12. October. Die Nacht war gut, ohne Schmerzen. Patient hat zum ersten Male gut geschlafen. Seit gestern Abends besteht wieder Gefühl von Druck auf das Brustbein und leichtes Brennen. Leicht schmerzhafte Punkte gegen die Achselhöhle hin. Hypnotische Sug-

gestion. Nach dem Erwachen ist der schmerzhafte Punkt verschwunden; ebenso das Gefühl von Brennen. Es bleibt nur eine leichte Empfindung von Unbehagen auf der Brust zurück.

Patient tritt am 12. October aus und kommt am 14. October wieder auf die Abtheilung; der schmerzhafte Punkt ist nicht wiedergekehrt. Er hat in der Nacht auf den 12. October gut geschlafen. Seit gestern Morgens fühlt er wieder einen Druck auf das Brustbein und eine Empfindung von Brennen in der Mitte desselben; hat heute Morgens Brechreiz und bitteres Aufstossen gehabt; nach einer hypnotischen Suggestion empfindet er nichts mehr.

15. October. Der schmerzhafte Punkt ist um halb 12 Uhr Vormittags wieder aufgetreten, aber weniger intensiv. Patient hat heute Nacht gut geschlafen und des Morgens ein Brechmittel genommen. Hat darauf zweimal Erbrechen und einmal Stuhlgang gehabt. Gegenwärtig besteht das Gefühl des Brennens längs des Brustbeines. Nach einer hypnotischen Suggestion fühlt sich der Kranke wohler, das Gefühl des Brennens ist aber noch vorhanden; er klagt noch über etwas Zusammenschnürung der Brust.

16. October. Das Gefühl des Brennens ist seit gestern Morgens verschwunden; klagt nur mehr über eine leichte Zusammenschnürung der Brust. Suggestion.

17. October. Kein Brennen mehr. Beim Athmen fühlt er noch etwas Druck auf Brustbein und Brust. Gestern von 5 bis 7 Uhr Abends etwas stechender Schmerz. Das Gefühl von Zusammenschnürung der Brust ist um halb 3 Uhr wieder aufgetreten. Suggestion, nach welcher er sich so ziemlich befreit fühlt. Beim Athemholen fühlt er noch zwei schmerzhafte Punkte oberhalb der Brustwarzen.

18. October. Empfindet weder Schmerz noch Brennen mehr, nur ein Gefühl von Druck, welches durch Suggestion verschwindet.

19. October. Er ist von seinen Schmerzen vollkommen befreit. Suggestion.

Das Wohlbefinden hält an, er fühlt nur mehr einen leichten Druck, begehrt seine Entlassung.

22. October. Stellt sich wieder vor, befindet sich wohl und empfindet fast gar nichts mehr.

Beobachtung LXXV. Schmerzhafte Contusion des Deltamuskels. — Unmöglichkeit, den Arm zu erheben. — Fast vollständige Heilung in zwei Sitzungen.

Sch., 63 Jahre alt, Taglöhner in Nancy. Am 3. September, um 9 Uhr Morgens, ist er beim Tragen von schweren Balken auf die linke Schulter gefallen, welche dabei gegen eine Mauer gestossen wurde.

Am 4. September constatire ich eine einfache Contusion. Patient kann den Arm weder heben noch vom Rumpf entfernen, ohne dabei die andere Hand zu Hilfe zu nehmen. An der Innen- und Vorderseite des Deltamuskels ist Schmerz vorhanden. Ich hypnotisire ihn sofort, er erreicht den zweiten Grad. Ich suggerire ihm das Verschwinden des Schmerzes und die Möglichkeit, seinen Arm zu erheben. Nach dem Erwachen erhebt er den Arm bis zu 45 Grad, ohne sich der anderen Hand zu bedienen, und mit Hilfe dieser bis über den Kopf. Der Schmerz ist viel geringer.

Am 5. September zweite Sitzung. Dritter Grad der Hypnose. Nach der Sitzung bringt er seinen Arm bis über den Kopf und hält ihn vertical in die Luft. Vor der Sitzung konnte er den Arm, wenn er ausgestreckt war, nicht langsam herabsenken, der Arm fiel auf einmal· herab. Gegenwärtig kann er ihn in der Luft ausgestreckt halten. Es ist nur noch etwas Schmerzhaftigkeit und Behinderungsgefühl im Deltamuskel vorhanden.

Beobachtung LXXVI. Muskelschmerzen in der Weiche, seit zwei Monaten bestehend, werden in zwei hypnotischen Sitzungen beseitigt.

Emil M., 29 Jahre alt, von guter Constitution, Schienenleger auf dem Bahnhofe zu Bouxières, klagt seit etwa einem Monate über einen Schmerz in der rechten Körperseite, zwischen dem unteren Rand der Rippen und dem Kamme des Darmbeines. In der Ruhe fühlt er nur eine Art von Prickeln, wenn er aber den Arm erhebt, tritt der Schmerz ein. Hat er tagsüber gearbeitet, so dauert der Schmerz bis Mitternacht. Gegenwärtig kann er weder den Arm heben noch die geringste Anstrengung ausführen, ohne starke Schmerzen zu empfinden. Ich hypnotisire ihn; er fällt in ziemlich tiefen Schlaf. Nach dem Erwachen erinnert er sich reden gehört zu haben, weiss aber nicht, was ich gesagt habe. Nach dem Erwachen empfindet er keinen Schmerz mehr und kann einen Stuhl mit ausgestreckten Armen in die Höhe heben, ohne irgend einen Schmerz zu empfinden.

Er kommt am 9. October wieder zu mir. Der Schmerz, der um 2 Uhr verschwunden war, ist um 6 Uhr Abends mit plötzlichen Stichen wieder aufgetreten. Gegenwärtig besteht Schmerzempfindung auf Druck oberhalb des Kammes des Darmbeines. Bei Anstrengungen treten intermittirende, lancinirende Schmerzen auf. Auch in der Gegend des unteren Randes der linksseitigen Rippen sollen hie und da schmerzhafte Stiche auftreten. Nach einer neuerlichen hypnotischen Suggestion ist der Schmerz vollkommen verschwunden. Patient ist seither nicht wiedergekehrt und hat seine Arbeit wieder aufgenommen.

Beobachtung LXXVII. Schmerzhafter Punkt in der Seite. — Durch Suggestion verschwunden.

J. M., Schienenleger am Bahnhofe zu Agincourt, kommt am 4. October 1884 zur Consultation zu mir. Vor acht Tagen hat er sich bei einem Sturze eine Contusion in der rechten Weiche zugezogen; er hat jedoch seine Arbeit fortgesetzt. Ich constatire einen auf Druck empfindlichen Punkt am rechtsseitigen Rande der Rippen. Dieser zeigt sich besonders, wenn der Mann sich bewegt, arbeitet, und wenn er sich nach der Ruhe aufrichtet. Nach einer Hypnose (dritter Grad) und Suggestion ist der schmerzhafte Punkt fast vollständig verschwunden.

Beobachtung LXXVIII. Seit zwei Monaten bestehender Schmerz in den Beugemuskeln des Vorderarmes. — Heilung nach zwei Sitzungen.

François T., 20 Jahre alt, Arbeiter in den Eisenwerken zu Pompey, kommt am 8. März 1885 zur Consultation. Seit zwei Monaten klagt er über Schmerzen in der Gegend des Ellbogens, im unteren

Drittel des Oberarmes, am inneren Rande des Biceps, und namentlich in den Beugemuskeln des Vorderarmes. Druck auf diese Theile ruft eine lebhafte Schmerzempfindlichkeit hervor. Wenn er eine schwere Last heben soll, wird der Schmerz sehr intensiv. Während des letzten Monats hat er seine Arbeit sechzehn Tage lang unterbrechen müssen. Im laufenden Monat hat er wieder gearbeitet.

Er wird sofort hypnotisirt, geräth in Somnambulismus. Nach dem Erwachen keine spontanen Schmerzen mehr. Er kann mit der Hand einen ziemlich starken Druck ausüben, ohne Schmerz zu empfinden.

Am 14. März kommt er wieder; er hat keine Schmerzen mehr gehabt, nur von Zeit zu Zeit ein schmerzhaftes Prickeln in der Gegend des Ellbogenhöckers, drei- bis viermal täglich, im Ganzen ein bis zwei Stunden lang. Auf Druck ist Empfindlichkeit nur in der Nachbarschaft des Ellbogenhöckers vorhanden. Der Arm ist nicht mehr empfindlich; die Beugemuskeln des Vorderarmes sind ein bischen empfindlich, wenn Patient mit der Hand einen Druck ausübt.

Zweite Suggestion. Nach dem Erwachen fühlt er nichts mehr.

Er kommt am 23. März wieder, hat ohne Schmerzen arbeiten können, hat nur mehr ein Gefühl von Prickeln, wenn er mit seinem Arme energische Bewegungen ausführt.

Dritte Suggestion. Vollkommene Heilung.

Beobachtung LXXIX. Schmerz in der rechten Schulter und im rechten Arme mit Zittern und Schwäche in Folge einer Anstrengung. — Heilung durch Suggestion in zwei Sitzungen.

Claude V., Arbeiter in einer Papierfabrik, kommt am 11. Februar 1887 zur Consultation. Vor sechs Monaten hat er beim Heben eines Karrens einen heftigen Schmerz im rechten Ober- und Vorderarme empfunden. Nach 2½ Tagen hat er seine Arbeit wieder aufnehmen können; aber dieser Schmerz hat seither bis heute angehalten, trotz der wiederholten Anwendung des Glüheisens. Er kann den Arm heben, den Vorderarm beugen und strecken. Aber die Bewegungen des Vorderarmes, sowohl Pronation als Supination sind von Zittern begleitet. Bei Druck lässt sich Empfindlichkeit constatiren in der rückwärtigen Hälfte des Deltamuskels, im Biceps, im Ellbogenhöcker, an der unteren Hälfte des inneren Randes der Speiche; kein Ameisenkriechen vorhanden.

Am Dynamometer ergiebt die rechte Hand 23, die linke 30. Ich hypnotisire ihn mit Leichtigkeit; er erreicht den dritten Grad. Wiederholte Suggestion eine halbe Stunde lang mit passiven Bewegungen des Armes. Nach dem Erwachen ergibt die rechte Hand 52 (im Durchschnitte von sechs Versuchen), die linke 45, er klagt nicht mehr über Schmerz im Deltamuskel; es besteht noch leichte Empfindlichkeit an der Aussen- und Rückseite des Ellbogens, das Zittern ist verschwunden. Die Bewegungen sind leichter und rascher.

Nach einer zweiten Suggestion ist der Schmerz fast gänzlich verschwunden; er wird nur mehr auf Druck leicht empfunden. Die rechte Hand ergiebt am Dynamometer 56.

12. Februar. V. hat gestern mit Leichtigkeit gearbeitet, hat gefühlt, dass sein Arm wieder stärker ist, gut und ohne Schmerz geschlafen, während er während der vorhergehenden Nächte oft Schmerzen im Arme gefühlt hat. Es lässt sich noch etwas Empfindlichkeit im Deltamuskel und im Ellbogen constatiren. Das Dynamometer ergiebt rechts 56. Nach einer Suggestion keine Empfindlichkeit mehr im Deltamuskel, nur mehr im Ellbogen.

13. Februar. Das Wohlbefinden hält an, Patient klagt nicht mehr über spontane Schmerzen. Auf Druck noch etwas Empfindlichkeit im Ellbogen. Suggestion.

Patient ist seither nicht wieder erschienen.

VIII.
Rheumatische Affectionen.

Beobachtung LXXX. Rheumatische Lähmung des Vorderarmes und der rechten Hand. — Die Sensibilität wird vollkommen, die Motilität theilweise in einer Sitzung wieder hergestellt. Gänzliche Heilung in vier Sitzungen.

Johann Baptist G., 49 Jahre alt, Erdarbeiter, war am 21. Juni 1884 um 6 Uhr Abends im Wirthshause, als er plötzlich fühlte, dass er die rechte Hand nicht aufheben könne; die Finger und das unterste Dritttheil des Vorderarmes waren empfindungslos, und es war darin ein Gefühl von Eingeschlafensein und Schwere vorhanden. Vor sieben Jahren hat er an Gelenksrheumatismus in beiden Armen gelitten. Schmerz und Schwellung sind damals nach vier Tagen verschwunden; die Arme waren aber sechs Wochen lang paretisch geblieben. G. hat sonst früher keine anderen Krankheiten gehabt, war nie syphilitisch, kein Trinker. Er arbeitet gewöhnlich in feuchtem Boden. Diagnose: Rheumatische Lähmung.

Vier Tage nacheinander kam er zur Consultation in's Spital. Sein Arm wurde täglich elektrisirt, aber ohne Erfolg.

Dann kam er zu meinem ehemaligen ersten Assistenten Dr. Emil Levy, welcher eine vollständige Lähmung und Anästhesie des Armes constatirte. Patient konnte nicht die geringste Bewegung ausführen.

Dr. Levy hypnotisirt ihn (tiefer Schlaf). Nach dem Erwachen war die Sensibilität wieder hergestellt und Patient konnte die Hand heben.

Nach einer zweiten Sitzung wurden die Bewegungen noch leichter.

Am 30. Juni schickte Dr. Levy den Patienten zur Consultation zu uns. Wir fanden die rechte Hand etwas geschwollen, Mittelfinger, Ringfinger und kleiner Finger noch in einem Winkel von 120 Grad gegen die Handfläche gebeugt. Patient kann mit der Hand einen ziemlich starken Druck ausüben, er kann aber das Handgelenk nur mit einiger Schwierigkeit strecken. Keine Anästhesie.

Nach zwei neuerlichen hypnotischen Sitzungen öffnet Patient die Hand mit grosser Leichtigkeit und bewegt das Handgelenk vollkommen frei; die Heilung ist vollkommen.

Beobachtung LXXXI. Rheumatische Arthritis des Schultergelenkes. — Bedeutende Besserung nach den ersten hypnotischen Sitzungen. — Dann bleibt der Zustand stationär trotz der fortgesetzten Suggestionen.

Anna C., 34 Jahre alt, wird am 2. Mai 1885 in's Spital aufgenommen. Sie ist verheiratet und Mutter von zwei Kindern. Sie hat seit vier oder fünf Jahren Schmerzen im Arm und in der rechten Schulter, dabei eine Schwäche in diesem Arme, welche mit der Zeit zugenommen hat. Seit dieser Zeit kann sie den Arm nicht mehr in die Höhe heben.

Seit beiläufig ebenso langer Zeit empfand sie im linken Arme eine schmerzhafte Müdigkeit, sie konnte aber dennoch diesen Arm bis zum December 1887 bewegen. Seither kann sie auch diesen Arm nicht mehr in die Höhe heben.

Endlich klagt sie beim Gehen über Schmerzen im linken Knie; diese bestehen erst seit vier Wochen. Die Menstruation ist regelmässig; keine Leukorrhöe. Die Verdauung ist gut bis auf etwas saueres Aufstossen. Sie schwitzt stark und hat manchmal Brennen beim Harnlassen. Patientin hat bis vor zwei Jahren ein feuchtes Haus bewohnt.

Am 4. Mai wird constatirt: Etwas zarte Constitution, schlaffes Temperament, kein Fieber, Athmungsgeräusche und Herztöne normal. Rechter Arm: Patientin führt mit dem Vorderarm alle Bewegungen aus. Der Oberarm kann einige geringe Bewegungen nach vorne und rückwärts ausführen. Patientin kann ihn aber nicht merklich vom Stamme entfernen, an welchen er wie angeklebt bleibt. Auch passiv kann der Arm nicht zu weiter ausgreifenden Bewegungen gebracht, namentlich nicht bis zur Horizontalen erhoben werden. Das Schulterblatt zeigt die Tendenz, dem Arme zu folgen. Es besteht ein lebhaftes Schmerzgefühl im rechten Acromio-Claviculargelenke und etwas unterhalb desselben. Der Biceps ist auf Druck nicht empfindlich.

Linker Arm: In Bezug auf die Mobilität gleicher Zustand wie rechts; starke Schmerzempfindung auf Druck unterhalb des Acromio-Claviculargelenkes. Dieses selbst ist nur wenig empfindlich. Druck auf den Humerus ist schmerzhaft.

Das linke Knie ist in seinen Bewegungen vollkommen frei, auf Druck nicht schmerzhaft; die Zehen sind nicht schmerzhaft, die Gelenke sind nicht difformirt, aber deren Beweglichkeit ist nicht normal. Diagnose: Rheumatische Arthritis des Schultergelenkes und des Acromio-Claviculargelenkes.

Patientin wird hypnotisirt, verfällt in tiefen Schlaf, fast ohne Erinnerung beim Erwachen. Nach einer Suggestion, die sich auf den rechten Arm bezieht, kann Patientin die rechte Hand bis über den Kopf heben, wobei sie den Kopf auf die Seite neigt; der Schmerz in der Schulter ist geringer.

Am 4. Mai Abends Suggestion in tiefem Schlaf. Ich unterstütze die Suggestion durch passive Bewegungen des Armes und versichere ihr, dass der Schmerz verschwinden und dass sie alle Bewegungen ohne Schmerzen werde ausführen können. Die Suggestion wird mit Nachdruck 20 Minuten lang fortgesetzt.

Nach dem Erwachen sind rechtsseitig die Schmerzen fast gänzlich verschwunden. Der Schmerz im linken Humerus ist noch vorhanden. Patientin kann jetzt den Stab, der oberhalb ihres Bettes aufgehängt ist, erreichen und einige leichte Adductionsbewegungen ausführen. Passiv können die Arme mit Leichtigkeit bis zur Horizontalen gehoben werden. Sie kann dieselben aber nicht in dieser Stellung erhalten und lässt sie wieder sinken.

Am 7. Mai klagt sie wieder über einen starken Schmerz im rechten Acromio-Claviculargelenke und im linken Humerus. Sie kann aber beide Arme im rechten Winkel vom Körper entfernen.

Am 9. Mai, nach einer Suggestion, hat sie keine spontanen Schmerzen mehr. Die Schmerzhaftigkeit auf Druck hat rechtsseitig abgenommen, sie erhebt ihren Arm im rechten Winkel.

Am 11. Mai Suggestion. Der Schmerz im Acromio-Claviculargelenke und im linken Humerus ist fast verschwunden. Sie klagt aber noch über ein Gefühl von Eingeschlafensein im Arme, das sie am Schlafen hindert. Sie kann ihren Arm ganz gut im Winkel von 45 Grad vom Körper wegstrecken. An den folgenden Tagen gleicher Zustand.

Am 12. Mai (sie ist nicht hypnotisirt worden) neuerliche Schmerzen in rechten Ober- und Vorderarme; während der ganzen Nacht Ameisenkriechen in der linken Hand.

Am 13. Mai wird sie eingeschläfert, die folgende Nacht ist ziemlich gut; sie hat besser geschlafen.

Am 14. Mai aber klagt sie wieder über Schmerzen im linken Arm, der Humerus ist auf Druck schmerzhaft. Sie kann ihren linken Arm vom Körper entfernen; kann ihn aber nicht ausgestreckt halten. Suggestion.

Am 15. Mai ist der Schmerz im linken Humerus infolge der gestrigen Suggestion verschwunden. Patientin hat den linken Arm wieder einige Augenblicke im Winkel von 45 Grad ausgestreckt halten können. Während der Nacht hat sie lancinirende Schmerzen in der Scheide des linksseitigen Triceps gehabt. Abends Suggestion; in der Nacht keine Schmerzen mehr.

Am 19. Mai. Patientin ist seit drei Tagen nicht mehr hypnotisirt worden. Der Schmerz ist wieder aufgetreten, besonders in der linken Schulter und im linken Arm. Nachts schläft sie wenig. Energische und fortgesetzte Suggestion mit passiven Bewegungen in den Gelenken der Schulter. Es gelingt, sie den Arm während der Hypnose fast vertical austrecken zu lassen. Ich lasse sie fortschlafen und spontan erwachen.

Am 20. Mai hat sie noch einige Schmerzen in der linken Schulter. Sie kann beide Arme ziemlich leicht erheben, erreicht aber die Horizontale nicht. Sie hat bei Nacht ziemlich gut geschlafen. Abends fortgesetzte Suggestion mit passiven Bewegungen. Der Arm wird fast vertical ausgestreckt.

Am 21. Mai hat sie keine Schmerzen mehr und erreicht fast die Horizontale. Dieser Zustand erhält sich bis zum 26. Mai. Tägliche Suggestion.

Am 26. Mai hat sie fast keine Schmerzen mehr in der Schnltergegend, klagt aber, wenn sie den linken Arm erheben will, über eine schmerzhafte Empfindung im Vorderarme. Sie kann jedoch diesen Arm bis zum Winkel von 90 Grad erheben, den rechten fast horizontal; ihr Appetit ist gut.

Während der Nacht treten wieder Schmerzen in den Schultern ein, Patientin hat nicht geschlafen. Am nächsten Tage isst sie nicht und ist stark deprimirt. Seit einigen Tagen entschliesst sie sich nur mit Widerwillen zur Hypnose. Sie drückt den Wunsch aus, in ihr Heimatsdorf in den Vogesen zurückzukehren.

28. Mai. Patientin klagt noch immer. Der rechte Arm ist zwar ziemlich beweglich und wenig schmerzhaft, er kann bis zum rechten

Winkel gehoben werden; sie klagt aber noch immer, trotz der fortgesetzten Suggestionen, über Schmerzen in Arm und Schulter der
linken Seite. Sie hat den Appetit verloren, ist reizbar und verstimmt
geworden. Wir erfahren, dass ihr Mann sie besucht hat und erklärt
hat, er wolle nicht, dass sie hypnotisirt werde. Sie selbst sagt, dass
sie lieber ihren Arm im gegenwärtigen Zustande lassen will, als diese
Behandlung fortsetzen. Ich glaube, dass sie irgend eine der Suggestionen entgegenwirkende Beeinflussung erfahren hat, welche vielleicht die Wirksamkeit der Behandlung verhindert hat. Sie verlässt
das Spital am 29. Mai.

Beobachtung LXXXII. Muskelrheumatismus mit Krampf in den Gliedmassen.
— Rasche Heilung durch Suggestion.

Jean Claude S., 72 Jahre alt, Gärtner, wird am 6. November
1883 in's Spital aufgenommen. Er klagt seit vier Wochen über
Schmerzen, die im ganzen Körper, besonders in den Gliedmassen,
verbreitet sind, zwei- bis dreimal im Tage auftreten und bis zu
drei Viertelstunden andauern. Ausserdem wird er zwei- bis dreimal
täglich von Krampf in der Wade mit Flexion des Knies befallen,
welcher einige Minuten dauert. Er muss sich häufig dem Regen aussetzen. Vor vier Wochen ist er stark durchnässt worden, und seither
hustet er. Der Auswurf dabei ist dickschleimig und blasig. Beim
Gehen etwas Athembeschwerden. Sonst pflegt er nicht an Asthma zu
leiden. Der Appetit war immer gut.

Patient ist für sein Alter sehr gut erhalten, von kräftiger Constitution. Der Thorax ist leicht gewölbt, sonor, Athmungsgeräusche
vorne etwas rauh, Exspiration rein. An der linken Lungenspitze rückwärts sind die Athmungsgeräusche etwas rauh und
rasselnd, unterhalb des rechten Schlüsselbeines etwas bronchial. An
der linken Basis leichtes Rasseln, Herztöne rein, (beginnen-
des seniles Emphysem, Bronchitis, senile Induration der
Lungenspitze). Die Fingergelenke sind etwas deformirt (knoten-
bildender Rheumatismus) und krachen etwas bei passiven Bewegungen. Druck auf die Muskeln des Gesässes und des linken
Oberschenkels ruft Schmerz und Contractur hervor (Muskelrheumatismus). Patient wird durch einige Tage noch ohne Behandlung gelassen. Der Zustand bleibt unverändert, der Krampf tritt
täglich ein.

Am 7. November dreimal Krampf in den Beinen und in den
Handgelenken.

Am 8. November viermal Krampf in beiden Armen.

Am 11. November wird verzeichnet: Patient klagt über
Schmerzen in der Achillessehne und an der Innenseite beider Oberschenkel; er wird häufig von Krampf befallen, welcher gleichzeitig
oder alternirend in allen Gliedern auftritt, dabei hat er ein Gefühl
von Ameisenkriechen; Finger und Knie sind dabei in halber Flexion
contrahirt.

Vom 12. November an wird Patient alle Tage hypnotisirt
(tiefer Schlaf) und es werden die entsprechenden Suggestionen vorgenommen. Schon von der ersten Sitzung an tritt kein Krampf
mehr auf. Die diffusen Schmerzen nehmen ab, im Ruhezustand sind

sie ganz verschwunden, sie zeigen sich nur mehr dann, wenn der Kranke geht.

Vom 21. November an befindet sich Patient vollkommen wohl und klagt auch nicht mehr über Schmerzen beim Gehen.

Beobachtung LXXXIII. Rheumatische Neuralgie in der Lenden- und Hüften- gegend. — Rasche Besserung nach einer Sitzung, gänzliche Heilung in achtzehn Tagen.

Marie T., Taglöhnerin, 55 Jahre alt, wird am 27. November 1884 in's Spital aufgenommen. Sie ist Witwe und war Mutter von zwölf Kindern, welche sämmtlich wie deren Vater an Lungenleiden zu Grunde gegangen sind.

Vor einigen Tagen war dieses Weib, welches sonst immer gesund war, bei der Wäsche beschäftigt, wobei sie über Steine hingestreckt lag. Plötzlich musste sie wegen eines heftigen Schmerzes ihre Arbeit unterbrechen. Dieser Schmerz trat in der rechten Seite auf und strahlte von da gegen den hinteren Rand des Darmbeines aus. Sie musste nach Hause zurückkehren und bekam zu Hause Schüttelfrost. Der Schmerz war so heftig, dass sie nicht in ihr Bett steigen konnte. Dieser Schmerz in der Seite hat seither angehalten; hie und da Ausstrahlungen in beide Beinen. Im Uebrigen ist sie gesund und hat guten Appetit.

Am 29. November wird verzeichnet: Kräftige Constitution, kein Fieber, Hygrom um die linke Kniescheibe, äusserst heftige Schmerzen in der Nähe der Lendenwirbel, unterhalb der rechten Rippen und an der Ursprungsstelle des rechtsseitigen Ischiadicus; linksseitig ist der Schmerz weniger intensiv. Der Schmerz strahlt heftig in die rechtsseitige untere Bauchgegend und in die Beine aus (**Rheumatische Neuralgie**).

Hypnotisation: Patientin verfällt in Somnambulismus. Während des Schlafes hat sie einen spontanen activen Traum. Aus ihren Reden geht hervor, dass sie beschäftigt ist, einen Fussboden aufzuwaschen. ich verscheuche diesen Traum und versichere ihr, dass ihre Schmerzen verschwinden. Nach dem Erwachen bleibt sie betäubt und verfällt spontan in einen zweiten Schlaf, welcher bis 3 Uhr Nachmittags dauert (von 11 Uhr Vormittags an).

Am 30. November befindet sie sich viel besser; sie hat Nachts gut geschlafen, die Lendengegend ist kaum mehr schmerzhaft; nur die Gegend des Sacralgeflechtes ist auf Druck noch empfindlich. Der Schmerz strahlt aber nicht mehr von da weiter aus. Patientin kann sich im Bette umdrehen, was früher nicht möglich war.

Am 1. December empfindet sie noch einen heftigen Schmerz bei Druck auf das Kreuzbein. Der Schmerz bleibt aber auf diese Gegend localisirt. Die Lendengegend, der untere Rand der Rippen, die Ursprungsstelle des Ischiadicus sind nicht mehr schmerzhaft; keine Ausstrahlungen mehr. Die Suggestion wird fast täglich wiederholt, der Schmerz im Kreuz und Steissbein ist hartnäckig.

Am 3. December nimmt er ab. Patientin kann etwas gehen können.

Am 9. December empfindet sie noch einige Schmerzen beim Aufstehen und Herumgehen. Erst vom 18. December an ist sie vollkommen wieder hergestellt. Da sie keine Schmerzen mehr empfindet und die letzten Spuren von Empfindlichkeit am 20. December aufgetreten sind, verlangt Patientin ihre Entlassung.

Dieses Weib, welches niemals nervöse Zustände gezeigt hat, ist eine ausgezeichnete Somnambule. Während ihres Schlafes sage ich zu ihr: „Sie sind vollkommen geheilt. Stehen Sie auf. Sie werden jetzt bei der Frau X. die häuslichen Arbeiten verrichten." Darauf steht sie mit geschlossenen Augen auf, kleidet sich an, nimmt einen Stuhl, steigt auf das Fensterbrett, öffnet die Fenster und beginnt die Fensterscheiben mit Wasser aus ihrem Kruge zu waschen. Dann bringt sie ihr Bett in Ordnung oder fegt den Boden des Saales mit einem ihr übergebenen Besen aus, immer der jeweiligen Suggestion gehorchend. So würde sie Stunden lang fortarbeiten. Wenn man sie plötzlich aus ihrem Zustande erweckt, so erinnert sie sich an nichts und glaubt, ruhig in ihrem Bette oder auf einem Stuhle geschlafen zu haben.

Beobachtung LXXXIV. Nach Arthritis zurückgebliebene Arthralgie. — Sofortige Heilung durch Suggestion.

M. D., 21 Jahre alt, kommt am 2. April 1884 zur Consultation. Vor drei Monaten soll bei ihm nach einer Arbeit mit einem Schiebkarren eine Schwellung der linken Fusswurzel und Unmöglichkeit, das Fussgelenk zu bewegen, eingetreten sein. Vor sechs Wochen soll ein Arzt ihm einen Verband mit Stärkekleister applicirt haben, welcher drei Wochen und zwei Tage liegen blieb. Vor vierzehn Tagen wurde dieser Verband entfernt. Derselbe hat keinen Erfolg gehabt.

D. hinkt beim Gehen und kann die Knie nicht strecken; das linke Fussgelenk kann nicht gebeugt werden und ist auf Druck schmerzhaft; die Schwellung ist verschwunden.

Am 2. April hypnotisire ich ihn, der Schlaf ist ziemlich tief. Nach dem Erwachen unvollkommene Erinnerung, Suggestion mit passiven Bewegungen des Gelenkes während des Schlafes.

Nach dem Erwachen beugt er spontan mit der grössten Leichtigkeit und ohne Schmerzen das Sprunggelenk. Er geht gut und klagt über nichts mehr als über etwas Empfindlichkeit an der Innenseite des Fussknöchels beim Gehen.

Er ist nicht wieder zur Consultation gekommen. Durch einen anderen Arbeiter derselben Fabrik habe ich erfahren, dass die Heilung sich erhalten hat.

Beobachtung LXXXV. Seitenstechen durch Suggestion geheilt.

Theophil P., Beamter der Ostbahn in Varrangeville, 48 Jahre alt, klagt seit vier Tagen über starken Schmerz in der rechten Brustgegend (Pleurodynie).

Am 18. Mai 1885 in meiner Sprechstunde versetze ich ihn in tiefen Schlaf. Nach dem Erwachen ist der Schmerz fast vollständig verschwunden, zum grossen Staunen des Patienten. P. kommt am 6. Mai 1886 wieder zu mir, klagt, dass er seit sechs Tagen einen schmerzhaften Punkt in der rechten Lendengegend habe, der ihn bei der Arbeit stört. Die Schmerzen haben zwar seit dem 2. Mai wieder abgenommen, er kann aber nur mit Mühe sich bücken und einen Gegenstand aufheben. Ich versetze ihn in Somnambulismus, und nach dem Erwachen ist der schmerzhafte Punkt verschwunden. P. bückt sich mit grosser Leichtigkeit.

Beobachtung LXXXVI. Gelenksrheumatismus ohne Fieber. — Vorübergehendes Verschwinden der Schmerzen durch Suggestion. — Langsame Besserung.

Albert D., 18 Jahre alt, Kellnerjunge, kommt am 13. April 1883 in's Spital. Er hat vor Kurzem sieben Wochen auf der Abtheilung des Professors Parisot gelegen, wo er an subacutem Gelenksrheumatismus behandelt wurde, der in zwei aufeinanderfolgenden Anfällen aufgetreten war. Das erste Mal blieb er zwei Wochen auf der Abtheilung, dann trat er aus; nach zwei Tagen trat eine Recidive ein, und er wurde auf die Abtheilung zurückgebracht.

Am 11. April war er schmerzfrei und trat aus dem Spitale aus. Am nächsten Tage fühlte er wieder einige Schmerzen, und am 13. April kam er wieder in's Spital, jetzt aber auf meine Abtheilung.

Des Abends treten ziemlich heftige spontane Schmerzen und Schmerzen auf Druck an der Fusswurzel und der Wade auf; er geht hinkend und mühsam.

Ich hypnotisire ihn sofort; er erreicht den dritten Grad. Suggestion. Nach dem Erwachen klagt er über keinen Schmerz mehr und geht recht gut, ohne zu hinken.

Am 14. April giebt er an, keinen spontanen Schmerz mehr gehabt zu haben und geht, ohne zu hinken; Druck auf das Sprunggelenk ist jedoch noch schmerzhaft. Nachmittags klagt er über einen heftigen Schmerz in der Leistengegend, welcher in den Plexus ischiadicus ausstrahlt; auch Empfindlichkeit in der Wade ist vorhanden.

Um 6 Uhr Abends hypnotisire ich ihn. Die Schmerzen verschwinden sofort und treten nicht wieder auf.

Am 16. April Abends klagt er wieder über heftigen Schmerz in der Gegend der Fussknöchel; er geht wieder mühsam und hinkend; die Schmerzen werden durch hypnotische Suggestion wieder beseitigt. Er kann gleich nach dem Erwachen gehen und sogar laufen.

17. April. Seit heute Nacht ist ein Schmerz oberhalb des rechten Schulterblattes vorhanden, ferner am vorderen Rande des Musculus cucullaris, beiderseits am unteren Theile des Biceps und an den Fusswurzeln. Beim Gehen sind aber die Bewegungen meist sehr schmerzhaft. Abends hypnotische Suggestion, alle Schmerzen verschwunden.

Am 18. April Morgens giebt er an, nur mehr etwas Empfindlichkeit am M. cucullaris zu haben, welche durch die Suggestion verschwindet.

Am 20. April wieder Schmerz in den Fusswurzeln; er kann sich nur drei Secunden lang auf dem linken Fusse stehend erhalten. Dieser Schmerz wird am 21. April durch Suggestion wieder beseitigt.

Dieser letztere Schmerz, welcher immer durch die Suggestion vollkommen beseitigt wird, tritt mit Hartnäckigkeit immer wieder auf. Wir finden ihn auch am 22. April Abends wieder. Durch Suggestion beseitigt, tritt er nach einigen Stunden während der Nacht, besonders an der Aussen- und Rückseite der Fussknöchel, wieder auf und wird am 24. April durch Suggestion wieder beseitigt.

24*

So gieng die Sache noch eine Woche fort, dann wurde die Heilung
definitiv.

Beobachtung LXXXVII. Seit drei Jahren bestehender chronischer Gelenksrheumatismus an Hand- und Fussgelenken localisirt. — Rasche Heilung in sechs Sitzungen.

Charles R., 30 Jahre alt, Taglöhner, wird am 13. December 1883
in's Spital aufgenommen. Er kommt aus dem Siechenhause, das zur
Aufnahme chronisch Erkrankter bestimmt ist, woselbst er seit dem
13. December sich befindet. Seit drei Jahren leidet er an Gelenksrheumatismus. Die Krankheit hat mit einem Schmerz in den Knieen
ohne merkliche Anschwellung begonnen, welcher ihn verhindert hat,
seine Arbeit fortzusetzen. Nach zwei oder drei Wochen verschwand
dieser Schmerz, und es trat an seine Stelle Schmerz in den Fersen
und unter den Fussknöcheln ein, welcher zwei Monate andauerte.
Dann trat ein Schmerz in der Mitte des Oberarmes ein, endlich an
beiden Handgelenken. Diese letzteren blieben nun durch zwei Jahre
schmerzhaft und in ihren Bewegungen gehemmt, jedoch ohne merkliche Anschwellung. Das rechte Handgelenk war im vorigen Jahre
drei Tage geschwollen, das linke Handgelenk vor sechs Wochen
zwei Tage lang. Die Fussgelenke endlich sind beide geschwollen und
schmerzhaft, das linke seit zwei Jahren, das rechte seit sechs Wochen.
Die rheumatischen Schmerzen traten stets ohne Fieber oder sonstige
Reaction auf. Zur Zeit ihres ersten Auftretens schlief er in einem
Zimmer, das frisch verputzt worden war. Trotz seiner Gelenks-
schmerzen hat er in Frouard zu arbeiten fortfahren können bis zum
25. Juni. Seit jenem Tage sind die Schmerzen zu heftig und die
Bewegungen zu sehr gehemmt, als dass er seine Arbeit fortsetzen
könnte.

Status praesens: Kräftige Constitution, schlaffes Temperament, allgemeiner Gesundheitszustand gut. An der rechten
Hand Schmerz an der Handwurzel, besonders am Ansatz des Extensor
carpi ulnaris; die Adductions- und Abductionsbewegungen sind unmöglich. Wenn sie passiv ausgeführt werden, so sind sie sehr beschränkt
und rufen einen heftigen Schmerz hervor Die Articulationes carpi
und die Articulationes intercarpales sind an der Rückenfläche der Hand
merklich geschwollen und schmerzhaft, die Zwischenknochenmuskeln
und die des Daumens am Ballen sind merklich atrophirt; die Phalangen
sind frei beweglich.

Gleicher Zustand an der linken Hand. Schmerz an der Articulatio radio-ulnaris und Articulatio carpi. An beiden Händen sind
die Bewegungen der Handwurzel fast vollkommen aufgehoben.

Der rechte Fuss ist in der Gegend des Sprunggelenkes geschwollen
und schmerzhaft, ferner schmerzhaft am äusseren Fussknöchel.

Der linke Fuss ist in der Gegend des Sprunggelenkes stark
geschwollen. Der Schmerz sitzt namentlich um und vor dem äusseren
Fussknöchel, Adductions- und Abductionsbewegungen sind ausführbar,
aber schmerzhaft. Am Fussknöchel wird Schmerz auf Druck und
während des Gehens empfunden. Das Gehen ist mühsam; Patient
streckt das linke Bein von sich und kann sich auf diesem allein nicht
stehend erhalten.

14. December. Hypnotische Suggestion; ziemlich tiefer Schlaf. Nach der Sitzung kann Patient auf dem linken Beine allein kurze Zeit stehen, was früher nicht möglich war. Der Tag verläuft ziemlich gut. Nachts hat er noch Schmerzen.

Am 16. December wird ganz derselbe Zustand wie bei der Aufnahme auf die Ahtheilung constatirt. Zustand der Hand- und Fussgelenke unverändert. Patient geht noch immer, indem er das linke Bein von sich streckt. Er kann auf der linken Fusssohle nicht stehen, ohne sich mit der Hand zu stützen.

Zweite Sitzung, hypnotische Suggestion. Der Schlaf ist tief, ohne Erinnerung beim Erwachen. Sofort nach dem Erwachen ist der Schmerz viel geringer. Er kann zwei bis drei Secunden lang auf dem linken Beine stehen, ohne sich auf die Hand zu stützen. Tagsüber empfindet er eine grosse Erleichterung im Vergleiche zu anderen Tagen; während der Nacht keine Schmerzen. Die rechte Hand ist noch schmerzhaft am Kopfe des Flexor carpi ulnaris. Patient findet selbst, dass die Beweglichkeit im Handgelenke zugenommen hat.

17. December. Die Handgelenke sind noch schmerzhaft; rechtsseitig sind es die Articulatio carpi und die Articulationes intercarpales. Flexion und Extension der Handgelenke geht leicht von statten, die Abduction ist sehr beschränkt, die Adduction unmöglich. Der linke Fuss ist noch empfindlich. Nach einer neuerlichen Sitzung und einer Suggestion sind diese Schmerzen fast verschwunden. Während des Schlafes wurden mit den Händen passive Adductions- und Abductionsbewegungen vorgenommen, was früher unmöglich war, jetzt aber leicht und schmerzlos von statten geht. Nach dem Erwachen können diese Bewegungen activ ausgeführt werden; Patient steht vier Secunden lang auf dem linken Beine. Die Nacht ist gut, reichlicher Schweiss, er hat das Hemd wechseln müssen.

18. December. Die Adductions- und Abductionsbewegungen der linken Hand bleiben erhalten. Seit sechs Wochen waren diese unmöglich gewesen; auch rechtsseitig gehen sie jetzt mit Leichtigkeit von statten; er nimmt die Abduction vor, ohne ein Hinderniss wahrzunehmen, was, sagt er, seit drei Jahren nicht mehr möglich war. Der Schmerz ist fast gänzlich verschwunden. Auch Druck auf die Fusswurzel und die Fussknöchel ist nicht mehr schmerzhaft. Patient geht sehr gut, ohne ein Bein von sich zu strecken, ohne Schmerzen. Der linke Fuss, der früher leicht umkippte, tritt jetzt sicher auf. Er sagt, dass er seit zwei Jahren nicht mehr habe so gehen können, wie jetzt. Er steht zuerst vier Secunden, dann sieben Secunden lang auf dem linken Fusse allein, was ihm seit zwei Jahren absolut unmöglich war.

Am 19. und 20. December bessert sich dieser Zustand noch weiter durch hypnotische Suggestion. Am 20. December erhält er sich 20 Secunden lang auf dem linken Fusse allein stehend. An diesem Tage macht er einen Ausgang in die Stadt und läuft ziemlich lange herum, ohne Steifheit oder Schmerz zu empfinden.

Wir waren durch diese grosse Veränderung wahrhaft überrascht; der Kranke sehr erstaunt, so gut gehen zu können.

Am 21. December erfahren wir durch die geistliche Schwester, dass der Patient den anderen Kranken auf der Abtheilung erzählt habe, dass er nicht wirklich in Schlaf versetzt werde. Ich befrage ihn direct und mir gegenüber erklärt er, jedesmal wirklich zu schlafen. Er erinnert sich absolut an nichts, weder an die dabei gesprochenen Worte, noch an die passiven Bewegungen, die während des Schlafes mit ihm vorgenommen werden. Er weigert sich aber von jetzt an, sich weiter hypnotisiren zu lassen. Er behauptet, zu rasch geheilt worden zu sein (sic!), dass dies nicht natürlich sei, und dass die Krankheit deshalb wieder kommen müsse. Wir standen damals noch am Beginne unserer hypnotischen Experimente, welche von einigen über diesen Gegenstand wenig aufgeklärten Personen mit scheelen Augen angesehen wurden. Wir glaubten deshalb mit Bestimmtheit annehmen zu können, dass ein gegen die Suggestion gerichteter Einfluss auf den Patienten ausgeübt worden sei. Er begann sich vor der Hypnose zu fürchten, und verliess das Spital geheilt, aber wenig dankbar.

Beobachtung LXXXVIII. Muskel-. Gelenks- und Nervenrheumatismus. — Besserung durch jede einzelne Suggestion. — Wiederkehr der Schmerzen. — Langsame, definitive Heilung in zwölf Tagen.

J., Eisenbahnbeamter, ungefähr 50 Jahre alt, von kräftiger Constitution, kommt am 11. October 1884 mich zu consultiren. In der vergangenen Woche hat er rheumatische Schmerzen in den Gliedern gehabt, welche ihn gezwungen haben, einen Urlaub von fünf Tagen zu nehmen. Am 9. März hat er seinen Dienst wieder aufgenommen, hat ihn aber am 11. März wieder verlassen müssen.

Ich besuche ihn in seiner Wohnung. Er klagt über einen heftigen Schmerz in der Lendengegend, der ihn am Aufstehen hindert.

Ich hypnotisire ihn, tiefer Schlaf. Nach dem Erwachen dunkle Erinnerung, der Schmerz ist vermindert. Nachts wieder heftige Schmerzen, er wirft sich im Bette unruhig herum.

Am 12. October constatire ich einen starken Schmerz im linken Acromio-Claviculargelenke und in der Lendengegend. Patient kann sich nicht setzen, ohne Schmerzen zu empfinden. Hypnotisation um 5 Uhr Nachmittags, tiefer Schlaf und Suggestion. Nach dem Erwachen ist der Schmerz in der Lendengegend geringer, jener in der Schulter verschwunden. Patient kann jetzt mit der linken Hand ein Taschentuch fassen und sich schneuzen, was früher wegen der Schmerzhaftigkeit der Schulter unmöglich war.

In der Nacht aber schläft er schlecht. Die Schmerzen kehren wieder, an den Lenden geringer, aber im Nacken und im Arme heftig.

Am 13. October um 4 Uhr Nachmittags ist die Temperatur 38·5. Schmerzen an der Articulatio metacarpo-phalangea des rechten Zeigefingers und am rechten Sternocleidomastoideus, welcher sehr empfindlich ist; in der Lendengegend noch etwas Schmerz, aber nicht heftig.

Nach einer Suggestion sind die Schmerzen sehr verringert. Man kann einen Druck auf den Sternocleidomastoideus ausüben, ohne dass dabei mehr als eine leichte Empfindlichkeit zu constatiren ist. Der Schmerz in den Articulatio metacarpo-phalangea des Zeigefingers ist fast verschwunden.

18. October. Die Besserung hat bis gestern angehalten; seither sind wieder Schmerzen aufgetreten längs des Verlaufes des Ischiadicus, im Gesässe, in der linken Kniekehle und an der Aussen- und Rückseite des Unterschenkels. Diese Theile sind auf Druck sehr empfindlich; ausserdem besteht Schmerzhaftigkeit des rechten Sternocleidomastoideus, die Lendengegend ist frei. Temperatur in der Achselhöhle 38·6. **Hypnotisation und Suggestion, der Schmerz ist nach dem Erwachen viel geringer. Nach einer zweiten, auf die erste folgenden, hypnotischen Suggestion mit Friction der schmerzhaften Gegenden sind die Schmerzen fast ganz verschwunden.**

19. October. Patient hat gut geschlafen; die Schmerzen sind wieder aufgetreten, aber in viel geringerem Grade. Er hebt jetzt das Bein gut, auch am Halse ist die Empfindlichkeit geringer; die Kniekehle ist auf Druck noch empfindlich, Temperatur 38. **Nach zwei aufeinander folgenden Sitzungen ist der Schmerz fast ganz verschwunden.**

Seither hält das Wohlbefinden an. Seine Frau kommt am 23. October zu mir und erzählt mir, dass er nichts mehr empfinde als Müdigkeit in der Lendengegend.

Am 29. October kommt er selbst zu mir. Die Heilung hat sich erhalten, er klagt nur mehr über eine leichte Steifheit im linken Knie, welche mittelst einer letzten hypnotischen Suggestion beseitigt wird.

Beobachtung LXXXIX. Polyarticulärer Rheumatismus durch Antipyrin geheilt. — Der Schmerz im Acromio-Claviculargelenke und im Schwertfortsatze bleibt jedoch zurück. — Definitive Heilung durch Suggestion in zwei Sitzungen.

M. C., 33 Jahre alt, Böttcher, kommt am 16. März 1886 auf die Abtheilung. Er leidet seit acht Tagen an subacutem Gelenksrheumatismus. Patient ist ein Mann von kräftiger Constitution, hat aber Säufergewohnheiten. Bei der Aufnahme ist die Temperatur fieberhaft, 38·2. Puls 112. Schmerzen sind vorhanden in den Knien, in den Fussgelenken, linkseitig im Fussknöchel, an den Dornfortsätzen der letzten Lendenwirbel und im Kreuzbein. Patient nimmt am 16. März 6 *gr* Antipyrin, am 17. März 8 *gr*. Die Gelenke werden vom ersten Tage dieser Medication an rasch beweglicher und schmerzlos. Nur der Schmerz in den Acromio-Claviculargelenken bleibt zurück.

Am 21. März ist die Temperatur, welche seit dem Morgen des 19. März normal war, wieder auf 38⁰ gestiegen. Es wird ferner Schmerzhaftigkeit auf Druck auf die Acromio-Claviculargelenke und auf den linken Humerus constatirt. Die Bewegungen in allen Gelenken sind frei. Seit heute Nacht ist ein schmerzhafter Punkt in der Gegend des Schwertfortsatzes aufgetreten, der ihn um 3 Uhr Morgens geweckt und ihn seither am Wiedereinschlafen verhindert hat. Andere schmerzhafte Punkte bestehen in beiden Achselhöhlen, oberhalb der Rippen. Drücken auf diese Partien ruft einen heftigen Schmerz hervor. **Ich schläfere den Kranken ein. Er verfällt rasch in tiefen Schlaf, ohne Erinnerung beim Erwachen. Ich suggerire das Verschwinden der Schmerzen. Nach fünf Minuten wecke ich ihn wieder. Sowohl der spontane Schmerz im Schwertfortsatze als die Druckempfindlichkeit daselbst ist vollkommen ver-**

schwunden; ebenso der Schmerz im Acromio-Claviculargelenke und im linken Humerus.

Am 22. März. Der Schmerz im Schwertfortsatze ist nicht wiedergekehrt. Der Schmerz in dem Acromio-Claviculargelenke ist in der
Nacht wieder aufgetreten, linksseitig heftiger. Neuerliche hypnotische Suggestion: Nach dem Erwachen gar keine Schmerzen
mehr; weder spontan noch auf Druck.

Am 23. März. Die Schmerzen sind nicht wieder aufgetreten;
Patient geht jedoch noch ziemlich mühsam. Die Gelenke seien noch
etwas steif, sagt er. Nach einer hypnotischen Suggestion ist
der Gang rascher und leichter. Am 24. März geht er eine halbe
Stunde, empfindet keine Schmerzen mehr, weder spontan noch auf
Druck.

Die Heilung erhält sich. M. C. verlässt das Spital am 26. März.

Beobachtung XC. Muskelrheumatismus der Lenden- und Hüftengegend. —
Hartnäckige Neuralgie des Sacralgeflechtes und des Ischiadicus, seit sechs Monaten
bestehend. — Fast vollkommene Heilung nach fünf Wochen lang fortgesetzten, wiederholten Suggestionen.

H. C., 32 Jahre alt, Stuccateur, wird am 30. Januar 1886 in's
Spital aufgenommen. Er giebt an, seit sechs Monaten (seit dem letzten
August) an Ischias zu leiden, die sich durch Schmerzen, die vom Gesässe zum Fusse ausstrahlen, manifestirt. Anfangs war dieser Schmerz
auf die Gegend der Spina posterior des Darmbeines beschränkt. Bis
zum December hat er herumgehen können; ein permanenter Schmerz
in der Lendengegend hinderte ihn aber daran, sich zu bücken. Seit
acht Tagen kann er weder aufstehen, noch sich auf seinen Beinen
stehend erhalten. Der Schmerz hindert ihn am Schlafen. Vor sieben
Wochen war er schon einmal im Spitale auf einer anderen Abtheilung, wo er einen Monat lang vergeblich mit Zugpflastern und Glüheisen behandelt wurde.

Am 31. Januar wird constatirt: Patient ist ein Mann von
kräftiger Constitution ohne vorangegangene Krankheiten,
kein Trinker. Es wird Schmerzempfindlichkeit bei Druck auf die
Dornfortsätze der Lendenwirbel constatirt, ebenso bei Druck auf
Kreuzbein und Steissbein. Dieser Schmerz besteht ebenso in der
Gegend der Querfortsätze der Wirbel, am Kamm des Darmbeines,
an der Symphysis sacro-iliaca, am grossen Trochanter, am inneren
Rande des Gesässes. Empfindlich ist ferner der Druck auf die Muskeln
an der Rück- und Innenseite des Oberschenkels, in der Kniekehle,
am Kopfe des Wadenbeines und an der Vorderseite des Oberschenkels
im Scarpa'schen Dreieck.

Endlich klagt er über eine Empfindung von Ameisenkriechen in
der Ferse, wenn er aufsteht. Er kann übrigens wegen der Schmerzen
sich nicht auf seinen Füssen erhalten; Knie, Schenkel und Füsse
können jedoch ohne Schmerz gebeugt werden.

Patient bekommt am 1. Februar sechs Gramm Antipyrin, am
3., 4. und 5. ein Gramm schwefelsaures Chinin; vom 6. bis 10. fünf
Gramm salicylsaures Natron ohne merkliches Resultat. Der Schlaf
aber bessert sich. Im Ruhezustande cessiren die Schmerzen, sie treten
aber bei der geringsten Bewegung wieder auf. Patient bleibt auf der

rechten Seite liegen, Ober- und Unterschenkel sind gebeugt, und das
Bein kann nicht gestreckt werden. Vom 11. bis 15. wird Patient
täglich hypnotisirt. Er erreicht den dritten Grad mit suggestiver
Katalepsie, Automatismus und Rotationsbewegungen, behauptet aber
dennoch, nicht geschlafen zu haben, weil er sich nach dem Erwachen
an Alles erinnert. Trotzdem hat der Schmerz wesentlich nachgelassen, und zwar schon von der zweiten Sitzung an. Die Muskeln
des Oberschenkels und die Kniekehle sind nicht mehr schmerzhaft,
das ganze Gesäss ist aber noch sehr empfindlich, und er kann sich
weder auf den Rücken legen noch seine Beine strecken.

Am 15. Februar Abends versetze ich ihn in tiefen Schlaf ohne
Erinnerung beim Erwachen; von da an ist er überzeugt, dass er geschlafen hat. Nach einer Suggestion bemerkt er mit grossem Erstaunen,
dass er sein Bein jetzt ausstrecken und sich auf den Rücken
legen kann. Schmerzhaftigkeit auf Druck besteht aber noch an der
Symphysis sacro-iliaca, von da über das Kreuzbein ausstrahlend. Am
nächsten Tage schleppt er sich mühsam, auf einen Stock gestützt
und hinkend, herum. Während des Gehens klagt er wieder über
Schmerzen am Kamme des Darmbeines. Dieser Schmerz verschwindet
sofort durch eine Suggestion.

Die Hervorrufung des hypnotischen Somnambulismus
wird fortgesetzt; der Schmerz in der Sacral- und Gesäss-
gegend tritt aber jedesmal nach kürzerer oder längerer Zeit
wieder auf, wenn der Patient Bewegungen macht und gehen
will.

Am 19. Februar Abends suggerire ich ihm während der Hypnose, dass er ohne Stock werde gehen können. Nach dem Erwachen
geht er auch wirklich im Saale ohne Stock ziemlich gut herum, klagt
dabei nur über etwas Schmerzen im Kreuzbein. Um 6 Uhr Abends
Schüttelfrost und etwas Schweissausbruch.

Tags darauf ist die Temperatur normal, Wohlbefinden. Patient
geht herum und kann auf dem Rücken liegen. Fortsetzung der Suggestion.

Am 23. Februar klagt er nur mehr über leichte Empfindlichkeit
im Steissbeine und über ein leichtes Schwächegefühl in den Beinen.

Am 28. Februar klagt er über neu aufgetretene Schmerzen, wenn
er den Fuss auf den Boden setzt und über Lendenschmerzen. Diese
verschwinden durch Suggestion, und er geht tagsüber ziemlich gut herum.

4. März. Das Kiefergelenk ist zwar seit gestern auf Druck
empfindlich, wird aber von dieser Empfindlichkeit durch
hypnotische Suggestion sofort befreit.

Patient geht gut, klagt aber über Empfindlichkeit in der Kniekehle.

5. März. Geht ziemlich gut, fühlt aber eine Spannung in der
Lendengegend, die ihn verhindert, sich vollkommen aufzurichten. Nach
einer Suggestion richtet er sich besser auf und geht besser.

Am 6. März klagt er über eine schmerzhafte Empfindung oberhalb des linken Rippenrandes, 8 cm von der Wirbelsäule entfernt, und
über eine zweite schmerzhafte Gegend in der Darmbeingrube, ein wenig
nach vorne von der Spina posterior des Darmbeines.

Diese schmerzhaften Punkte werden durch Suggestion weniger empfindlich.

Am 7. März klagt er noch immer über eine schmerzhafte Spannung in der Gegend des Kreuzbeines und über Steifheit beim Gehen. Wenn er ein bischen herumgegangen ist, so empfindet er Müdigkeit und Schmerz in der Lendengegend. Hypnotische Suggestion. Ich lasse ihn während der Hypnose rasch auf und ab gehen, und durch eine fortgesetzte Suggestion gelingt es mir, den Schmerz zum Verschwinden zu bringen. Er geht jetzt, ohne zu hinken, und fühlt nach dem Erwachen keine Schmerzen mehr.

Am 8. März fühlt er wieder Steifheit in der Weichen- und Lendengegend, die ihn hindert, sich vollkommen aufzurichten. Neuerliche Suggestion und Gehübungen während der Hypnose. Tagsüber geht er gut, ebenso am folgenden Tage; klagt dabei nur über einige Schwierigkeit beim Aufrichten des Leibes.

Am 12. März hat er etwas Empfindlichkeit im Gesässe, ebenso Empfindlichkeit in den Schulterblättern, besonders beim Gehen. Diese Empfindlichkeit beim Gehen verschwindet nach einer Suggestion.

Diese wenig intensive Empfindung ist aber sehr hartnäckig. Wenn er ein wenig gegangen ist, tritt sie immer wieder auf.

Am 14. und 15. März faradisire ich die empfindlichen Partien während der Hypnose; er klagt dabei über heftigen Schmerz, erinnert sich aber nach dem Erwachen an nichts. Die Empfindung von Steifheit und Schmerz im Gesässe ist jetzt geringer.

Seither klagt er nur mehr über etwas Empfindlichkeit im Gesässe beim Gehen. Diese Empfindlichkeit nimmt täglich ab.

Am 17. März hält er sich beim Gehen aufrecht; am 18. verlässt er die Abtheilung. Es ist nur mehr diese leichte, aber hartnäckige Empfindlichkeit vorhanden.

Beobachtung XCI. Gelenksrheumatismus ohne Fieber, vorübergehende Besserung nach jeder Suggestion. Langsame Heilung. — Zunahme der am Dynamometer gemessenen Druckkraft durch Suggestion.

W., 16 Jahre alt, Maurer, ist seit 45 Tagen erkrankt. Seit dem Beginne der Krankheit hat er Schmerzen in der Ferse, am inneren und rückwärtigen Theile des Fusses, am inneren Höcker des Fersenbeines. Auftreten auf die Fersen thut ihm weh. Am selben Fusse wird Schmerz, Schwellung und Röthung an der Articulatio metatarsophalangea der linken grossen Zehe constatirt. Vor 25 Tagen war das linke Handgelenk geschwollen und blieb so acht Tage lang. Dieser Zustand verhindert ihn, Bausteine zu heben, und nach ein bis zwei Stunden Arbeit sieht er sich gezwungen, die Arbeit zu unterbrechen. Gegenwärtig ist noch etwas Anschwellung im Handgelenke und Schmerz in der Mittelhand vorhanden, besonders am zweiten Os metacarpi.

Er tritt am 25. October 1883 in das Spital ein. Ich hypnotisire ihn sofort; er erreicht nur einen geringen Grad des Schlafes: Betäubung und Beginn der suggestiven Katalepsie. Diese erste Sitzung bewirkt keine Aenderung des Zustandes.

Zweite Sitzung am 26. October; er giebt an, dass darnach der Schmerz geringer ist, und geht tagsüber besser.

Am 27. October sind die Schmerzen wieder eingetreten; im Gelenke der grossen Zehe und an der rechten Ferse etwas gemildert. Der Schmerz bei Druck auf das Handgelenk und die Mittelhand ist merklich geringer.

Dritte Sitzung: Die Schmerzen werden sofort gebessert. Diese Besserung hält von 11 Uhr Vormittags bis 4 Uhr Nachmittags an; dann treten die Schmerzen wieder ein. Tagsüber ist er ausgegangen.

Am 28. October ist das Handgelenk im besseren Zustande; der Patient kann es leichter bewegen; er kann aber nicht ohne Schmerz aufrecht stehen; eine neuerliche Hypnotisation (einfache Betäubung mit Suggestion) mindert die Schmerzen etwas, er geht besser. In der Nacht wieder heftige Schmerzen.

Die linke Hand bringt das Dynamometer bis auf 31, nach einer hypnotischen Suggestion bis auf 40. Er giebt an, jetzt weniger Schmerzen als früher zu empfinden, die Schmerzen sind aber nicht vollkommen verschwunden. Die Suggestion bewirkt jedesmal eine merkliche Verminderung der Schmerzen in den Gelenken, und Patient kann nach jedesmaliger Suggestion weit besser gehen. Das erreichte Resultat erhält sich aber niemals vollkommen.

Am 31. October ergiebt die linke Hand am Dynamometer vor der Suggestion 45, nach derselben 52.

1. November. Die Schmerzen nehmen von Tag zu Tag ab, obwohl wir den Kranken zum fleissigen Herumgehen anhalten, um den Einfluss der Ruhe auf die Heilung auszuschliessen. Er geht jetzt besser, die beiden Fersen sind gar nicht mehr schmerzhaft, aber an den Metatarso-Phalangealgelenken ist der Schmerz jetzt deutlicher; an der Hand besteht nur mehr eine geringe Empfindlichkeit. Die Suggestionen werden fortgesetzt.

Am 2. November Wohlbefinden, er hat keine spontanen Schmerzen und auf Druck fast keine Empfindlichkeit mehr; das Dynamometer ergiebt vor der Suggestion 50, nach derselben 55.

Am 4. November giebt er an, wieder mehr Schmerzen am Höcker des Fersenbeines zu empfinden, aber keine Schmerzen mehr an den Metatarso-Phalangealgelenken noch an der Hand. Neuerliche Suggestion. Der Schmerz im Fersenbeine hat abgenommen. Der Patient verlässt wesentlich gebessert das Spital.

Beobachtung XCII. Rheumatische Schmerzen in den Acromio-Claviculargelenken, welche seit drei bis vier Monaten bestehen. — Gänzliche Heilung in zwei Sitzungen in leichter Hypnose.

Emil L., Glasarbeiter, 61 Jahre alt, kommt am 31. October zur Consultation. Er leidet seit drei bis vier Monaten an rheumatischen Schmerzen; hat früher niemals an chronischem Rheumatismus gelitten, wohl aber vor neun Jahren an einer Ischias, welche drei Jahre lang dauerte.

Gegenwärtig bestehen Schmerzen in beiden Schultern, namentlich rechtsseitig. Deren Sitz ist in der Höhe der Acromio-Claviculargelenke. Ein anderer schmerzhafter Punkt besteht oberhalb der linksseitigen Spina iliaca anterior superior. Von diesem gehen, namentlich wenn der Kranke sich bückt, lancinirende Schmerzen aus; ausserdem bestehen undeutliche Schmerzempfindungen in beiden Knieen.

Patient wird am 31. October hypnotisirt. Erster Grad: Leichter Schlummer. Nach dem Erwachen sind die Schmerzen in den Knieen verschwunden, jene in den Schultern haben bedeutend abgenommen. Der Patient, welcher seit drei Wochen sich nicht allein ankleiden konnte, ist dies jetzt zu thun im Stande. Namentlich die linke Schulter ist jetzt fast ganz frei.

Er kommt am 3. November wieder. Neuerliche Hypnotisation. Leichter Schlummer. Nach dem Erwachen empfindet er gar keine Schmerzen mehr in den Schultern, hat aber noch immer eine schmerzhafte Empfindung an der Spina iliaca anterior superior. Nach einer zweiten, unmittelbar darauf vorgenommenen Hypnotisation (zweiter Grad der Hypnose) sind alle Schmerzen verschwunden, und alle Bewegungen sind frei.

Beobachtung XCIII. Muskelrheumatismus erst im linken Arme, dann im rechten Beine. — Heilung jedesmal nach einer einzigen hypnotischen Sitzung.

Marie X., 10 Jahre alt, kommt am 20. Februar 1886 zu mir. Dieses Kind, das sonst immer gesund war und keine Krankheiten durchgemacht hat, klagt seit vier oder fünf Tagen über Schmerzen im rechten Arme. Der Arm ist auf Druck empfindlich und kann nicht bis über den Kopf gehoben werden. Ich schläfere sie durch einfaches Schliessen der Augenlider ein, suggerire ihr das Verschwinden des Schmerzes und nehme dabei eine Reibung des Armes vor. Nach dem Erwachen erinnert sich das Kind an nichts. Der Schmerz ist fast vollständig verschwunden. Sie kann jetzt den Arm mit Leichtigkeit bis über den Kopf heben. Im Laufe des Tages verschwindet der Schmerz vollständig und kehrt nicht mehr wieder.

Am 14. April kommt das Kind wieder. Seit gestern 4 Uhr Nachmittags hat sie im rechten Ober- und Unterschenkel Schmerzen. An der Vorderseite derselben ist Druckempfindlichkeit vorhanden; beim Gehen schleppt sie das Bein nach, Kniee und Fussgelenke sind ziemlich steif.

Ich versetze sie wieder in Somnambulismus und suggerire ihr das Verschwinden des Schmerzes. Nach dem Erwachen hat sie fast keine Schmerzen mehr, schleppt aber das Bein noch nach, jedoch in geringerem Grade als früher. Ich schläfere sie nochmals ein und wiederhole die Suggestion. Während der Hypnose lasse ich sie herumgehen, wobei ich sie zu grosser Raschheit der Bewegung veranlasse. Nach dem Erwachen kann sie sehr gut gehen und schleppt das Bein nur mehr in sehr geringem Grade nach; sie klagt über gar keine Schmerzen mehr. Am nächsten Tage erzählt mir ihr Vater, dass sie hüpfend nach Hause zurückgekehrt und dass sie vollkommen geheilt ist.

Beobachtung XCIV. Seit drei Monaten bestehender Rheumatismus nach einer Blennorrhöe. — Schmerz an der Fusssohle, nach einigen Sitzungen geheilt. — Schmerzen in den Fussknöcheln, in der Lendengegend und im Rücken zeigen sich sehr hartnäckig. — Fast vollständige Heilung nach fünf Wochen.

Eugen D., 37 Jahre alt, Commis voyageur, ehemaliger Kürassier von Reichshoffen, kommt am 15. März 1887 auf die Klinik. Er hat im vorigen Sommer eine Blennorrhöe acquirirt, deren acutes Stadium drei Wochen gedauert hat, und von der ihm eine goutte militaire zurückgeblieben ist. Früher schon hatte er zweimal Tripper acquirirt, vor achtzehn und vor elf Jahren.

Im December wurde er von heftigen Schmerzen in den Fussknöcheln und der Fusswurzel befallen, aber ohne Röthung der betreffendeen Hautpartien und ohneFieber. Schwellung war vorhanden und wurde durch Gehen immer vermehrt. Trotzdem fuhr er fort herumzugehen, was aber nur mühsam und mit Hilfe eines Stockes möglich war. Seit vierzehn Tagen kann er gar nicht mehr gehen; im Ruhezustande empfindet er seine Schmerzen nicht, wohl aber sofort, wenn er sich aufrichtet. Ferner bestehen seit zwei Monaten starke Schmerzen in der Lendengegend, welche continuirlich sind und den Schlaf verhindern.

Er hat ferner noch an einer acuten Conjunctivitis von achttägiger Dauer gelitten und hat anfangs einen Schmerz im linken Schlüsselbein gehabt, welcher wieder verschwunden ist. Zu Anfang des Monats Januar war ein Schmerz in den Kiefergelenken vorhanden, welcher vierzehn Tage gedauert hat. Er hat im Uebrigen früher keine Krankheiten durchgemacht.

Patient ist ein Mann von kräftiger Constitution und ausgezeichnetem Körperbau, von unbestimmtem Temperament. Seine Füsse sind platt. Bei der Untersuchung am 21. März wird weder Schwellung noch Schmerz an der Dorsalfläche der Füsse constatirt, dagegen bedeutende Anschwellung unterhalb der Innenseite der beiden Fussknöchel, besonders rechtsseitig. Die Füsse können gebeugt und gestreckt werden, die Flexionsbewegung ist aber schmerzhaft. Er localisirt seine Schmerzempfindung unterhalb der inneren Fussknöchel. Auf Druck besteht sehr lebhafte Schmerzempfindung in der Gegend der beiden Fussknöchel, rechtsseitig stärker als links, ferner starke Druckempfindlichkeit an den Fusssohlen in der Gegend der Aponeurose der Sohle; keine Schmerzempfindungen an den Fersen. Patient geht mühsam und stützt sich dabei nur auf die Fersen; er vermeidet die Beugung der Füsse. Es bestehen ferner Schmerzen spontan und auf Druck beiderseits längs der Wirbelsäule von den Schulterblättern bis zum Kreuzbein. Die übrigen Functionen sind normal.

Am 21. März wird Eugen D. mit Leichtigkeit in tiefen Somnambulismus versetzt; beim Erwachen keine Erinnerung. Suggestion. Trotz dieser Suggestion schläft er wegen seiner Schmerzen im Rücken in der folgenden Nacht nicht. Druck auf diese Gegend ist aber am nächsten Tage, dem 22. März, schon wieder empfindlich. Die hypnotische Suggestion wird fast täglich fortgesetzt.

Am 22. März lasse ich ihn während der Hypnose herumgehen. Wenn ich durch eine nachdrückliche und fortgesetzte Suggestion,

wobei ich seine Füsse reibe, den Schmerz beseitigt habe, so geht
er ganz gut. Dann setzt er den Fuss mit der ganzen Sohle auf den
Boden auf, was früher nicht möglich war, und richtet den Körper auf,
während er früher in Folge der Schmerzen im Rücken zusammengekrümmt
gieng. Nach dem Erwachen aus der Hypnose keine Schmerzen. Nach
einiger Zeit kehren dieselben aber wieder.

    Am 24. März giebt er an, weniger Schmerzen im Rücken und
in den Fusssohlen zu empfinden, schläft aber Nachts nicht und wirft
sich unruhig herum.

    25. März. Er hat heute Nacht nicht geschlafen, Schmerz im
Rücken geringer.

    26. März. Die Fusssohlen sind viel weniger empfindlich.
Schmerz an der Innenseite der Fussknöchel noch vorhanden; klagt
über einen schmerzhaften Punkt am rechtsseitigen Rippenrande, schläft
Nachts noch immer schlecht. Während der Hypnose geht Patient ganz
gut und ohne Schmerzen herum. Aber das Resultat erhält sich
nicht. Nach ein bis zwei Stunden tritt der Schmerz immer wieder auf,
wenn Patient zu gehen versucht.

    Am 28. März sind die Fusssohlen fast gar nicht mehr
empfindlich, die Sohlen können mit dem Boden in Berührung gebracht
werden. Der Schmerz an den Fussknöcheln ist hartnäckiger
und noch vorhanden. Der Schmerz im Rücken ist jetzt auf die
Lendengegend localisirt und geringer geworden.

    29. März. Füsse sehr gebessert, der Schmerz an den Fuss-
knöcheln ist viel geringer. Patient ist gestern viel besser als an
allen vorhergegangenen Tagen gegangen, klagt aber immer noch über
Schmerzen in der Lendengegend. Nach der Suggestion geht er ganz
gut. Nachmittags kehren die Schmerzen wieder.

    30. März. Patient hält sich noch ziemlich gekrümmt, kann sich
nicht aufrecht halten, klagt über stärkere Schmerzen im Rücken.
Diese sind heute besonders in der Gegend des unteren Rippenrandes
heftig. Der Schmerz an der Fusssohle ist verschwunden, und am rechten
Fussknöchel findet man nur eine geringe Empfindlichkeit. — Nach
der hypnotischen Suggestion kann Patient sich aufrichten
und aufrecht herumgehen, ohne Schmerz zu empfinden. Drei
Stunden später kehren aber die Schmerzen wieder.

    Vom 30. März bis 3. April klagt Patient nur mehr über Schmerzen
in der Lendengegend; die Füsse sind schmerzfrei. Am 3. April ist
er durch den Schmerz in der Lendengegend wieder ganz zusammengekrümmt. — Nach einer zehn Minuten fortgesetzten Suggestion mit Reibung des Rückens fühlt er keine Schmerzen
mehr und geht ganz aufgerichtet herum. Er kann zwei Stunden
lang so herumgehen, dann tritt durch die Ermüdung im rechten Fusse
wieder ein Schmerz auf, aber weniger intensiv als früher.

    Der Lendenschmerz nimmt während der folgenden Tage ab,
verschwindet aber nie gänzlich. Die Suggestion hebt den Schmerz
immer auf zwei bis drei Stunden auf, bringt ihn aber nicht zum
definitiven Verschwinden.

    Während der Osterferien bis zum 18. April werden die Sug-
gestionen ausgesetzt. Durch vier Tage erhält er salycilsaures Natron,
4 bis 5 *gr* pro die, was vorübergehend die Schmerzen lindert.

Am 19. April nehme ich die Suggestion wieder auf. Die Schmerzen in der Lendengegend haben nicht mehr die frühere Intensität. Patient geht jetzt besser. Nach längerem Herumgehen ist noch etwas Schwellung und Empfindlichkeit an der Innenseite des rechten Fussknöchels zu constatiren.

Vom 22. März an macht die Besserung raschere Fortschritte; der Kranke hält sich jetzt aufrecht und klagt nur mehr über etwas schmerzhafte Spannung in den Lenden. Die Füsse sind so ziemlich schmerzfrei.

Am 6. Mai empfindet er fast gar nichts mehr und fühlt sich genügend gebessert, um seine Berufsthätigkeit wieder aufzunehmen.

In diesem Falle von Rheumatismus nach Blennorrhöe ist der Schmerz in den Fusssohlen nach wenigen hypnotischen Sitzungen der Suggestion gewichen. Die Schmerzen in den Fussknöcheln haben länger Widerstand geleistet. Die Schmerzen in der Lendengegend haben sich ausserordentlich hartnäckig gezeigt und haben sich immer wieder eingestellt, nachdem sie durch Suggestion auf einige Zeit beseitigt worden waren. Es hat fünf Wochen gedauert, bis es gelungen ist, diese Schmerzen bleibend bis auf einen ganz geringen Rest zu reduciren, wobei es noch fraglich ist, ob sie definitiv beseitigt sind.

Beobachtung XCV. Seit zehn Tagen bestehender Gelenksrheumatismus, durch Antipyrin gebessert. — Schmerzen im linken Acromio-Claviculargelenke und im Schwertfortsatze bleiben zurück. — Heilung in zwei Tagen durch Suggestion.

Charles M., 33 Jahre alt, Böttcher, wird am 16. März 1886 in's Spital aufgenommen. Er leidet seit zehn Tagen an Gelenksrheumatismus. Schmerz in den Acromio-Claviculargelenken, Schmerz in beiden Knieen, Empfindlichkeit und Schwellung am linksseitigen Fussknöchel; starke Schmerzen auf Druck in der Gegend des Kreuzbeines und auf die Dornfortsätze der Lendenwirbel; er ist früher Säufer gewesen.

Durch drei Tage wird Antipyrin gegeben. Am 20. März sind die Bewegungen in allen Gelenken so ziemlich frei; die Temperatur, welche Abends bis auf 38° angestiegen war, ist wieder normal.

Am 21. März constatirt man noch schmerzhafte Empfindlichkeit in den Acromio-Claviculargelenken und im linken Humerus. Dieser Schmerz ist sehr hartnäckig, besteht seit dem Anfange der Erkrankung und ist auch durch Antipyrin nicht zum Schwinden gebracht worden. Ausserdem klagt er Nachts über einen schmerzhaften Punkt in der Gegend des Schwertfortsatzes, der ihn am Schlafen hindert. Druck auf diese Gegend und beiderseits auf den Rand der Rippen ist sehr schmerzhaft.

Ich hypnotisire den Patienten, der in tiefen Schlaf verfällt, ohne Erinnerung beim Erwachen. Nach der Suggestion und nach dem Erwachen aus dem fünf Minuten andauernden Schlafe sind sowohl die spontanen als die Schmerzen auf Druck vollständig verschwunden.

22. März. Der Schmerz im Schwertfortsatze ist nicht wiedergekehrt. Die Schmerzen in den Acromio-Claviculargelenken sind in der Nacht wieder aufgetreten, besonders linksseitig, wo sie sich bis über den Humerus und das Schulterblatt verbreiten. Nach einer

Hypnose mit Versetzung in tiefen Schlaf und entsprechender Suggestion hat er gar keine Schmerzen mehr.

23. März. Seit gestern sind die Schmerzen nicht wieder aufgetreten. Der Patient empfindet noch einige Steifheit in den Beinen und geht etwas mühsam. Nach einer neuerlichen Suggestion geht er aber viel besser.

Am 24 März geht er mit Leichtigkeit, legt eine halbe Meile zu Fusse zurück, klagt nicht mehr über Empfindlichkeit in den Acromio-Clavicculargelenken; auch auf Druck empfindet er keinen Schmerz in denselben. M. verlässt am 26. März vollkommen geheilt das Spital.

Beobachtung XCVI. Seit drei Monaten bestehender schmerzhafter Gelenksrheumatismus. — Heilung durch Suggestion in zwei Tagen.

Jeanne M., 17 Jahre alt, bei ihren Eltern wohnend, kommt am 3. August 1877 auf die Abtheilung. Sie giebt an, dass sie im Mai dieses Jahres von subacutem Gelenksrheumatismus befallen wurde. Es waren die Gelenke der Finger, der Füsse und der Kniee ergriffen. Bis zum 1. Juli ging sie noch mühsam herum. Von da an musste sie das Bett hüten und wurde mit Antipyrin und Antifebrin behandelt. Nachdem einige Besserung eingetreten war, versuchte sie am 14. Juli aufzustehen, konnte aber nicht bis Abends aufbleiben, war nicht im Stande zu gehen; auch leidet sie seither etwas an Athemnoth. Seit acht Tagen haben die Schmerzen in den Knieen und Füssen zugenommen, und Patientin wird im Wagen in's Spital gebracht. Sie wird mühsam von zwei Personen gestützt und kann sich nicht allein aufrecht halten. Im Monate März hat sie in Folge einer Kränkung einen nervösen Anfall gehabt.

Patientin ist ein Mädchen von guter Constitution aber schlaffem Temperament. Sie ist ziemlich zart, mager und blass. Die Temperatur ist normal. Am 3. August Abends 37·4°, am 4. August Morgens 36·8°, des Abends steigt sie bis 38°, wobei der Puls 108 erreicht. Seit dem 5. August Morgens bleibt die Temperatur normal. Ich constatire einen starken Schmerz an der Aussenseite der beiden Handgelenke ohne Schwellung; alle Gelenke der ersten Phalangen sind stark angeschwollen. Auf Druck bestehen starke Schmerzen an den Gelenken des Zeige- und Mittelfingers. Das linke Knie ist etwas geschwollen; starke Schmerzen bei Druck auf die beiden Sehnen der Kniescheibe. Schmerz hinter- und oberhalb des äusseren rechtsseitigen Fussknöchels und an den drei letzten Zehen des rechten Fusses, an den Gelenken zwischen den ersten und zweiten Phalangen, Empfindlichkeit bei Druck auf alle Dornfortsätze der Wirbelsäule.

Herztöne rein, Athmungsgeräusche normal, gute Verdauung, Leukorrhöe, letzte Menstruation am 15. Juli, Schlaflosigkeit.

Patientin wird mit Leichtigkeit in tiefen Schlaf versetzt. Nach dem Erwachen erinnert sie sich nicht, dass sie geschlafen habe.

Am 6. August, nach zwei Sitzungen, fühlt sich Jeanne M. bedeutend besser; der Appetit ist wieder hergestellt; seit zwei Monaten hatte sie nichts essen wollen. In den beiden letzten Nächten hat sie gut geschlafen; sie fühlt keine Schmerzen mehr in den Beinen, welche sie ohne alles Unbehagen bewegen kann; keine Schmerzen mehr in den Handgelenken. Die Fingergelenke sind noch geschwollen, und es besteht noch Empfindlichkeit in den Gelenken zwischen den ersten und zweiten Phalangen des Ringfingers, des Mittelfingers und des Zeigefingers der rechten Hand. Nach einer Suggestion verschwinden auch diese Schmerzen.

8. August. Sie empfindet gar keine Schmerzen mehr; sie bewegt die Hand, beugt und streckt die Finger ohne Schmerz. Der Appetit ist gut. Patientin klagt aber noch über Schwere in den Beinen. Sie ist traurig gestimmt und bricht oft in Thränen aus. Ich schläfere sie ein und suggerire ihr Kraftgefühl in den Beinen und Heiterkeit. Sie erwacht lachend.

9. August. Sie hat keine Schmerzen mehr; gestern war sie ausser Bett, hat nur einige Anwandlungen von Uebelkeiten gehabt, keine traurige Verstimmung mehr.

10. August. Das Wohlbefinden hält an; Appetit ist vorhanden; sie war den ganzen Nachmittag ausser Bett, keine Leukorrhöe mehr. Patientin bleibt noch bis 20. August auf der Abtheilung. Sie ist ganzr Tage ausser Bett, bewegt Arme und Beine ohne die geringste Schwieerigkeit und wird vollständig geheilt entlassen.

Reobachtung XCVII. Rheumatische Schmerzen im Rücken und im Metacarpo-Phalangeal-Gelenke des Mittelfingers. — Heilung in zwei Tagen durch Suggestion.

R., 9 Jahre alt, kommt am 16. November 1885 in's Spital. Vor drei Jahren soll er an langandauerndem Gelenksrheumatismus gelitten haben, der ihm das Gehen unmöglich machte. Gegenwärtig leidet er seit drei Monaten wieder an einem Rheumatismus. Die Krankheit soll mit Schmerz in einer Hüfte begonnen haben, der das Gehen unmöglich machte. Dann wurden nach und nach die Knie- und die Fussgelenke ergriffen. Vor acht Tagen schien der Kranke wieder hergestellt, stand auf und ging herum, setzte sich aber dabei einer Erkältung aus und wurde wieder von Schmerzen im Rücken und in den Knieen ergriffen. Seit einiger Zeit hustet er auch etwas, seit drei Monaten hat er Herzklopfen, aber ohne Beklemmungsgefühl.

Patient ist ein Knabe von schlaffem Temperament, von zarter, aber sonst gesunder Constitution, die Temperatur ist am 16. November Abends 38·6 Grad, am 17. Morgens 37·5 Grad. Abends 37·8 Grad. Vom 18. an ist sie normal. An der Herzspitze wird ein leichtes blasendes präsystolisches und systolisches Geräusch constatirt; ferner ist hie und da trockenes Rasseln vernehmbar. Die linke Hand ist noch leicht angeschwollen, und auf Druck besteht starke Empfindlichkeit im Metacarpo-Phalangeal-Gelenke des Mittelfingers; die übrigen Gelenke sind frei. Das Kind klagt aber über einen starken Schmerz im Rücken, sowohl spontan als auf Druck. Dieser Schmerz wird durch eine hypnotische Suggestion (tiefer Schlaf) sofort beseitigt. Am nächsten Morgen beseitige ich den Schmerz im Metacarpo-Phalangeal-Gelenke. Am 20. November wird das Kind geheilt entlassen. Die Schmerzen sind nicht wieder aufgetreten.

Beobachtung XCVIII. Seit vierzehn Tagen bestehende rheumatische Schmerzen in den Lenden, im rechten Oberschenkel und längs des Ischiadicus. — Heilung durch Suggestion in zehn Tagen.

Julius W., 35 Jahre alt, Maschinist, wird am 31. März 1887 in's Spital aufgenommen. Er leidet seit 14 Tagen an lancinirenden Schmerzen in den Lenden, im unteren Theile des Rückens, an der Rückseite des rechten Oberschenkels und in der Kniekehle. Diese Schmerzen sind am 7. März um 10 Uhr Abends plötzlich aufgetreten. Am 8. März hat er weder schlafen noch arbeiten können. Seither hat er das Bett hüten müssen. Der Schmerz ist continuirlich, hie und da treten Exacerbationen der lancinirenden Schmerzen auf von fünf bis zehn Minuten Dauer. Er schläft schlecht und wird durch seine Schmerzen oft geweckt. Diese strahlen auch in das Gesässe und in die Leistengegend aus. Seit acht Tagen klagt Patient über Ameisenkriechen in den Fingern, in der Hand und im rechten Arme, ferner im rechten Beine. Dieses Ameisenkriechen tritt zwei- oder dreimal des Tages ein und dauert jedesmal fünf oder sechs Minuten; mit demselben ist ein Gefühl von Eingeschlafensein des betreffenden Gliedes verbunden. Vorausgehende Krankheiten betreffend wird nur constatirt, dass er vor einem Jahre an Dysenterie, an welcher er einen Monat lang im Spitale behandelt wurde, gelitten habe.

Status präsens am 29. März: Kräftige Constitution, kein Fieber. Die Functionen der Verdauung, der Circulation und Respiration sind normal. Alle Bewegungen der Gliedmassen gehen normal von statten. Die Muskelkraft ist erhalten, Sehnenreflexe nicht gesteigert. Es besteht Schmerz spontan und auf Druck an der Rückseite und Aussenseite des rechten Oberschenkels und im ganzen Gesässe; ferner lässt sich dieser Schmerz constatiren an der ganzen Wirbelsäule, vom zehnten Brustwirbel abwärts bis zum Steissbein; keine gürtelförmigen Schmerzen.

Diagnose: spinaler oder Nerven- und Muskelrheumatismus.

Am 23. März wird Patient mit Leichtigkeit in tiefen Schlaf versetzt. Suggestion.

Nach dem Erwachen ist die schmerzhafte Empfindlichkeit auf Druck noch vorhanden.

Am 24. März giebt er an, dass der Schmerz weniger intensiv ist, er hat nur mehr einmal Gefühl von Eingeschlafensein der Glieder gehabt gegen 2 Uhr Morgens, zehn Minuten lang. Es wird constatirt, dass Druckempfindlichkeit noch vorhanden ist im Oberschenkel und an der rechten Seite der Wirbelsäule. Suggestion.

25. März. Hat kein Ameisenkriechen mehr gehabt und kein Gefühl von Eingeschlafensein der Glieder, lancinirende Schmerzen geringer; hat noch Schmerzen beim Gehen. Suggestion.

26. März. Gleicher Zustand.

28. März. Fortschreitende Besserung; die Schmerzen im Rücken und im Oberschenkel sind geringer geworden; er hat etwas besser gehen können. Das Gefühl von Einschlafen der Glieder ist verschwunden. Suggestion.

29. März. Er hat gestern Nachmittags ohne erheblichen Schmerz herumgehen können. Der Schmerz auf Druck ist geringer. Die Suggestionen werden täglich fortgesetzt.

30. März. Die Besserung hält an. Der Schmerz in der Lendengegend und im Gesässe nimmt ab.

· 31. März. Klagt nur mehr über ganz geringe Schmerzen in den Lenden.

4. April. Der Schmerz ist fast vollständig verschwunden. Patient hat ganz gut gehen können. Ich suggerire ihm jetzt, dass an die Stelle des hartnäckigen Schmerzes in der Lendengegend ein Jucken getreten ist, und er empfindet darauf wirklich dieses Jucken.

8. April. Die Besserung hält an; es ist nur mehr eine ganz geringe Empfindlichkeit in der Lendengegend vorhanden. W. geht gut, hinkt nur mehr ganz leicht. Er wird am 12. April fast vollständig geheilt entlassen.

———

IX.

Neuralgien.

Beobachtung XCIX. Seit sieben Wochen bestehende Ischias. — Douchen von Methylchlorür ohne vollständiges Resultat. — Heilung durch Suggestion in sechs Tagen.

Josef L., 44 Jahre alt, Schuster, kommt am 15. Mai 1885 auf die Abtheilung; er giebt an, seit sieben Wochen Schmerzen längs des Ischcadicus zu empfinden, an der Rückseite des linken Oberschenkels und besonders an der linken Wade. Diese Schmerzen nehmen zu, wenn Patient sitzt. Die Schmerzen sind continuirlich, prickelnd und strahlen von oben nach unten aus. Sie nehmen bei Bettruhe zu und sind häufig von Gefühl von Eingeschlafen- und Taubsein im Beine begleitet. L. ist, seitdem er an diesen Schmerzen leidet, bedeutend abgemagert; seit sieben Jahren leidet er ausserdem an Husten mit Auswurf; seit drei oder vier Jahren besteht etwas Athemnoth bei Anstrengungen. Er ist abgemagert, geschwächt und schlaff. Es sind Symptome von Lungenemphysem und Bronchitis vorhanden.

Es wird constatirt: Schmerzhafte Empfindlichkeit auf Druck am Ursprung des Ischiadicus, in der Kniekehle, am oberen Ende des Wadenbeines, in der Mitte der Waden und hinter dem äusseren Fussknöchel. Bis jetzt ist keinerlei Behandlung angewendet worden.

Am 17., 18. und 19. Mai wird eine Douche von Methylchlorür angewendet. Nach Angabe des Patienten sind die spontanen Schmerzen jetzt vermindert, aber nicht verschwunden. Der Schmerz auf Druck ist von unveränderter Intensität.

Am 20. Mai ist der spontane Schmerz zwar vermindert, aber noch ziemlich intensiv. Ich nehme jetzt eine hypnotische Suggestion vor (dritter Grad der Hypnose). Tagsüber sind die Schmerzen geringer; um 8 Uhr Abends nehmen sie wieder zu. und Patient kann nicht schlafen.

Am 21. Mai neuerliche Suggestion um 10 Uhr Vormittags; die Schmerzen sind jetzt gering bis Mitternacht. Um diese Stunde wacht er auf, und die Schmerzen treten wieder ein. Die Suggestionen werden täglich fortgesetzt.

Am 26. Mai ist auf kurze Zeit beinahe gar keine Schmerzempfindung vorhanden. Patient klagt noch hie und da, spontane Schmerzempfindungen im linken Beine zu haben; im Ganzen befindet er sich bedeutend besser und würde Nachts gut schlafen, wenn ihn nicht die Hustenanfälle wecken würden.

Die Besserung schreitet fort. Am 27. Mai wird die Suggestion auf zwei Tage unterbrochen; es bestehen gar keine Schmerzen mehr, weder spontan, noch auf Druck, er klagt am 29. Mai nur mehr über Ameisenkriechen im Fussgelenke. Die Besserung hält an und befestigt sich.

Am 24. Juni verlässt M. das Spital.

Beobachtung C. Seit drei Tagen bestehende schmerzhafte Ischias wird durch eine einzige Suggestion beseitigt.

Franz S., 22 Jahre alt, Schriftsetzer, wird am 17. März 1887 in's Spital aufgenommen. Er wurde am Abend des 14. Mai plötzlich von einem Schmerz im Knie befallen. Dieser Schmerz ist localisirt unterhalb der Kniescheibe mit Ausstrahlungen längs der Rückseite des Oberschenkels bis zum Gesäss und längs der Waden bis zur Achillessehne. Er hat seither zwar noch gehen können, aber nur unter starken Schmerzen und mit steifen Beinen. Der Schmerz ist fast continuirlich mit lancinirenden Exacerbationen. In der letzten Nacht sind zwei solche Verschlimmerungen eingetreten, die erste von einer halben Stunde, die zweite von einer Stunde Dauer. Tagsüber treten die schmerzhaften Anfälle fünf- bis sechsmal auf. In den Intervallen dieser Anfälle ist der spontane Schmerz nur gering; mit demselben ist ein Gefühl von Eingeschlafensein des Beines verbunden. Voriges Jahr hat S. an einer ganz ähnlichen Ischias gelitten, welche vom 1. Januar bis Ende Mai gedauert hat. Nur während eines Monats dieser Krankheitsdauer hat er gehen können. Er hat sonst keine vorausgehenden Krankheiten durchgemacht.

S. ist von ziemlich guter, wenn auch zarter, Constitution und von schlaffem Temperament.

Am 18. März constatire ich, dass die Flexion des Ober- und Unterschenkels schwierig ist. Es besteht lebhafter Schmerz auf Druck unterhalb des linksseitigen Rippenrandes, ferner im oberen Theile des Gesässes am Ursprung des Ischiadicus und längs seines ganzen Verlaufes bis zur Kniekehle; kein Schmerz am Wadenbein oder sonst im Unterschenkel. Die übrigen Functionen sind normal.

Ich versetze ihn mit grosser Leichtigkeit in Somnambulismus. S. ist der Suggestion im höchsten Grade zugänglich, nimmt im Wachen und in der Hypnose mit Leichtigkeit Hallucinationen an. Nach der Suggestion verschwindet der Schmerz vollständig. Patient kann Ober- und Unterschenkel mit Leichtigkeit beugen. Es besteht kein Schmerz mehr auf Druck auf den Ischiadicus und am Rippenrande.

Am nächsten Tage bleibt dieses Resultat erhalten. Die Nacht ist ganz gut gewesen. Nach einer neuerlichen Suggestion lasse ich ihn im Saale herumlaufen. Die Heilung ist vollständig, er verlässt am 23. März die Abtheilung.

Beobachtung CI. Seit vierzehn Tagen bestehende Ischias. — Methylchlorür und schwefelsaures Chinin bleiben unwirksam. — Durch die Suggestion Heilung in vierzehn Tagen.

Jean Baptist C., 63 Jahre alt, Taglöhner, wird am 22. November auf die Abtheilung aufgenommen. Er leidet seit vierzehn Tagen an einer linksseitigen Ischias, die sich durch lancinirende Schmerzen manifestirt, welche vom Gesässe ausgehen, bis zu den Zehen ausstrahlen und mit einem Gefühle von Eingeschlafensein der Zehen verbunden sind. Anfangs war der Schmerz intermittirend und dauerte immer von 6 Uhr Morgens bis 11 Uhr Abends. Seit drei Tagen ist der Schmerz continuirlich, das Gehen ist sehr erschwert. C. kann nur mit Hilfe eines Stockes gehen und muss nach zwei oder drei Schritten immer wieder stehen bleiben.

C. ist ein Mann von kräftiger Constitution und unbestimmtem Temperament. Von den Fingergelenken sind einige etwas geschwollen und zeigen Spuren von knotenbildendem Rheumatismus. Druck auf den linksseitigen Ischiadicus ruft sehr lebhafte Schmerzen hervor, welche im ganzen Beine ausstrahlen.

Am 23. November wird dem Patienten eine Douche von Methylchlorür längs des Verlaufes des Ischiadicus applicirt. Der Schmerz wird dadurch auf zwei Stunden beseitigt, kehrt aber dann stärker wieder.

Am nächsten Tage, den 24. November, wird constatirt, dass der Schmerz im Gesäss, in der Kniekehle, an den Fussknöcheln noch immer vorhanden ist. Wiederholte Douchen mit Methylchlorür.

Am 25. November sind die Schmerzen geringer; Patient kann sich aber weder niedersetzen noch aufrecht stehen. In Folge der Douchen ist hie und da Röthung und Bläschenbildung an der Haut eingetreten.

Am 26. November sind die Schmerzen wieder so intensiv wie anfangs geworden. Ich schreite jetzt zur Hypnotisation und Suggestion. (Zweiter Grad der Hypnose.) Tagsüber ist der Schmerz geringer, Abends aber wieder sehr intensiv; er breitet sich über die Leistengegend aus.

Die Suggestion wird nicht wiederholt, der Zustand bleibt unverändert.

Am 3. December erhält Patient 25 Centigramm Antifebrin; er schwitzt stark und der Schmerz nimmt momentan ab.

Am 5. December erhält er 1 Gramm schwefelsaures Chinin um 4 Uhr Nachmittags; der Schmerz tritt um 10 Uhr wieder stärker auf.

Am 6. December erhält er zwischen 4 und 5 Uhr Nachmittags 1·5 Gramm schwefelsaures Chinin; er hat darauf Schwindel und Ohrensausen, der Schmerz tritt gegen 11 Uhr Nachts wieder auf, aber etwas vermindert; am nächsten Tage bleibt er weniger intensiv, verschwindet aber nicht gänzlich.

Am 8. December erhält Patient um dieselbe Stunde 2 Gramm schwefelsaures Chinin; Schwindel und Ohrensausen, er schwitzt die ganze Nacht und hat keine Schmerzen.

Am nächsten Tage, dem 9. December, giebt er an, des Morgens keine spontanen Schmerzen mehr zu haben. Die auf Druck empfindlichen Punkte am Ursprung des Ischiaticus, in der Kniekehle und im Wadenbeine sind noch immer vorhanden. Um die Mittagsstunde treten auch die spontanen Schmerzen wieder sehr heftig auf und sind noch am nächsten Tage zu constatiren.

Die Douchen mit Methylchlorür und das schwefelsaure Chinin haben uns also im Stiche gelassen.

Am 11. December nehme ich die hypnotische Suggestion wieder auf; tagsüber gar keine Schmerzen, des Nachts sind sie sehr gering.

Am 12. December neuerliche Suggestion. Tagsüber einige Schmerzen. Nachts schläft er, wacht zwar einige Male auf, hat aber keine Schmerzen. Tagsüber hat er besser gehen können, als es ihm seit seiner Aufnahme im Spitale möglich war.

Am 13. December wird das Vorhandensein der schmerzhaften Punkte am Ursprunge des Ischiadicus, am Kopfe des Wadenbeines und an den Fussknöcheln noch constatirt, deren Schmerzhaftigkeit ist aber jetzt weniger intensiv. Suggestion: Der Schmerz tritt des Abends wieder auf, aber schwächer. Des Nachts schläft der Patient.

14. December. Zustand unverändert.

15. December. Die Besserung schreitet fort, er schläft bei Nacht 3 bis 4 Stunden. Tägliche Suggestion.

16. December. Fast keine Schmerzen mehr, wenn Patient im Bette liegt. Beim Gehen empfindet er Schmerzen, aber viel weniger intensiv als früher, auch die Schmerzhaftigkeit auf Druck ist geringer geworden.

17. December. Die Besserung hält an, er hat ziemlich gut geschlafen, klagt noch über Eingeschlafensein und Prickeln im Fusse.

21. December. Zustand ziemlich gut, er geht noch mühsam und auf einen Stock gestützt, empfindet Eingeschlafensein im Fusse und im Knie. Nach einer hypnotischen Suggestion geht er viel besser und ohne Stock. Der Schmerz auf Druck im Gesässe und in der Gegend des grossen Trochanters ist verschwunden. Es besteht noch Empfindlichkeit an den Fussknöcheln und in der Kniekehle.

Während der folgenden Tage geht Patient den ganzen Tag mit Hilfe eines Stockes herum; er hat beim Gehen nur mehr ganz leichte Schmerzempfindungen. Patient bleibt noch bis zum 5. Januar im Spitale, giebt an, gar keine Schmerzen mehr zu empfinden, und wird vollständig geheilt entlassen.

Beobachtung CII. Seit drei Monaten bestehende Ischias. — Der Schmerz verschwindet nach jeder einzelnen Suggestion. — Heilung in drei bis vier Wochen.

Flora P., 48 Jahre alt, verheiratet, wird am 21. Juni 1887 mit Ischias im Spitale aufgenommen. Sie hat niemals an anderen Krankheiten gelitten, als an Ischias, von welcher sie auch vor sieben Jahren einmal befallen wurde. Damals dauerte das Leiden zwei Monate lang und war weniger schmerzhaft als jetzt.

Die gegenwärtige Ischias hat am 20. März mit einer Schmerzempfindung hinter dem rechtsseitigen äusseren Fussknöchel begonnen. Nach viertelstündigem Gehen verschwand dieser Schmerz wieder. So ging es drei Wochen lang fort, bis plötzlich sich der Schmerz über das ganze Bein und das Gesäss verbreitete. Das Leiden ist so seit drei Monaten über den ganzen Ischiadicus verbreitet geblieben. Der Schmerz ist continuirlich mit Exacerbationen in der Kniekehle, welche zwei bis drei Stunden dauern. Ausserdem besteht Ameisenkriechen und hie und da Gefühl von Eingeschlafensein im Fuss und Unterschenkel, seltener im Oberschenkel. Seit drei Monaten ist der Gang mühsam, sie ist dabei wie zusammengekrümmt und muss sich auf einen Stock stützen. Sie giebt an, dass vor sechs Wochen durch acht Tage immer Abends um 9 Uhr besonders heftige Schmerzen auftraten, womit ein Gefühl verbunden war, als ob in der Magengrube ein Körper herumgewälzt würde. Dieses Gefühl stieg bis zur

Kehle auf. Gleichzeitig war Angstgefühl, traurige Verstimmung und Athembeklemmung vorhanden. Solche Anfälle kamen sowohl bei Tag als bei Nacht vor und dauerten jedesmal $^1/_4$ bis $^1/_2$ Stunde. Zu Beginn der Krankheit. war lebhaftes Schmerzgefühl am Scheitel des Kopfes vorhanden. Seither ist an dessen Stelle ein Gefühl von Zusammenschnürung in der Stirngegend getreten, womit Brechreiz verbunden ist; der Stuhlgang ist regelmässig. Es sind siebenmal Vesicatorien und das Glüheisen loco dolenti angewendet worden.

Frau P. ist von zarter Constitution, von schlaffem und nervösem Temperament. Es wird constatirt: Druckempfindlichkeit in der Region des Steissbeines, des grossen Trochanters, der Ursprungsstelle des Ischiadicus und an der rückwärtigen Fläche des Oberschenkels. Keine Schmerzen an den Fussknöcheln. Patientin kann nur mühsam, auf einen Stock gestützt, sich aufrecht halten. Es besteht Empfindlichkeit in der Magengrube, keine Schmerzen in der Bauchgegend. Menstruation normal. Patientin ist traurig verstimmt, deprimirt, ängstlich, bricht leicht in Thränen aus; keine Anästhesie vorhanden.

Ich hypnotisire sie am Tage ihres Eintrittes auf die Abtheilung am 21. Juni. Sie erreicht den dritten Grad der Hypnose. Ich suggerire ihr, dass sie ohne Schmerzen zu gehen im Stande sein werde. Nach einer nachdrücklichen Suggestion lasse ich sie erwachen. Sie glaubt gar nicht geschlafen zu haben. Ich fordere sie jetzt auf zu gehen, und zum grossen Erstaunen aller Kranken des ganzen Saales geht sie jetzt ohne Stock herum und durchschreitet den ganzen Saal von einem Ende zum anderen, ohne dabei über irgend einen Schmerz zu klagen. Dieses Resultat hat sich aber nicht erhalten. Abends kehren die Schmerzen wieder.

Am nächsten Tage, dem 22. Juni, nach einer neuerlichen Suggestion, verschwinden die Schmerzen wieder. Sie geht herum und giebt an, nur mehr im Gesässe einen schmerzhaften Punkt zu haben. Die Schmerzen, die um 10 Uhr Vormittags verschwunden waren, traten um 11 Uhr wieder auf und dauern bis 11$^1/_2$ Uhr Nachts an. Die Nacht ist ruhiger, sie schläft etwas. Tagsüber eine halbe Stunde lang Athemnoth, der Gemüthszustand bleibt trotzdem sehr gebessert.

23. Juni. Heute Morgens ist die Regel wieder aufgetreten. Neuerliches Verschwinden der Schmerzen durch die Suggestion; neuerliches Wiederauftreten derselben nach einer Stunde in der Kniekehle, wo sie den Tag über anhalten; sie schläft Nachts eher ziemlich gut.

25. Juni. Gestern keine Suggestion; starke Schmerzen bis fünf Uhr Nachmittags. Patientin schläft ein. Der Schmerz weckt sie um 7 Uhr wieder; sie schläft aber wieder während eines Theiles der Nacht. Des Morgens kein starker Schmerz; sie klagt noch über traurige Verstimmung und das Gefühl eines in der Magengrube herumrollenden Körpers. Suggestion.

Am 26. und 27. Juni gleicher Zustand. In Folge der Suggestion verschwindet der Schmerz, kommt aber Abends wieder. Sie hat während der beiden letzten Nächte schlecht geschlafen.

Am 28. Juni erhält sie zwei Dosen von 0·50 Antifebrin; sie schwitzt nicht, hat tagsüber keine Schmerzen. Um Mitternacht treten

aber starke Schmerzen auf, die eine Stunde lange dauern. Dann
schläft sie wieder ein.

Am 29. Juni Morgens hat sie lancinirende Schmerzen im Unterschenkel. Nach einer Suggestion geht sie mit grösserer Leichtigkeit.

Am 30. hat sie fast keine Schmerzen.

Am 1. Juli treten die Schmerzen in geringerer Intensität um
7 Uhr Abends auf und dauern $^3/_4$ Stunden lang; sie klagt nicht mehr
über das Gefühl eines in der Magengrube rollenden Körpers, ist nicht
mehr verstimmt. Sie ist heiter und unterhält die Kranken der Abtheilung mit ihren Spässen. Die Suggestionen werden fortgesetzt.

Am 3. Juli geht sie den ganzen Tag herum, ohne irgend welche
Schmerzen zu empfinden. Von 10 bis 11 Uhr Abends tritt ein Anfall
von Schmerzen ein.

Vom 4. Juli an keine Schmerzen mehr im Unterschenkel;
nur wenn sie sich auf den Fuss stützt, empfindet sie einen
lancinirenden Schmerz im Gesässe.

Am 5. Juli geht sie sehr viel herum und klagt nur darüber,
dass sie sich nicht ordentlich auf ihre Füsse stützen kann, weil dann
der Schmerz im Gesässe auftritt. Sie war des Nachts auch etwas
aufgeregt. Suggestion.

Am 6. Juli ist der Gang wieder gebessert. Die Nacht war
ruhig, ohne Aufregung. Die P. erhält sich jetzt in ihrem gebesserten Zustande; sie hat keine lancinirenden Schmerzen mehr, hat
Appetit und ist heiter. Die Empfindlichkeit im Gesässe während des
Gehens dauert noch lange Zeit an, nimmt aber nach und nach ab.
Sie kehrt am 22. Juli nach Hause zurück, fast vollständig wiederhergestellt. Ich habe nachträglich erfahren, dass die Heilung vollkommen geworden und definitiv geblieben ist.

Im vorliegenden Falle haben wir also vorübergehendes Ver-
schwinden der Schmerzen schon nach der ersten Suggestion gesehen.
Dieser Schmerz tritt aber mit Hartnäckigkeit jedesmal wieder auf.
Der allgemeine Zustand des Nervensystems hat sich rasch nach einigen
Suggestionen gebessert; aber erst nach drei bis vier Wochen ist es
gelungen, das Hauptleiden wesentlich zu bessern.

Beobachtung CIII. Seit einem Jahre bestehende Neuralgie des Trigeminus. —
Tic douloureux seit vier Wochen. - Rasche Besserung und fast vollständige Heilung durch
die Suggestion in 10 Tagen.

Charles C., 60 Jahre alt, Taglöhner, kommt am 27. Juli 1885
mit Tic douloureux auf die Abtheilung. Sein Leiden hat vor einem
Jahre mit Schmerzempfindung an der rechten Seite der Nase begonnen.
Diese Empfindungen traten einige Male des Tages ein und dauerten
einige Minuten bis zu zwei Stunden. Seit vier Wochen haben sich die
Schmerzen über das Auge, die Stirne und die ganze rechte Gesichtshälfte verbreitet. Das Leiden tritt anfallsweise auf. Der erste Anfall
gewöhnlich Morgens um 5 Uhr. Die Anfälle dauern eine halbe bis zu
einer ganzen Stunde und wiederholen sich dann tagsüber und auch
Nachts nach ein- bis zweistündigen Intervallen. Während der Intervalle hat C. nur eine Empfindung von Brennen an der Nase und
am Oberkiefer. Während der Anfälle nehmen die Schmerzen an Intensität zu und verbreiten sich über die ganze Gesichtshälfte; damit

sind Thränenfliessen und nervöse Zuckungen verbunden, wodurch
Grimassiren des ganzen Gesichtes entsteht.

C. ist von kräftiger Constitution und für sein Alter ziemlich gut
erhalten, er hat keine vorausgehenden Krankheiten gehabt. Es wird
constatirt: schmerzhafte Empfindlichkeit auf Druck in der ganzen
rechtsseitigen Supraorbitalregion bis zum Scheitelbeine, am oberen
und unteren Augenlide, Schmerzen in der Gegend vor der Ohrmuschel
und an der Austrittsstelle des Trigeminus. Die ganze rechte Wange
ist empfindlich, aber in geringerem Grade. Während der Anfälle sind
die Schmerzen äusserst heftig; es treten dabei Zuckungen im Gesichte
und Steifheit des Kinnbackens ein. Diese Zuckungen treten seit vier
Wochen auf; seit ebenso langer Zeit haben sich die Schmerzen auch
bis über den Kinnbacken verbreitet; früher strahlten sie nur über
die Stirne und Augengegend aus. Seit vier Wochen kann er nur
flüssige Nahrung zu sich nehmen.

Am 28. Juli wird der erste Versuch mit der Hypnose gemacht.
Der Erfolg ist zweifelhaft, aber der Kranke fühlt sich erleichtert und
giebt an, besser geschlafen zu haben.

Am 30. Juli gelingt es, ihn zu hypnotisiren. Ich schliesse ihm
die Augen, suggerire ihm Ruhe, Heilung etc. Ich fordere ihn auf,
eine halbe Stunde lang fortzuschlafen; wirklich schläft er eine halbe
Stunde lang wie im natürlichen Schlafe fort.

30. Juli. Nach dem Erwachen ist der Schmerz vollständig
verschwunden. Nach einer halben Stunde tritt der Schmerz wieder
auf. Nachmittags tritt der Schmerz abermals auf, aber in geringerer
Intensität. Die Nacht ist ruhig. C. giebt an, seit vier oder fünf Wochen
nicht so gut geschlafen zu haben. Er kann wieder feste Nahrung zu
sich nehmen, wenn sie in Flüssigkeiten erweicht wurde; das Kauen
der Nahrung ist noch nicht möglich. Die rechte Gesichtshälfte ist
noch druckempfindlich. — An diesem Tage keine Suggestion.

31. Juli. Hat gestern tagsüber heftige Schmerzen gehabt; hat
Nachts nicht geschlafen. — Suggestion.

2. August. Seit zwei Tagen wird die Suggestion wieder täglich
vorgenommen. Man lässt ihn jedesmal eine Stunde lang schlafen. Der
Zustand ist jetzt sehr gebessert. Patient empfindet nur mehr in der
Gegend der Nase und des rechten Auges localisirte Schmerzen, welche
in einer alle drei bis vier Minuten auftretenden Empfindung von
Brennen bestehen, ganz wie zu Beginn seines Leidens, dabei keine
Zuckungen, keine Schmerzen mehr im Unterkiefer. Er hat heute
Brodrinde essen können, was seit vier Wochen nicht mehr möglich war.
Er hat heute Nacht von 8 Uhr Abends bis 1 Uhr Morgens mit nur ein-
stündiger Unterbrechung bis zum Tagesanbruche geschlafen. Suggestion.

3. August. Er hat heute Schmerzen in der Stirn- und Nasen-
gegend, an der Aussenseite des rechten Nasenflügels gehabt. Die
Austrittsstellen des Supra- und Infraorbitalis sind nur wenig empfindlich. Im Unterkiefer fast keine Empfindlichkeit mehr. Der Schmerz
hat ihn aber am Schlafen gehindert. Suggestion.

4. August. Hat sich gestern sehr wohl befunden, ist fast ganz
schmerzfrei und hat Nachts geschlafen. Heute keine Suggestion.

5. August. Gestern tagsüber Wohlbefinden, hat nur etwas Prickeln
in der Nase gefühlt, ist aber um Mitternacht durch blitzartige Schmerzen

im Unterkiefer geweckt worden, welche eine Viertelstunde gedauert haben. Gegen 3 Uhr Morgens ist dieser Schmerz wieder fünf oder sechs Mal aufgetreten. Heute wird eine Schmerzempfindlichkeit von geringerer Intensität constatirt, welche im Nasenflügel beginnt und sich quer über die Stirne bis zur Schläfe erstreckt. Druck auf diese Gegend ist jedoch nur wenig schmerzhaft. Patient kann essen. Keine Suggestion.

6. August. Das Wohlbefinden hält an, er schläft und isst gut, klagt nur über undeutliche Schmerzen in der Nase. Suggestion.

7. August. Er hat einen Schmerz von mässiger Intensität empfunden, welcher von der Nase ausging und über die rechte Hälfte der Stirne bis gegen den Scheitel aufstieg. Im Unterkiefer kein Schmerz, kein Zucken mehr. Der Schlaf war öfter unterbrochen durch lancinirende Empfindungen, welche alle drei oder vier Minuten auftraten, aber von geringer Schmerzhaftigkeit waren und nicht von Zuckungen begleitet wurden. Patient hält sich für so weit gebessert, dass er seine Arbeit wieder aufnehmen kann, und verlangt seine Entlassung. Ich fordere ihn auf, täglich zur Consultation zu kommen.

Am 9. August kommt er wieder, giebt an, dass er sich vorgestern wohl befunden habe. Gestern hat er von Mittag bis in die Nacht hinein prickelnde Empfindungen von geringer Schmerzhaftigkeit in der Nasen- und Stirngegend gehabt, hat aber die ganze Nacht hindurch geschlafen. Heute Morgens empfindet er wieder Prickeln an der Stirne und an der Nase. Auf Druck ist Empfindlichkeit nur im rechten Nasenflügel vorhanden.

C. ist seither nicht wieder gekommen. Ein anderer Patient, der ihn ein Jahr später gesehen hat, berichtet mir, dass er geheilt geblieben ist und keine oder doch fast keine Schmerzen mehr empfindet.

X

Menstruationsbeschwerden.

Beobachtung CIV. Verspätetes Auftreten der Menses. — Regelmässiges Eintreten der Menstruation in Folge der Suggestion.

Fräulein C., 25 Jahre alt, Lehrerin, ist von neuropathischer Constitution und seit langer Zeit Patientin des Dr. Liébault. Am 17. November kommt sie zu mir, um mich wegen verspäteten Eintretens der Menses zu consultiren. Das letzte Mal ist die Menstruation am 7. October eingetreten. Seither ist dieselbe nicht wieder gekommen, und seit einigen Tagen empfindet Patientin ein Gefühl von Zusammenschnürung und Auftreibung um die Mitte des Körpers. Sie hat dabei mehr Appetit als gewöhnlich, und die Verdauung ist vollkommen in Ordnung. Sie versichert, nicht schwanger zu sein.

Es gelingt mir mit Leichtigkeit, sie in Somnambulismus zu versetzen. Ich suggerire, dass am 30. November die Regel wieder eintreten werde. Sie wiederholt selbst in der Hypnose, dass die Regel am 30. November kommen werde. Ich suggerire ihr ferner mir das Resultat seinerzeit mitzutheilen.

Am 30. November kommt sie wirklich zu mir, um mir mitzutheilen, dass die Regel heute Morgens ohne Schmerz eingetreten ist. Tags vorher hat sie die Vorzeichen davon bemerkt: Schmerz in der Lendengegend, Kopfweh und Verstimmung. Ich suggerire ihr das nächste Eintreten der Menstruation am 28. December und fordere sie auf, mir davon Mittheilung zu machen.

Am 28. December kommt sie wieder, um mir mitzutheilen, dass heute Früh die Regel eingetreten ist, so wie ich es ihr suggerirt hatte.

Beobachtung CV. Abundante Menstruation, welche nach je 11 bis 14 Tagen
eintritt. — Durch die Suggestion wird die Menstruation zum regelmässigen Erscheinen
nach 28 bis 29 Tagen gebracht.

Frau H., 35 Jahre alt, Mutter von drei Kindern, wovon das jüngste 9$\frac{1}{2}$ Jahre alt ist, eine Frau von kräftiger Constitution, etwas corpulent, von durchschnittlicher Intelligenz. Sie kommt am 20. September 1886 zur Consultation. Seit 16 Jahren, erzählt sie, wird sie in jedem Jahre von heftigem Schnupfen und Heiserkeit befallen, welche neun Monate lang andauern. Vor vier Jahren habe ich sie einmal an einem solchen Schnupfen behandelt. Durch Electricität und kalte Umschläge auf den Hals ist sie damals nach vierzehn Tagen geheilt worden. Gegenwärtig leidet sie wieder seit Monaten an Heiserkeit und namentlich des Nachts an Athembeklemmung. Seit drei Monaten hustet sie. Ihr Schlaf ist unruhig, sie hat häufig an verschiedenen Körpergegenden schmerzhafte Punkte.

Seit dem Alter von 16 Jahren hat sie an grossen hysterischen Anfällen mit allgemeinen Convulsionen und Verlust des Bewusstseins gelitten. Diese Anfälle wurden durch die geringste Emotion, Schrecken oder Kränkung hervorgerufen und traten mindestens alle

8 bis 14 Tage auf. Seit drei bis fünf Jahren sind diese Anfälle weniger frequent geworden. In diesem Jahre sind noch zwei solche Anfälle eingetreten. Der letzte Anfall vor fünf Monaten, durch Aerger über ihre Kinder provocirt, hat eine halbe Stunde lang gedauert. Sie stiess dabei ein Geschrei aus, hatte ein Gefühl von Strangulation und Erstickung.

Endlich trat bei Frau H., bei der die Regel vor ihrer ersten Entbindung alle 21 Tage einzutreten pflegte, die Menstruation seit zwei Jahren immer nach höchstens 14 Tagen ein, manchmal auch schon nach 11 oder 12 Tagen. Die letzte Menstruation ist vom 11. zum 15. September aufgetreten. Die Menstruation ist dabei sehr abundant und manchmal von Krämpfen begleitet. Zwei bis drei Tage vor jeder Menstruation leidet sie an Zittern, wird zornmüthig aufgeregt, kann die Gegenwart ihrer Kinder nicht vertragen. Diese Symptome verschwinden wieder mit dem Eintritte der Menses. Die Functionen der Respirations- und Digestionsorgane sind normal.

Frau H. wird mit Leichtigkeit am 20. September in Somnambulismus versetzt. Schon nach der ersten Sitzung ist ihr Zustand sehr gebessert. Nach der zweiten Sitzung sind die schmerzhaften Punkte verschwunden; Heiserkeit und Athembeklemmung verringern sich.

Am 24. September nach der vierten Sitzung ist die Heiserkeit vollkommen verschwunden; Nachts keine Unruhe und keine Athemnoth mehr. In dieser vierten Sitzung und während der folgenden suggerire ich ihr, dass die Regel am 9. October ohne Schmerzen eintreten, und dass sie drei Tage lang dauern werde.

27. September. Fünfte Sitzung. Patientin erklärt, dass sie die der Menstruation vorausgehenden Symptome bemerke.

Seit dem 22. September (11 Tage nach der letzten Menstruation) hat sie Schmerzen im Rücken und eine Empfindung, als ob ein Eisenstab auf ihren Magen drücken würde, wie das immer bei ihr vor dem Eintritte der Regel der Fall ist; auch ist des Morgens Kopfschmerz vorhanden, welcher aber in Abnahme begriffen ist. Ihre Stimme ist jetzt rein; sie hustet nicht mehr und hat keine Athembeklemmung mehr. Ich suggerire ihr, dass alle diese Symptome, welche dem Eintritte der Regel vorauszugehen pflegen, verschwinden werden, und dass die Menstruation erst am 9. October eintreten werde.

29. September. Sie hat sich seit der letzten Sitzung ziemlich wohl gefühlt. Nur gestern Abends von 4 bis 5 Uhr hat sie Krämpfe gehabt, wie sonst vor dem Eintreten der Regel. Die Nacht war gut. Es ist kein Blut erschienen. Die Stimme ist noch immer klar. Sie erzählt, dass sonst, wenn sie nur ein wenig gesprochen hatte oder gegangen war, ihr die Stimme vollständig versagte.

1. October. Gestern hat sie etwas weissen Ausfluss gehabt; heute Morgens Schmerzen wie beim Eintritte der Regel. Im Uebrigen Wohlbefinden.

3. October. Gestern Abends etwas Heiserkeit und Husten; sie hat ziemlich schlecht geschlafen, ist um 2 Uhr aufgewacht; keine Schmerzen im Uterus. Gestern und heute Morgens Kopfschmerzen, welche Nachmittags wieder verschwinden, dabei Uebelkeiten und Brechneigung eine Stunde lang. Gegenwärtig klagt sie noch über

Schwindel und Uebelkeit. Sie giebt an, dass solche Symptome gewöhnlich während ihrer Schwangerschaft aufgetreten sind. Suggestion,
dass sie Nachts gut schlafen, und dass alle diese Symptome verschwinden werden.

5. October. Sie hat sich seit der letzten Sitzung vollständig wohl
gefühlt. Hat vorgestern bis 5 Uhr, in der letzten Nacht bis 6 Uhr
Morgens geschlafen. Die Stimme bleibt vollständig klar. Seit gestern
etwas Leukorrhöe. Seit heute Morgens zwischen 9 und 10 Uhr ist
eine linksseitige Infraorbitalneuralgie vorhanden. Ich versetze
sie in Hypnose, nach der ersten Sitzung keine Schmerzen mehr; sie
empfindet nur mehr Hitze im Auge und an der Wange. Nach einer
zweiten Sitzung ist auch dieses Hitzegefühl verschwunden.

7. October. Sie hat keine Schmerzempfindungen mehr, schläft
Nachts gut. In den letzten Nächten schlief sie erst eine Stunde nach
dem Zubettegehen ein, während welcher Zeit sie etwas aufgeregt
war, dann aber schlief sie gut. Gestern Morgens war sie nach dem
Aufstehen wieder heiser bis zum Frühstück. Sie hat gehustet und
etwas erbrochen. Sie schreibt das dem Umstande zu, dass sie Tags
vorher Nüsse gegessen hat. Sie giebt an, sofort gefühlt zu haben,
dass die Kehle dadurch angegriffen werde. Das Essen von Nüssen
ruft bei ihr gewöhnlich diese Heiserkeit hervor.

Heute Morgens hatte sie bei der Inspiration eine leichte
Schmerzempfindung vom Kehlkopf bis zur Mitte des Brustbeines.
Diese Empfindung hat zwei Stunden gedauert und ist dann ver-
schwunden.

Sie hat heute keine Leukorrhöe mehr. Diese hatte auch früher
nicht bestanden, als die Regel noch alle achtzehn Tage eintrat.
Früher ist auch häufig Kopfweh eingetreten, namentlich vor dem
Auftreten ihres gewöhnlichen Schnupfens. Dieses ist gegenwärtig
nicht vorhanden.

Die Menstruation tritt in der Nacht vom 7. auf den
8. October, also nach 26 Tagen ein, statt in der Nacht vom
8. auf den 9., wie ich es ihr suggerirt hatte. Während der Hypnose
sagt sie, dass die Regel sicherlich einen Tag früher eingetreten sei,
weil sie sich bei einer grossen Wäsche im Hause ermüdet habe.
Niemals noch waren bei dieser Patientin zwischen dem
Auftreten einer Menstruation und dem der nächsten mehr
als 21 Tage vergangen, und seit zwei Jahren niemals mehr
als vierzehn Tage. Ausserdem ist die Menstruation diesmal ohne
Schmerz aufgetreten; nur eine Schwächeempfindung in der Lendengegend war vorhanden. Sonst hatte sie immer starke Schmerzen im
Unterleibe und in der Lendengegend einen halben Tag lang vor dem
Eintritte der Menstruation. Während der Menstruation pflegen diese
Schmerzen am ersten Tage etwas nachzulassen, am zweiten Tage
wieder zuzunehmen und im Ganzen zwei bis drei Tage zu dauern.
Diesmal ist gar kein Schmerz eingetreten. Auch war sie diesmal
weniger nervös aufgeregt als gewöhnlich um die Zeit der Menstruation.
Am 8. und 9. October hat sie sich aber doch etwas über ihre Kinder
geärgert.

Die Menstruation hat diesmal drei Tage gedauert und war
wenig abundant, wie es ihr suggerirt worden war, während sonst

die Regel fünf bis sechs Tage zu dauern pflegte, niemals weniger als fünf Tage.

Am 18. October kommt Frau H. wieder zu mir. Sie hat sich seit der letzten Sitzung wohl befunden. In der vergangenen Woche hat etwas Reizbarkeit in der Kehle bestanden mit nächtlichem Husten. Dieser Zustand ist von selbst wieder verschwunden.

Ich suggerire ihr das Eintreten der nächsten Menstruation in der Nacht vom 4. auf den 5. November, und überhaupt für die Zukunft deren Eintreten nach je vier Wochen, genau 28 Tagen.

23. October. Vollkommenes Wohlbefinden. Bei feuchtem Wetter und Nebel ist die Stimme hie und da etwas verschleiert, das ist aber auch Alles.

30. October. Am 26. October hat sie bei einem Streite mit ihrem Manne etwas geschrien. Darauf war sie etwas heiser und empfand eine Zusammenschnürung im Halse. Seither besteht eine lästige Empfindung im Kehlkopfe und des Morgens Husten mit Auswurf. Keine den Eintritt der Regel anzeigenden Symptome. Die Suggestion wird bei jeder Visite wiederholt.

7. November. Die Regel ist am 31. October, in der Nacht vom 31. October auf den 1. November, also nach 24 Tagen wieder erschienen. Patientin hat seit vier Tagen ein Mittel gegen Würmer und im Laufe der letzten Woche ein Fussbad genommen. Die Menstruation hat diesmal drei Tage gedauert. Patientin war dabei nicht nervös erregt, wie dies sonst der Fall war. Seit der letzten hypnotischen Sitzung hat sie weder Heiserkeit noch Halsschmerz mehr empfunden. Ich suggerire ihr den Eintritt der nächsten Regel am 28. November.

20. November. Vollkommenes Wohlbefinden.

27. November. Die Menstruation ist am 25. November Nachmittags zwischen 4 und 5 Uhr eingetreten (also nach 25 Tagen) ohne Schmerz und Kolik. Sie war eben beschäftigt, ihren Fussboden zu waschen und zu scheuern, bei welcher Arbeit sie den Eintritt der Regel gespürt hat. Sie glaubt, dass ohne diese Anstrengung die Regel erst am 28. November erschienen wäre. Heute ist die Menstruation schon wieder fast vorüber.

9. December. Wohlbefinden. Heute Morgens war etwas Uebelkeit und Schleimauswurf vorhanden, sowie sonst beim Eintritte der Regel. Diese soll aber erst am 23. December wieder eintreten.

16. December. Sie hat keine Uebelkeit und keinen Auswurf mehr seit der letzten Suggestion gehabt.

23. December. Die Menstruation ist am 20. December, also nach 26 Tagen, wieder eingetreten. Sie war nicht mit Schmerzen verbunden, hat im Ganzen kaum drei Tage angedauert und war wenig abundant. Vorgestern hat Patientin sich am Brunnen erkältet und ist seither wieder heiser. Ausserdem ist gestern Morgens um 10 Uhr Kopfweh und Schwindelgefühl eingetreten. Sie hat einmal erbrochen und hat bis 3 Uhr Nachmittags das Bett hüten müssen. Seither ist sie wieder gesund.

10. Januar 1887. Patientin hat sich die ganze Zeit über wohl befunden, hat gar keine Uebelkeiten mehr empfunden; die Menstruation ist am 15. Januar eingetreten, also am sechsundzwanzigsten

Tage (wie es ihr suggerirt worden war), ohne Schmerz und Heiserkeit; sie hat wieder drei Tage gedauert. Ich suggerire den Eintritt der nächsten Menstruation am 10. Februar.

10. Februar. Die Menstruation ist am 8. Februar statt am 10. Februar, also am vierundzwanzigsten statt am sechsundzwanzigsten Tage eingetreten. Seit dem 5. Februar klagt Frau H., welche sich wieder erkältet hat, über Heiserkeit, Husten und Schmerz im Rücken und der linken Körperseite. Nach einer Suggestion verschwinden die Heiserkeit und die übrigen Symptome wieder.

Am 15. Februar erkältet sich Patientin wieder bei dem Gange zum Fleischer. Sie ist den ganzen Tag heiser; am nächsten Tage ist die Heiserkeit aber wieder verschwunden.

Die Heiserkeit erscheint wieder am 20. Februar. An diesem Tage hat sie eine Stunde lang heftigen Husten, seither besteht Husten ohne Heiserkeit.

Am 25. Februar suggerire ich ihr das Verschwinden des Husten und den Eintritt der nächsten Menstruation am 6. März.

3. März. Der Husten ist nach der ersten Suggestion wieder verschwunden. Am 26. Februar hat sie Migräne, Uebelkeit, Appetitlosigkeit, Schleimauswurf und schlechten Geschmack im Munde gehabt. Seit zwei Tagen ist sie wieder gesund. Gegenwärtig besteht ein beginnender Kopfschmerz, welchen ich durch die Suggestion sofort zum Verschwinden bringe.

23. März. Seit der letzten Consultation am 3. März hat sich Frau H. vollkommen wohl gefühlt, hat nicht die geringste Uebelkeit mehr gehabt, weder Husten noch Heiserkeit. Die Regel ist am 7. statt am 6. März wieder eingetreten, also am siebenundzwanzigsten Tage. Sie war wenig abundant, hat drei Tage gedauert und war nicht von Heiserkeit begleitet.

21. April. Die letzte Regel ist am 5. April eingetreten, also am neunundzwanzigsten Tage. Sie wurde schon am 4. April erwartet. Bis vor acht Tagen hat sich Patientin vollkommen wohl gefühlt. Seither leidet sie wieder an Schlaflosigkeit und Appetitlosigkeit. Das Essen drückt sie, sie empfindet Hitze im Kopfe. Ich bringe diese Erscheinungen durch Suggestion zum Verschwinden.

12. Mai. Patientin kommt, mich wegen einer neuerlichen, seit acht Tagen bestehenden Heiserkeit zu consultiren. Die letzte Menstruation ist am 3. Mai, also nach neunundzwanzig Tagen, eingetreten und hat drei Tage gedauert. Im Uebrigen Wohlbefinden.

Ich sehe sie dann erst am 23. Juni wieder. Sie erzählt, dass sie seit der letzten Sitzung sich vollkommen wohl befindet. Ihre Heiserkeit ist verschwunden. Die Menstruation tritt jetzt regelmässig am achtundzwanzigsten oder neunundzwanzigsten Tage ein.

Am 21. August besuche ich die Patientin noch einmal. Die Heilung hat sich erhalten. Es ist keine Heiserkeit mehr vorhanden. Die Menstruation tritt jetzt immer regelmässig auf, bis auf kleine Schwankungen von ein bis zwei Tagen, immer am achtundzwanzigsten oder neunundzwanzigsten Tage.

Diese Krankengeschichte ergiebt, dass eine Frau von 35 Jahren, bei der die Menstruation sehr abundant war, jedesmal fünf bis sechs

Tage lang dauerte, alle elf bis vierzehn Tage eintrat, bei der die Intervalle zwischen zwei Menstruationen niemals länger als einundzwanzig Tage gedauert hatten, unter der Einwirkung der hypnotischen Suggestion dahin gelangte, dass die Menstruation am 26., am 24., am 25., am 26., am 26., am 24., am 27., am 29., am 29. und seither stets bis auf Schwankungen von zwei Tagen am 28. und 29. Tage eintrat.

Anfangs trat die Menstruation nicht exact am Tage ein, für welchen deren Eintritt suggerirt worden war. Es zeigte sich zwar sofort eine Tendenz zum Eintritte am bezeichneten Tage, der Eintritt erfolgte aber wirklich ein oder zwei Tage früher.

Das erste Mal traten zur Zeit, wo die Regel sonst, wenn keine Suggestion stattgefunden hätte, eingetreten wäre, deren Prodomalsymptome ein: Ziehen im Rücken, Empfindung, als ob ein Eisenstab auf den Magen drücken würde, Krampf des Uterus. Sodann traten etwa am 20. Tage nach der letzten Regel Uebelkeiten und Schwindelgefühl ein, wie sonst während der Schwangerschaften der Patientin. Die Suggestion hält alles bis zum 26. Tage zurück, dann treten die Regeln ein; sie sind aber jetzt weniger abundant und dauern nur mehr drei Tage, statt wie früher fünf bis sechs Tage.

Seither tritt die Menstruation ohne vorausgehende Symptome und ohne Schmerzen ein. Der Organismus der Frau H. wurde durch den Einfluss der Suggestion dahin gebracht, die Erscheinungen der Menstruation regelmässig auf den 28. und 29. Tag einzustellen.

Ueberschau der Beobachtungen.

Wir wollen jetzt noch einen zusammenfassenden Blick auf unsere Beobachtungen werfen. Ich lasse hier eine Zusammenstellung der behandelten Fälle folgen.

A. Organische Erkrankungen des Nervensystems: 10 Fälle.

1. Gehirnhämorrhagie, Hemiplegie, Hemianästhesie mit Zittern und Contractur. Heilung.

2. Cerebrospinale Erkrankung, apoplektiforme Anfälle, Lähmungen, Neuritis des Ulnaris. Heilung.

3. Unvollständige linksseitige Hemiplegie. Heilung.

4. Traumatische Epilepsie und traumatischer Rheumatismus. Heilung.

5. Sensitive Hemianästhesie durch organische Läsion bedingt. Heilung.

6. Diffuse rheumatische Myelitis. Besserung.

7. Multiple cerebrospinale Sklerose, bedeutende Besserung, welche sechs Monate lang andauert.

8. Nervöse Störungen (organische Läsion?) am Plexus brachialis. Vorübergehende Unterdrückung der Symptome; ungeheilt.

9. Traumatische Lähmung der Muskeln der Hand. Heilung.

10. Lähmung der Extensoren der Hand und Anästhesie in Folge von Bleiintoxication. Heilung.

B. Hysterie: 17 Fälle.

11. Hysteroepilepsie bei einem Manne, sensitive und sensorielle Hemianästhesie. Heilung.

12. Hysterie, sensitive und sensorielle Anästhesie. Vorübergehendes Verschwinden der Symptome. Ungeheilt.

13. Hemiplegie und linksseitige sensitive und sensorielle Hemianästhesie. Heilung.

14. Hysterische sensitive und sensorielle Hemianästhesie. Heilung.

15. Hysteriforme Anfälle und hysterischer Somnambulismus. Heilung.

16. Anästhesie, hysterische Rachialgie. Heilung.

17. Lähmung und hysterische Anästhesie. Heilung.

18. Hysterische Convulsionen und Hemianästhesie. Heilung.

19. Hysterischer Weinkrampf und Convulsionen. Heilung.

20. Hysterische Convulsionen. Heilung.

21. Hysterische Convulsionen und Hemianästhesie. Heilung.

22. Hysterische Convulsionen. Heilung.

23. Hysterische Convulsionen und Hemianästhesie. Heilung.

24. Hysterische Convulsionen und Hemianästhesie. Heilung.

25. Hysterie und Hemianästhesie. Heilung.

26. Hysterie bei einem Manne, Wein- und Schreikrämpfe. Heilung (wenigstens vorübergehend).

27. Hysterische Aphonie. Heilung.

C. Diverse Neuropathien: 18 Fälle.

28. Nervöse Aphonie. Heilung.
29. Depression des Willens und subjective Empfindungen im Kopfe. Heilung.
30. Nervöse Aphonie. Heilung.
31. Zittern, Kopfschmerz und postepileptische Schlaflosigkeit. Heilung.
32. Nervöses Magenleiden, Anästhesie. Besserung.
33. Nervöse Schmerzen. Besserung.
34. Schmerzen in der Magengrube und in den Beinen. Heilung.
35. Schmerzen in der Lendengegend, Schlaflosigkeit. Heilung.
36. Parese und Gefühl von Eingeschlafensein des rechten Beines. Heilung.
37. Schmerz im rechten Beine. Heilung.
38. Gürtelförmige Schmerzen und Schmerzen in der rechten Leiste mit Gehstörungen, seit zwanzig Monaten bestehend. Heilung.
39. Schlaflosigkeit, Appetitlosigkeit, traurige Verstimmung, Zittern. Heilung.
40. Melancholie, Schlaflosigkeit, Appetitlosigkeit. Heilung.
41. Habituelle Schlaflosigkeit. Unvollständige Heilung.
42. Kopfschmerz, Erschwerung des Denkens. Heilung.
43. Tiefe Gemüthsdepression in Folge eines Herzleidens. Heilung.
44. Faulheit, Ungehorsam und Appetitlosigkeit bei einem Kinde Heilung.
45. Pseudoparaplegie, Zittern. Heilung.

D. Neurosen: 15 Fälle.

46. Choreatische Bewegungen, nach Chorea zurückgeblieben. Heilung.
47. Der gleiche Fall. Heilung.
48. Choreatische Bewegungen nach einer Emotion. Heilung.
49. Zittern der Hand nach Chorea. Heilung.
50. Störung der Schreibbewegungen nach Chorea. Heilung.
51. Choreatische Bewegungen der Hand. Heilung.
52. Hemichorea. Rasche Besserung, langsame Heilung.
53. Allgemeine Chorea. Langsame Heilung.
54. Der gleiche Fall. Langsame Heilung.
55. Hartnäckiger Schreibkrampf. Rasche Besserung, langsame Heilung.
56. Anfall von Tetanie, nächtlicher Somnambulismus. Heilung.
57. Nächtlicher Somnambulismus. Vorübergehende Heilung.
58. Incontinentia urinae. Heilung.
59. Der gleiche Fall. Heilung.
60. Incontinentia urinae. Nach einer Pneumonie zurückgebliebene Aphonie. Heilung.

E. Dynamische Lähmungen: 3 Fälle.

61. Parese und Gefühl von Eingeschlafensein des linken Armes. Heilung.
62. Functionelle psychische Paraplegie. Heilung.
63. Schmerzen und Parese der Beine. Heilung.

F. Affectionen des Magendarmcanales: 4 Fälle.

64. Gastritis in Folge von Alkoholismus; Schlaflosigkeit und Schwäche der Beine. Besserung.

65. Chronische Gastritis, Magenerweiterung, Erbrechen. Besserung.

66. Magenleiden, Empfindung von Brennen in der Brust; Schlaflosigkeit. Heilung.

67. Magendarmkatarrh, Metritis, verschiedene nervöse Symptome. Besserung.

G. Schmerzen: 12 Fälle.

68. Schmerz in der Magengrube. Heilung.

69. Schmerz in der Nabelgegend und in der Magengrube. Heilung.

70. Schmerz zwischen den Schulterblättern. Heilung.

71. Brustschmerzen, Schlaflosigkeit (tuberculöse Diathese). Heilung.

72. Schmerz in der unteren Bauchgegend und in der Leiste, nach Pelviperitonitis zurückgeblieben. Heilung.

73. Schmerzen in den Intercostalräumen. Heilung.

74. Brustschmerzen. Langsame Heilung.

75. Schmerzhafte Contusion des Deltamuskels. Heilung.

76. Muskelschmerzen in der Weiche. Heilung.

77. Schmerzhafte Punkte in der Weiche. Heilung.

78. Schmerzen in den Muskeln der Hüfte. Heilung.

79. Schmerzen in der rechten Schulter und im rechten Arme in Folge einer Ueberanstrengung. Heilung.

H. Rheumatismus: 19 Fälle.

80. Rheumatische Lähmung des rechten Vorderarmes. Heilung.

81. Rheumatische Arthritis des Schultergelenkes. Besserung ohne Heilung.

82. Muskelrheumatismus mit Krämpfen. Heilung.

83. Rheumatische Neuralgie in der Hüfte und in der Lendengegend. Heilung.

84. Arthralgie nach Arthritis zurückgeblieben. Heilung.

85. Pleurodynie und Schmerz in der Lendengegend, durch Suggestion beseitigt. Heilung.

86. Gelenksrheumatismus ohne Fieber. Langsame Heilung.

87. Chronischer Gelenksrheumatismus (an Hand- und Fussgelenken). Heilung.

88. Rheumatismus der Muskeln, der Gelenke und der Nerven. Langsame Heilung.

89. Rheumatische Schmerzen im Acromio-Claviculargelenke und im Schwertfortsatze. Heilung.

90. Muskelrheumatismus in der Hüfte und in der Lendengegend, Neuralgie des Plexus sacralis und des Ischiadicus. Rasche Besserung, fast vollständige Heilung.

91. Gelenksrheumatismus ohne Fieber. Langsame Heilung.

92. Rheumatische Schmerzen der Acromio-Clavic150largelenke. Heilung.

93. Muskelrheumatismus im rechten Arme und rechten Beine. Heilung.

94. Rheumatismus nach Blennorrhöe. Langsame Heilung.

95. Gelenksrheumatismus in den Acromio-Clavic150largelenken und im Schwertfortsatze. Heilung.

96. Rheumatische Schmerzen in verschiedenen Gelenken. Heilung.

97. Rheumatische Schmerzen im Rücken und in den Metacarpo-Phalangeal-Gelenken. Heilung.

98. Rheumatische Schmerzen in der Hüfte, in der Lendengegend und im Ischiadicus. Heilung.

I. Neuralgien: 5 Fälle.

99. Sehr hartnäckige Ischias. Heilung.

100. Frischer Fall von Ischias, durch eine einzige Suggestion beseitigt. Heilung.

101. Hartnäckige Ischias. Heilung.

102. Hartnäckige Ischias. Langsame Heilung.

103. Neuralgie des Trigeminus und Tic douloureux. Fast vollständige Heilung.

J. Menstruationsstörungen: 2 Fälle.

104. Verspäteter Eintritt der Menstruation. Durch Suggestion wird der Eintritt der Menstruation geregelt.

105. Sehr abundante Menstruation alle 11 bis 14 Tage. Durch Suggestion wird regelmässiger Eintritt der Menstruation am 28. und 29. Tage bewirkt.

II. Capitel.

Die suggestive Therapie wirkt auf die Function. — Bedeutung des functionellen Dynamismus in Krankheiten. — Gefahren des Hypnotismus. — Spontanes Einschlafen. — Uebermässige Steigerung der suggestiven Empfänglichkeit. — Die Suggestion kann diese üblen Folgen hintanhalten. — Kann die Hypnose eine Schädigung der geistigen Fähigkeiten mit sich bringen? — Missbrauch der provocirten Hallucinationen. — Hallucinationsfähigkeit im Wachen. — Vorschriften für den Arzt.

Durch die vorstehende Reihe von Beobachtungen habe ich zu zeigen versucht, wie gross das Gebiet ist, auf dem die Suggestionstherapie Anwendung findet. Es beschränkt sich nicht blos auf die Hysterie und die Neurosen, auf die blos functionellen Erkrankungen des Nervensystems; vielmehr darf ich auf die Erfolge hinweisen, welche diese Methode bei den organischen Erkrankungen des Nervensystems, bei chronischem Rheumatismus, Magenleiden u. A. m. erzielen kann. In den Bemerkungen zu Beobachtung I und II habe ich mich bemüht, klarzulegen, auf welche Weise die Wirkung der Suggestion bei solchen Fällen zu Stande kommt. Auf den ersten Blick mag es freilich ein kindisches Unterfangen scheinen, wenn man es unternimmt, functionelle Beschwerden, die von einer Hirnblutung oder Erweichung, einer rheumatischen Gelenksentzündung oder einer chronischen Myelitis abhängen, durch einen Weckruf an die Einbildungskraft des Kranken zu bessern oder zu heilen. Ich weiss, es giebt Aerzte genug, die die Schultern zucken und die Hände zum Himmel erheben werden, um gegen solche Therapie zu protestiren. Aber mögen sie nur nachdenken und nachprüfen, ehe sie protestiren! Sie werden der Nöthigung nicht entgehen, sich vor der Macht der Thatsachen zu beugen.

Ich behaupte nicht, dass die Suggestion direct auf das kranke Organ einwirken, die Blutcongestion in demselben lösen, das entzündliche Exsudat aufsaugen und die zerstörten oder degenerirten Zellen wieder herstellen kann. Haben wir denn überhaupt in unserem Arzneischatz ein Mittel, welches diesen directen Heilungsvorgang anregen kann? Die Krankheiten heilen in ihrem natürlichen Ablauf, wenn sie einer Heilung fähig sind. Unsere gewöhnliche Therapie besteht darin, den Organismus in diejenigen Bedingungen zu versetzen, welche für die restitutio ad integrum am vortheilhaftesten sind. Wir unterdrücken den Schmerz, modificiren die Function, bringen das kranke Organ zur Ruhe, setzen das Fieber herab, verringern die Pulszahl, rufen Schlaf hervor, stacheln die Secretionen und Excretionen, und indem wir so handeln, ermöglichen wir der Heilkraft der Natur, oder in der Sprache der modernen Wissenschaft ausgedrückt, den Kräften und Lebenseigenschaften der biologischen Elemente, ihr Werk zu thun. Die therapeutischen Mittel, über welche wir verfügen, sind blos Beeinflussungen der Function, und auch die Suggestion ist eine solche mächtige Beeinflussung.

Alle Organe und alle Verrichtungen stehen unter der Herrschaft des Nervensystems. Jedes Element des Organismus hat so zu sagen ein bis in's Gehirn reichendes nervöses Hauptquartier. Sensibilität und Bewegung, Ernährung, Secretion, Excretion und Wärmeproduction werden von dieser centralen Organisation, welche das verwickelte Räderwerk des lebendigen Organismus regulirt, beherrscht oder mindestens beeinflusst, und dieselbe kann auch innerhalb der gegebenen Grenzen der Möglichkeit auf das heilsamste eingreifen, um das gestörte Spiel der Organe und Functionen zur Ordnung zurückzubringen.

Ich sage: innerhalb der gegebenen Grenzen der Möglichkeit. Es sei z. B. ein Kranker, dem eine Gehirnblutung die weisse innere Kapsel in ihrem ganzen Umfange zerstört hat; in Folge dessen sei es zu einer absteigenden Degeneration in der Pyramidenbahn und zu einer steifen Lähmung gekommen. In diesem Falle ist das unentbehrliche Organ, welches die Bewegungen einer Körperhälfte vermittelt, zerstört. Dieses kann durch kein anderes ersetzt werden. Was aber zerstört ist, lässt sich durch keine Therapie wiederherstellen. Die Suggestion wird es ebensowenig wie eine andere therapeutische Methode vermögen, eine Function wieder zu schaffen, deren unentbehrlicher organischer Träger zu Grunde gegangen ist.

Wir wollen aber annehmen, dass die Hämorrhagie einige Leitungsfasern verschont hat, welche genügen, den centrifugalen Impuls des Willens den Vorderhörnern zuzuführen. Diese Fasern sind blos in ihrer Leistungsfähigkeit geschädigt, von deren Erschütterung des Vorganges in ihrer Nähe betroffen. Sie sind unfähig, sich aus eigener Macht aus ihrer Betäubung zu erheben, aber die Suggestion kann eine dynamische Wirkung auf sie ausüben. Wenn die psychische Thätigkeit angeregt und voll concentrirt auf diese Fasern gerichtet wird, so erhalten letztere einen neuen Antrieb, der ihren functionellen Torpor überwinden kann. Der Gehirnimpuls bekommt so einen Weg, der ihn bis zu den Vorderhornzellen leitet, und ist erst die unterbrochene Leitung wieder hergestellt, so folgt die Aufnahme der Function nach.

Nun haben wir ja gehört, welch' bedeutsame Rolle für die Function des Nervensystems dem Dynamismus zufällt. Es ist bekannt, dass organische Hemianästhesien, die sich Jahre lang hartnäckig erhalten haben (vier Jahre in einer meiner Beobachtungen), durch verschiedenartige Eingriffe: Elektrisation, Metallotherapie, Magnetotherapie, Suggestion, in einem Nu geheilt worden sind. Man weiss, dass dynamische, hysterische, psychische Lähmungen und Contracturen manchmal wie durch Zauber einer kräftigen moralischen Erschütterung weichen, nachdem sie Jahre lang bestanden und jeder Therapie getrotzt haben. In einem lebenden Organismus giebt es aber keine Ausnahmszustände; jedes Geschehniss, welches sich einmal ereignet hat, kann sich in ihm auch wiederholen, weil sein Geschehen nothwendigerweise die Existenz einer physiologischen, dem Organismus innewohnenden Einrichtung voraussetzt, welche dabei zur Geltung gekommen ist.

Ich muss hier eine Bemerkung machen, welche in einem therapeutischen Raisonnement eigentlich niemals ausser Acht gelassen werden sollte, nämlich dass eine functionelle Störung ihre Ursache oder die organische Läsion, von der sie herrührt, überleben kann; die Störung wird dann zwar nicht mehr von der organischen Erkrankung genährt, aber, wenn ich so sagen darf, vom Nervensystem zurückgehalten. Letzteres zeigt nämlich eine sehr weitgehende Neigung, gewisse Abänderungen, denen es einmal ausgesetzt worden ist, zu conserviren. Ein Kind, das z. B. häufig Convulsionen gehabt hat, wiederholt dieselben auf die geringfügigsten Anlässe hin; ferner giebt es eine ganze Reihe von motorischen Reactionen, wie die Ticbewegungen, die Tussis nervosa, die hysterischen Anfälle, Erbrechen, Diarrhöen u. A. m., welche vom Nervensysteme ohne weitere Veranlassung vollzogen werden, wenn sie einmal durch häufige Wiederholung so zu sagen assimilirt worden sind. Ebenso geht es mitunter mit Schmerzen; sie setzen sich in's Unendliche fort, nachdem die ihnen zu Grunde liegende Störung bereits aufgehört hat. Jeder Chirurg kennt solche Fälle. Es hat z. B. eine Quetschung einer Extremität stattgefunden, die Quetschung ist offenbar bereits geheilt, aber das Glied bleibt noch immer dynamisch leidend; der Kranke hat fortwährende Schmerzen und Gebrauchsstörung in demselben. In solchen Fällen sind Elektricität, Hydrotherapie, Massage, psychische Behandlung und Suggestion am Platze, um die überlebenden Störungen zu beseitigen.

Nun räumt man ja gerne ein, dass die psychische Beeinflussung auf dem Gebiete der Nervenpathologie eine gewisse Wirkung üben könne; aber man kann sich nicht vorstellen, wie ein ähnlicher Erfolg auf anderen Krankheitsgebieten zu Stande kommen sollte. Da ist z. B. eine chronische rheumatische Arthritis! Das Gelenk ist erkrankt, die Gelenksflächen und periarticulären Gewebe tief verändert. Will etwa die Suggestion der Erkrankung befehlen, zu weichen, der Synovialhaut, ihre normale Structur wieder anzunehmen, dem zerstörten Knorpel, seine Zellen wieder aufzubauen?

Das behaupte ich gar nicht. Ich stelle nur die Beobachtung fest, dass die suggestive Therapie auch in Krankheitszuständen dieser Art bisweilen unzweifelhafte Dienste leistet. Ich weiss zwar, viele Aerzte werden dieselben Dinge beobachten und trotzdem diese Wirkung leugnen, aber nur, weil sie durch ihre Voreingenommenheit gegen die Beweiskraft der Thatsachen verblendet sind, weil sie allzu fest an die Unfehlbarkeit ihres eigenen Urtheils glauben und ihre Augen planmässig gegen alle Thatsachen verschliessen, die ihrem Vorurtheil zu widersprechen scheinen.

Gegen eine Gelenksluxation, eine knöcherne oder fibröse Anchylose, gegen alte Gelenkswucherungen wird die Suggestion freilich nichts ausrichten. Aber so liegt die Sache nicht bei allen chronischen rheumatischen Gelenksprocessen. Da sei z. B. ein Kranker mit schmerz-

haften und geschwollenen Gelenken: es ist ganz gut möglich, dass
seine Erkrankung die Function des Gelenkes nicht ausschliesst, dass
sie rückgängig werden kann, dass Knorpel und Synovialmembran
noch keine unheilbare Veränderung erlitten haben. Es ist möglich,
dass der Kranheitszustand zum Theil durch die Unbeweglichkeit des
Gelenkes genährt wird, welche zur Schrumpfung des zellig-faserigen
articulären und periarticulären Gewebes Anlass giebt, vielleicht die
Schlüpfrigkeit des Synovialsackes schädigt, die Gelenksoberflächen un-
eben werden lässt und eine passive Stauung in den Capillaren unterhält; die Chirurgen kennen ja die Gelenksveränderungen in Folge
von langer Unthätigkeit. In solch einem Falle greift die Suggestion
ein und unterdrückt den Schmerz; sie giebt damit dem Kranken die
Möglichkeit, das Gelenk jenes Mass von Bewegung ausführen zu
lassen, welches dasselbe zu seiner Erhaltung bedarf; sie stellt auf
diese Weise die Geschmeidigkeit der fibrösen Gewebe, die Secretion
der Synovialmembran und die Thätigkeit des Capillarkreislaufes wieder
her und kann derart zur Heilung des Gelenkleidens wirksam beitragen.

Herr Delboeuf hat durch eine Reihe von höchst sinnreichen
Versuchen gezeigt, dass z. B. Brandwunden mindere entzünldiche
Reaction hervorrufen und sich schneller benarben, wenn man sie
anfangs durch Suggestion unempfindlich gemacht hat. „Der Schmerz",
sagt dieser ausgezeichnete Psychologe, „macht, dass der Kranke an
sein Leiden denkt und es durch seine Aufmerksamkeit steigert. Die
Hypnose, welche seine Aufmerksamkeit abzieht, wirkt im entgegen
gesetzten Sinne wie der Schmerz, sie mildert den Krankheitsprocess,
indem sie uns nicht an ihn denken lässt." (De l'origine des effets
curatifs de l'hypnotisme. Bulletin de l'Academie royale de Belgique, 1877.)

Die Suggestion greift die Krankheit von einer ihrer Seiten an,
und die Unterdrückung dieses einen Krankheitselementes kann die
günstigste Einwirkung auf den ganzen pathologischen Complex ausüben, dessen einzelne Elemente, einander ja gegenseitig beeinflussen.
Thut doch die gewöhnliche Therapie auch nichts Anderes. Alle Medicamente: Opium, Chinin, Salicyl, Einreibungen, Brechmittel, Blases.
pflaster, Massage, Elektricität, wenden sich eben auch nur an einen
der Elemente des krankhaften Zustandes. Besitzen wir denn viele
Medicationen, von denen wir aussagen dürfen, dass sie der vorliegenden materiellen Veränderung direct zu Leibe gehen? Nur die
functionelle Wiederherstellung bringt die organische Heilung herbei,
falls letztere noch möglich ist.

Ich glaube, genug gesagt zu haben, um den Standpunkt zu
kennzeichnen, von dem aus ich die Erfolge der suggestiven Psycho-
Therapie verstehe.

Ich kannte diese therapeutische Methode noch nicht, als ich im
Jahre 1875 im Artikel „Reaction" des Dictionnaire encyclopédique
folgende Sätze niederschrieb:

„Häufig gelingt es der moralischen Beeinflussung, das heisst
der Anregung der psychischen Thätigkeit, eine günstige Wendung
der Krankheit herbeizuführen, indem man den Kranken tröstet, seinen
gesunkenen Muth aufrichtet, und die Schreckbilder, welche ihn ängstigen,
aus seinen Gedanken verbannt. Die sanfte und eindringliche Rede

des Arztes wirkt wie ein heilsamer Balsam auf den Kranken, stellt sein Vertrauen wieder her und beschwichtigt sein Uebelbefinden. Organische Veränderungen freilich, die einmal eingetreten sind, bleiben trotz aller moralischen Beeinflussung bestehen, aber alle so zahlreichen functionellen Störungen, wie Angstgefühle, Herzklopfen, keuchende Athmung und trübe Vorstellungen lassen sich bessern, indem man die Nerventhätigkeit in andere Bahnen lenkt. So erklärt oder besser begreift sich jener ungeheure moralische Einfluss, den ein Arzt von Gemüth und Feingefühl auf seine Kranken ausüben kann: jene Wirksamkeit des Traitement moral, welches als nervenstärkendes Mittel nicht den letzten Platz im Heilschatze der Medicin einnimmt."

Ehe ich dieses Buch beschliesse, noch ein Wort über die „Gefahren des Hypnotismus".

Ist die Hypnose an und für sich für die ihr unterzogene Person gefährlich? Ich antworte, auf meine reiche Erfahrung gestützt, unbedenklich, dass sie nicht die leiseste Gefahr mit sich bringt, wenn sie richtig geleitet wird. Wir haben gehört, dass Athmung und Circulation bei nicht aufgeregten Personen durch die Hypnose gar nicht beeinflusst werden; die Functionen des organischen Lebens sind also vor jeder Störung gesichert. Wenn manche Personen bei den ersten Sitzungen einige nervöse Symptome, wie Muskelzuckungen, beengte Athmung, Unbehagen und Pulsbeschleunigung zeigen, wenn Hysterische gelegentlich während der hypnotischen Sitzung in einen Krampf verfallen können, so verschwinden diese, ich möchte sagen, autosuggestiven, von Furcht und Gemüthsbewegung herrührenden Symptome doch alle Male bei den späteren Sitzungen auf eine beruhigende Suggestion hin, welche dem Kranken Ruhe und Vertrauen einflösst. Ist einmal die Gewöhnung an die Hypnose eingetreten, so schlafen die Personen sanft ein wie zum natürlichen Schlafe, und erwachen in gleicher Weise ohne das geringste Unbehagen, falls man Sorge getragen hat, ihnen jedes Unbehagen beim Erwachen zu verbieten.

In meiner bereits sehr reichen Erfahrung habe ich nach der Hypnose, wie wir sie machen, nie einen üblen Zufall erfolgen gesehen, denn man hat immer die Suggestion zur Hand, um jeden derartigen Zustand, der sich ergeben könnte, abzuschneiden.

Ich will aber auf einen Folgezustand aufmerksam machen, den zu kennen wichtig ist. Es giebt Personen, die nach einer gewissen Reihe von Hypnosen die Neigung behalten, von selbst einzuschlafen. Die Einen schlafen gleich ihrem Erwachen aus der Hypnose wieder ein und verfallen in die nämliche Hypnose nun selbstständig; andere schlafen auch im Laufe des Tages ein. Diese Neigung zur Selbsthypnose kann durch die Suggestion mit Leichtigkeit unterdrückt werden. Man braucht dem Schlafenden nur zu versichern, dass er nach seinem Aufwachen vollkommen ausgeschlafen und wach sein, und dass er von selbst nicht wieder einschlafen können wird, um dieser Neigung zur freiwilligen Hypnose vorzukommen.

Andere werden, wenn sie oft in Somnambulismus versetzt wurden, viel zu leicht hypnotisirbar. Es gelingt dann oft dem ersten Besten, sie durch Ueberrumpelung, durch einfaches Zudrücken der Augen in

Hypnose zu versetzen. Ein so hoher Grad von Empfänglichkeit für die Hypnose ist eine Gefahr. Jedem Fremden auf Gnade und Ungnade ausgeliefert, jeder seelischen und moralischen Widerstandskraft beraubt, werden solche Somnambulen zum willenlosen Spielzeug für die ihnen ertheilten Suggestionen.

Ganz Recht haben die Moralisten, welche in Fürsorge um die menschliche Würde einer so gefährlichen Möglichkeit mit Grauen entgegensehen! Sie hätten Recht, ein Verfahren zu verurtheilen, welches dem Menschen seinen Theil freien Willens ohne Möglichkeit eines Widerstandes entreisst! Sie hätten tausendfältig Recht, läge nicht das Heilmittel neben der Schädlichkeit! Wenn wir nämlich bei unseren Somnambulen die Entwickelung einer solchen Disposition vermuthen, versäumen wir niemals, ihnen in der Hypnose zu versichern: „Niemand wird im Stande sein, Sie zu hypnotisiren, ausser Ihrem Arzte, der es in der Absicht, Ihnen zu nützen, thut." Dann verhält sich die dem Verbot gehorsame Person unbedingt ablehnend gegen jede Suggestion von anderer Seite. So geschah es mir z. B., dass ich eines Tages vergebens versuchte, eine ausgezeichnete Somnambule einzuschläfern, die ich schon mehrmals vorher hypnotisirt hatte. Es gelang mir diesmal nicht, und ich rief endlich Herrn Liébault zur Hilfe, der es in wenigen Secunden zu Stande brachte. Ich fragte die Hypnotisirte jetzt, warum ich gescheitert wäre, und erfuhr von ihr, dass Herr Beaunis ihr vor mehreren Monaten im Schlafe gesagt hätte, nur er und Herr Liébault seien im Stande, sie zu hypnotisiren. Diese Idee, welche in ihrem Gehirne lebte, selbst ohne dass sie im Wachen darum wusste, hatte sie gegen meinen Versuch der Hypnose vertheidigt. Also ist die Suggestion selbst das Mittel, die Gefahren der allzu grossen Empfänglichkeit für die Hypnose zu beseitigen.

Eine noch ernstere Besorgniss, die sich ganz natürlicherweise erhebt, ist folgende: Man wird mich fragen: Fürchten Sie denn nicht, dass die Hypnose, selbst wenn sie mit Vorsicht gehandhabt und nur zu Heilzwecken angewendet wird, wobei die Erzeugung von Hallucinationen ausgeschlossen bleibt, dass auch dann die Hypnose zu einer bedenklichen Schädigung der geistigen Fähigkeiten führen könnte? Denken Sie, dass bei ihr das Gehirn betäubt, die Thätigkeit der Intelligenz herabgedrückt wird; die Person wird in einen Zustand von geistigem Torpon versetzt; kann sie darin nicht verbleiben?

Nur die Erfahrung kann diese Frage beantworten. Ich darf sagen, ich habe Personen von hoher Intelligenz durch Monate und selbst durch Jahre täglich, ja sogar zweimal des Tages hypnotisirt, und ich habe an diesen Personen niemals die geringste Abschwächung ihrer Geisteskräfte bemerken können. Ihre geistige Regsamkeit erhielt sich ebenso lebhaft wie vorher, ja sie liess sogar mitunter eine Steigerung erkennen, denn die functionellen Störungen, an denen diese Kranken litten: Schmerzen, nervöse Unruhe, Angstzustände, Schlaflosigkeit, stellten Hemmungen für die freie Entfaltung ihrer Geistesthätigkeit, dar; diese Störungen durch Suggestion unterdrücken, hiess dem Gehirne Ruhe schaffen, es von Erschwerungen befreien und ihm seine functionelle Unabhängigkeit sichern. An und für sich ist der hypnotische Schlaf wohlthuend und gefahrlos wie der natürliche Schlaf.

Eine andere Art von Gefahren kann sich aus den provocirten Hallucinationen ergeben, über welche ich mich hier ganz freimüthig äussern muss. Unschädliche Hallucinationen, hypnotische oder posthypnotische, die man in ziemlich langen Zwischenzeiten hervorruft, stellen allerdings eine vorübergehende Geistesstörung dar wie die Träume; aber das Gleichgewicht stellt sich sofort wieder her, wenn die Traumhallucination geschwunden ist.

Gilt aber noch dasselbe, wenn man solche Hallucinationen der Phantasie häufig aufdrängt? Kann es dann nicht zu einer bleibenden Störung im Gehirne kommen? Kann man nicht auf diese Weise eine mehr oder minder erhebliche Schwächung der Geisteskräfte erzeugen? Nun, ich will die Möglichkeit nicht in Abrede stellen, dass manche schwache und für Geistesstörung disponirte Köpfe durch derartige ungeschickt und schonungslos angestellte Versuche einen Stoss erhalten können, der, wie jede Aufregung, jede andere heftige Erschütterung den Wahnsinn zum Ausbruch bringen mag, dessen Keim, oft auf Grundlage einer hereditären Veranlagung, bereits im Organismus steckt. Ich muss aber auch sagen, dass mir bei den zahlreichen Versuchen, die ich angestellt habe, niemals eine psychische Störung als Folgeerscheinung vorgekommen ist. Bei einer meiner Kranken, einer an Tabes leidenden, sehr intelligenten Frau, von der schon öfters die Rede war, habe ich mir Versuche in dieser Richtung gestattet, nicht ohne Zustimmung der Kranken, und habe dabei ihren psychischen Zustand sorgfältig überwacht, bereit, bei dem leisesten beunruhigenden Anzeichen den Versuch abzubrechen. Ich habe sie zu wiederholten Malen, oft mehrere Reihen von Tagen hintereinander, complexen, hypnotischen und posthypnotischen Hallucinationen unterzogen, bald auf kurze, bald auf lange Frist, und alledem ist nichts geblieben. In den drei Jahren, die sie auf meiner Abtheilung verbracht hat, ist trotz der so zahlreichen Suggestionen im Schlafe und im Wachen ihre Intelligenz ebenso frisch geblieben wie vorhin, und ihre geistige Selbstständigkeit hat keine Einbusse erfahren. Ich beeile mich hinzuzufügen, dass dieser Fall nicht etwa als eine Ermuthigung aufgefasst werden soll; ein solcher Versuch ist immerhin gefährlich, und Experimente, bei denen Hallucinationen erregt werden, sollen immer mit Vorsicht und Zurückhaltung angestellt werden.

Eine andere wirkliche Gefahr liegt darin, dass manche Personen, nach häufiger Hypnotisation und mehrmaliger Erzeugung von Hallucinationen während des Schlafes, auch im wachen Zustande suggerirbar und hallucinationsfähig werden.

Ihr Gehirn verwirklicht mit der unglaublichsten Leichtigkeit alle Vorstellungen, die man in dasselbe einträgt; alle Ideen werden zu Handlungen, alle Bilder, die man bei ihnen wachruft, zur Wirklichkeit; sie sind nicht mehr im Stande, die wirkliche Welt von der durch die Suggestion vorgegaukelten zu unterscheiden. Die meisten dieser Personen zeigen dieses Verhalten allerdings nur gegen den einen Menschen, von dem sie sich hypnotisiren lassen.

Aber es können sich unter ihnen — und zwar besonders dann, wenn der Arzt nicht die Vorsicht gebraucht hat, sich im therapeutischen Interesse das ausschliessliche Vorrecht des suggestiven Einflusses vorzubehalten — auch Personen finden, die gegen Jedermann suggerirbar und hallucinationsfähig sind, der ihnen zu imponiren versteht.

Ist dieser äusserste Grad von Hallucinationsfähigkeit einmal hergestellt, diese nervöse Erkrankung einmal geschaffen, so hält es nicht immer leicht, sie durch eine neue Einmengung der Suggestion zu heben oder abzuschwächen. Auch ist das menschliche Gehirn kein Ding, mit dem man dergleichen Spiele treiben darf. Einzelne Versuche mit Erregung von Hallucinationen von Zeit zu Zeit sind allerdings unschädlich, wenn sie mit Schonung angestellt werden; aber wenn man sie ohne Mass an derselben Person wiederholt, können sie eine Quelle ernster Gefahr werden.

Darf man aber ein Ding, das Nutzen bringen kann, in Acht erklären, weil dessen Missbrauch schädlich wirken kann? Ebensowohl könnte man den Wein, den Alkohol, Opium, Chinin u. A. m. verpönen, weil der unmässige oder unzeitige Gebrauch dieser Mittel unangenehme Folgen hat. Gewiss ist die Suggestion in den Händen ungeschickter oder unehrlicher Leute eine gefährliche Waffe. Es ist Pflicht und Aufgabe des Gesetzes, solchen Missbrauch zu unterdrücken. Aber zu Heilzwecken verwendet, mit Vorsicht und Klugheit gehandhabt, ist die Suggestion blos wohlthuend. Es ist die Pflicht des Arztes, einen heilbringenden Gebräuch von ihr zu machen und sie zur Besserung seiner Kranken zu üben. Wenn ich angesichts eines Kranken der Meinung bin, dass die suggestive Therapie bei ihm eine Aussicht auf Erfolg bietet, müsste ich mir einen Vorwurf als Arzt machen, wenn ich diese Methode meinem Patienten nicht vorschlagen, und ihn nicht beeinflussen würde, sich ihr zu unterziehen.

Ehe ich aber diese Behandlung in Anwendung ziehe, würde ich folgende Punkte zu erfüllen suchen, die, wie ich glaube, jeder Arzt befolgen muss, um sein Gewissen und seine Standesehre zu sichern.

1. „Niemals eine Person einschläfern, ohne ihre förmliche Einwilligung oder die Einwilligung Anderer, denen eine rechtmässige Gewalt über sie zukommt, gewonnen zu haben."

2. „Niemals eine Hypnose hervorzurufen ausser in Gegenwart eines Dritten: des Vaters, Gatten oder einer anderen Vertrauensperson, die sowohl dem Hypnotiseur als auch dem Hypnotisirten Sicherheit zu bieten vermag. Man wird sich auf diese Weise gegen jede peinliche Zumuthung, gegen jede spätere Anklage, gegen jeden Verdacht eines Versuches, der mit der Behandlung des Kranken nichts zu thun hat, schützen." (Beaunis.)

3. „Dem Hypnotisirten ohne seine Zustimmung keine anderen Suggestionen einzugeben, als für seine Heilung nothwendig sind. Der Arzt hat keine anderen Rechte, als die ihm der Kranke einräumt; er muss sich auf die therapeutische Suggestion beschränken und sich ohne förmliche Einwilligung des Kranken jeden anderen Versuch, sei er auch im Interesse der Wissenschaft angestellt, versagen.

Auch soll der Arzt seine Autorität über den Kranken nicht dazu benützen, um eine solche Einwilligung zu erlangen, wenn er von dem Versuch, den er anzustellen gedenkt, die mindeste Unannehmlichkeit erwartet."

Es war meine Aufgabe als Arzt und als klinischer Lehrer die therapeutische Anwendung der Suggestion eingehend zu studiren. Meine zahlreichen Erfahrungen geben mir das Recht, zu behaupten, dass eine solche therapeutische Methode möglich ist, ohne dass ich sagen wollte, sie sei in allen Fällen anwendbar oder in allen Fällen wirksam. Aber sie ist es häufig. Es geschah nicht in müssiger Absicht, auch nicht zur Befriediguug einer blos wissenschaftlichen Neugierde, dass ich vor nun mehr als sechs Jahren diese Arbeit trotz so vieler Schwierigkeiten aufgenommen habe, und dass ich ihr ungeachtet so vielen Spottes gewissenhaft treu geblieben bin.

Nachwort des Uebersetzers.

———

Das Erscheinen dieses zweiten Theiles hat sich in Folge persönlicher Verhältnisse des Uebersetzers um einige Monate nach dem versprochenen Termin verzögert. Wahrscheinlich wäre ich auch jetzt noch nicht zu Ende gekommen, hätte nicht mein verehrter Freund, Dr. Otto v. Springer, die grosse Güte gehabt, mir die Uebertragung aller Krankengeschichten des zweiten Theiles abzunehmen, wofür ihm mein bester Dank gebührt.

Wien, im Januar 1889.

———

Ebenfalls erschienen in der edition diskord

Franz Anton Mesmer

Abhandlungen über die Entdeckung des thierischen Magnetismus

ca. 64 Seiten · ca. DM 10,– (Sept. 1985)
ISBN 3-88769-507-0

Mesmers Schilderungen zeigen, welchen Anfeindungen jemand ausgesetzt ist, der sich nicht in die normalwissenschaftliche Ordnung einfügt. Als Scharlatan verschrien und als epochemachender Entdecker gefeiert, bleibt sein Bild in der Geschichte zwielichtig. Seiner vorschnellen Verurteilung ist die Ansicht entgegenzuhalten, es sei „nicht daran zu zweifeln, daß die Entwicklung der modernen dynamischen Psychiatrie sich bis zu Mesmers tierischem Magnetismus zurückverfolgen läßt, und daß die Nachwelt sich ihm gegenüber bemerkenswert undankbar gezeigt hat." (Ellenberger)

(F.A. Mesmer 1734-1815)

Bitte Gesamtprospekt für edition diskord/Konkursbuchverlag anfordern bei: Claudia Gehrke, Postfach 1621, 7400 Tübingen